생명력
개념으로의 氣

즐거운지식 36

생명력 개념으로의 氣

Manfred Kubny(독일) 지음 | 김유성 옮김

이담 Books

저자 서문

본서는 1988년 10월부터 1993년 11월까지의 집중적인 연구를 통해 집필되었다. 본서의 집필 목적은 중국전통의학서, 중국전통양생서(오늘날의 기공), 중국 고전철학에 나오는 각종 기 개념들의 바탕 위에서, '생명력'으로서의 개념에 대한 각각의 이론들을 상호 비교하고, 이것들의 역사적 연관성을 찾아보려는 데 있다.

생명을 연장하는 중국전통기술의 전문서적들, 즉 기공, 양생, 태극권에 관한 서적들은 물론 중국전통의학, 예를 들어 침술 또는 치유기공에 관한 서적들은 지금까지 오로지 수련법이나 처방들에만 관심이 집중되어 있었으며 이 수련법들의 내용과 질의 전제조건들인 '생명력'에 대한 중국의 전통적 개념들은 뒷전으로 밀려나 있었다. 이 개념들은 실제 수련에 대해 근본적 의미를 가지고 있으므로, 이것들을 알지 않고서는 수련의 진정성은 물론 그 효과, 특히 자기감응방법들이 의문시될 수밖에 없게 된다. 정확하게는 오늘날 실시되고 있는 중국전통의학이나 기공 또는 태극권을 망라한 중국의 모든 전통의술이나 각종 양생학파들의 '생명력' 개념의 핵심인 기 개념에 대한 지식이 바로 여기에 해당되는 것이다.

1983년 필자가 중국에서 태극권과 기공의 다양한 형태를 수련하고 이론을 공부할 때, 다음과 같은 현실에 봉착하였다. 즉 '생명력'이란 기술적 개념으로 사용되는 기 개념의 속성에 대한 설명을 해줄 수 있는 서양언어권의 서적이 없었다는 점과, 중국의 전문서적 내에서조차도 기에 대한 상세한 설명이 아주 드물었으며, 너무 상투적이어서 만족스럽게 이해를 할 수가 없었다는 점이다. 태극권과 기공의 수련자로서 그 기법을 보다 더 잘 이해하기 위해서는, 필자에게는 기의 '생명력' 개념으로서의 본질과 작용에 대한 문제를 해결하는 것이 보다 급선무로 다가왔다.

이러한 배경에서 1988년 München 소재 Institut für Ostasienkunde (동아시아연구소)의 Wolfgang Bauer 교수와 Institut für Geschichte der Medizin(의학사 연구소)의 Paul U. Unschuld 교수의 지도하에 연구과제를 설정하고, 1993년 그 결과물을 München 대학 박사학위논문으로 제출하였으며, Karl F. Haug Verlag사에서 전문서적으로 출판하였다.

본서는 양생술의 입문서이기도 하며, 중국전통의학, 기공, 양생술, 태극권 등과 관련된 다양한 관심 분야를 공부하려는 전문가들의 참고서가 될 수 있도록 4,000여 개가 넘는 용어 리스트를 부록으로 편집하였다. 중국 기공이나, 양생, 태극권에 대해 출판된 서적들이 통상은 일개 도사나 사범이 표방하는 개별 학파의 관점에서만 서술되고 있는 것에 반해, 필자는 테마에 대한 이론적 기초를 가능한 한 넓고 깊은 관점에서 바라볼 수 있도록 책을 편집하였다. 여기에 서술되는 내용들은 역사적으로나 학문적으로 모든 학파에 공통적인 것으로 판명된 문화유산들이다. 이 책은 어느 일부분만을 선별적으로 읽어도 이해하는 데 별문제가 없도록 분류하여 편집하였다.

본 연구작업은 관련 연구서적들이 별로 없어 굉장히 힘든 작업이었고, 주로 중국 고전자료에 의존하여야만 하였다. 본 연구에 대해 1990년 독일 학술 교류처(DAAD)가 장학금을 지원하였고, Mandarin Training Center der National Taiwan Normal University의 許武 선생으로부터 중국의 전문용어 해설에 대한 자문을 받았다.

본서에 인용된 각종 도표나 그림들은 중국의 학자들이 수백 년에 걸쳐 연구과제에 대해 스스로 이해할 목적으로 만든 것이기 때문에, 필자는 이것들을 연대순으로 나열하지 않고 문장의 연관성에 따라 나열하였다.

상해에 거주하는 서예가 範認庵과 독일에 거주하는 화가 楊起가 이 책자의 중국어 제목(麥瑞德先生秘本: 氣論麥誅圖解)을 붓글씨로 써 주었는데, 앞의 것은 90세의 範認庵, 뒤의 것은 50세의 楊起의 글씨인데, 어느 것이 음의 차분함 속에서 쓴 것이고 어느 것이 양의 발랄함 속에서 쓴 것인지는 독자들이 판단해 보기 바란다.

본서를 집필하는 동안 자신의 편집실 시설 이용을 허락하여 준 Klaus Lattemann 씨와 Paul. U Unschuld 교수가 연구소장으로 있는 의학사연구소의 여러 직원들로부터 많은 도움을 받았으며, 또한 희귀 고서들을 접하는 데는 동아시아연구소의 Dominique Herzer 박사와 바이에른 주립도서관의 중국학 전문가 Renate Stefan의 도움이 매우 컸다. 본서 초안의 교정에는 Anneliese Schaffner와 Adelheid Schreckenberger가 수고하여 주었고, 출판에는 Ute Flaegel과 Axel Treiber가 수고하였다. 도표 작업은 Wolfgang Seidel이 수고하여 주었고, 한자어 작업은 Hu Bo와 Christine Hu가 Shiyong Hanzi Xitong 시스템으로 도움을 주었다. 이 모든 분들께 감사를 드린다.

Manfred Kubny

역자 서문

氣의 개념은 우리 동양인들의 몸속에 그냥 녹아 있어서 긴 설명이나 자세한 분석을 필요로 하지 않기도 하지만, 동양인의 모든 정신적 내지 물질적 세계에 너무도 당연한 것인 만큼이나 아주 광범위하게 퍼져 있어서 그 뜻을 하나로 정의하기에는 매우 막연하기도 하다. 氣 개념은 시대와 학설에 따라 그 의미가 계속 발전 확산되어 왔으며, 근세에는 서양문물의 압도적인 영향으로 氣 개념을 포함한 모든 동양의 문물을 부정했던 단계를 거쳐, 최근에는 거꾸로 서양에 뿌리를 두고 있는 용어와 과학으로 氣의 실체까지도 증명해 보려고 노력하고 있다. 이런 개념들을 서양인들이 자신들의 관점에서 동양인들과 똑같은 내용으로 이해하고 받아들인다는 것은 매우 기대하기 어려울 것이다.

서양학자들이 동양의 전문용어를 서양언어로 번역 표현한 것을 다시 동양언어로 번역하면서 의역을 한다면 동양의 전문용어를 그대로 다시 사용하는 것이 되기 때문에 서양인들이 동양의 전문용어를 어떻게 이해하고 받아들였는지가 잘 밝혀질 수 없을 것이다. 따라서 가능한 한 동양의 전문용어를 되사용하지 않고 그들이 풀어서 설명하고 있는 그대로를 직역하는 방식을 택하는 것이 당연한 것이라고 판단했다.

동양의 신선도에는 구름을 타고 나는 그림이 많고, 아라비아의 야화에는 카펫을 타고 나는 이야기가 자주 나온다. 고대 중동의 어느 왕은 죄수들에게 깃털로 만든 날개를 양팔에 달도록 하고 높은 성에서 날아 보도록 하였다 하며, 레오나르도 다 빈치는 아마도 날아다니는 새들을 보고 날틀 비슷한 그림을 그린 것 같다. 미국의 라이트 형제는 최초로 하늘을 날아 보았다. 이 중에 누가 최초의 비행기 발명가라고 말할 수 있을까. 또한 앞의 것들 중에 어떤 것이 오늘날의 비행기와 얼마만큼 연관이 있다고 말할 수 있을까.

'생명력' 개념으로서의 氣와 비슷한 개념은 고대 그리스의 철학이나 인도의 문명 속에서도 발견할 수가 있고, 동양의 氣 개념과 유사하게 비교되고 있는 에테르나 에너지 같은 서양의 개념들과, 인도의 Prana라는 개념은 오늘날까지 이어 오고 있다. 20세기 후반에 들어서부터 氣의 실체를 밝혀 보고자 현대 과학을 빌려 연구하면서 양자 물리학까지 氣의 개념에 연관시켜 보려는 노력도 보이고 있다. 설령 양자가 무슨 가느다란 연관이 있다손 치더라도, 그것은 동양의 氣 개념이 양자 물리학에서 마치 오늘날의 비행기와 구름을 타고 나는 신선도나 나르는 카펫과 같은 관계가 되는 것은 아닐까 하는 회의적인 생각을 품어 보기도 한다.

氣는 만물의 본질과 현상을 표현하는 추상적 개념의 도구이므로 그 의미가 포괄적이어서 만능의 열쇠와 같이 사용할 수가 있다. 동물이라는 추상적 개념이 사람, 짐승, 물고기, 조류는 물론 기어 다니는 벌레와 곤충, 심지어 박테리아와 같은 미생물에게까지도 적용할 수 있는 것과 같이 氣라는 추상적 개념은 우주 만물의 가시적 현상은 물론 물질의 형태로 확인할 수 없는 생각이나 마음, 심지어 전기장이나 자기장과 같은 것들까지도 표현해 낼 수 있는 개념으로 널리 사용되고 있다.

1980년대 이후 氣功에 대한 집중적인 연구와 氣의 실체를 밝히기 위한 중국식의 노력이 유물론적 세계관에 근거하여 기존의 전통적, 관념적 개념들을 던져 버리는 양상으로 나타나고 있는 것에 대해 원저자는 본래 중국문화의 내재적 요소들은 사라지고 서양의 자연과학적 지식들을 중국식으로 포장하여 서양의 독자들에게 선보이는 것은 아닌가 하는 생각이 든다고까지 토로하고 있다.

원저자는 氣를 우주 본체로서의 氣, 자연현상으로서의 氣, 인간 생명력으로서의 氣 등 세 범주로 나누어서 논의하면서도 인간 생명력으로서의 氣를 그 중심에 두고 있다. 氣는 소재인 동시에 작용이다. 氣가 뭉치면 인체는 살아 있는 실체가 되고, 氣가 흩어지면 인체는 죽어서 분산되어 없어진다는 의미에서 氣는 소재이고, 생명체 활동의 원동력을 의미하는 경우에 氣는 생명체로 하여금 작용을 하게 하는 어떤 소재로서의 차원을 넘어서는 작용 그 자체이다.

『黃帝內經』을 중심으로 하는 한의학적 의미에서의 인체의 氣는 水穀之氣와 天氣(空氣), 선천의 元氣로 이루어지며, 그중에서도 수곡지기와 천기의 지속적인 공급이 인체의 氣를 유지함에 있어 가장 중요한 요소로 꼽히고 있다. 반면 道家를 중심으로 하는 양생기법에서는 육체와 정신 차원에서의 虛無한 상태로 몰입함으로써 물질적 욕구와 정서적 욕망을 초월하고, 수곡지기와 천기의 공급을 최대한 줄이면서 인체의 丹田에 체내외의 氣가 농축된 內丹을 축적함으로써 장수를 넘어선 영생을 이룰 수 있다는 경지로까지 진전되어 있다.

인체의 생명력을 유지시켜 주는 직접적인 요소로 나타나고 있는 氣의 종류와 氣의 최종 산물은 양자(중국전통의학과 도가양생법)에 있어 서로 다르다. 즉 한의학에서 말하고 있는 氣 변화의 최종 산물과 양생기법에서 말하고 있는 氣 축적의 최종 산물은 서로 다른 것이다. 또한 한의학에서 말하고 있는 氣血의 생성과 순환은 양생기법에서 말하고 있는 氣의 축적과 순환과는 전혀 다르다.

원저자는 책의 맨 마지막에, "(생명력 개념으로서의) 氣를 물리적 증명이 가능한 현상으로 무작정 고정시켜 보려고 하는 가운데, 오히려 氣가 인간들이 죽음에 대한 거부감을 승화시키는 방편으로 사용하는 불완전한 고전적 전형에 불과한 것으로 밝혀질 우려도 있다. 결국은 죽음에 대한 공포, 그리고 그것을 보상하고자 말초적이고 외적인 욕구들을 마구 만족시키려는 행동들이 道家 養生技法에서 말하는 생명을 완전하게 하고 장수를 누리게 하는 것을 방해하는 바로 그런 것이었다."라고 결론을 내리고, 인체의 氣의 신경-심리-내분비학적 의미에 대한 여운도 남기고 있다.

우주 생성 이전부터 존재하며, 가시세계의 형체를 구성하는 소재가 되기도 하고 그것들의 기능의 원동력이 되기도 하며, 비가시세계로 환원하였다가 다시금 가시세계로의 순환을 반복하면서 영속적으로 존재하는 氣 개념에 대해 서양인의 관점에서 가장 심층적으로 분석한 본서는 최근 동양학에 관심을 집중하고 있는 서양학자들의 학문적 태도를 이해하는 데 큰 도움이 될 것이며, 동서양의 학문을 연결하여 주는 귀중한 자료가 될 것으로 믿는다.

옮긴이 김유성

차 례

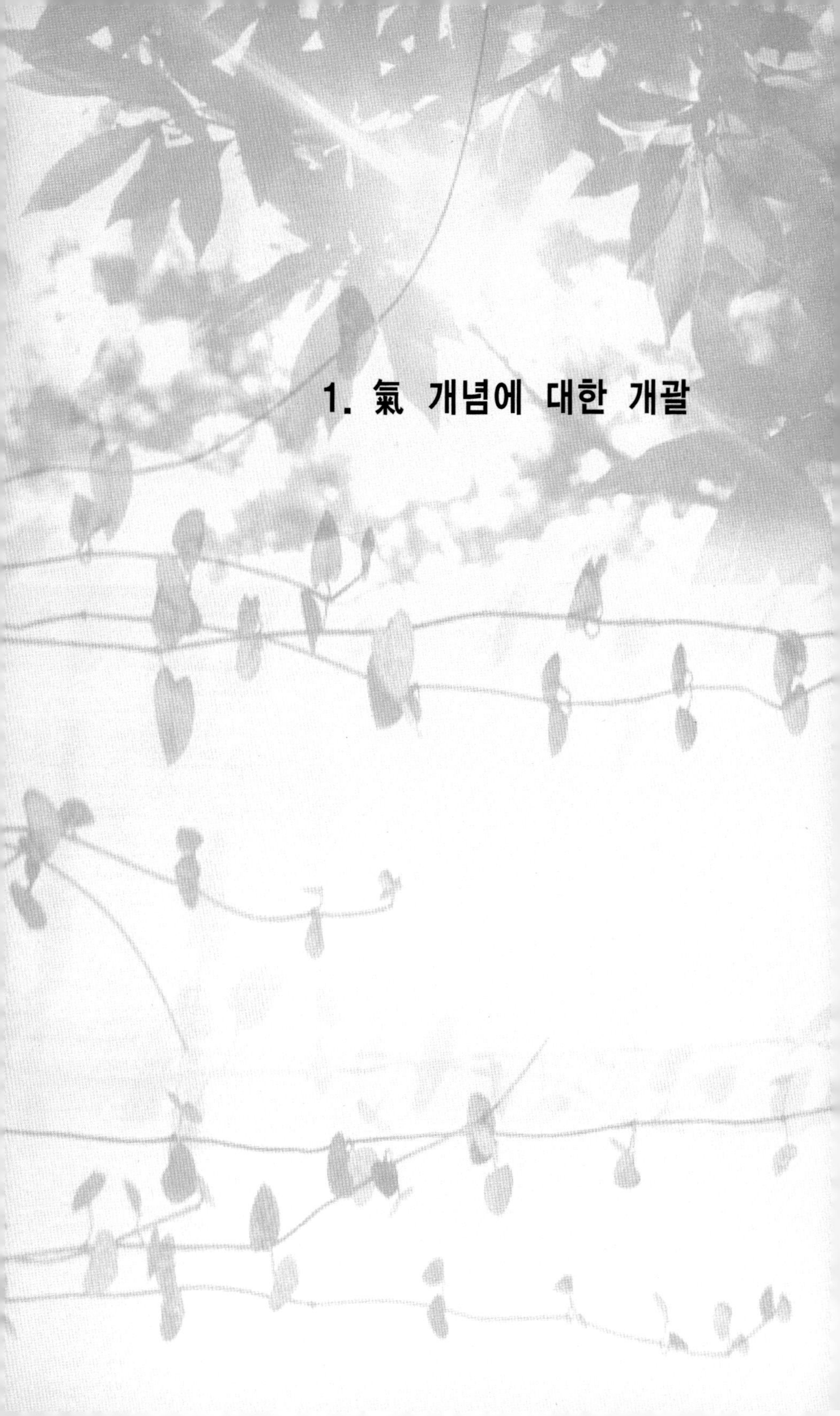

1. 氣 개념에 대한 개괄

氣 개념은 중국의 자연과학이나 철학이론의 핵심 공리로서, 중국어권 내에서 고전은 물론 현대의 전문서적에 그만큼 자주 등장한다. 그러나 그 번역에는 항상 큰 어려움이 뒤따르고 있는데, 특히 특수전문용어로서의 氣를 서방언어로 번역하는 것은 더욱 그렇다. 그 이유는 氣라는 표현이 중국의 본체론에서뿐만 아니라 도덕철학적 관점에서도 일반적인 개념으로 널리 사용되고 있기 때문이다. 더 나아가서 氣는 의술이나 풍수지리설과 같은 중국의 전통학문의 여러 분야에서 아주 특수한 전문용어로도 사용되고 있다. 달리 말해서 氣라는 개념은 중국의 고전에서는 다양한 자연현상에 대한 복합적 개념으로 사용되었을 뿐만 아니라 사변적 이론이나 체계의 다양한 내용들을 애매모호하게 포괄하는 표현으로도 사용되었다. 이러한 이유로 인해 氣 개념에 대한 언어학적인 관점에서조차도 심한 견해 차이가 나타나고 있는데, 이는 氣의 의미를 부분적으로 불명확하게 인식하고 있기 때문이라고 말할 수가 있다.

氣에 대한 현재의 지식수준은 중국 언어학적 관점은 물론 다양한 자연과학적 관점에서도 아주 불만족스러운 상태이다. 지난 20여 년 이상 서방문화권에서 氣에 대한 개념은 물론 氣 관련 기술과 이론에 대한 관심이 계속 증가하고 있다는[1] 점에서 氣에 대한 이

1) 1980년대에 기 관련 서적들의 출판 경향을 보면 알 수 있으며, 1985년 출판된 Eisenberg의 Encounters withf Qi를 예로 들 수 있다.

해의 부족은 심각한 문제라고 아니할 수 없다. 특히 대체요법 분야에서는 중국전통의학(Traditional Chinese Medicine: TCM)을 통해 氣라는 개념이 생리 또는 심리치료적 관점에서 서양의 새로운 치료법에 접목되었다. 그러나 이러한 새로운 이론들의 대부분이 현대 서양의 자연과학적 개념들과 중세 중국의 관념들이 마구 뒤섞여 있는 형태를 보이고 있어서, 급기야 氣에 대한 문화내재적인 본래의 관점들과 타문화에서 접목된 이론적 요소들을 서로 정확히 구분할 수가 없을 정도가 되었다.

현대 서방사회의 새로운 사조와 중국전통의학 분야의 중요한 과학적 관점을 서로 연관시켜 보려는 시도들이 중국의 현대 氣功 전문서적에서 확연하게 나타나고 있다. 지난 20여 년에 걸쳐 발전시켜 온 이론적인 틀은 주로 중국학 학자인 Manfred Porkert가 중국전통의학을 서양과학의 틀 안으로 받아들이려 했던 노력에 기반을 두고 있다. 1960년대 초 그는 고대 중국전통의학의 전문용어들을 설명해 줄 수 있는 서양의 '에너지 관련 학술용어'들의 이론적 기초를 정립했다. 우선 중국전통의학의 3가지 핵심용어인 精, 氣, 神을 라틴어에 기초한 의학 전문용어로 번역해 내고, 그 바탕 위에서 새로운 학술의 도입을 엄격하게 추진하였다. Porkert의 논문은 그 당시의 연구 수준에서 너무 언어학에 치우친 것이었으나, 그 논문에서 氣 개념은 다층적 '에너지 시스템'의 중심이 되었고, 추후 이 용어와 관련된 후속 연구들의 출발점이 되었다.

'에너지' 또는 '생명에너지'라는 그의 번역이 처음에는 서양의 독자들에게 분명하게 다가왔지만, 추후 계속 출간된 Porkert의 논문

및 관련 서적들에서 氣가 도대체 무엇이며 인체에서 어떠한 기능을 하고 있는지에 대한 아주 불분명하고 혼잡한 모양들이 나타났다.[2)]

氣를 학술적인 서양의 전문용어로 꼼꼼하게 번역하려는 Porkert의 시도와 함께 여타의 언어학적인 근거가 희박한 잡다한 번역들이 난무하는 가운데, 氣는 중국의술 이론의 기초로서의 氣, 그리고 서양의 과학 전문용어에서 언급되는 氣, 심지어 유행에 편승하는 여러 가지 개별적 견해들 사이에서, 그 개념이 점점 더 새로워지고 점점 더 난해해지는 복합개념의 모습으로 변신을 거듭하고 있다.

이러한 추세로 인해 氣 개념이 주술서적들이나 다양한 의술 전문서적에서 일반적으로 에너지로 표시되고 있거나 아니면 氣를 불분명하게 정의된 어떤 에너지와 연관시켜 표시되고 있다. 서양의 자연과학에서도 에너지에 대한 개념이 뚜렷하지 않기 때문에 이러한 해석은 역시 문제점을 내포하고 있다. 비판적인 독자들은 서양의 에너지 개념과 중국의 氣 개념 사이에 기본적인 공통점은 단순히 두 단어가 모두 경우에 따라 특수한 의미로 변하는 만능적인 표현 도구로서 그 개념이 매우 애매모호하다는 점에 있는 것 같다고 느끼고 있다. 氣 개념과 조금이라도 연관, 비교되고 있는 서양의 개념들로는 '생체에너지'[3)]에서부터 '빛의 작용'(Lichtarbeit)[4)] 또는 '오르곤'(Orgon)[5)]에 이르기까지 매우 다양한 명칭들이 있다. 그런데 일

---

2) 예로서 Pierrakos, J. C.의 Human Energy Systems Theory. New York 1975를 들 수 있다.

3) Lowen 1989:33-41.

4) Brennan, Barbara: Licht-Arbeit: Das Große Handbuch der Heilung mit körpereigenen Energiefeldern. München 1989.

5) Reich 1983:17, 20, 269, 273 등에 Orgon, Orgonenergie, Orgonomie 등의 표현이 있음.

반적으로는 氣 개념의 적합성에 대한 아무런 설명도 없이 그냥 氣를 여러 가지 다른 개념들과 동일한 개념이라고 천명하고 있다.[6)]

---

6) Sabetti 1985:58, 15－39.
(생명력을 의미하는 용어에 대한 Sabetti의 분류)

문화권 또는 학자	생명력(Lebenskraft)을 의미하는 단어
그리스 철학	apeiron
Robert Fludd	spiritus
Luigi Galvani	Lebenskraft
Charles Richet	Ektoplasma
E. P. Bravatzky	Astrallicht
Proper Blondlot	N－Stahlen
A. Wendler	Magnetoismus
Hans Driesch	Entelechie
Paul Kammerer	formative Energie
Charles Littlefield	vitaler Magnetismus
Oskar Brunler	dielektrische, biokosmische Energie
Henry Margenau	quasielektronisches Feld
George De la Warr	Biomagnetismus
Ludwig von Bertalanffy	Anamorphosis
Ambrose Worrall	Paraelektrizität
Charles Musès	noetische Energie
Hippokrates	enormon
중세유럽	vis medicatrix naturae
Paracelsus	munia(인체), archeus(대우주)
Anton Mesner	animalischer Magnetismus
Rudolf Steiner	ätherisch formative Kräfte
Samuel Hahnemann	dynamische Kraft, Lebenskraft
Frh. von Reichenbach	Od, Odyl
Georges Lakhovsky	tellurgische Energie
Harold Burr	elektrodynamische Lebensfelder
Wilhelm Reich	Orgon
McDonagh	Aktivität
V. S. Grischenko	Bioplasma
이집트	ka, ga－ilama
중국	氣(qi, chi)
인도	prana
티베트	lung(shugs, tsal)
하와이	mana (육체에너지), mana mana(정신에너지) mana loa(영혼에너지)
유대 문화권	cheim
이슬람 문화권	ruh
힌두 문화권	akasha
Galen(로마황제 주치의) 용어	physis, pneuma

결론적으로 말하자면, 서양의 생리학 내지 심리학 이론과 연관된 요소로서의 氣 개념은 그 의미가 아직 모호한 서양의 에너지 개념과 현대 중국의 氣功學的 氣 개념 사이를 왔다 갔다 하고 있다는 것이다. 이 개념들은 상당부분 심지어 금세기에 출간된 중국 氣功學 서적들로부터 유래하고 있는바, 그 내용은 고전적 의미에서부터 서양의 자연과학적 요소들까지 두루 망라하고 있다.

게다가 중국 氣功 전문서적들 중 일부의 저자들은 서양 자연과학의 엄격하게 정립된 용어들을 빌려 氣의 기념을 재정립하려 함으로써 서양의 자연과학적인 내용들을 모방하고 더불어 氣의 본래 의미를 알아볼 수 없을 정도로 왜곡하고 있다. 중국의 일반 영어사전에 나타난 氣의 의미를 살펴보면, 아래와 같은 다양한 설명들을 발견하게 된다.

> 호흡(Atem), 공기(Luft), 증기(Dampf), 가스(Gas), 기후(Wetter), 사물의 양상(Art und Weise einer Sache), 소질(Veranlagung), 열정(Temperament), 힘(Kraft), 생명을 부여하는 원칙(lebensspendendes Prinzip), 영향력(Einflüsse), 물질의 힘(materielle Kraft)

氣가 아주 광범위하게 사용됨으로써 그 개념이 불명확해짐에 따라 수많은 복합명사들－즉 기계적 작동과정이나 자연의 상태 또는 육체적, 정신적 상태를 서술하는 다양한 복합명사들 속에서 상이한 의미들로 나타난다. 의미의 다양성은 중국어 백과사전에도 잘 나타나 있는데, 예를 들어 『中文大辭典』에서만도 21가지의 서로 다른

Sabetti는 위 개념들을 하나의 동일한 개념으로 설명하고 있는 것으로 보이나, 필자는 위 개념들이 모두 생명력이란 개념에 해당된다고는 보지 않음.

氣의 의미를 발견할 수가 있다.[7] 또한 중국의 전문분야별 용어사전에도 氣 개념에 대한 설명이 아주 다양하게 서술되어 있음을 발견하게 되는데, 여기에서 우리는 이 사전들의 저자들조차도 氣의 개념의 어려움을 잘 인식하고 있음을 알 수가 있다.

氣는 중국의 과학 전문서적에서도 그 의미의 폭넓은 함축성 때문에 서술하고자 하는 사안에 따라 그때마다 그 의미를 다시금 정의해야만 하는 개념으로 나타나고 있다.

최근에 유통되는 중국학 관련 서적 등에 나타나고 있는 氣의 의미를 살펴보면 氣라는 단어에 부여하고 있는 해석의 다양성으로 혼란을 일으키게 된다. 氣 개념의 번역도 저자마다의 세계관이나 학문의 시대적 추세에 좌우되고 있다. 또한 氣 개념을 정의함에 있어서 일반적 과학기술의 수준이나 문화에 종속되는 지성적 특성 또는 문화환경에 따른 종교적 주의주장이 중요한 요소가 되고 있다. 일본인 중국학 학자 Akatsuka는 바람과 구름이 경배 대상이 되었던 현상이었던 만큼, 바람과 구름은 우주의 무형의 힘과 세력이었기 때문에 그것(바람과 구름)들이 개체화되지 않은 우주의 무형적 본질을 형상화하고 있다는[8] 요지로 문제를 제기했다. 이런 내용은 실제로 고대 원전에서도 확인할 수가 있는데, 한편에서는 氣를 하늘에 안개와 구름을 형성하는 것과 연계시키고 있고, 다른 한편에서는 道家的 본체론에서 꾸준히 一氣에 대해 언급하고 있다. 道家에서 一氣는 천지창조 이전부터 존재하는 것으로 일종의 구조화

7) ZW 17434.

8) Schwartz 1985:180.

되지 않은 소재라는 의미를 가지고 있다. 氣 개념은 예를 들어 공기 또는 호흡과 같은 용어들로도 번역되기도 하는데, 그 예로 『春秋』에서 氣가 호흡을 의미하는 말로 사용되는 경우도 있다.[9)]

반면 기원전 1세기부터 유래하는 어원학 사전인 『說文』에서는 氣에 대한 고전적 견해를 발견할 수가 있다. 여기에서는 氣라는 문자의 아래 부분인 米를 강조하고 있는데 이것에 따르면 일부 저자들이 말하고 있듯이 氣라는 상형문자에는 밥솥에서 나오는 김의 의미가 담겨 있다고 해석할 수가 있고, 또는 논 위에 증발하는 안개로도 해석할 수가 있다. 이 김이나 증기는 餼(한 글자로 합성된 문자: 살아 있는 제물, 생고기, 양식을 준비함이란 뜻임)란 문자 속에 나타나 있는 바와 같이 음식물의 자양분, 더 나아가 '생명을 자양하는 힘'[10)]으로 의미를 확장해서 이해할 수도 있다.

이상에서 알아본 바에 따르면 氣는 본질과 기능 – 우리가 알고 있는 생물들의 생명유지 기능 사이에 존재하는 매체와 같은 것으로 다가오는데, 이 기능이 없이는 요소(본질)가 작용을 할 수가 없어 생명이 발생할 수가 없다는 것이다. 물론 이런 개념 속에는 氣의 구성이 물질적 형태일 것이라는 생각은 배제되어 있는데, 이것은 宋代의 朱子學과는 완전히 상반되는 개념이다. 朱子學에서는 氣 개념이 물질 현상으로 나타나고 있는데, 그 현상은 氣의 실존에 의해 氣의 작용이 이루어지는 것으로서 氣는 요소 자체이자 동시에 그 매체인 것이다.

---

9) Schwartz 1985:180.

10) Schwartz 1985:180.

『說文』과 그 확대본인 『說文解字詁林』에 나타나는 또 다른 정의는 氣를 餼(한 글자로 합성된 글자)의 약자로 소개하고 있다. 餼(기)는 살아 있는, 또는 갓 잡은 생고기 제물을 바친다는 뜻이다. 이 문자는 『左傳』에서 氣 개념의 설명 자료로 나오는데, 『左傳』에는 五味를 분류하고, 五色을 생성하며, 五聲을 발생시키고, 6가지의 병[11])을 일으키는 六氣[12])에 대해 언급하고 있다. 이 6가지 氣의 형태는 비록 각각 다른 모습으로 나타나고 있지만 하나의 통일체로서의 현상인 것이다.

氣라는 상형문자에 대한 『說文解字詁林』의 언어학적 설명 외에, 氣가 가지는 의미의 폭은 실생활 기술 분야와 전통적 자연과학 속에 광범위하게 퍼져 있는 것 같다. 氣를 모든 학문 분야에 쉽게 적용할 수 있음으로 인해서 氣가 그동안 계속 불분명한 개념으로만 사용되어 왔기 때문에 지금까지도 하나의 통일된 정의를 내릴 수 없는 다양한 개념들이 혼합된 애매한 개념으로 남아 버렸다.

이러한 점은 중국전통의학 분야에서도 마찬가지인데, 중국의학에서 가장 오래되고 가장 중요한 두 권의 책-『黃帝內經 素問』과 『靈樞』를 분석해 보면, 이 책이 氣 개념을 바탕으로 쓰여 있지만 그 어느 곳에서도 결코 氣의 실체에 대한 설명이 없음을 발견하게 된다.

氣의 카테고리는 氣의 작용이란 측면, 또는 대자연이나 인체 내에서 자연현상으로 나타나는 다양한 모습의 형상속에서만 특정화

11) Legge 1983:Vol.Ⅴ.5:580-581.

12) 여기에서의 六氣는 陰, 陽, 風, 雨, 暗, 晴.

되고 있다. 앞에 언급한 바 있는 전문용어 六氣의 예에서 볼 수 있듯이, 六氣가 다양한 의미를 갖고 있다는 점에서 이것들의 상위 개념으로서의 氣 개념의 광범위한 외연을 발견할 수가 있다.

六氣란 개념은 생리적 의미에 있어서는 인체내에 존재하는 중국 전통의학적 현상들을 표현하는 것으로서, 이것들은 즉 精, 하위개념의 氣, 津, 液, 血, 脈들이다.

반면, 六氣란 개념은 또한 인체의 외부에서 영향을 주는 기후적 요소들을 표현할 수도 있다. 즉 이것들은 하늘과 땅 사이 인체의 외부에 나타나는 자연현상들로서 風, 熱, 濕, 燥, 寒, 暑 등이며, 이것들도 전통의학 서적에서 전문용어로 쓰이는 개념들이다.

중국문화권의 다른 학문 분야들을 검토하여 보더라도, 氣 사상은 사실상 중국의 모든 가능한 개념들 - 종교관이나 조상숭배, 철학과 점술, 풍수지리설, 고대 연금술 등에 나타나는 각종 개념들의 핵심이 되고 있음이 확연하게 드러난다.[13] 氣는 또한 음악, 예술, 문학을 표현하는 서술도구로도 되고 있으며, [14] 각양각색의 의술 체계들의 기초적 공리가 되고 있다.

함의하는 바가 너무 포괄적이라는 점에서 氣 개념의 번역상 난점이 거기에 있는데, 그 이유는 너무 포괄적 개념이기 때문에 원어와 번역어 사이의 세계관이나 문화적 차이에 의한 의미의 왜곡이

---

13) Sivin 1968: xviii - xix.

14) 朱榮智 1988:85ff.

의도치 않게 발생하지 않을 수가 없기 때문이다.

氣 개념을 보다 중국적인 의미에 충실하게 번역하기 위해 氣 개념을 서방세계에 잘 알려져 있는 역사적 관념들 주로 그리스 철학에 접목시켜 보려는 노력들이 중국학 전문서적들에서 여러 차례 시도되어 오고 있다. 중국 전문가 Benjamin Schwartz는 氣 개념을 고대 그리스 사상으로 비교 설명하고 있다.

> 한계가 없고 서술할 수도 없으며 모든 것을 포괄하는 실체로서의 Anaximander적 apeiron 개념[15]과 비슷하게, 氣 개념도 예를 들어 완전히 실물로 존재하면서 그 실체를 인식할 수 있게 가득 채워져 있는 물이나 흙 또는 불과 같이 그러한 실체를 특정할 수 있는 어떤 요소로써는 규정할 수 없는 개념이다.[16]

만약 이와 같은 해석에 동의한다면, 氣에 대해 증명할 수 있는 것은 氣의 순환운동과 변화에 대한 것이 유일한 것인데, 그 변화 방식은 사물이 변화하거나 변화하여야만 하는 것에 따라 氣도 변화하고 변화하여야만 한다는 것이다. 氣의 이와 같은 변화들은 시간적으로 측정이 가능하고 끊임없이 반복하는 자연의 변화에서 찾아볼 수가 있다. 이런 변화들은 물리적으로 증명할 수도 있고 사람의 감각기관으로 인지가 가능한 한 해 동안의 기후의 순환적 변화와 관계된 것이다. 이런 상황에서 우리는 자연현상의 반복성으로부터 氣와 관련된 법칙성과 더불어 사물의 질서를 도출해 낼 수가

15) apeiron은 그리스 철학에서 '만물의 원리'라는 말로 표현된다. 번역하면 '경계가 없고 끝이 없는'이란 뜻이다. 특정한 본체가 없지만 물질적 특성을 가지고 있다. 아리스토텔레스는 '수동적 소재'라고 표현을 했다. Anaximander적 개념은 계속 존속하는 실체적 존재로서, 여기로부터 세계가 무한하게 이어지면서 순환하는 법칙들에 따라 생성된다.

16) Schwartz 1985:183.

있다는 결론에 도달하게 된다. 따라서 氣 변화의 질서는 거시우주와 미시세계 속에서 물리적이고 구조적이며, 또한 윤리적이고 도덕적으로 기능하고 있는 작용의 근본이 되며, 아울러 거기에 속해 있는 모든 사물이 처하는 상황적 조건들을 형성해 주어야만 한다.[17)]

氣는 실체로 나타날 때는 물리적일 수가 있고, 인지할 수 없는 경우에는 물리적이 아닐 수가 있다. 더 나아가 氣는 절대 소멸되지 않는데, 그 이유는 순환의 법칙성에 근거하여 氣는 해당 사물이나 존재를 형성하기 이전에 처해 있던 상태로 돌아가기 때문이다.[18)]

중국적 본체론에 입각한 가시세계의 관점에서 보면, 생물학적은 물론 도덕적 차원에서까지 사람의 생명현상을 구속하는 모든 것은 氣의 질서정연한 법칙성[19)]에 완전히 좌우되고 있다.

피조물로 생성되기 이전의 氣는 물리적으로 증명할 수가 없고, 따라서 사람에게 인지될 수 없기 때문에 사람들이 볼 수 있는 객관적인 세계를 만들 수 있는 무엇인가가 등장하여야만 한다. 그래서 宋代(A.D. 960～1206)부터는 氣는 氣를 어떤 다른 성질들과 연관시키는 변증법적 내용을 담고 있는 서적들에만 주로 나타나고 있다.[20)]

추상적 논리의 바탕 위에서 행해지는 모든 수학적이고 자연과학적인 氣에 대한 논쟁은 氣를 만물의 기초가 되는 일종의 물질요소

17) Schwartz 1985:183.

18) 이 관점이 宋代 철학자 주희의 理氣二元論으로 이어졌다.

19) 이 법칙성은 주로 자연현상의 반복적 순환을 통해 표현된다.

20) Schwartz 1985:184.

나 힘으로 보고 있는 氣의 개념들과는 전혀 관계가 없는 것들이다. 그것들은 단지 氣의 변화과정이나 가시적 세계에 대한 작용을 설명하는 것들일 뿐이며, 그리고 이런 사상들은 실제로 氣의 질서정연한 법칙성이란 조건을 충족시키고 있다. 이것들은 모두 순환론으로 구성되어 있다.[21]

氣의 질적인 문제, 즉 氣 자체가 하나의 물질적 또는 에너지적 또는 정신적 현상인가에 대한 문제를 중국의 관점으로 분석해 보면, 그 개념의 외연은 결국 각양각색으로 변화하는 폭넓은 양상으로 나타나고 있다. 문명권을 뛰어넘는 관점에서, 氣 개념을 일종의 물질적인 것으로 받아들일 경우, 서양철학에서는 물질과 정신상태가 서로 분리된다는 점이 다르게 나타나는데, 즉 물질은 움직이지 않는 정적인 것이고 정신적 유동체는 동적인 것인 데 반해, 중국문화 내재적 개념으로 氣는 정적인 동시에 동적일 수 있는 것으로서, 이것들은 확실히 氣의 속성에 다 해당된다. 또한 중국 출처의 모든 자료에는 氣가 생명이 있는 상태는 물론 생명이 없는 상태에서도 여러 가지 특성을 가지고 있으며, 그리고 그것은 언제나 동일한 氣라고 강조하고 있다.

게다가 氣는 陰陽의 두 가지 종류로 인해 충동과 운동능력(陽의 성질)은 물론 정체와 정지능력(陰의 성질)을 가지고 있다. 이와 같이 氣의 중국적 개념과 서양의 물질, 정신 그리고 최근에 등장한 에너지 개념들과는 차이가 존재하는바, 서양적 개념상으로는 각 요소들이 각각 분리되어 나타날 수 있고 서로 다른 성질들을 서술하

---

21) 모든 것을 天干地支의 60회갑으로 영원히 계속되거나, 易經의 64卦의 순환으로 설명한다.

고 있는 반면 중국의 氣 개념은 모든 의미를 통틀고 있기 때문에 말하자면 총체적이라고 말할 수가 있다.

따라서 氣는 물질적,[22] 정신적,[23] 정적,[24] 동적,[25] 심리적,[26] 감정적,[27] 중립적이며, 또한 유일적,[28] 多數的[29]인 것이며, 또한 선천적,[30] 생물학적, 생리적[31]이며, 또한 생명을 촉진하고[32] 생명에 지장을 주는 것[33]이라고 표현하더라도 중국적 세계관의 절대 진리에 전혀 어긋나지 않는다.[34]

氣라는 단어가 비록 서양의 소재(matter, Materie)라는 개념과 매우 근접해 있기는 하지만, 아직까지는 문명권을 초월하여 서방에서 氣란 문자의 총체적 의미를 다 이해시킬 수 있으며 철학적 또는 의학적 개념으로 명확하게 분류하여 적용시킬 수 있는 그 어떤 것도 없다. 반대로 氣 개념은 중국전통의학과 이와 매우 유사한 道學의 기술-예를 들어 위에 언급한 氣功이나 태극권 또는 소위 內丹

---

22) 理氣二元論에서의 물질적 개념.
23) 靈氣, 神氣와 같은 개념.
24) 靜氣.
25) 動氣.
26) 心氣.
27) 生氣.
28) 一氣.
29) 宋代 철학자 張載의 이론에 포함된 개념.
30) 元氣.
31) 五臟之氣, 先天之氣, 後天之氣.
32) 順氣, 正氣.
33) 逆氣, 病氣, 邪氣.
34) Schwartz 1985:181.

이라 불리는 여러 형태의 기술에서는 문명 특유의 개념으로 표현되고는 있지만, 그것들이 가지고 있는 의미는 역시 매우 모호하다.

예를 들어 치유법을 설명하는 문구에서 지금 당장 무슨 형태의 氣에 대한 설명인지도 전혀 언급하지 않는 데에서 그 의미의 모호함이 발생하기도 한다. 즉 저자가 지금 몸 밖에서 침투하는 기후와 관계된 氣를 말하는 것인지, 아니면 몸에서 생성된 精氣 또는 邪氣를 말하는 것인지, 아니면 열역학과 같은 물리적 현상에 대해 이야기하는지 모를 정도이다.

그래서 현대의 번역가들은 氣 개념을 서양 자연과학 내에서도 완전히 해결되지 않아 어렵게 여기는 그런 개념, 아니면 모든 번역에 만능으로 적용할 수 있는 그런 개념으로 번역해 오고 있다.

전자의 경우에는 에너지학적 용어를 지칭하는 것인데, 이 번역방법은 氣란 문자를 라틴어의 어원에 기초하고 서양의 과학적 전문용어를 원용하는 서양의 과학 지향적 도입모형 가운데 가장 지성적인 접근방법이라 말할 수가 있다.

다른 접근방법은 氣를 '미세물질의 영향(finest matter influences)', '영향(Einflüsse)' 등으로 번역한 P. U. Unschuld로부터 유래하고 있는데, 이것으로 그는 개념의 다양성을 그대로 유지하고 氣의 본래 개념이 번역으로 왜곡되는 것을 피하고자 했다. 이 방법은 언어학적 기준에서 볼 때 氣 개념을 서양언어로 번역하면서 그와 동시에 그 의미의 다양성과 적용성을 보전하고자 하는 가장 진지한 접근

방법이다.

반면 Joseph Needham은 '물질적 에너지(materielle Energie)'[35]로 번역하고 있는데, 이 용어는 氣功學과 그 핵심 개념인 氣에 대한 중국의 현대 논문에서 주로 인용하고 있는데, 이 개념을 선택하는 이유는 아마도 현대 중국의 사회주의적 이념에 부합하는 물질주의적 세계관을 반영하고 있기 때문이 아닌가 한다.

최근에 중국에서는 氣를 정보전달자 또는 정보의 흐름으로도 번역하고 있는데, 그러나 이것들은 일정한 범위 내에서만 수긍을 할 수 있는 것들이다.

---

35) Needham 1983 : Vol.5 : 'matter-energy', 'subtle matter', 'pneuma'

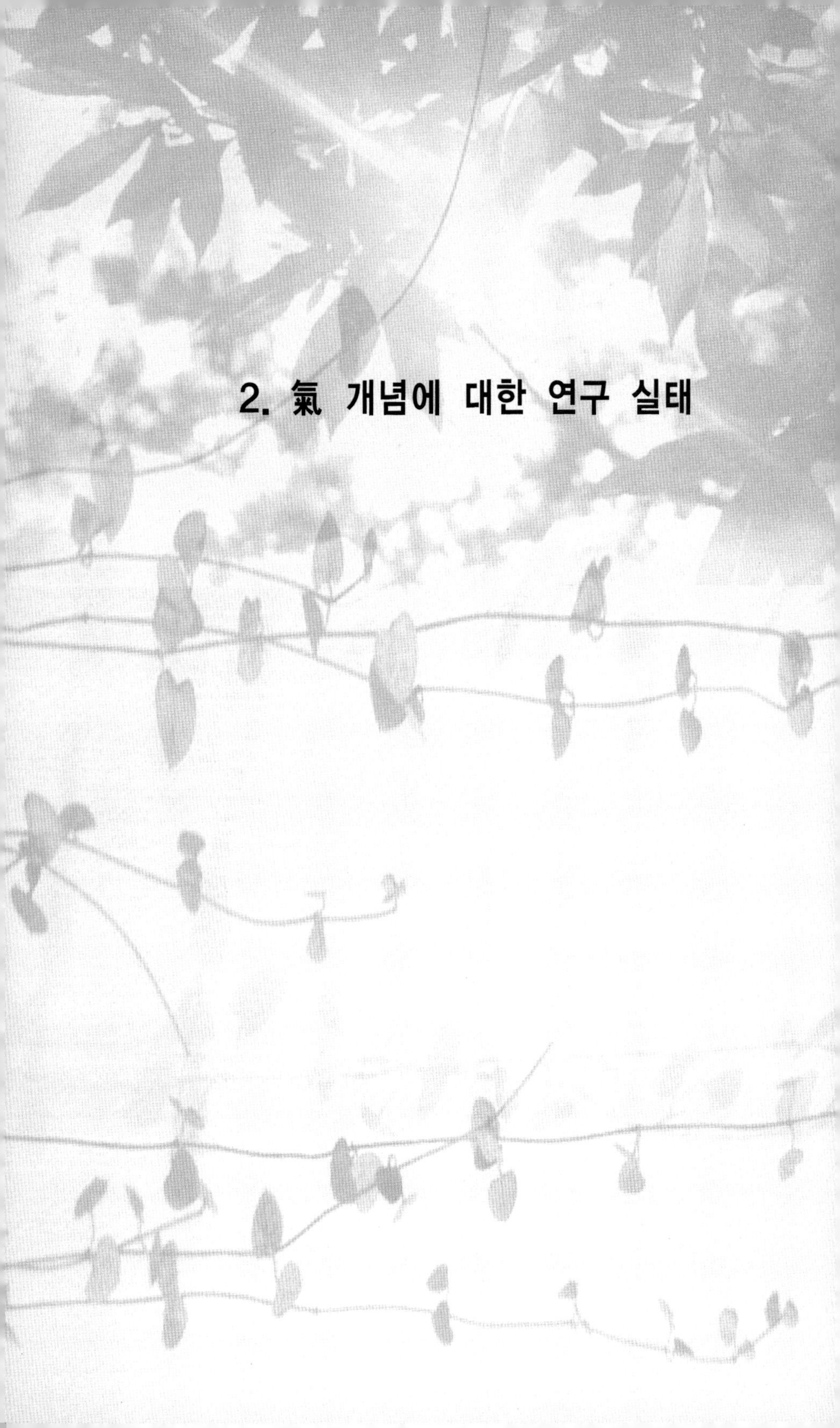

2. 氣 개념에 대한 연구 실태

이미 언급한 바와 같이 중국문물을 서양세계로 받아들이는 과정 속에서 氣 개념의 번역과 관련하여 다양한 접근법이 적용되어 왔다. 그것들은 모두 그 시대를 지배했던 시대사조와 수용하는 측의 문화의 바탕이 되었던 세계관이 반영된 것들이었다. 氣 개념의 도입은 주로 17세기부터 중국의 치유요법을 활용하는 것에서부터 이루어졌다. 중국의 사상을 수용하는 틀은 통상 서양의 다양한 철학적 사상과 과학적 지식들로 만들어졌다. 중국의 개념은 고전적 중국 전문서적 속에 그대로 보전되어 변화가 없었던 반면, 서양이 수용하는 틀은 시대적 세계관과 사회적 패러다임에 따라 변해 왔다. 중국의 의학적, 철학적 개념들은 19세기 말까지는 주로 서방측에서만의 재번역을 통해 변화되어 왔으나, 20세기에 들어와서는 양 방향의 재해석, 즉 거꾸로 전달되는 재번역이 이루어졌는데, 그 이유는 서양의 문물이 중국에 도입됨으로써 서로 다른 과학적 개념들이 서로 복잡하게 얽혔기 때문이다. 물론 서양의 과학언어가 교류를 압도적으로 주도하였는데, 이는 서양언어의 엄격성에 달려 있었음이 확실하며, 이에 비해 중국 언어는 매우 화려하고 비유적인 표현으로 엄격성이 결여되어 있다. 그런데 1950년대 이후부터는 중국 과학자들이 중국의 전통과학을 중국적 카테고리의 바탕 위에서 새로운 과학언어로 재창조해 보려는 노력을 해 보이고 있다. 서양의 언어수용 방법으로는 중국 전문용어를 의역해 내는 데 이미 한계에 도달했으며, 문화 속에 함유되어 있는 사실들을 서술해 내지 못함으로써 서양화된 용어가 탄생하였을 뿐이고, 그것은 다시금 서양의 과학적 사고와 그에 기초한 패러다임을 확인해 주었을 뿐이다. 반면 현대 중국의 저자들은 의식적으로 서양의 과학언어를 사용하면서 퇴색된 중국의 개념들을 이것들로 교체함으로써 氣 과학에 현대적 의미를 부여하고자 하고 있다. 전통과학의 지식들을 현대과학으로 검증하기에 적합하도록 서술하기 위해 필요한 용어들을 바꾸어 사용함에 따라 중국 개념들이 새로이 정립되었다. 이러한 과정은 19세기 중국이 서양의 월등히 우수한 기술과 직면하였을 때 중국 지성인들이 받았던 깊은 충격에 기인했을 수도 있다. 서양 '야만인' 앞에 드러난 중국의 낙후성은 중국 지성인들 사이에 논쟁을 불러일으켰는데, 이 논쟁들은 淸代의 철학자 張之洞[36](1837~1909년)의 주장과 이론, 즉 '서양과학은 응용에 관한 것이고 중국과학은 본질에 관한 것'[37]이라는 주장에서부터 시작되었다. 張之洞은 이러한 비교에서 중국철학의 대립개념인 體用(본질과 기능)[38]개념을 원용하면서 본질에 더 높은 가치를 부여하였다. 이 구호는 서양에 비해 기술적으로 낙후된 조국을 바라보는 중국 지성인들의 심각한 자아위기의 표현이기도 하였다. 중국문화의 진면목에 대한 논쟁은 1920~1930년대에 절정에 달해, 모든 분야의 전문가들에 의해 온갖 것들이 다 논의되었는데, 전반적인 서구화(全盤西化)[39]를 대대적으로 전개하여 행동, 언어, 의복 및 이에 수반되는 모든

36) 張之洞의 이력은 Hummel 1943:27a-31b 참조.

37) Alitto 1976:215.

38) ZGDJ 1991:319. 體用개념의 핵심은 작용이 일어나려면, 작용을 일어나게 하는 그 무엇이 먼저 존재하여야 한다는 것이고, 이 체용개념은 현재 중국 기공에서 중요한 역할을 하고 있다. 본질로서의 체는 순수한 虛와 절대적 無에 있고, 작용으로서의 용은 세상에 나타난 형상과 형상들이다.

39) Kwok 1971:189-191.

기술적 문제들을 완전히 서방에 적응시켜야 하지 않겠느냐는 것이었다. 이러한 추세에 반하는 보수세력들은 중국의 과학이 더 오래되었으며, 더 오랜 전통과 더 많은 경험을 가지고 있음이 틀림없다는 관점에서 출발하였다.

중국전통기술을 연구하는 중국의 현대 과학자들은 張之洞이 언급한 바와 같이, 중국의 과학적 연구방법과 논제들이 서양의 그것보다 근본적으로 더 가치가 있다고 주장하고 있는데, 그 이유는 서양은 사물의 주변을 인식하는 반면 중국은 언제나 사물의 본질이나 핵심문제를 추구하기 때문이라는 것이다. 이러한 주장은 1970년대부터 더욱 뚜렷하게 표출되는 경향을 보이고 있는데, 특히 현대 氣功치료의 새로운 과학서적들 가운데서 이런 경향을 확인할 수가 있다. 그러나 별로 전문화되지 못한 저자들이 이 서적들을 언어학적으로 사상사적으로 재해석하는 일에 종사하고 있기 때문에, 중국의 총체적 주장은 현대 과학계에 별로 알려지지 않고 있거나 의도적으로 간과되고 있다.

마찬가지로 서양 서적들도 현재 통용되는 과학의 수준과 사회적 패러다임으로부터 얻어진 지식들을 번역의 도구로 삼아 이미 도입된 氣 개념을 현대적 세계관에 맞도록 왜곡 해석하고 있음을 발견할 수가 있다.

2.1. 氣 문자의 서양언어로의 초기 번역들

氣 개념이 서양언어권으로 들어온 것은 중국 치유요법서적의 도입으로부터 시작되었으며, 모두 라틴어로 번역되었다. 17세기부터 여행자, 특사, 선교사들에 의해 중국의 다른 전문서적들도 유럽으로 다량 수입되었다. J. Bossy는 『서양의 침술도입 역사』에 관한 논문에서는 중국의 의술, 과학, 문학의 도입과정을 5단계로 분류하고 있다. 중국의술이 서양으로 도입된 역사는 사실상 침술의 도입역사와 마찬가지이므로, 그 내용을 간략하면 아래와 같다.[40)]

중국의 치유요법이 서양으로 도입되는 첫 단계(1600～1810년)에서는 약물과 쑥뜸과 진맥법이 소개되었다. 전파된 내용들은 유체[41)] 이론의 논리 속으로 흡수되었다.

제2단계(1810～1830년)에서는 관심이 주로 침술에 집중되었다. 서양 치료사들에게는 침 찌르는 것이 매우 특이하게 보였던 것으로서, 이와 같은 침술을 도입함에 있어 기초가 되는 이론의 틀은 교감신경[42)]과 전기[43)]가 바탕이 되었다. 아이러니하게도 이 기간 중에 중국에서는 침술에 대한 공식적인 지원을 중단하고 1822년 황

---

40) HTM 1986:363-366.

41) Guttmann 1923:406: 여기에서는 19세기적 유체 개념으로서, 고체에 대한 상대적 개념으로 액체는 물론 전기와 자기 현상과 같은 사물로부터 파생되는 영향력 내지 생명력을 포함.

42) Singer u. Underwood 1962:262: 교감신경(Sympathy): 자율신경계를 정확히 규명한 사람은 Walter Hollbroch Gaskall(1847～1914)과 John Newport Longley(1852～1925)임.

43) Aschoff, Diepgen u. Goerke 1960: 전기를 인체와 최초로 연관시킨 학자는 Luigie Galvanie(1737～1798)이며, 그는 일반적인 전기 이외에 동물의 전기가 있다고 보았다.

제의 칙령으로 의학으로서의 위치를 박탈하고 공식 교육과정에서도 제외하였으나[44] 그 배경은 알려져 있지 않다.

제3단계(1830~1929년)에서는 서양인들의 관점에서 유용성이 증명되는 기술들만 도입되었으며, 이를 지탱해 준 이론은 당시 유럽에 성행하던 금속치유법[45]이었다.

제4단계(1929~1950년)에서는 서양의 학자들이 보다 많은 자료를 접근하게 됨에 따라 또다시 침술과 그의 바탕이 되는 음양오행론에 관심이 집중되었고, 이것을 수용하는 이론적 틀은 전기공학이 주가 되었다.

마지막 단계인 다섯 번째 단계는 1950년부터 지금까지 이어지고 있는데, 서양과학의 틀과 연구결과를 빌려 중국 침술을 증명하고 활용하려는 노력이 두드러지게 나타나고 있다. 서양의 경험론을 빌려 침술을 과학적으로 설명하려는 노력은 우선 신경자극에 관한 지식에 바탕을 두었으며, 1960년대 이후부터는 신경전달물질에 대한 인식에 바탕을 두게 되었고, 지난 25년간은 중국전통기술의 부흥 및 그에 대한 설명모델의 연구와 활용의 시기이다.

지난 60년간의 중국의술 도입은 데카르트(1596~1649)적 합리주의라기보다는 오히려 신비주의적 분위기 속에서 서양의술을 보완

44) 〈道光二年 帝皇停止針灸科, 太醫院志 治掌〉. Chen Lifu 1982:426.

45) Reallexkon der Medizin 1973:121: (Metalotherapie: 각종 금속의 피부 접촉으로 효과를 얻으려는 방법).

하는 차원에서 이루어져 왔다.

중국의술과 과학적 모델들을 도입함에 있어 첨언하고 넘어가야 할 사실은, 1980년대부터는 중국인 과학자들 측에서도 소위 에너지 의학(energymedicine)을 정립시키려는 노력이 수반되어 왔다는 것인데, 그 이론적 근거는 다양한 중국의 氣 개념, 특히 道學의 과학적 해석, 게다가 서양의 물리, 의학, 미생물학에서 찾으려고 했다.46) 흥미로운 점은 서양에서 중국 침술을 활용케 하려는 차원을 넘어, 최근에는 서양의학의 경험과 기술을 도구로 중국의 전통방법을 증명하려고 하면서 서양의학을 보조과학으로 보려고 한다는 것이다. 이런 경향에 대해서는 다음 장에서 자세히 알아보기로 한다.

제1－제2단계로 돌아가 보면, 이 시기에는 진맥, 침술, 약초와 같은 중국의술의 이색적 특징에 관심이 집중되었다. 중국의술을 최초로 소개한 사람은 Jean de Mauvillan(1618～1685년)으로 알려져 있으나 자료를 찾을 수가 없었고, 1642년 Bontius가 출간한 De Medicina Indorum에는 침술에 관한 것은 없어도 최소한 저자가 중국의 의술체계에서 인간과 환경, 내적요소와 상호 작용한다는 인상을 받았음을 알 수 있는 대목들을 발견할 수가 있다.47)

> An interesting part of it consists of a dialogue for the maintenance of health in which the air we breath and the food we eat are taken into consideration.

---

46) Stux 1992(1):42－43 & 1992(2):171－172.

47) Bossy 1986:367 & Bontius 1642:59－106.

1682년에 이르러 Andreas Cleyer가 그의 저서 Specimen Medicinae Sincae에서 氣 개념을 서양의 독자들에게 소개하였다.

> It is the first work to expound the circulation of Qi through twelve principal channels and it treats more Chinese philosophy, and deals with sphygmic technique and its practical application.[48]

Cleyer는 중국의 氣를 라틴어로 spiritus(精靈) 내지 spiritus sanctus(聖靈)으로 번역하였는데, 당시 세계관으로 보아 매우 진지한 의미를 가졌던 말로 번역한 것에 대해 P. H. Unschuld는 종교적인 의미에 있어서 spiritus와 spiritus sanctus는 기본적으로 다르지만, spiritus는 氣와 마찬가지로 호흡의 뜻도 갖고 있는 등 어느 정도 공통점을 갖고 있다고 논평하고 있다.

> The term was the most suitable in his time. The notions associated with spiritus by the end of the seventeenth century were as manifold as those associated with chi. Both term, spiritus and chi, were used to cover ever more subtle, ever more diverging ideas developed in the history of medicine and philosophy of both culture. Spiritus and chi covered some identical ground, but fundamental differences existed as well, particularly so if we take into account the religious connotations of spiritus and spiritus satctus. And yet spiritus, like chi, included breath.[49]

Unschuld는 spiritus란 개념이 John Hispaniensis(1140년경)의 책 De anima et spiritus discrimine liber에서는 corpus subtile(subtle matter-교묘한 물질)로 규정되었다고 말하고 있다. 12세기의 논문 De spiritu

---

48) Bossy 1986:368.

49) Unschuld 1989: X.

et anima liber unus에서는 spiritus란 개념이 substantia incorporea(비물질적 실체)와 spiritus corporeus(물질적 정신)이란 대칭적인 두 개념으로 확대되어 받아들여졌다.[50]

실제로 이러한 대칭성은 뒤에서 살펴보게 될 氣 개념을 연상시키는데, 氣는 무형의 상태에서 '비물질적 실체'로 존재하며, 도덕이나 심리적인 관계 내지 道學의 養生書에서 氣는 유형의 물질인 육체의 작용에 의해 일정한 방법체계에 따라 神을 생성하는 선행요소로 서술되고 있다.

1683년도에 출간된 Then Rhyne의 침술 관련 논문 Dissertatio de arthritide: mantissa schematica de acupunctura에는 氣를 spiritus(精靈)로 번역하는 것이 타당하다고 보고 있다.[51]

1767년도 J. Atruc은 De morbis venereis libri sex에서 아주 다른 주장을 하였는데, 그는 중국의학의 일부는 서양 치료법인 수은치료 처방[52]을 거꾸로 중국이 받아들여 만들어 낸 결과물들이 아닌가 하는 의문을 제기했다. 침술에 대한 평가에서 그는 기질병리학[53]적 개념과 연관시켰으며, 침술이론에 대한 논쟁에는 상상(imagination)이란 개념을 끌어들였다. 그러나 그는 상상이란 말로 氣의 한 단면만 해석했을 뿐이다

---

50) Unschuld 1989: X - .

51) Bossy 1986:372.

52) Singer 1962: 수은치료의 대표적인 의학자는 Paracelsus(1494～1541년)이며, 19세기 말까지 유일한 매독치료약으로 사용됨.

53) Humoralpathologie; 병의 근원이 체액에 있다는 학설로 히포크라테스까지 거슬러 올라감.

> The puncture has the same effect as moxa; it may probably act by attracting a great afflux of humors to the irritated part unless imagination, which is a distributor of much good and evil either physically or morally, helps a bit in this cure.[54)]

1735년도 J. B. Halde는 새로운 氣 번역을 시도하였는데, 그는 Galen의학[55)] 용어로 陰陽을 설명하여 하였는바, 양을 생명의 熱(vital heat), 음을 습기의 근본(radical humidity), 氣를 pneuma(호흡, 공기, 精靈)으로 표시하였다.

1759년도 A. M. Bridault는 그의 논문 These de Medicine; Medicinae Sinensis Conspectus에서 陰陽五行論과 12經脈, 臟腑의 분포에 대한 설명과 함께 소위 병적인 호흡(morbid breaths)을 몸 밖으로 축출하는 기술에 대해 서술하고 있다.[56)] 호흡(breaths)이란 개념은 氣 개념을 직역하여 사용할 수도 있는 개념으로서, 氣는 호흡 이외에 병을 일으키는 나쁜 기운으로서의 邪氣로도 불릴 수 있는바, 호흡이란 번역은 매우 의미가 있다.

침술 도입과 氣 개념 전파의 제1단계는 이상과 같으며, 다음으로는 電氣의 발명과 Faraday(1791～1867)의 전기에 대한 연구결과에 따라 불가피하게 외국문물을 받아들이는 틀이 바뀌게 되었고 더불어 氣 개념의 도입모형도 변하게 되었다.

---

54) Bossy 1986:373 & Astruc 1736:98.

55) Aschoff, Diepgen, Goerke:1960:24: Galen은 그리스인으로 로마황제의 주치의였으며, 간에 저장되어 있는 혈액과 심장에 저장된 공기와 정령－spiritus이 혼합되어 생명을 유지한다는 이론임.

56) Bossy 1986:371.

1816년도 Berlioz[57]는 Memoire sur les maladies chroniques, les évacuations sanguines et l'acupuncture라는 논문을 발표하였는데, 그는 여기서 이색적인 침술의 효과를 설명하는 모형으로서 상상(imagination)이란 개념을 거부하고 '신경적 흐름 이론'[58]을 표방하였다. A. Haine은 1819년 그의 저서 Notice sur l'acupuncture, et observations médicales sur ses effects thérapeutiques에서 이 이론을 옹호하였다. 流體 이론은 전기의 발명에 힘입어 굉장한 호응을 얻었다. 이러한 새로운 자연과학적 지식이 타문화권의 氣 이론을 받아들이는 데 적절한 도구인 것처럼 보였으며, 사람들은 침술과 관련하여 드디어 氣의 흐름과 氣의 補瀉에 대해서도 언급하였다. 그런 만큼 파리 소재 호텔 Dieu에 소장된 Archives Générales de Médicine에 침술과 관련한 내용이 14번 언급되어 있는데, 그 속에 의사 Meyranx[59](1825～1830경)은 침술로 조작될 수 있다는 '전기의 흐름'[60]에 대해 서술하고 있다. 그 후 1925년도 Sarlandiére가 그의 저서 Mémoire sur l'electro－puncture……, principaux moyens curatifs chez les peuples de la Corée et du Japon;……에서 이러한 견해에 동조하였는데, 그러나 그는 침술 전체를 언급했을 뿐이며 전기이론을 벗어나는 氣 개념에 대해서는 미신으로 간주하였음에 틀림없다.

> We know that the Japanese and Chinese are very superstitious and they take into account atmospheric influences.[61]

---

57) Callisen 1830:Vol.Ⅱ:154.

58) Bossy 1986:375 & Berlioz 1816.

59) Callisen 1830:Vol.ⅩⅢ:36.

60) Bossy 1986:377.

그가 대기의 영향(atmospheric influences)이라고 언급한 것은 아마도 運氣醫學에 대한 지적인 것 같은데, 이것은 특히 11세기 이후부터 중국에서 만연하였다. 流體 이론의 새로운 개념인 Galvanic(전기)이론이 M. J. Cloquet(1813년경)에 의해 도입되었는데, 그는 몸속에서 침술로 조작하고자 하는 것이 '전기(galvanic)의 흐름'[62]이라고 말했다. 이와 관련하여 그는 침술에서 사용하는 瀉法은 병적인 흐름이라고 말했다. 유체 이론에서는 氣 개념 속에 액체의 특성들을 부여한 것 같기도 한바, 1975년도에 W. H. Khoe는 자신의 논문에서 침술의 보조 개념으로 aquapuncture[63]를 거론하였는데, 이는 氣를 액체(aqua)와 연관시키고 있는 사례이다.

침술이론을 증명할 수 있는 서양의 문화적, 어원적 동의어를 찾고자 Simonet(1817년경)과 Parrot(1814년경)은 추상적 비유법을 사용하였는데, 그 120년 후에 Unschuld가 그 내용들을 재차 다른 관점에서 정리하였다. Simonet과 Parrot은 중국의 氣 개념을 히포크라테스의 De Flatibus에 나오는 이론, 즉 바람[64]의 이론과 근접시켰다. 이들에게는 이 이론이 중국의 風論과 관련이 있다고 보였다.[65]

다른 저자들도 역시 氣 개념을 서양의 문화적 바탕 위에서 일종

61) Salandière 1825:100 & Bossy 1986:378-379.

62) Aschoff, Diepgen, Goerke:1960:30 & Singer 1962:159: 생체전기를 최초 거론한 사람은 Luigi Galvani이며, 1797년 Wilhelm Roth와 Alexander v. Humboldt가 생명현상을 설명하기 위해 전기이론을 도입함. 이에 대해 1800년경 Alessandro Volta가 생명체를 생명력 있게 하는 특유의 전기가 없다고 반박함.

63) Khoe, W. H. in American Journal of Acupuncture 2 (1974) 272-274.

64) 風은 六氣 중의 하나임.

65) Bossy 1986:382 & Unschuld 1982.

의 비교 문화적 방법으로 함축적으로 이해하고자 노력했다. 이들은 고대 그리스의 사상과 학술용어를 사용하였으며 pneuma(공기)의 개념이 氣 개념에 가장 합당하다고 보았다. Dabry de Thiersant는 1863년 발표된 자신의 논문 La Médicine chez les Chinois에서 pneuma 개념을 선호하였고, Franz Hübotter(1881～1967)는 1929년 자신의 논문 Die Chinesische Medizin(중의학)에서 pneuma 개념이 氣 개념을 언어학적으로 정확하게 번역한 것이라고 보았다.[66]

이 시기가 끝나갈 때까지는 經脈이란 용어를 표현하는 Meridiane[67]란 개념은 유럽의 침술학계에서는 그리 사용되고 있지는 않고 있었다.[68] 오늘날 서양의 학계에서 사용되는 Meridiane이나 Energie와 같은 개념들은 Soulié de Morant(1878～1955)과 Ferryrolles(1880～1955)가 처음으로 침술 교육에 도입하였다. 유럽과 중국의 문화적 차이로 인해 중국의학의 도입과정에서 여러 관점들이 모호하게 될 위험이 있음을 알게 됨에 따라, 특히 침술과 그 조작법들에 관한 개념 설명에 좀 더 신중을 기하게 되었다. 이런 맥락에서 A. Leprince는 1924년 그의 논문 Traité de réflexothérapie에서 당시 유행하던 프랑스식 énergie 개념에 동조하지 않고 침술의 기전을 유도(Derivation, 파생)라고 표현하였는데, 침술에는 '인체 기관의 조직과 기능의 평형관계'가 상호 연계되어 있다는 것이다. 이러한 조심스러운 접근법도 있었지만, De Morant과 Ferryrolles의 저서[69]가 발표된 이래 '에

66) Hübotter 1929.

67) 지리학적으로는 북에서 남으로 흐르는 자기장의 경도를 의미하는 말로서, 중국전통의학에서 말하는 경맥이 마치 인체를 감싸고 있는 생명력이 자기장과 같은 주행선을 형성하고 있다는 연상을 하게 하는 말임.

68) Bossy 1986:383.

너지 개념'이 침술용어로 자리를 굳히게 되었고 아울러 중국전통의학과 그 핵심인 氣 개념을 받아들이는 총체적 틀로 군림하게 되었다. 이러한 경향은 오늘날까지도 많은 출판물에 나타나고 있으며, 게다가 M. Porkert는 energetische Terminologie innerhalb der chinesischen medizinischen Klassiker(중국전통의학 고전에 나타난 에너지학적 용어) 제하의 논문에서 언어학적이며 철학적인 설명을 보강하였다.

이 용어가 중국전통의학과 연관된 여타 혼합개념들과 무관하게, 유럽에서 어떻게 발전되어 왔는지, 또한 어떤 자연과학적 내지 심리 분석적 체계를 도구로 하여 중국의 용어 및 그와 혼합된 신비주의적 사변들과의 접점을 찾아왔는지를 다음 장에서 알아보고자 한다.

2.2. 氣 개념 수용 틀로서의 에너지학적 용어에 대한 비판적 평가

20세기에 이야기하는 소위 에너지학적 용어라는 것은 그 근원을 보면 다양한 접근법에서 얻어진 것임을 알 수 있는데, 이 접근법들은 시간이 경과함에 따라 상충되어 대체되기도 하고 추가되어 보완되기도 하였었다.

Energie라는 말은 독일의 일상언어에서는 행동력(Tatkraft), 힘(Kraft),

69) Soulie de Morant, G & Dr. Ferryrolles: L'acupuncture chinoise et la réflexothérapie moderne. Homéopathie moderne. Juin 1929.

열성(Schwung), 원기(Nachdruck) 등의 뜻으로 사용된다.[70] 물리학이나 화학과 같은 자연과학 분야에서는 다양한 물리적 개념들을 함축하고 있는데, 예를 들어 제한된 공간 내에서 일정한 변수에 따라 정확하게 표현될 수 있는 운동에너지나 위치에너지의 수학적 표현들이 그것이다. 현대의 다양한 심리적, 心身的, 신비적 접근법에서 거론되는 에너지 개념은 본래 프랑스식 개념을 이어받은 것이고 언어학적으로는 그리스어의 enérgeia에서 왔다.[71]

Enérgeia의 의미는 '작용하는 힘'[72]이라고 번역할 수 있는데, 그 이유는 그 어근인 érgon이 '활동'(Werk) 내지 '작용'(Wirken)을 의미하고 있기 때문이다. enérgeia의 또 다른 번역은 '행동'(Tätigkeit) 또는 '실제'(Wirklichkeit)[73]로도 할 수 있다.

언어학적으로는 enérgeia는 그 어원인 érgon[74]이 내포하고 있는 것과 같이 정적인 것이 아니라, 이것을 역동적인 현상, 즉 진행과정(Prozeß)으로 보고자 했던 W. von Humboldt(1767～1835)식의 개념이다.

Enérgeia란 단어는 소크라테스 이전부터 기록에 나오는데, 그 의미는 작용(Wirksamkeit), 작동, 행동력 등 모든 종류의 활동력을 표현하고 있고, [75] 또한 神들이 개입하는 형태의 신적 작용과도 관계

70) Wahrig 1971:368.
71) HWP Vol.Ⅱ:494－498.
72) RAC Vol.Ⅴ:4.
73) MEL 7.768:
74) HWP Vol.Ⅱ:492.
75) RAC Vol.Ⅴ:3.

가 있다.[76] Enérgeia는 또한 dynamis란 개념과도 연관이 되어 있는데, [77] dynamis는 enérgeia보다 더 오래전부터 발견되는 말이다. enérgeia와 달리 dynamis는 이미 오래전부터 종교적 성향의 범신론적 색채를 띠는 力學(Kraftlehre)이란 의미를 가지고 있었다.[78] 후기 그리스 시대에 와서 enérgeia와 dynamis의 두 개념이 혼합되어 enérgeia가 드디어 종교적 의미를 갖게 되었다. 플라톤 시대에는 enérgeia가 사용되지 않았는데 아리스토텔레스(기원전 382~322) 때에는 神적 개념과 함께 쓰였다. 로마, 가톨릭시대 서적에서는 enérgeia의 의미가 다양해져서 때때로 그 의미가 불분명하게 사용되었다. '천지창조에서의 신의 작용을 operari'[79]로 표현하였고, 거기에 사용되는 힘을 vis divina(신성한 힘)이라 칭하였던 어거스틴(Augustinus, 354~430)에게는 enérgeia 개념 외에 중요한 개념이 몇 가지 더 있다. enérgeia란 말이 비록 어거스틴의 신성묘사에 있어서 operari란 개념 속에서 큰 역할을 한 것은 아니지만, dynamis 개념, vis(힘, virtus) 개념과 함께 가시세계를 작동하게 하는 힘의 삼위일체 중의 하나였다.[80]

물리학에서 적용되는 에너지 개념은 철학자 René Descartes(1596~1650)에게서 기원을 찾아볼 수 있는데, 그는 신이 천지를 창조하면서 우주 속에 일정한 분량의 운동량을 vortices(소용돌이치는 유체) 형태로 부여하였으며, 이것은 커지지도 않고 작아짐도 없이 영원히

---

76) RAC Vol.Ⅴ:3.
77) RAC Vol.Ⅴ:5.
78) RAC Vol.Ⅴ:5.
79) RAC Vol.Ⅴ:49. Vol.Ⅲ:11 "신은 번개와 같이 작용한다"
80) RAC Vol.Ⅴ:51.

계속될 것이라는 가설을 내놓았다.[81)]

이 주장에 대해 많은 논란이 있었고, 마침내 von Leibniz(1646~1716)는 운동의 지속성에 대한 의문과 함께 반대이론을 제기하였다. 하나의 운동이 어떻게 계속 지속될 수 있을 것인가에 대해 문제를 제기하고 vortices 개념을 충격과 운동이란 두 가지 개념으로 분리하였는데, 그 이유는 신축성 있는 물체가 충돌할 때 운동방향으로의 충격이 계속 유지된다는 것을 이미 알고 있었기 때문이다. 물리학자 Huygens(1626~1695)는 질량 곱하기 해당 물체의 속도제곱(mv2)으로 얻어지는 총량은 불변이라는 사실을 발견함으로써 전기의 주장을 증명하였다. 라이프니츠는 mv2로 얻어진 값어치를 vis viva(살아 있는 힘)이라 하고, potentia agendi(잠재력)와는 구별하였다. 운동은 모두 정지하는 경향이 있기 때문에, Jean Bernoulli(1667~1748)는 물리학 체계상 마찰이 없는 이상적인 상태에서 존재하는 vis mortua(죽어드는 힘)도 있을 것이며, 이때 vis viva와 vis mortua의 합이 고정적이지 아닐까 하는 가설도 내놓았다. 비록 이런 이론들만으로는 딱딱한 물체들의 충돌에서는 vis viva의 진행로를 추적하기가 어려웠지만, 그래도 충돌 후에도 vis viva의 힘은 유지된다고 생각하였다.[82)]

오늘날 물리학에서 통용되는 에너지 개념은 1785년도에 Jean LeRand D'Alembert(1717~1783)가 발간한 프랑스 백과사전 Encyclopédie에 처음으로 등장한다. 그는 움직이는 물체에는 긴장 또는 에

81) Moore 1973:7.
82) Moore 1973:7.

너지가 있고, 정지하고 있는 물체에는 전혀 없을 수도 있다는 견해를 표방함으로써, 그는 vis viva가 모든 물체에 반드시 다 존재하지는 않는다는 뜻을 간접적으로 밝힌 셈이다. Thomas Young (1773～1829)이 그 후에 다시 에너지 개념을 논하면서 실질에너지로서의 vis viva를 잠재에너지로서의 vis mortua와 구분하였다. Silvanus Phillips Thompson(1851～1916)에 이르러 드디어 운동에너지로서의 개념인 1/2mv가 도입되었다.[83)]

1842년에 이르러 Julius Robert Mayer(1814～1878)가 열과 에너지와의 관계에 대해 열을 운동에너지 및 잠재(위치)에너지와 바꿀 수 있다는 이론을 정립하였는데, 이와 관련하여 Francis Bacon(1561～1626)이 이미 17세기에 철학적 가설을 이야기한 바 있다. Bacon은 열이 소립자의 기계적 운동과 같은 것이라고 하였는데, 이것은 열이 앞에서 언급한 vis viva(살아 있는 힘)와 직접적인 연관관계가 있음을 의미함과 같은 것이다. 그가 운동이라고 말한 것은 열이 운동을 일으킨다는 의미가 아니라, 열이 본질적으로 운동으로 나타난다는 것 외에 아무것도 아니다. 열은 하나의 팽창운동인데, 한 물체 전체로서가 아니라 한 물체의 작은 부분들의 팽창운동이다. (열을 형성하는) '물체는 마치 화염이나 열기가 광란하는 것과 같이, 끊임없이 진동하고 전진하고 투쟁하며 또한 반작용으로 발생하는 그런 운동들이 계속 변동하는 형태를 취한다.'[84)]

René Descartes가 17세기 초에 열의 문제를 운동의 관점에서 설

83) Moore 1973:7.

84) Moore 1973:132.

명했었는데, 19세기에 들어와 J. R. Mayer는 열 개념을 酸化의 관점에서 접근하였다. 그 당시에 산화 개념은 이미 잘 알려져 있었는데, 그의 이러한 접근방식은 매우 중요한 의미를 가지고 있다. 즉 그는 인체의 內丹(innere Alchemie, 내적 연금술)을 관찰하였던 것이다.

1840년경 그가 여행을 하는 중에 열대지방 사람들의 혈액이 북방 사람들의 피보다 더 맑은 선홍색 빛을 띠고 있음을 발견하게 되었고,[85] 의사였던 그는 동물의 열이 흡수한 영양분의 산화로 얻어진다는 것을 알고 있었으므로, 그는 남방에서는 체온 유지를 위해 북방에서보다는 적은 양의 산소가 소모될 것이라는 가정을 하게 되었다. 이에 따라 그는 열대지방에서의 혈중 산소함량이 더 높을 수밖에 없고 따라서 정맥의 혈액이 더 선홍빛을 띠고 있고, 북쪽의 한대지방에서는 어두운 적색이라는 결론을 내렸다. 그는 또한 동일한 영양분을 태워서 육체가 생산해 내는 열과 작업량이 다르기 때문에, 인체 내에서 동일한 양의 영양분이 소모되는 시간도 다를 것이라고 생각했다. 그는 (산화)작업은 열과 영양분 사이에서 열을 생산해 내는 제3의 요소라고 보았으므로, 열과 (산화)작업은 양적으로 상호 교환될 수 있는 변수라고 보았다. 다시 말해서 그는 150년 전 베이컨(Bacon)과 마찬가지로 열과 운동을 동등한 것으로 보았으며, 이것은 곧 물리학 이론상으로는 열이 운동에너지이자 위치(잠재)에너지임을 의미하는데, 그 이유는 (산화)작업 이전에 이미 그 물체 내에 그 에너지가 함유되어 있을 수밖에 없기 때문이다.

85) Schmolz/Beckenbach 1964:43.

19세기 말엽 에너지 보존의 법칙이 정립되면서 '에너지 개념'이 보다 구체화되었는데, 그 개념은 본래 enérgeia에서 출발하였고 dynamis와 혼합되어 좀 더 차원 높은 신적인 힘이란 개념으로 변하였다가, 세계관의 추이에 따라 operari 또는 vis divina 등과 동등한 개념으로 취급되었다. 데카르트의 vortice란 표현, 본래 하나의 통일된 힘이었던 vis divina를 vis viva와 vis mortua로 분리하는 것 등을 거쳐 1785년 énergie 개념은 물리학 이론에서 새로운 의미를 갖게 되었고 1842년 마이어(Mayer)는 에너지 보존의 법칙에 따라 에너지를 열이나 작업과 동일한 것으로 보았다. enérgeia의 개념은 현대 로만어(불어, 이태리어계통)와 독일어 속에 외래어로서 정착하면서 그 의미는 범신론적 개념에서 추상적 크기로서의 개념, 즉 일정한 공간에서 측정이 가능한 하나의 추상적 크기로서의 개념으로 진화되었다.

Enérgeia 개념에서부터 프랑스의 énergie까지 다양한 의미의 변화를 거쳐 오는 동안 어떤 형태가 됐든지 간에 모종의 생명에너지에 대한 새로운 생각들을 갖게 되었을 것이다.

오늘날까지 꾸준히 새로운 개념으로 변모해 오고 있는 에너지학적 이론의 기초들은 화학자이자 철학가인 Wilhelm Ostwald(1853~1932)와 자연철학자 Ernst Haeckel(1834~1919)에 의해 정립되었다. Ostwald는 1909년 촉매반응에 대한 논문으로 노벨화학상을 수상하였다. 그는 원자 이론을 부정하였으며, 그 대신 정신과학분야에 자연과학적 방법론을 도입하고자 노력했다. 그의 정신과학과 자연과학적 견해들은 소위 에너지학(Energetik) 또는 에너지학적 일원론(energetischer Monismus)[86]으로 소개되었다. Haeckel은 일원론적 철학의 입문서를 저술하였으며, 생명력을 '질량이 없는 물질'(inponderable Materie)이라고 규정하였다.

모든 시대에 걸쳐 많은 철학자들의 사상적 기초가 되어 온 일원론의 개념은 그리스어의 mono에서 온 것이며, 그 의미는 '홀로' 또는 '개별의'이다. 일원론은 이원론적 개념과는 달리 세상의 모든 다양성을 오직 한 가지 요소로 귀결시키고자 하는 것으로서, 그 사상적 출발점은 통일된 하나의 원소를 찾고자 하는 것이다. 그럼에도 일원론에 대한 해석은 다양했다.

Heraklit(기원전 550~480)는 그 원소를 하나의 통일된 logos라고 표현했고,[87] David v. Dinant(1200년경)는 그 원소는 바로 신(Gott)이라 생각했으며, Spinoza(1632~1677)는 그 원소 속에 정신(Geist)과 자연과 신이 하나로 통합되어 있는 것으로 보았으며, Schelling(1775~1854)은 자연과 정신의 통일체라고 표현했다. 一元論이 자연과학과 이론적으로 연관된 것은 오스트발트(Ostwald)와 헤켈(Haeckel)의 주장, 즉 모든 존재의 뒤에는 하나의 통일된 에너지가 존재한다는 그들의 주장에 나타나 있는데, 이 개념은 철학사 속에 에너지학적 일원론(energetischer Monismus)으로 기록되고 있다.[88] 그들은 이 개념 속에 두 개의 일원론을 하나로 통합시키고자 노력했는데, 그 하나는 정신(Geist)과 물질을 본질로 보는 본체론적 일원론(ontologischer Monismus)이고, 다른 하나는 정신과 물질이란 개

86) 에너지학적 일원론에 대해서는 Driesch 1905 참조 바람.

87) MEL & Rombusch in Schmolz (Hrsg.) 1978:14-16.

88) Haeckel 1899.

념을 배제하고 물리적(physisch) 성분과 심리적(psychisch) 성분을 동시에 가지고 있는 요소들에 대해 언급하는 인식론적 일원론(erkenntnistheoretischer Monismus)이다.[89)]

Ostwald와 Haeckel의 이론으로 인해 일원론은 순수한 물질주의적 의미에서 벗어나 심리적 성분도 포함하게 되었으며, 그와 더불어 에너지 개념에도 물질적 사실주의 이론과 정신적 이상주의 논리가 동시에 자리를 잡게 되었다. 이에 따라 에너지는 자연과학적 내지 영적 차원에서 공히 이해될 수 있는 힘, 즉 모든 것을 움직이는 하나의 힘을 의미하게 되었다. 그러나 지난 세기 말을 전후로 한 당시의 시대사조적 상황하에서는 에너지 개념이 순수 정신 분야로는 그리 많이 확산될 수가 없었는데, 이는 용어의 의미가 불확실하고 다양한데다가, 또한 죽음의 본능에 대한 Freud의 이론과 '정신적 에너지의 총체'는 리비도(Libido)라는 C. G. Jung의 견해가 대립하는 상황이었으므로 더욱 그러했다.[90)] 여기에 한 가지 첨언해야 할 것은, 에너지 개념이 프로이트의 정신분석에 도입되게 된 경위는 아마도 에너지 보존의 법칙을 정립한 Robert Mayer가 1895년경 수년간 Siegmund Freud의 환자였었다는 점이 아닐까 한다.[91)] 에너지에 대한 물리학적 접근법과 심층심리학적 견해가 서로 혼합되는 과정은 Jung 이후에도 20세기 전반기에 에너지학적 심리학(energetische Psychologie)에서 계속 추적해 볼 수가 있다.[92)]

그러나 Ostwald식 에너지 개념도 역시 우주만물의 다양한 에너

89) MEL Vol.16:441 & HWP Vol.Ⅵ:131－134.

90) Fromm 1979:111.

91) 뮌헨소재 Max Planck Institut für Psychiatrie의 Dr. Matthias Weber의 개인 의견.

92) Moersch 1967:131－134.

지학적 형태로 그 모습을 변화시켜 왔다.

이런 과정들이 오늘날 통용되는 에너지 개념[93]의 형성에 간접적으로 많은 영향을 미쳤는데, 프랑스의 철학자 Henri Bergson(1859~1941)의 접근법에서도 그 이유를 찾아볼 수가 있다. 그는 모든 유기생명체에는 특수한 생명력(Lebenskraft)이 있는데, 이 생명력은 물리, 화학적으로 인지할 수가 없으며 모든 생물학적 과정을 초월하는 것이라고 주장했다. élan vitale라 칭해진 이 생명력이 끊임없이 붕괴되는 과정 속에서 다시금 창조적으로 작용하고 있는 세계를 만들어내고 있는 것이다. 그의 철학의 핵심은 지속기간(durée)에 대한 개념으로서, durée는 사물마다 다를 수가 있고, 자연과학적 시간개념인 temps와는 엄격히 구분되는 것이다. durée(지속기간)의 범위 안에서 생명의 추동력인 élan vitale가 계속 새로운 창조물을 만들어 내는데, 그러나 이것들은 공간적 덩어리이며 비영속적 존재인 관계로 소멸된다.[94]

Henri Bergson의 견해가 1920~1930년대 중국 지식층들의 호응을 얻었으며, 陳立夫[95]에 의해 중국어로 번역되었다.[96] 베르그송의 이론은 오늘날 Vitalismus(활력설)로 분류되고 있는데, 이는 고대 그리스의 아리스토텔레스가 일찍이 주장했던 것이다. 르네상스 초기부터 이 활력설은 물리학적 기계론에 맞서는 개념으로서 많은 사

93) 필자가 여기서 의미하는 에너지는 주로 Bio Energetik을 의미함.

94) HWP Vol.Ⅱ:437: élan vitale 개념 속에는 물질적인 것과 정신적인 것이 대립적으로 쌍을 이룬다.

95) 1898년생으로 국민당 소속이었으며 공산당의 유물론을 반대함.

96) Kwok 1971:186 & Briere 1952:60-66.

람들의 꾸준한 호응을 얻었다. 생명력에 관한 논쟁 중에 이 개념이 때로는 archeus[97]라 불리기도 하고, 때로는 spiritus 또는 plastische Natur(조형하는 속성)라 불리기도 했다.[98] 복잡한 베르그송의 철학은 여러 사상 속으로 스며들어 갔는데, 예를 들어 Hedwig Conrad-Martius의 1944년도 논문 Der Selbstaufbau der Natur. Energien und Entelechien(자연의 자발적 형성; 에너지와 엔텔레키)[99]와 1950년도 논문 Bios und Psyche(생물과 심리)가 대표적인 예이다.

Ralph G. H. Siu는 자신의 저서 Qi: A Neo－Taoist Approach to Life에서 Bergson의 견해를 다루면서 위에 언급한 시간에 대한 두 가지 개념, 즉 durée와 temps를 氣의 개념과 연관시켰다.[100] Siu는 Bergson의 이론이 氣를 취급함에 있어서도 의미가 있는 분류법이라는 점에서 활력설 이론(Vitalismustheorie)과 氣 이론(Qi－Theorie) 간의 연관성을 찾았다. 氣는 한 존재의 생물적 껍데기 안이나 한 물체의 물리적 구조 안에서만 인지가 가능하도록 구체화될 수 있고, 그럼에도 언제나 어디에서나 존재하며 또한 계속 변할 수밖에 없는 것이기 때문에, 베르그송의 활력설 이론(Vitalismustheorie)을 연상시킨다. 따라서 Siu는 세계는 하나의 존재가 2가지 형태의 진실을 보여주고 있는 다양한 층으로 구성되어 있다고 보고 있다.

> Within our ego, there is succession without externality; outside the ego, in pure space, there mutual externality without succession.[101]

---

97) HWP Vol. Ⅰ:500－502.

98) MEL Vol. ⅩⅨ:660.

99) Entelechien(現實態): 엔텔레키는 아리스토텔레스 철학의 개념으로 영성의 완성작용을 의미함.

100) Siu 1974:92－95.

Ralph G. H. Siu의 견해로는 Henri Bergson은 생명에 대해 물리적 공간에서의 시간과는 차원이 다른 시간의 리듬을 적용하고 있다는 것이다. 그는 개체 속에 내재되어 그 개체를 개별적으로 생성시키고 있는 시간의 단위를, 의식세계와는 다른 차원에서 일어나고 있어서 존재가 전혀 의식하지 못하고 있는 다양한 외부적 시간의 주기와 서로 구별하였다.

In reality, there is no one rhythm of duration; it is possible to imagine many different rhythms which, slower or faster, measure the degree of tension or relaxation of different kinds of consciousness, and thereby fix their places in the scale of being……[102]

인지할 수 있는 실체를 다양한 형태로 생성해 내며 그 속에서 끊임없이 변화하는 氣 개념과 다르지 않게, 베르그송의 시간 개념 역시 흘러가면서 사라지는 것이며, 그리고 개별적 존재에게는 끊임없이 변화 하고 있는 어느 기간 동안에 한하여 의미가 있는 그런 개념이다. 이 변화의 기간 중에 생명을 추동하는 힘인 élan vitale에 의해 끊임없이 생성이 이루어진다.[103]

에너지 개념의 함축성과 다양성은 Wilhelm Reich(1897～1957)의 성격분석과 치료체계 속에 내포되어 있는 Orgonenergie 이론에도 적용되고 있다. 이 이론에는 인간사회의 개인적 내지 사회적 조건들을 함께 아우르는 우주 종국적 생명력으로서의 면모들이 엿보이고 있다.

101) Siu 1974:93: Bergson에 관한 책이 많지만, Siu의 책을 인용하는 이유는 기의 중국적 개념 분석을 위해 중국인 저자의 해석에 근거하고자 하기 때문임.

102) Siu 1974:94.

103) Siu 1974:8.

위에서 알아본 바와 같은 에너지 개념의 변천과정, 그리고 이 개념과 관련하여 서양의 본체론과 심리학 속에 뿌리 내린 에너지학적 용어들의 개념들의 변천과정을 지나서, 이제는 모든 것을 포괄하는 이 에너지 개념 속에 타문화권의 개념들을 끼워 넣으려는 단계에 도달하였다.

중국학 학자 Mafred Porkert가 드디어 서양의 에너지 모델을 중국전통의학적 개념들과 연계시키는 작업을 완성했다. 물론 이 개념들을 합성하는 데는 氣 개념이 중심 역할을 하였다. M. Porkert는 당시 어학자들이 번역해 놓은 氣 개념에 대해 중국사상의 합성적 속성(synthetische Natur)에 상반되는 만족스럽지 못한 것이라고 보았다.[104] 서양의 분석적 학술용어들은 한 사물의 절대적 속성을 표현하는 대신, 중국의술에서 사용하는 전문용어들은 가치를 정하는 표현들이었다. 氣를 포함, 중국어의 개념들을 직역하는 것은 중국적 개념이 그 의미를 완전히 나타내 줄 수 있는 그 어떤 연관체계를 파괴시키거나 알아볼 수 없게 만드는 것이며,[105] 따라서 그는 중국철학과 의학에 나타나는 핵심 용어들의 합성적 기능을 다양한 문장들 속에서 찾아내어 함께 고려하는 것이 중요하다고 보았다.

M. Porkert는 중국적 개념에다 에너지학적 용어를 도입하는 것으로 문제를 해결코자 하였으나, 그는 그가 이야기하는 에너지학적 용어들이 어떤 종류의 '서양의 현대 에너지 개념'[106]인가에 대한

104) Porkert 1961[I]:435: 포케르트는 기의 번역을 한 단어가 아닌 다양한 단어로 번역할 수 있다고 주장.

105) Porkert 1961[I]:423.

106) Hills Encyclopaedie 1992:Vol.Ⅵ:367에서 energy의 현대 과학적 의미를 찾아볼 수 있음.

설명은 별로 한 바가 없다. 그의 두 번째 논문인 Die energetische Terminologie in den chinesischen Medizinklassikern(중국전통의학 고서에 나타난 에너지학적 용어)[107]에서 그는 張介賓의 類經에서 규정하는 포괄적 의미의 氣 개념이 에너지의 현대적 개념과 가장 근접해 있다고 주장하고 있음을 볼 수 있다.[108] 그렇지만 그는 에너지의 현대적 개념이 무엇인지, 서양의 어떤 개념에서 인용한 것인지를 밝히지 않고 있다.

M. Porkert는 중국의술과 철학의 핵심 관점들을 우선 5가지 개념으로 구분하여 자신의 에너지학적 용어로 다음과 같이 분류하였다.[109]

도표 1 Porkert식 에너지학적 용어의 핵심개념

精(jing)	=	처분 가능한 자유에너지(freie, disponible Energie)
氣(qi)	=	분포된 에너지. 하위의 에너지 분포상태 (konstellierte Energie; untergeordnete-energetische Konstellation)
神(shen)	=	분포하는 힘. 상위의 에너지 분포상태 (konstellierende Kraft; übergeordnete-energetische Konstellation)
靈(ling)	=	반응하는 힘(Reaktivkraft)
鬼(gui)	=	(神과 같은 차원의) 느슨한 에너지 분포상태(träge Konstellation)

Porkert가 어떤 기준으로 이 5가지 개념을 이론적으로 엄격하게 분류하였는지는 알 수가 없는데, 그 이유는 이 개념들은 五行(변화과정)이나 五神(정신상태)과 같은 상위개념 아래로 분류할 수가 없는 것들이기 때문이다. 왜 魂이나 魄 같은 개념들이 핵심개념에서 빠지고 단지 5가지에 한정시켰는가 하는 의문이 생긴다.

107) Porkert 1965.

108) Porkert 1965:185.

109) Porkert 1961[I]:435.

Porkert식 에너지학적 체계는 5대 핵심개념의 상호 연관된 문맥 속에서 중국적 특이점들을 잘 나타내 주고 있다. 그 한 예가 氣와 精의 개념적 근접성이다. 다양한 문장을 예로 들어가면서 그는 두 형태의 에너지가 상호 轉化(氣에서 精으로, 정에서 기로)하는 긴밀한 관계가 있음을 보여주고 있다. 에너지형태들 간의 상호 연관성은 질적인 것으로서, 에너지의 다양한 형태가 형성됨으로써 육체적 실체의 다양한 양상들이 나타나게 되는데, 존재가 실체로 나타나려면 모든 것들이 또한 동시에 채워져야 한다. 이러한 에너지의 다양성과 상호작용들이 일정한 공간 내에서 생성되어, 발생에서부터 소멸까지 함께 진행되기 때문에, 이러한 에너지형태들의 時空 차원을 通時的-수평적(diachronisch-horizontal)이라고 말할 수가 있다.

이런 차원에서 가장 근본적으로 보이는, 질적으로 각각 개별화된 에너지의 두 가지 요소인 精과 氣로부터 나머지 3개의 에너지 형태가 생성된다. 이런 개별화는 중국전통학문의 다양한 패러다임을 적용하는 가운데 발생한다.

즉 에너지 요소인 神은 중국의 虛와 實의 二元論을 매개로 '처분 가능한 자유에너지'인 精과 연관되는데, Porkert은 아래의 문장을 인용하고 있다.

> 神(분포하는 힘)이 虛 속으로 모이고 實 속에 머무른다. 논평: 實은 精이다.[110)]

110) Porkert 1961[I]:430: 神積圍虛而安圍實 注: 實爲精.

虛와 實의 대립 관계를 빌려 氣와 精 사이에서도 한 쌍의 대립 개념이 탄생하는데, 이들은 두 가지의 에너지 형태로 구분됨과 동시에 같이 생성되는데, 그 이유는 이 둘은 독립적으로는 나타날 수가 없기 때문이다.

이런 차원의 또 다른 대립 모형은 陰과 陽, 하늘과 땅과 같은 두 가지 대칭적인 질과 현상들을 유추하는 것이다. 예컨대 Porkert는 또한 질이 서로 다른 에너지로서의 氣와 神의 관계를 이러한 식으로 유추하여 설명하고 있다.

> 氣(하위의 에너지 분포상태)는 神(분포하는 힘)이 滿開한 것이다.[111]

M. Porkert는 서로 다른 에너지 형태를 유추하여 설명하는 방법으로 氣(분포된 에너지)와 神(분포하는 힘)을 소위 대칭적인 한 쌍으로 분류하고, 氣가 질적으로 (神이) 아니지만 氣는 神의 표출이기 때문에 두 형태의 에너지(氣와 神)를 하나의 속성과 질적인 관계로 묶어 주고 있다고 설명하고 있다. 두 형태의 에너지 사이에 존재하는 속성적 관계는 진행과정에 따라서는 완전히 평행선을 이루는 질적 동등성을 띠기도 한다. 이와 관련하여 Porkert는 다음 문장을 아래와 같이 번역하고 있다.

> 腦髓에 힘이 가득 차면, 神(분포하는 힘)이 거침없이 展開할 수 있고, 神이 滿開할 수 있으면 氣(에너지 분포상태)가 역시 穩全해진다.[112]

---

111) Porkert 1961[I]:430.

112) Porkert 1961[I]:430: 腦實則神全 神全則氣全.

이 유추에서는 두 에너지의 질적 개선이 평행선으로 진행되고 있다. 그 이유는 Porkert의 번역에서 '滿開'와 '穩全'이라고 표현된 것이 중국 원전에는 모두 全으로 똑같이 표현되어 있기 때문이다. 이 문장을 필자가 번역하면 이렇다: '神(분포하는 힘)이 완전하면 氣(분포된 에너지)도 완전하다.' 이 번역은 두 에너지의 질적 비유를 직접 표현하고 있다.

氣와 神의 추가적인 通時的 연관성은 이들 두 에너지 형태의 속성, 즉 두 에너지가 자체 내에서 승화하는 특수한 능력 속에 존재한다.

> 氣(분포된 에너지) 속에 氣가 있는데 이것이 소위 나의 神(분포하는 힘)이고, 神(분포하는 힘) 속에 神이 있는데 이것이 소위 나의 自然(自發性: Spontanes)이다.[113)]

이 문장에 나타난 두 개의 에너지 형태의 유사성은 이들이 스스로 고차원화할 수 있는 내재적 능력, 즉 승화를 통해 새로운 (고차원적) 에너지상태를 생성할 수 있는 능력에 있다.

또한 Porkert식 에너지학적 용어에서는 靈(반응하는 힘)과 鬼(느슨한 에너지 분포상태)라는 두 개의 에너지도 陰과 陽이란 대립적한 쌍으로 구분된다.

> 陽의 힘(Kraft)은 神(분포하는 힘)이라 하고 陰의 힘은 靈(반응하는 힘)이라 한다. 따라서 神과 靈은 모든 사물의 뿌리이다.[114)]

---

113) Porkert 1961[I]:430: 氣中有氣 是我神 神中有神 是我自然.

114) Porkert 1961[I]:432: 陽之精氣爲神 陰之精氣爲靈 神靈則 萬物之本.

M. Porkert식 에너지학적 용어와 같은 체계에서 복합명사 精氣를 힘(Kraft)[115]으로 번역하는 것이 과연 타당한가 하는 문제와는 무관하게, 이와같은 意譯들 속에는 陰과 陽이라는 대칭 개념에 의한 구분은 분명하게 나타나고 있다.

鬼(느슨한 에너지 분포상태)라는 에너지학적 개념은 鬼와 神(분포하는 힘) 사이에 형성된 대칭적 한 쌍의 개념 속에서 설명되고 있다.

> 반응하는 힘으로서의 靈이 포함된 에너지 분포상태인 氣를 神, 즉 분포하는 힘이라 하고, 수동적 (느슨한) 에너지 분포상태를 鬼라고 한다.[116]

여기에 기술된 神과 鬼라는 대칭적 한 쌍은 질적으로 서로 다른 에너지 분포상태로서의 氣, 즉 반응하는 힘을 갖춘 氣와 느슨한 氣로 구분된다. 이러한 구분 위에는 실제로 대칭개념의 포괄적 규범으로서 陰陽이 존재한다. 왜냐하면 Porkert가 선택한 단어를 좀 더 자세히 분석해 보면, 반응하는 힘을 갖춘 氣는 陽의 범주에 속하는 동적인 성향을 갖고 있고 느슨한 氣는 陰의 범주에 속하는 정적인 성향을 갖고 있기 때문이다.

위의 설명에 따르면, 神(분포하는 힘)과 靈(반응하는 힘)의 에너지 성질은 陽的인 요소로서 陰的인 요소로서의 에너지 성질을 갖고 있는 鬼(느슨한 에너지 분포상태)와 대칭의 관계에 있다. Porkert는

115) Porkert식 개념을 정확히 적용하면 정신을 힘으로 번역할 수가 없으나, 그는 이렇게 번역하고 있음.

116) Porkert 1961[I]:433: 靈氣爲之神 邪氣者爲之鬼.

鬼(느슨한 에너지 분포상태)의 에너지 질에 대해 神(분포하는 힘)과 동등한 위치에 있다고 강조하고 있다. Porkert의 이론 체계에서 근간이 되고 있는 다른 두 개의 개념, 즉 精(처분 가능한 자유에너지)과 氣(분포된 에너지. 하위의 에너지 분포상태)도 역시 대칭적 한 쌍을 이루고 있는데, 이 이유는 이들은 상호 생성시켜 주기도 하고, 제약하기도 하면서 두 개가 서로 원인은 물론 그 효과로서 상호 작용을 하고 있기 때문이다. 그런데 이 두 가지는 陰陽의 개념으로 구분할 수가 없으므로 精氣 자체를 陰陽으로 구분함으로써 陽的인 精氣와 陰的인 精氣가 존재하게 되었다.

두 단어의 복합명사인 精氣를 제대로 평가하는 것이 얼마나 어려운 일인지는 Porkert가 氣라는 단어를 확대 해석하여 精氣에 대해 두 가지 의미를 허용하고 있다는 점에서 나타나고 있다. 그는 氣를 다음과 같이 표현하고 있다.

a) 분포된 에너지이며, 眞髓인 정으로 농축된 에너지,
b) 분포된 에너지이며, 자유로운 에너지인 정을 발산하는 에너지.

氣를 정확히 번역하고자 하는 과정 중에 발생하는 딜레마는 개체로 分化(differenziert)된 氣와 非分化(undifferenziert)된 氣 사이에 무슨 차이점이 존재하는가를 설명코자 할 때마다 도깨비처럼 나타난다.

이것은 특히 Porkert가 元氣, 즉 '비분포된 중립적 에너지'로서의 元氣와 인체에 존재하는 '분포된 에너지' 또는 '에너지 분포상태'로서의 氣를 구별하고자 할 때 더욱 뚜렷해진다. 그 이유는 이 두

개의 氣는 공통점이 있기 때문이다. 그들은 무감응적(indifferent)이고 비가시적이며 증명할 수도 없는 비어 있는 虛 자체이다. Porkert는 비어 있음으로써의 虛를 '무감응적'이라고도 번역하고 있다.

– 반면 '에너지 분포상태'로서의 氣는, 그것의 무감응성 덕분으로 사물을 흡수하는 그런 것이다.[117]

따라서 氣는 어떤 때는 모든 것을 포괄하는 함축적인 에너지로 '중립적이고 무감응적'인 것이 되기도 하고, 어떤 때는 인체의 폐쇄체계 속에 '분포되는 에너지'가 되어 인간을 위한 기능적 양상으로 실체화되기도 한다.

Porkert의 이론체계 내에서는 다양한 형태의 에너지 또는 에너지 성질이 통시적 – 수평적 차원으로 그 모습을 드러내고 있는데, 그는 에너지학적 용어로서의 氣 개념을 사용함에 있어 바로 이러한 난점을 피하고자, 위에 서술한 다양한 에너지 성질들의 형태를 구분하기 위해 통시적 – 수평적(diachronisch – horizontal) 차원 말고도 계층구조 형태의 시차적 – 수직적(chronologisch – vertikal) 차원에 의존하려고 한 것 같다. 그는 그의 전문용어 중 에너지 요소들을 본체론적으로 나열하여 구분하고자 시도하였는데, 그 특징들은 선상으로 진행되는 에너지 요소들의 시차적 발전순서 속에 나타나 있다.[118]

Ⅰ. 만물의 초기에는 '중립적 에너지'가 '비분포 상태'(unkonstellieter Zustand)로 존재한다. 이때는 미창조의 단계이며, 이상적인 0시에 해당되고, 混沌의 상태이다.

117) Porkert 1961 : 427: 氣也則虛而帶無則也?) p.25.

118) Porkert 1961 : 436.

Ⅱ. 자발적인 충동(自然)으로 '처분 가능한 에너지' 내지 '자유에너지'(精)를 도구로 하여 陰과 陽의 성질이 모습을 드러낸다.

Ⅲ. 처분 가능한 에너지(精)의 일부가 즉시 '에너지 분포상태'(氣)를 형성한다.

Ⅳ. 에너지 분포상태(氣)는 상하로 계층 구조를 이룬다.

a) 상위의 에너지 분포상태는 '분포하는 힘'(神)이 되어 주도권을 행사한다.

b) 하위의 에너지 분포상태는 '분포된 에너지'(氣)가 되어 통제를 당한다.

Ⅴ. 에너지 분포상태(氣)는 자유에너지(精)를 흡수하여 이것과 반응을 할 수가 있으므로, '반응하는 힘'(靈)은 '에너지 분포상태'(氣)의 현상을 나타내 주는 지표가 된다.

Ⅵ. 맨 마지막 단계에 '느슨한 분포상태'(鬼)가 되어, '반응하는 힘'(靈)을 다 잃어버리는 상태가 된다.

중국전통의술과 道家의 양생술 서적에 있는 5개의 핵심단어들을 복합적 의미의 에너지 용어들과 연관시켜 설명한 Porkert의 비교설명은 한 가지 점에서 문제를 드러내고 있다. 그가 중국 전문용어에 적용한 에너지 개념이 어떤 종류의 에너지 개념인지가 확실치 않다는 점이다.

그렇지만 그가 이 점에서는 주로 C. J Jung(1875～1961)의 영향을 많이 받았다고 추측할 수가 있다. Jung은 이미 에너지학적 용어를 심리적 상태와 인체 내에서의 상호 작용들을 설명하는 데 사용하고 있었다. Porkert가 에너르기 용어로 번역하는 것을 정당하게 생각할 수 있었던 것은, de Groot가 이미 精을 énergie로 번역하였었고, 중국학 학자 Richard Wilhelm이 氣의 의미를 '생명에너지'(Lebensenergie) 또는 '작용력'(Wirkkraft)으로 표현하고 있었다는 점에 있다. 그렇지만 de Groot와 Wilhelm이 모두 동일한 에너지 개념을 말하고 있었는지는 의심스럽다. 왜냐하면 이미 우리가 위에서 살펴본 바와 같이 '작용력'(Wirkkraft)은 그리스의 enérgeia에 기원을 두고 있으며, 현대에 사용하는 에너지 개념은 프랑스의 énergie에 기원을 하고 있기 때문이다. 후자 개념이 D'Alambert의 Encyclopaedie et Dictionaires……에 처음 출현하여 발전해 온 과정에 대한 언어학적 연구는 아직 없다.

Porkert식 에너지 용어 전반에 대해 그가 선정한 인용구가 연관성 설명에 적절한 것인지, 또는 그가 중국 기술용어의 총체적 연관관계를 신빙성 있게 설명해 내고 있는지를 검토해 본다는 것은 어렵지만, 설명을 좀 더 보충하기 위해 Porkert식 모델로 구분된 에너지학적 용어들을 조명해 보면 다음과 같다.[119]

도표 2 Porkert식 에너지 용어 조견표
(의미의 여러 형태를 중국식 개념에 따라 정리)

氣: '분포된 에너지' '에너지 분포상태'[120]

Ⅰ. 우주적 氣:
- a) 우주에 분포된 에너지 전반
- b) 소우주(인간)에 분포된 에너지 전반

Ⅱ. 특정화된 氣:
- a) 대우주에 분포된 특정 에너지
- b) 소우주(인간)에 분포된 특정 에너지

Ⅲ. 형상화된 (생물의) 氣: 二元論하에서 작용하는 氣
- a) (營 또는 衛와 대칭을 이루는 氣 = 영기, 위기) 대우주의 활성에너지 분포상태 내지 대우주에 분포된 에너지의 능동적 양태
- b) (血과 대칭을 이루는 氣 = 혈기)소우주의 활성에너지 분포상태 내지 소우주에 분포된 에너지의 능동적 양태

Ⅳ. 二元論하에서 陰의 성질과 陽의 성질로 한 쌍을 이루는 氣
- a) 血과 대칭을 이루고 있는 氣: 氣는 활성적이며, 血은 반응적임

119) Porkert 1965:185-199.

Ⅴ. 고도로 특정화된 道家 개념으로서의 氣
a) 德과 대칭을 이루는 氣 = 德氣(소우주의 반응에너지 분포상태)
精: 처분 가능한 자유에너지[121)]
Ⅰ. 우주적 精:
a) 농축하여 증류한 에너지
Ⅱ. 형상화된 (생물의) 精:
a) 반응 잠재력(처분 가능한 반응에너지)[122)]
神: 분포하는 힘[123)]
Ⅰ. 우주적 神:
a) 대우주의 분포하는 힘, 분포하는 힘 전반(능동적 양태와 수동적 양태)
b) 소우주의 분포하는 힘(능동적 양태와 수동적 양태)
Ⅱ. 형태를 갖춘 (생물의) 神: 二元論하에서 작용하는 神
a) 精과 대칭을 이루는 神 = 大宇宙의 활성적으로 분포하는 에너지
b) 精과 대칭을 이루는 神 = 小宇宙의 활성적으로 분포하는 에너지
形: 형체[124)]
Ⅰ. 우주적 形
a) 구체적 몸체, 반응실체
Ⅱ. 형체화된 (생물의) 形
a) 반응 잠재력의 질적 구조 = 몸체, 몸의 구성상태
血: 혈액[125)]
Ⅰ. 형태를 갖춘 (생물의) 血: 氣와의 이원론적 구조하에서 작용하는 혈
a) 개별적으로 고유한 반응에너지로서의 血
脈: 맥동
Ⅰ. 형태를 갖춘 (생물의) 血: 氣와의 이원론적 구조하에서만 작용하는 혈
a) 脈: 혈에 내재하는 에너지에 대한 육체적 반응으로 감지되는 움직임
b) 脈: 현실화된 반응에너지
Ⅱ. 누적적 맥
a) 맥관(Adernetz) = 맥박 기능의 토대
營衛: 건설에너지, 방위에너지
Ⅰ. 복합개념으로서 육체에 생성되는 것
a) 營衛 = 비특정화된 반응에너지로서의 精氣
Ⅱ. 개체의 존속을 보장해 주는 육체 내의 개별 요소들
a) 營: 건설에너지 = 내부에서 반응적 양태로 작용
b) 衛: 방위에너지 = 외부로 확장하는 반응 잠재력의 능동적 양태
津液: 액체
Ⅰ. 血의 分極 양태로서 개별적으로 고유한 반응에너지
a) 津: 활성 액즙
b) 液: 반응 액즙
魂魄: 호흡의 영혼(Hauchseele)과 육체의 영혼(Körperseele)
Ⅰ. '분포하는 힘'(神)의 分極 양태
a) 魂: '분포하는 힘'의 개별적 활성 양태 = 개인의 성격에 따른 활성 양태
b) 魄: '분포하는 힘'의 개별적 반응 양태 = 개인의 성격에 따른 반응 양태

120) 본 책자에서는 Qi로만 표현함.

Porkert의 에너지학적 용어 접근법은 부분적으로 Sigmund Freud (1856~1939)의 정신에너지 개념을 기준으로 하고 있는 것 같다. Freud는 소위 '고착에너지'[126]라는 것과 자유에너지를 구분하고 있다. 이 두 가지 개념은 Porkert의 '자유에너지'와 (고착된) '분포된 에너지'(konstellierte Energie)를 연상케 한다. Freud는 J. Breuer와의 담론을 통해 자신의 에너지 개념을 발전시켰다. Breuer는 이 개념들을 주로 물리학적 개념인 운동에너지와 정지에너지와 연관시켰던 반면, Freud에게는 다른 의미를 갖고 있었다. 이 개념을 심리학에 도입한 Freud는 이 개념을 열역학에 적용했던 물리학자 Helmholtz의 이론을 원용하였다. Helmholtz는 자유에너지를 다른 작업형태로 자유롭게 이용할 수 있는 에너지 형태라고 규정한 반면 고착에너지(또는 정지에너지)는 오직 熱로만 생성될 수 있는 것이라고 했다.[127] 한편 Freud는 자유에너지를 자유롭게 움직이는 에너지의 형태로 보았고, 고착에너지는 발산에 장애를 받고 있는 에너지의 형태라고 보았다. Freud의 이론체계에서는 자유에너지는 보다 근원적인 것으로서 보다 높은 수준의 정신심리구조 상태를 전제로 하고 있다.[128] 자유에너지는 신경세포에서 발산과정의 소위 일차과정으로 나타나는 특징이며, 이 에너지는 즉각적이고 완전한 발산을 추

---

121) 본 책자에서는 '정미물질'(Feinststoff) '정'으로 표현함.

122) 精子의 의미도 될 수 있음.

123) '신', 'Geist'로 표현함.

124) '형체'(Gestalt), '육체적 형체'로 표현함.

125) 본 책자에서는 '혈액(Blut)'으로 표현함.

126) Freud, S.: Das Unbewußte. 1915: Ⅳ.Kap & Jenseits des Lustprinzips. 1920: XⅢ.Kap.: 26.

127) Moersch 1967: 133.

128) Moersch 1967: 131, 133.

구한다. 이차과정에서는 자유에너지가 고착되어 신경세포 체계 내에 저장된다. 이런 신경세포들의 분포상태(Konstellation)가 울타리처럼 작용하면서 자아구조(Ich-Struktur)의 직접적 표현으로 나타난다. 고착에너지의 기능 발휘는 결국 생각의 과정에서 구조의 징후로 나타난다.[129] 결론적으로 Freud에게 있어서의 정신심리 에너지 개념은 자아본능(Ich-Trieb), 리비도(Libido) 또는 정신적 생명력을 나타낼 수가 있다. Jung에게 있어서 행동에너지는 Libido를 탈성욕화하는 것으로 표현되는바, 행동에너지와 정욕에너지는 동일한 것이라고 말할 수가 있다.[130]

Porkert의 '비분포된 자유에너지'와 '분포된 에너지'라는 두 개념과 '자유에너지'와 '고착에너지'라는 두 개념을 대비해 봄으로써 에너지학적 용어들이 비록 이론적, 구조적 형태에 있어서는 매우 비슷해 보이더라도 그 의미에 있어서는 가변성이 매우 높음을 알 수가 있다.

Porkert의 노력의 결과로 氣 개념이 에너지라고 번역되어 서양의 의학용어에 편입되었다.

또한 중국문화에 내재하는 氣의 두 가지 변형인, 소위 陰과 陽도 서양의 의학용어에 흡수됨에 따라, 일부 저자들은 현대 서양 생리학에서 陰陽의 개념을 발견할 수가 있다고 믿기도 하였다. 한 예로 陰과 陽을 자율신경계의 교감신경(陽의 요소) 및 부교감신경(陰

---

129) Moersch 1967:134.

130) Lexikon der Psychologie 1971:Vol. I:479481.

의 요소)과 동일하게 놓고 보았다. 1970년대에는 교감신경의 항진 기능을 인체의 陽氣의 표현으로 보았고 부교감신경의 기능을 그에 반대되는 陰氣로 보았다. 의사의 생리학적 관점에서 氣를 인체에너지 개념으로 설명하고자 했던 N. Krack의 논문은 매우 인상적이다. 그는 인체 내에서의 氣의 흐름을 전기의 兩極(陰陽으로 표현)을 왕래하는 '이온의 이동'[131]으로 보고, 신진대사의 전기화학적 반응과정을 陰陽 체계로 멋지게 설명하고 있으나, 이는 중국적 견해와는 아주 동떨어진 것이다.[132] 그는 인체 전반 또는 어느 한 器官의 氣 부족을 消極, 미네랄 손실, 전하 방출로 규정하였고, [133] 氣의 충만이나 과잉을 자율신경의 항진으로 표현하였다.[134] 陰과 陽의 질적 특징으로만 표현되는 氣 개념은 결국 교감신경과 부교감신경 간의 대칭관계로 축소되었고, 결국 Krack는 인체의 여러 가지 氣를 설명함에 있어 영양분을 地氣(陰)로, 호흡을 天氣로, 遺傳에너지를 精으로 설명하였다.[135] 氣 개념이 이렇게 번역됨에 따라 중국의 전통적 체계와는 전혀 다른 새로운 체계가 형성되었음을 확인할 수가 있다. N. Krack는 비록 중국식 세계관의 체계를 버리지는 않았지만, 그 본래의 의미들을 모두 서양식으로 바꾸어 놓았다. Krack는 자신의 서양식 번역의 틀과 중국의 氣 개념 간에 모순되는 점들을 해결하고자, 氣를 다양한 법칙들이 상호 협동하여 생성

131) Krack 1978:36.

132) 침술에 있어서의 기 흐름에 대한 견해는 인체의 신경체계와 내분비체계 및 여타 생리 현상과 연관시켜 생각할 수 있는데, 1961/63 북한 김봉한이 인체에서 혈관, 신경, 임파선 외에 기가 흐르는 제4의 '봉한管'과 '봉한素子'를 발견하였다고 주장하였으나 검증이 안 되는 착각으로 판명됨. Rall 1964:2688-2689 & Krack 1978:22.

133) Krack 1978:40.

134) Krack 1978:42.

135) Krack 1978:37.

해 내는 시너지효과라고 서술하고 있는데, 그 총체적 효과는 교감신경과 부교감신경의 이원 구조를 초월하는 것이다.

> 문제의 해결은 경험상 아주 간단하다. 자율신경 체계 단독으로나 호르몬의 상호 작용 단독으로는 침술의 현상을 설명할 수가 없다. 본래는 분리되어 있지만 일정한 방법으로 상호 작용하는 두 가지 요소의 협동으로 침술 효과가 발생하며, 이것으로 氣를 설명할 수가 있다. 자율신경 체계는 신경만으로, 또는 내분비만으로 이루어진 것이 아니라, 두 가지의 총화로 이루어졌다. 자율신경체계를 총체적으로 봐야 하는 것이다.[136]

뒤에서 살펴보겠지만 현대 중국의 학자들도 氣를 시너지 효과로 설명하려고 하고 있는데, 이런 경향은 에너지라는 말이 중국인 학자들의 관점에서 볼 때도 氣 개념을 번역하는 말로는 충분치 않다고 느끼고 있기 때문인 것이다.

서양의 의학서적 중에서 많은 사람들이 자신의 이론에 氣 개념을 나타내기 위해 에너지라는 말을 사용하게 되었지만, 어떤 종류의 에너지학적 용어로도 氣에 대한 본래의 중국적 사상들이 왜곡될 수밖에 없다는 비판의 목소리도 나왔다. 특히 Porkert가 만든 氣에 관한 에너지 용어들에 대한 비판의 핵심은 Porkert가 다양한 시대의 중국 原典에서 하나의 동일한 이론체계를 세우고자 했던 사실에 있다. 실제로 Porkert가 분석한 원전들은 1,000년 이상의 시차를 두고 있는 것들이어서, 그 원전의 저자들이 Porkert가 종합한 것과 같은 동일한 견해를 갖고 있었는지가 의심스럽다.[137] 또한 그가

136) Krack 1978:80.

137) Needham 1975:491-492.

여러 세기의 다양한 중국 서적들을 분석하여 얻어 낸 결과로서의 에너지 용어조차도 인정할 수 있는 한계를 갖고 있다. Needham 이후 氣를 에너지로 번역하는 데 대한 다양한 비판들이 나오고 있다. 한 예로 에너지는 겨우 18세기 말 19세기 초에 학술용어로 자리 잡은 개념으로서, 게다가 다른 연관관계에서 사용된 용어이다. 현대 서양의학의 생체전기나 전기화학적 설명방식과 같은 개념들은 중국의 氣 개념에는 전혀 합당치가 않는데, 그 이유는 그런 개념들은 중국 한나라 당시의 의학 수준으로는 상상할 수가 없기 때문이다. 따라서 Needham은 氣 개념을 그런 특수한 의미로 해석하지 않을 것을 권고하고 있다.[138)]

이상과 같은 이유로 본서에서는 氣 개념을 에너지라는 단어, 또는 다른 어떤 용어로 번역하여 사용하려 하지 않고, 중국어의 알파벳 표기로 바꾸어 Qi로 표시하고자 한다.

2.3. 氣 개념 번역의 언어학적 접근방식들

앞에서는 氣 개념을 받아들이는 서양의 수용의 틀이 어떻게 발전하여 왔는가와 함께 氣 개념이 번역되어 온 역사적 과정을 살펴보았다. 그 번역의 다양성은 시대적 세계관에 따라 변화해 왔고, 새로운 과학 지식의 기초 위에서 계속 변화하는 사회적, 학문적 패러다임에 따라 모습을 달리해 왔는데, 그 과정은 아래와 같이 요약

---

138) Needham 1975:494.

해 볼 수가 있다.

도표 3 서양의 각종 '생명력' 개념과 氣 번역용어의 연대별 비교표

氣 번역용어	서양의 생명력 개념	연 대
	energeia	기원전 4세기 이전
	göttliches energeia	기원전 384~322
	energeia/dynamis	기원전 321~31
	operari, vis divina	4세기
	vortices	16/17세기
	vis viva	17세기
	potentia agendi	17세기
spiritus	vis viva, vis mortua	17/18세기
fluidum	énergie	17/18세기
pneuma(äther)	elektrische energie	18세기
Wirkkraft	(Energieerhaltung)	19세기
Energie(에너지)	energetischer Monismus	19/20세기
Lebensenergie(생명에너지)		20세기

이와 더불어 氣 번역의 다른 접근방법들에 대해서도 검토해 볼 필요가 있는데, 이것들은 문화사적 관점에 기초한 것이거나 또는 순수 언어학적 견지에서 접근한 것들로서 중국의술에 접목된 사회외적 부문들까지도 포함하고 있다. 이런 번역방법들은 중국어 원전을 보고 거기에 나오는 氣 개념에 대해 정확한 그림을 그릴 수 있는 능력을 가진 중국학 전문 학자들만이 구사할 수 있는데, 이들은 서양 자연과학의 학문 수용의 사례를 검토하고 발전적 대안을 제시할 수 있는 위치에 있는 사람들이다. 물론 Porkert식 에너지 용어에서 보는 바와 같이 자연과학적 해석이 언어학적 번역과 혼합되어 있는 것은 분명하다. 그 이유는 무수히 많은 중국어 원전들이 20세기에 들어와서야 겨우 단편적으로 서방세계에 알려지기 시작

하였기 때문이다. 이런 이유에서 작금의 상황을 이해할 수가 있는데, 즉 서양에서 氣를 문헌학적으로 번역함에 있어 처음에는 그 시대에 통용되는 서양의 자연과학적 해석의 틀로 번역을 하다가 문헌학적 연구 수준이 높아짐에 따라 서양에서의 중국 氣 개념을 서양언어로 번역함에 있어서는 서양 자연과학의 총체적 수용 틀에서 점점 멀어져 가고 있는 반면, 오늘날 중국에서의 氣 개념을 서양언어로 번역하는 데에 있어서는 서양 자연과학의 범례와 전문용어에 가능한 한 정확히 부합시키려는 경향을 보이고 있다.

따라서 지금부터는 Porkert식 번역이 아닌 氣 개념 번역의 다른 방법들을 연대순으로 서술해 보고자 한다.

선교사 겸 중국학 학자였던 James Legge(1815～1897)는 1893년 옥스퍼드에서 중국의 儒教 원전들을 번역하여 출판하였는데, 이것이 아마도 氣 개념에 대한 최초의 의미 있는 언어학적 등장일 것이다. 그가 氣에 대해 일정한 의미를 확정하지 않고 문장의 내용에 따라 다르게 번역한 점으로 보아 그는 개념의 난해함을 잘 알고 있었던 것 같다. 이런 이유에서 그는 복합명사에 들어 있는 氣 개념뿐만 아니라 개별문장에 나오는 다양한 테마에 따라 氣 개념을 달리 해석하였는데, 그가 氣 개념을 번역한 방식은 다음과 같다.

『中庸』에서의 氣 번역:

- 독립어로서 氣: 호흡[139]
- 혈과 호흡의 복합명사로서 血氣: 생리적 힘(physische Kraft)[140]

139) Legge 1983:Vol. I :477: breath.

140) Legge 1983:Vol. I :477: blood and breath = physical power.

- 혈기를 가진 자 = 有血氣者): 인류[141)]
- 관찰과 관련되어 있는 氣 'ci': 관찰[142)]
- 영양과 연관된 食氣: 영양분[143)]

『孟子』에서의 氣 번역:

- 공기, 호흡
- 운반체로서의 공기(carriage)
- 에너지, 열정의 본능(the passion - nature)[144)]

James Legge는 『孟子』의 번역에서 氣 개념을 보다 상세하게 거론하게 되는데, 그 이유는 孟子는 氣를 자양하고 氣를 보존하는 것을 핵심으로 하는 인격개념을 구상하고, 인간의 성품을 氣의 상태와 연관시켰기 때문이다. 레게는 다음과 같이 분석하고 있다.

> Man's nature is composite; he possesses moral and intellectual power(comprehended by 孟子 under the term 心 'heart, mind', interchanged with 志 'the will'), and active powers(summed up under the term 氣, and embracing generally the emotions, desires, appetites). The moral and intellectual powers ought to be supreme and govern, but there is a close connection between them and the others which give effect to them. The 'active power'[145)] may not be stunted, for then the whole character will be feeble. But on the other hand, they must not be allowed to take the lead. They must get their tone from the mind, and the way to develop them in all their completeness is to do good.[146)]

---

141) Legge 1983:Vol.Ⅰ:477: mankind.

142) Legge 1983:Vol.Ⅰ:477: observe.

143) Legge 1983:Vol.Ⅰ:477.

144) Legge 1983:Vol.Ⅰ:477.

145) 氣를 의미하고 있음.

146) Legge 1983:Vol.Ⅱ:185.

여기에서 氣는 心(의식)과 인간의 의지가 혼합된 것으로 나타나고 있으며, 孟子도 도덕적인 행동으로 인체의 올바른 氣를 모을 수 있다고 주장하고 있음에도 불구하고, Legge는 氣 개념에 도덕적 가치를 부여하지 않았다. 그는 도덕적으로 작용하는 氣에 해당하는 개념을 찾는 대신에 孟子의 철학적 주장에 합당하는 서양의 육체 개념을 찾고자 했다. 그는 Horace(서기전 65－8)의 'justum et tenacem propositi virum'(결심을 지키는 강직한 사람)과 로마시대의 'sanum corpus'(건강한 육체) 그리고 'mens sana in corpore sano'(건강한 육체에 건강한 정신)이란 유명한 구절에서 그 해당되는 개념을 찾아냈다.[147)]

위에 언급된 바와 같이 Legge도 氣를 번역함에 있어 에너지 개념도 포함시키고는 있지만, 氣를 '에너지' 내지 '열정의 본질'로 번역함에 있어 다음과 같이 각주를 했다.

> Here we first meet the character 氣, so important in this chapter, its different meanings may be seen in Morrison and Mudhurst.[148)] Originally it was the same as 氣, 'cloudy vapour' with the addition of 米, or 火, which was an old form, it should indicate 'steam of rice', or 'steam' generally. The sence which 孟子 uses it, is indicated in the translation and in the preliminary note. The sense of springs from its being used as correlated to 心, the mind, taken in connection with the idea of 'energy' inherent in it, from this composition. Thus signifies the lower portion of man's constitution; and here, that lower

147) Legge 1983:Vol.Ⅱ:185.

148) Robert Morrison(1809～1842년경)은 중국선교사로 활동하다가 1843년 성경을 중국어로 번역하고 관동지역 영국 영사를 역임하였다. Walter Henry Mudhurstsns 영국의 초대 중국 영사였다. The Cambridge History of China Vol.Ⅺ: 231, 267, 547－549.

part in its lowest sense, animal vigour or courage.[149]

James Legge는 孟子의 저서에서 인간의 의식이란 문제에 봉착하여 心과 氣의 상호 작용도 분석했어야 했지만, 그는 이와 관련하여서는 氣의 의미를 모든 생물이 갖고 있는 동물적 무의식 또는 동물적 본능 차원으로 축소시켜 버렸다. 그는 또한 孟子의 저서에서는 실제로 心과 志가 동의어로 사용하고 있다고 주장하기도 하였다.

> From his(孟子) language here, and in the next paragraph, we see that he uses 志 and 心 synonymously. 氣 is 體之充 'the qi is the filling up of the body.' 氣 might seem here to be little more than the breathe, but that meaning would come altogether short of the term throughout the chapter.[150]

그는 氣를 인간의 행동을 결정하는 것이고, 육체를 가득 채워 주는 것이며, 또한 우주의 모든 다른 것들을 채워 주는 것이라고 표현하고 있다. 이런 의미에서 본다면 Legge가 번역한 대로 氣는 '에너지'와 '열정의 본능'이란 두 가지 의미를 가질 수가 있는데, 실제로 그 당시에는 에너지 개념을 인간에게 영향을 미치며 인간을 육체적으로 채워 주는 그 어떤 것으로 표현할 수가 있었기 때문이다. 그럼에도 불구하고 Legge가 氣라는 단어의 개념을 완전히 이해하지 못하고 있음을 보여주는 대목을 발견할 수가 있는데, 그는 정신-육체-우주에 관한 문제에서 氣의 정의에 대해 아래와 같이 기술하고 있다.

---

149) Legge 1983:Vol.Ⅱ:188.

150) Legge 1983:Vol.Ⅱ:189.

The illustration there is not a happy one, leading us to think of 氣 in its merely material signification, – 151)

이 문장은 선교사로서의 Legge가 가지고 있는 기독교적 세계관의 표현으로 보이는바, 가톨릭 규범이 지배하는 세계에서 그가 정신-육체의 문제를 설명함에 있어 氣를 순수 물질적인 것으로 설명할 수는 없었을 것이다. 그의 이런 표현은 20세기 말 중국 사람들의 氣에 대한 견해와는 정면으로 반대되는 견해이다.

중국철학을 집대성한 총서인 The Religious System of China[152]는 Legge의 견해를 일부 따르고 있을 뿐인데, 이는 아마도 De Groot가 총서를 집필하기 위해 읽었던 책들과 Legge가 번역한 책들이 서로 종류가 다른 것들이었기 때문일 수도 있다. Legge는 주로 유교 고전과 漢나라 이전 시대의 저술들을 취급했던 반면, De Groot는 민간 신앙에 관한 것, 그중에서도 대부분 道教와 애니미즘 세계관을 다루는 서적들이 중심이었다. 예를 들어, De Groot의 저술 가운데 육체-정신 문제를 다루고 있는 논문인 'Soul in Philosophy and Folk Conception'의 주요 내용의 출처는 『大戴禮記』[153]이다.

De Groot는 그의 저술에서 독립어로서의 氣를 대부분 호흡(breath)으로 번역하였지만 경우에 따라서는 번역을 하지 않고 원어 그대로 khi로 표시하기도 하였다. De Groot는 氣 개념을 魂(영혼, Geistseele)의 개념 내지 神(정신, Geist)의 개념과 밀접히 연관시키고 있다.[154]

151) Legge 1983:Vol.Ⅱ:189.

152) 1901년 Groot, Jan Jacob Maria De가 출간한 6권짜리 저서임.

153) ICOCL 313: 서기전 1세기에 편찬되었음.

그는 같은 문장 내에서도 氣 개념을 호흡과 에너지 사이를 왔다 갔다 하면서 다양하게 표현하였는데, 그는 생명이 있는 자연물에 대해 말하거나 또는 陰陽과 五行의 본체론적 요소와 연관시킬 때는 氣를 항상 호흡으로 번역하였다.

> Thus, Confucius means to say, the 神(정신) manifests itself in its full development in man by his khi 氣 or breath; indeed only animated man breathes and lives.155) In the north the breath of the Yang(陽氣) begins to distribute itself; hence it is like. In the South the breath of the Yin(陰氣) arises, and therefore it is dislike.156)

De Groot가 이렇게 번역할 수도 있었던 것은 Plinius(서기 23~79)가 그의 저서 Historiae Naturalis에서 호흡을 인간의 사후에도 살아남는 유일한 것으로(sola ex omnibus superfutura) 말했던 것에서 찾아볼 수가 있다.157) 또한 De Groot가 氣를 공기로 표시한 문장들도 많이 있다.

> Because the nose likewise inhales and exhales the air, 氣, and because it has an elevated position, and because it has holes; ······158)

더 나아가서 본체론적 요소에서는 氣의 해석이 호흡이란 표현과 영향력(Einflüsse)이란 표현을 왔다 갔다 하고 있다.159)

---

154) De Groot 1982:Vol.Ⅳ:3.

155) De Groot 1982:Vol.Ⅳ:4.

156) De Groot 1982:Vol.Ⅳ:23.

157) De Groot 1982:Vol.Ⅳ:4.

158) De Groot 1982:Vol.Ⅳ:19.

159) De Groot 1982:Vol.Ⅳ:29(The influence of the Yin '陰氣' being evil): Vol.

陰과 陽의 氣를 의미하고 있는 氣에 대해 언급하고 있는 문장에서는 De Groot는 그것을 우주의 호흡(universal breaths)[160]이라고 번역하였다. 반면 De Groot가 가지고 있는 에너지 개념은 氣와 神(정신, Geist)을 二元的 관계에서 보는 그의 견해에 기초하고 있는 것 같다. 즉 그는 神氣를 the energy of 神이라 번역하고 있다.

> The energy of the 神, operating in the human body, was denoted in ancient China, except by the word 氣 or breath, by the special term 魂.[161]

이러한 二元的 관계 때문에 그는 神氣나 魂氣와 같은 복합명사를 神의 氣(정신의 작용), 또는 魂의 氣(영혼의 작용)와 같이 하나의 개념으로 번역하지 않고 정신과 氣 또는 혼과 氣로 구분하여 번역하였다.[162]

De Groot가 오로지 神 내지 魂이란 두 가지 정신적 요소의 질을 표현하는 상징어로 사용하고 있는 에너지 개념은 매우 제한적이다. 그는 精(Feinststoff) 개념을 다루는 데 있어서는 다른 입장을 취했다. De Groot는 精 개념을 일단 '생명에너지'(vital energy)[163]라고 번역하고 가끔씩 精이라는 원어를 로마자로 그대로 표시하는 등 일종의 에너지적 존재로 표현하였다. 어떤 한 문장에서 그는 精 개념을 그 의미가 확실치 않은 '작동에너지'(operative energy)[164]라는

Ⅳ:30(Heaven has no influence '天無氣').

160) De Groot 1982:Vol.Ⅳ:50.

161) De Groot 1982:Vol.Ⅳ:4.

162) De Groot 1982:Vol.Ⅳ:5.

163) De Groot 1982:Vol.Ⅳ:9.

표현으로 변형시켰는데, 이것은 그가 精氣라는 복합어를 통상은 '精을 함유한 호흡'(breaths, possessed of 精)이라고 번역하면서도, 여기서는 작동에너지라고 번역을 하였던 것이다. De Groot는 氣가 개념상 神과 魂에 가깝다는 점 때문에 아마도 精氣를 'those souls or breaths(氣), possessed of tsing(精)'[165]이라고 표현한 것 같다.

대체적으로 De Groot의 氣 개념은 spiritus sanctus(성령)와 그리스어의 pneuma(공기, 호흡)가 혼합된 의미를 반영하고 있는 것 같다. De Groot와 Legge의 번역이 한동안 다른 번역물들의 기준이 되었었지만, 그 개념 속에 내포되어 있는 요소들은 불분명하였다.

그러나 Henri Doré는 氣를 소리 나는 대로 k'i라고 바꾸어 썼고, 때때로 'air'[166] 또는 '태생 이전의 氣'(k'i primordial)[167]라고 주석을 하기도 하였고, 좀 더 자세하게는 'matière aériforme, ténue'라 표현하기도 하였다.[168]

K. Chimin Wong과 Wu Lien-teh가 1936년 공동 저술한 History of Chinese Medicine에서는 호흡과 관련될 때는 氣를 공기로 번역하고 나머지는 모두 에너지로 번역하였다. 중국의학의 독일계 선구자인 Franz Hübotter(1881～1967)는 氣 개념을 그리스 철학에 바탕을 둔 공기와 같은 개념으로 받아들였으며, 그의 저서 『중국의학사』

164) De Groot 1982:Vol.Ⅳ:13.
165) De Groot 1982:Vol.Ⅳ:12.
166) Doré 1938:XⅧ:101.
167) Doré 1938:XⅧ:101-190.
168) Doré 1938:XⅧ:112.

(Die Geschichte der Medizin Chinas)에서 pneuma(공기, 호흡)로 번역하였다.[169]

Henri Maspero(1883～1945)도 氣를 '호흡' 내지 '호흡함'으로 번역하였다.[170]

Derk Bodde가 1952년 번역 출판한 馮友蘭(Fung Yulan)의 저서 History of Chinese Philosophy에는 氣의 개념이 물질주의적 성질로 변하였다. 여기서 그는 氣를 에테르(ether) 또는 물질(matter)로 표현하였는데, 풍우란은 마르크스 공산주의 세계관에 기초한 물질주의적 패러다임을 벗어날 수가 없었음이 틀림없다. 그렇지만 저자인 馮友蘭이나 역자인 Bodde는 氣를 순수한 물질적 개념으로 나타낼 수가 없는 여러 곳에서는 생명력(vital force)이라고 표시하는 등 氣의 양면성을 완전히 피해 가지는 못하였다. 게다가 소위 二十四節氣를 설명하는 과정에서는 氣의 물질주의적 왜곡 현상이 최고조에 달했다. 여기에서 풍우란과 Bodde는 氣를 호흡으로 번역하여 24節氣를 엉뚱하게도 24호흡(twenty four breaths)으로 번역하였다. Bodde는 宋代 철학자인 周敦頤에 대한 담론에서 氣 개념을 'motive force'(원동력)로 번역하자는 제의를 한 바도 있다.

> Hence thought is basic in the work of the sage, and is the 'motive force'(氣) leading to good or bad fortune.[171]

---

169) Wong/Wu 1936:42.

170) Maspero 1984(Barret의 영역본):339－344.

171) Fung Yulan 1952:450: Bodde가 書經을 번역하는 과정에서 발생하였음.

Wing Tsit-chan은 1962년 출간된 자신의 책 A Source Book in Chinese Philosophy에 그때까지 시도되었던 氣 개념의 번역의 틀을 다음과 같이 3가지로 분류해 놓았다.[172]

1. 氣: 교묘한 최초의 활성화시키는 힘(subtle, incipient, activating force)
2. 氣: 유형의 것(concrete thing)[173]
3. 氣: 물질적 힘(material force)

서양의 중국학 학자들의 氣 번역에 대한 그의 평가를 상세히 살펴보면 다음과 같다.

1. 교묘한 최초의 활성화시키는 힘(subtle, incipient, activating force)으로서의 氣

Graham expresses the sense of the term 氣 most correctly in the phrases 'inward spring of movement' and 'incipient movement not yet visible outside.' Both Bodde's 'motive force' and Carsun Chang's 'state of subtlety' are correct but incomplete.[174]

2. 유형의 것(concrete thing)으로서의 氣[175]

This is a technical philosophical term that should not be understood in its particular meanings of an instrument, an implement, or an vessel, or be distorted to mean matter, substance, or material entity. Philosophically it means a concrete or definite object in contrast to Tao which has neither spatial restriction nor physical form. It also includes systems and institutions, or any thing or affair that has a

172) Wing Tsit-chan 1962:784.
173) 宋代 朱熹 철학에 기초를 둔 해석 방법으로, 주희는 氣를 形以下에 속하는 사물로 분류함.
174) Wing Tsit-chan 1962:784.
175) 宋代 理氣二元論에서 이상적인 구조(理)와 도구적인 氣를 구분함으로써 氣가 器의 범주에 속하게 됨.

concrete form.[176]

3. 물질적 힘(material force)으로서의 氣

Every Student of Chinese thought knows that 氣 as opposed to 理 (principle) means both energy and matter, a distinction not made in Chinese philosophy. Both 'matter' and 'ether' are inadequate. Dub's 'matter-energy' is essentially sound but awkward and lacks an adjective form. Unless one prefers transliteration, 'material force' seems to be the best. In many cases, especially before the Neo-Confucian doctrine of 理 developed, 氣 denotes the psychophysiological power associated with blood and breath. As such it is translated as 'vital force' or 'vital power', and in the case of 浩然之氣 as 'strong, moving power.' Such are the cases in 孟子 2A:2.[177]

위에 인용되어 있는 문장은 1960년대 초까지 氣 개념을 언어학적으로 받아들이고 있는 전반적인 형태를 보여주고 있는데, 바로 그 당시에 Porkert는 道學과 한의학 서적을 중심으로 氣 개념은 물론 이와 연관된 精 또는 神을 에너지학적 측면에서 해석하고자 했다. 중국의 언어학자 Wing Tsit-chan의 예리한 분석과 고찰에도 불구하고 대부분의 논문에서는 Porkert식 에너지 용어를 사용하거나 아니면 그냥 단순하게 에너지로 번역하였고, 중국학 학자 Joseph Needham과 Benjamin Schwartz는 고대 그리스어에서 기원하는 표현을 사용하였다.

Needham은 대부분 pneuma(공기, 호흡)라는 표현을 사용하였고 Schwartz는 1985년 출판한 The World of Thought in Ancient China

176) Wing Tsit-chan 1962:784.
177) Wing Tsit-chan 1962:784.

에서 Anaximander의 'apeiron'[178]에 연관시키고자 했다. Schwartz는 대부분의 문장에서 氣를 번역하지 않고 원어를 그냥 사용하면서 보조 설명으로 氣의 존재를 확정시키고자 했다. 그는 孟施舍의 용기를 기르는 방법 부분에서는 氣를 자연(nature)과 마음(heart)을 아우르는 양면적인 것으로 표현하였고 사람의 감정 표출을 일종의 정신적 물리에너지(psychophysical energy/substance)[179]로 표시하였으며, 맹자의 浩然之氣는 '홍수 같은 氣'(floodlike chi)[180]로 표현하였다. 생명의 현상에 대한 토론에서 슈바르쯔는 'vital qi'(생명의 氣)[181]라는 말로 표현하기도 했는데, 이것은 'vital force' 또는 'vital energy'를 대체하는 단어의 조합이다.

Schwartz는 氣 개념의 의미와 적용의 다양성을 다음과 같이 서술하고 있다.

> It is also clear, however, that 氣 comes to embrace properties which call psychic, emotional, spritual, numinous, and even mystical.[182]

고대 그리스 철학의 추상적 개념으로 회귀하는 것 같은 상기 문장에서 Schwartz는 그리스 철학자 Anaximander(서기전 610~546)의 공기(aer) 개념에 비유코자 하고 있다.

---

178) 한계가 없고 서술할 수도 없으며 모든 것을 포괄하는 실체로서의 아낙시만더(Anaximander)적 apeiron 개념은 그리스 철학에서 '만물의 원리'라는 말로 표현된다. 번역하면 '경계가 없고 끝이 없는'이란 뜻이다.

179) Schwartz 1985:269-270.

180) Schwartz 1985:269-278.

181) Schwartz 1985:269-273.

182) Schwartz 1985:181.

> It is, in fact, mainly in the Milesian strain of pre-Socratic thought of Greece that we find any clear evidence of the notion of a primordial stuff and it is only in Anaximanders that the notion of aer is identified as the stuff 'from which the things that are becoming and that are and that shall be and gods and things divine, all come into being.'[183]

이런 측면에서 Schwartz는 氣 개념을 '스며드는 소재 / 에너지'(pervasive stuff / energy)[184]라는 개념의 고대 그리스의 개념에 접근시키고 있다.

아무튼 Schwartz는 氣 개념이 고대 그리스의 이오니아식 세계관, 즉 Anaximander의 철학적 견해와 가장 가깝다는 생각을 밝히고 있다.

> To the extent that the notion 기 on its more philosophic development resembles anything in early Ionian thought, it seems to be closest to Anaximander's apeiron or 'boundless.' …… similarly in the case of China, one find no impulse to idntify 氣, whatever its original meaning, with any specific constituent of reality such as water, earth, or air, which are somehow all there in 'their own right' in the encompassing order of the world. It is significant that Anaximander's apeiron is also associated with the notion of a primary world order, which emerges in its wholeness out of the apeiron.[185]

Schwartz가 氣와 apeiron의 유사성을 주장하는 것은 두 개념이 모두 '한계가 없고', '확정할 수 없으며', 물리적인 동시에 비물리적

---

183) Schwartz 1985:180.

184) Schwartz 1985:180.

185) Schwartz 1985:183.

인 현상들이라는 점에 있다.[186)]

Schwartz는 氣의 개념을 명확하게 규정할 수가 없었거나 하려 하지 않고 그 의미의 다양성을 고대 그리스 철학에 비추어 설명하려 하고 있음을 우리는 확인할 수가 있다. 그는 氣 개념을 번역함에 있어 엄격하지 못했으며, 예를 들어 血氣라는 이중개념의 단어는 vital energy blood qi[187)]라 표현하고, 儒敎 윤리와 연관시켜서는 vital spirits[188)]라 했으며, 氣 자체에 대해서는 underlying matter(근본 소재)로 표현하였는데, 이에 비유할 수 있는 그리스의 개념은 Thales(서기전 약 650∼560)와 Anaximander에게서 찾은 것 같다.[189)]

1968년 Nathan Sivin은 그의 박사학위논문 Chinese Alchemy: Preliminary Study에서 氣 개념의 다양성은 다양성 자체가 氣 개념의 일부라는 주장을 최초로 언급하였다. Sivin은 氣 개념을 그것이 형성된 전통의 한 문맥에서 이해하여야 한다는 입장으로 서로 다른 경우에 서로 다른 의미를 가질 수 있다는 것이다. 비록 그가 氣의 보편적 개념으로 그리스의 pneuma에서 개념적 유사성을 찾고자 했지만, 그는 氣를 중국 서적에 나타난 문맥 속에서 각각 다르게 표현하였다.

> It(氣) stands for a conception similar in breath to the Stoic pneuma. On one level it names the air we breathe, the subtle material

186) Schwartz 1985:183.
187) Schwartz 1985:184.
188) Schwartz 1985:218.
189) Schwartz 1985:184.

breath of life. In cosmology it is used for a terrestrial effluence through which the planets move. In chemistry it can refer to an aroma, to fumes, to smoke, or to the activity of a reagent. In medicine the homeostatic force within the body is a 氣; so is any pathological agent which disturbs the balance; so, for that matter, is abdominal gas.[190]

그는 氣를 단일 개념으로 획일적으로 번역하기를 거부하였고, 특히 '에너지'로 번역하는 것에 반대하였다.

For instance, the mechanical rendering of 氣 as energy by some European writers on acupuncture, far from making the traditional theory more intelligible to contemporary readers, reduces it to nonsense.[191]

Nathan Sivin은 氣 개념을 소리 나는 대로 바꾸어 쓰되 괄호 안에 정확한 의미를 규정해 놓을 것을 제의하였는바, 그 요지는 다음과 같다.[192]

a) 연금술 내지 화학반응에 관한 氣: active essence of reactants[193]
b) 약물작용과 관련한 氣: activity of medicine[194]
c) 병리학에서 병의 요인으로서의 氣: disease vectors[195]
d) 병의 증상으로서의 氣: morbid influences[196]

---

190) Sivin 1968: x viii.
191) Sivin 1968: x ix.
192) Sivin 1968:326.
193) Sivin 1968:200.
194) Sivin 1968:181.
195) Sivin 1968:178, 303.
196) Sivin 1968:184, 299.

e) 신진대사에 근접하는 체내 작용으로서의 氣: pneuma[197] 또는 motion in the body[198]
f) 약리학 중에서 미네랄 사용과 직관된 氣: toxic agent in minerals[199]
g) 기타 다양한 의미로서의 氣: smoke, [200] toxic activity, [201] vapors[202]

Sivin은 그의 논문에 자주 등장하는 氣 개념을 번역할 적절한 방안, 즉 자연과학적 또는 사회과학적 구조를 찾아내지 못함으로써 오히려 위와 같이 氣 개념의 불명성이 氣 개념의 일부라는 주장을 하게 된 것이다.

1985년 Unschuld는 Medicine in China: A History of Ideas에서 중국의 사회과학과 자연과학 발전사와 연계된 중국의 전문용어들에 대한 총괄적인 해설을 시도하였으며, 1988년에 다시 『유럽과 동아시아의 인식론적 미학에 대한 고찰』(Gedanken zur kognitiven Ästhetik Europas und Ostasiens)[203]이란 논문을 통해 심화시켰다. Unschuld는 氣 개념을 바람 개념으로 접근하였고, 실제로 바람은 『황제내경 소문』, 『영추』에서 중요한 역할을 하고 있다. 1982년에 이미 그는 『병의 원인으로서의 風』(Der Wind als Ursache des Krankseins)[204]이란 논문에서 바람과 氣, 두 개념의 연관성을 지적한 바 있다. Unschuld는 중국의학의 발전을 사회적 관점에서 소개하였는데, 즉

197) Sivin 1968:184, 296.
198) Sivin 1968:107, 109.
199) Sivin 1968:173, 250.
200) Sivin 1968:194.
201) Sivin 1968:178, 250.
202) Sivin 1968:163, 178, 303.
203) Unschuld 1988.
204) Unschuld 1982.

병에 걸리게 되는 원인을 화가 난 죽은 조상들이 병자의 몸에 침입한 것과 관련시키고 있다는 것이다. 고대 사회의 생자와 망자의 이러한 개념은 악령의술의 기초가 되었다. 조상으로부터 엄습당한 사람들은 그들에 대해 호의를 베푸는 방법으로 불행을 모면하려고 노력해 보지만, 이에 대해 악령의술은 개인들로서는 악령의 건강침해를 피해 갈 수가 없다는 회의론에 깊이 뿌리를 박고 있다.[205)]

사람들이 자연현상들 간의 상호 연관성을 보기 시작하고, 의술에서도 상관관계[206)]가 체계적으로 이루어지고 있음을 알아차리기 시작하면서 바람 개념이 조상 내지 악령 병인설에 추가되었으며, 자연현상에 근거하는 바람의 개념이 정령설보다는 더 중요성을 갖게 되었다.

> Wind etiology was subsequently liberated from all vestiges of its demonological underpinnings and integrated into the purely nature-based system of correspondences.[207)]

바람 원인설이 유리했던 점은 악령 원인설과 유사한 양상을 보이고 있다는 점이다.

> As a spirit or demon, the wind resided, according to various indications in Han and pre-Han literature, in caves, tunnels, or valleys.[208)]

---

205) Unschuld 1982:98.
206) Unschuld 1985:51-104.
207) Unschuld 1985:71.
208) Unschuld 1985:71.

악령 병인론에서 자연현상에 의한 병인론으로 넘어감으로 해서, 氣 개념이 당시의 병인론을 보다 추상화시켜 주는 개념으로 다가왔다.

> It appears, however, that the concept of 氣 did not replace the concept of demons directly, but only after some mediating idea had paved the way. I suggest that changes in the old Chinese belief in the illness-causing potential of wind mark a transition, during the final two or three centuries B.C., from demonological concepts to an idea of influences and emanations originating from the natural environment of substances.[209)]

이런 이유에서 Unschuld는 중국의술과 관련된 氣는 finest matter influence로 번역할 것을 제의함으로써, Wing Tsit-chan의 번역 material force[210)]에 근접하고 있는데, 이것은 그냥 influences(영향력)라고 해도 될 수가 있다.[211)] Unschuld는 또한 당시 자연현상과 관련한 맥락에서 번역어로 사용되고 있던 vapours(증기)란 표현도 받아들였으며, 약리학에 관련된 氣의 개념은 thermo-influences라고 번역하고, 氣를 치료약물의 약리학적 열작용으로 표현하였다.

서양에서는 상호 절대성을 주장하면서 하나의 체계가 다른 체계로 대체되어 나갔던 반면, 어찌하여 중국에서는 서로 경합하는 다양한 사상체계와 개념들이 각기 오랜 기간에 걸쳐 제 나름대로의 타당성을 가질 수 있었는가를 설명하고자 Unschuld는 특정한 문화에 내재하는 인식론적 미학의 논리로 접근하고 있다. 예를 들자면

---

209) Unschuld 1985:68.

210) Wing Tsit-chan 1963:845, 846.

211) Unschuld 1985:72.

병인론으로서 각기 다른 개념인 악령론 개념과 바람 개념과 氣 개념은 서로의 체계를 상호 부정하는 것이 아니라 각기 다른 접근법으로 존재하면서 응용되어 왔던 것이다.

중국의 인식론적 미학은 서양의 그것과는 다르기 때문에 전문용어의 발전과정에도 영향을 미치지 않을 수 없었을 것이라고 Unschuld는 생각했다. 이런 관점에서 氣 개념을 좀 더 정확히 조사해 보면 다음과 같은 사실을 확인할 수가 있다. 즉 氣라는 같은 문자이면서도 서로 상반되는 다른 개념들을 대변하고 있는데, 내용적으로 상호 별 연관이 없거나 전혀 상관이 없는 것들을 대변함으로써 결국 氣 개념의 보편성으로 통합되어 버리고 있음을 알 수가 있는 것이다.

여기에서 Unschuld는 Rasterwissen('그물망으로 걸러 내는 지식')에 대해 언급을 하는데, 이것으로, 심지어는 서로 상반된 경우라 할지라도, 생명의 다양한 양태에 대해 맥락에 따라 적절히 적용하는 것이다.

분리설명모델(Partikularerklärungsmodell)이란 인식하거나 사고할 수 있는 현실을 걸러 내는 그물망(Raster)과 같은 것으로, 이 網으로 현실의 일정한 부분을 정리하고 설명함으로써 그 현실에 영향을 미치거나 특정한 문제의 해결을 가능하게 하는데, 아주 특별하게는 일정한 병도 치료할 수가 있다. 하나의 '그물망의 논리' 내지 하나의 '분리설명모델'의 논리가 또 다른 '그물망의 논리'와 모순되면서도 그 다른 논리의 도움으로 현실의 다른 부분을 정리하고 설명하고 영향을 미칠 수 있는 것은 그리 이상한 일은 아니다.[212)]

이런 논리를 氣 개념의 특수한 형태에 적용해서 氣 개념이 '그물망의 논리'와 같은 개념이라고 말할 수도 있을 것이다. 이런 설명이 가능한 것은 중국 문헌에서 氣가 총체적 개념으로서 다양성과 전능성이 내재되어 있는 하나의 고유한 실체임이 한눈에 드러나고 있음으로 해서 氣는 오로지 '분리인식모델'의 관점에서만 고찰될 수 있다는 점이며, 氣 개념의 의미가 방대한 것도 결국 '분리하여 인식하는 網'(체, Raster)의 다양함에서 오는 것이다. 따라서 氣 개념은 하나의 認識網 내에서 설명모델이 될 수가 없고, 단지 도구로서의 역할만 할 수가 있는바, 이 하나의 그물망(인식망) 안에서 認識網 고유의 패러다임을 적용하여 현실을 인식할 수 있게 만드는 것이다. 이런 관점에서 氣를 단일적으로 번역하는 것, 예를 들어 에너지학적 용어의 경우와 같이 하나의 개념으로 번역하는 것은 매우 어려울 것처럼 보이는데, 왜냐하면 단일 번역의 인식론적 엄격성으로 인해 氣의 다른 의미가 모두 상실되며, 경쟁적 관계에 있는 다른 개념들을 사상적으로 제약하기 때문이다.

212) Unschuld 1988:364-365.

3. 현대 중국인들에 의한 氣 개념의 서양과학용어로의 번역

타문화권의 철학적, 의학적 개념들을 번역하거나 동등화시키는 것은 내용적으로 어려운 일이며, 통상은 문화수용자나 문화제공자 측의 각기 다른 동기에서 이루어진다.[213]

이것은 氣 개념 및 이와 연관된 중국의 전통학문의 경우에도 마찬가지로서, 이런 지식들이 지난 20여 년간 서양의 기술과 과학언어 및 경험적 지식들을 도구로 하여 서양 자연과학의 새로운 생태 전문분야로 발전하게 되었으나, 이런 지식들의 실용성을 검증하고, 진정성을 확인하는 것은 서양학자들에게는 문화적, 언어적 장벽으로 인해 일부분 또는 전면 박탈되어 있는 상태이다. 생명력의 우주적 원천으로서의 氣에 관한 새로운 차원의 연구를 평가할 수 있는 지식이 부족할 수밖에 없는 서양학자들이 중국에서의 연구결과와 과학적 지식에 무조건 의존할 수밖에 없음으로 말미암아, 서양에서는 거의 평가가 불가능한 무수한 학설들이 중국에 등장하게 되었다. 더욱 심각한 것은 서양의 자연과학자들은 언어학적 지식부족과 氣 연구 방법론의 미숙으로 인해 어떤 연구결과가 학문적으로 뒷받침된 것이고, 어떤 것들이 선전 선동의 성격인지조차 분별하지 못한다는 것이다.

---

213) 문화교류문제에 관해서는 Scheler 1924:24-114 & Forster 1964:110-177 & Unschuld 1975 참조.

게다가 서양의 인식론으로는 시대적 추세를 정신과학적으로 분석함에 있어 자연과학과 연관시켜 보고자 하는 마음의 준비가 부족하다. 그러나 氣를 연구함에 있어서는 이런 자세가 꼭 필요한데, 그 이유는 현대 중국의 氣功은 중국 고대 제국의 양생서의 패러다임과 현대 자연과학의 경험적 지식이라는 양면에서만 연구되고 이해될 수 있기 때문이다. 이 분야에서 서양의 인식이 부족하게 된 또 다른 원인은 서양인 치유사들의 잠재의식, 즉 학문의 1차적 도구를 가능한 한 경쟁자들을 배제한 채 홀로 사용함으로써 서양사회에서 그와 연관된 경제적 이득을 독차지하고자, 아시아의 기술들을 검증 없이 받아들여서 정형화하려는 잠재의식에 있다고 볼 수도 있다.

3.1. 20세기 중국 氣功의 발전사에 대한 몇 가지 고찰

위에 서술한 필자의 주장에 기초하여, 氣 개념의 연구범위 내에서 문화제공자인 중국을 조명해 볼 필요가 있다고 보인다. 문화수용자에게는 타문화권에서 무엇이 도입되는가만이 큰 관심사가 아니라 문화제공자의 관점에서 왜 그것이 수출되는지도 중요한 관심사가 된다. 그런 의미에서 중국이 氣 과학의 문화를 서양에 수출하는 의도를 조사해 볼 필요가 있는 것이다.

이러한 난제에 대해 필자는 서양과 중국의 수용동기에 있어 근본적으로 서로 다른 두 가지 출발점에서부터 시작해 보고자 한다.

서양의 과학에서 중국의 본체론과 치유요법을 수용하려는 노력이 지난세기와 금세기에는 주로 자발적인 바탕 위에서 추진되었고, 이색적인 개념들 및 이와 연관된 기술적 도구들을 서양문화 내재적인 수용 틀 바탕 위에서 번역해 냄으로써, 당시 서양의 과학적 세계관에 의해 주도되어 왔던 반면, 중국에서 서양과학과 문화를 도입하는 과정은 정반대의 상황에서 이루어졌다.

먼저 확인해 두어야 할 점은 중국에서의 서양과학의 수용은 다소 강제적으로 이루어졌다는 점이다. 19세기 아편전쟁 이후 기술적 낙후성의 절박함으로 인해 張之洞(1837～1909)이나 康有爲(1858～1927)와 같은 사상가들이 서양의 과학과 기술에 관심을 가지고 중국문화권 내에서의 적용성을 연구하였다. 금세기 초 중국의 상황은 전대에 겪어 보지 못한 긴박함에 휩싸였었다.

> Ideas, techniques, and all the other accouterments of 'barbarian might' posed a peril far removed from such known dangers as were met heretofore by the Great Wall, exile, and literary inquisition. The impact was diffuse, total and insidious.[214)]

서양의 과학과 세계관에 대한 중국 지성인들의 입장은 19세기 말부터 1950년까지 아래와 같이 4가지 성향으로 구분해 볼 수가 있다.

a) 중국 황제체제 고수를 위해 서양기술을 전면 거부하려는 성향
b) 서양의 기술을 중국에 동화시켜 중국 고유의 이상과 세계관, 과학과 사회체계를 실현하는 보조 수단으로 활용하려는 성향

---

214) Doolin in Briére 1965:3.

c) 서양기술을 선별적으로 받아들여 중국문화를 풍성하게 하려는 성향
d) 서양문물을 전면적으로 받아들이면서 중국문화를 총체적으로 거부하려는 성향[215]

19세기 후반에 이미 다양한 개혁안들이 개발되고 시범 실시되었다. 曾國藩(1811～1872)과 李鴻章(1823～1901)은 자력갱생 운동의 일환으로 기술공업 혁신을 우선적으로 추진하였다. 康有爲와 같은 개혁가들은 개혁의 종류에 관계없이 극단적인 제도 개편이 수반되지 않으면 성공을 할 수 없다고 보고, 무엇이 변화되어야 하는 것보다는 어떻게 변혁을 유도해야 할 것인가 하는 문제를 우선시하였다. 중국문화의 정체성을 걱정하는 張之洞(1837～1909)은 '중국학문은 본질을 연구하고 서양학문은 기능을 연구한다.'[216]는 體用論을 수립하였다. 1900년도부터 1948년까지 중국의 지성인들은 유럽의 각종 사조들을 모두 수용하였다. 서양의 기술 및 학문, 언어, 종교 등의 침투 앞에 중국의 문화적 정체성을 보존하려는 논란과 더불어 개혁 방식에 대한 논란은 宋나라(960～1280년) 시대부터 있어 왔던 철학적 대립으로 첨예화되었다.

宋나라 철학자 朱熹(1130～1200)는 格物(사물을 연구함)이란 주장으로 학문과 인식론에서의 합리성을 추구하였던 반면, 명나라(1368～1644년) 王陽明(1472～1529)은 세상을 이상적 (관념적)차원에서 인지하고 해석하고자 했다. 즉 그는 세상을 이해하는 데에는 개체 속에 내재하는 선천적 지식(良知)으로 충분한데, 그 良知는 우주적 속성을 가지면서도 개체 내에서는 부분적으로만 발현되

215) Doolin in Briére 1965:4－5.
216) SOCT 1986:744 & Bauer 1974:465, 468, 472.

고 있다는 것이다. 淸나라(1644~1911) 시대 顧炎武(1613~1682년)가 주창한 訓詁學, 즉 인식론의 유일한 방안으로서 중국문화의 고전을 연구하자는 훈고학으로 말미암아 중국의 자연과학과 철학적 문제들이 순수 어문학적 문제로 화하였다.

20세기 초에는 서양문화를 수용함에 있어 서양식 이상주의와 물질주의 반목, 사변적 교육체계 대 실용적 교육체계의 대립 속에 불가피하게 빠져들게 되었고,[217] 이것은 결국 '이상주의 대 물질주의'의 문제로 첨예화되었다.

이와 관련된 중국의 당시 모든 상황을 서술한다는 것은 본서의 범위를 벗어나는 것이다. 그러나 본서의 주제와 관련해서 중요한 사실은 현대적 氣 개념 형성이 서양의 문화적 영향을 받지 않을 수 없었다는 점이다. 그 이유는 형이상학과 과학(이상주의와 물질주의를 의미함) 간의 논쟁이 바로 과학주의자와 소위 인생철학의 대변자 간의 개념 문제에서 발단되었다는 것에서 찾아볼 수가 있다.[218] 서양세계에 Carsun Chang으로 잘 알려진 인생철학자의 대표적 인물 중 한 사람인 張君勱는 다음과 같이 기술하고 있다.

> Science cannot solve the problem of life. The great philosophers of history are those who have tried to find a solution to the problems of life. Among us there has been a series of philosophers, from Confucius and Mencius to the Song and Ming neo-Confucian literati, who have produced the great spiritual civilization of China.[219]

---

217) Bauer 1974:468.

218) Briére 1965:29.

It is time that thinkers go beyond the confines of empiricism and rationalism. Manifestly there is knowledge outside of science. The field of knowledge is not limited to science. There are some truth and some hypotheses in philosophy, in aesthetics and in religion which cannot be verified by scientific criteria ……. Science is far from being omnipotent: it is limited in its scope and in its method.[220)]

반면에 과학주의자들은 인생철학자들을 Henri Bergson의 조직주의(Institutionalismus) 및 그의 élan vitale(생명력)과 연관시킨 인생철학적 신개념으로서의 明나라 이상주의 철학에로의 회귀라고 비난하였다. 실제로 1934년 장개석이 창립한 '새생명 운동' 단체 주변의 지식인들과 같은 반마르크스주의자들은 Henri Bergson의 élan vitale(생명력) 개념 및 Hans Driesch(1867～1941)와 Eucken(1846～1926)의 논문에서 영감을 받은 생명 철학(philosophy of life) 개념을 개발하였다. 이 철학을 새로 세운 이유는 두말할 필요도 없이 마르크스－엥겔스에 기초하여 학문을 물질주의적으로 해석하는 것에 대한 반작용으로 볼 수가 있다. 이러한 이상주의적 접근방법에 대한 문헌적 증거는 1934 陳立夫가 저술한 『唯生論』[221)](Vitalismus)이다.[222)]

이와 같은 이상주의적 성향에 대립되는 마르크스의 변증론 역시 1920/1930년대 중국에서 개념화되었는데, 중국의 유명한 수필가인 郭沫若(1892～1978)이 이런 부류를 대표하는 지성인들 중 한 사람이란 것이 매우 흥미로운 사실이다. 그는 자연과학에 대한 현대 중

219) Kuo Chanpo 1933:322 & Briére 1965:29.

220) Zhang Junmai 1938.

221) Chen Lifu 1948.

222) Briére 1965:36－37.

국인들의 견해, 더 나아가서는 氣 과학에 대한 견해를 이해하는 데 도움이 될 수 있는 의견을 발표하였다.

> "우선적으로 마르크스-엥겔스를 아는 것이 중요하다. 그 이유는 이 이론이야말로 나타날 수 있는 모든 사물의 현상을 해석하는 열쇠가 되기 때문이다. 간단히 말해서 유물론적 사관이다. 다음으로 필요한 것은 역사학자들의 중도적 고전적 방법에서 탈피하는 것이다. 이 것들의 진면목은 그들의 선입관에서 비롯된 것들이다."[223)]

郭沫若의 말대로 '관습적이고, 고전적이며, 선입관에 기인'하는 것이라는 등의 표현으로 역사와 연관시켜 몰아붙이는 식의 전통적 인식론에 대한 거부와 마르크스의 변증론에 대한 일방적 선호라는 상황하에서는 중국문화 고유의 기술들이 점점 뒷전으로 밀리는 것은 불가피할 수밖에 없었을 것이다. 중국의 전통기술을 낙인찍는 추세는 50년대까지 대세를 이루었고, 여기에는 공산당 운동의 지도자들까지도 가세하였다.[224)] 일례로 이와 관련하여 毛澤東(1893~1976)이 자신의 유물사관에 근거하여 氣功術의 靜坐에 관한 일련의 책들을 신랄하게 비판한 대목들을 찾아볼 수가 있다.

> "인간은 움직이기를 좋아하는 생물이다. 인간은 왜 운동이 필요한가 하는 이유를 논리적으로 생각할 수 있는 생물이다. 왜 필요한가? 운동이 생존을 보장하기 때문이다. 비록 매우 간단한 설명이지만, 사실이 그렇다. …… 朱熹(1130~1200)와 陸象山(1139~1193)의 추종자들은 수세대에 걸쳐 정좌명상을 가르쳐 왔고, 가장 최신의 氣功法으로는 道士 因是子의 책자가 있다. 그는 그의 功法을 경이적이고 초월적인 것이라고 찬양하면서 행동이 육체를 파괴한다고 말하고 있

223) Boven 1946:72 & Briére 1965:36-37.

224) Mao Zidong 1972:1:39 & Kunio Miura 1989:334.

다. 이것은 그가 사물을 보는 방법일 뿐이다. 나는 그의 생각에 동의하지 않는다. 내 생각으로는 하늘 아래 지구 상에 움직이지 않는 것은 없다는 것이다."[225]

그렇지만 모든 사회단체를 하나로 묶어 주는 것은 중국의 문화적 정체성에 대한 걱정이었다. 이런 맥락에서 陳立夫는 서양의 자연과학을 이상주의적 입장에서 접근하려는 부류들의 대변자로서 다음과 같이 말하고 있다.

"우리들이 나라를 혁신하려면, 우선 민족적 자신감을 회복시키고 물질적 생산을 촉진시켜야 한다……. 민족적 자신감을 회복시키려면, 우리는 먼저 과거의 영광을 되찾기 위해 중국의 옛 문화를 연구하여야 한다. 물질적 생산을 높이기 위해서는 자연과학의 생산력을 활용할 수 있도록 서양의 문화를 받아들여야 한다."[226]

옛 문화의 영광을 회복하고 서양의 기술적 도움으로 문화를 혁신하자는 제안들은 모택동의 견해와도 일치하였다.

"새로운 민주운동은 과학적이다. …… 중국은 장기간의 봉건체제 하에서 찬란한 고대 문화를 이룩하였다. 민족적 자아의식과 새로운 문화의 창달을 위해서는 고대 문화의 발전사를 밝혀서 봉건적 잔재들은 던져 버리고 민주주의적 요소들을 받아들이는 것이 절대적으로 필요하다."[227]

물질주의 세계관과 이상주의 세계관 사이의 이념적 반목에도 불구하고 중국의 문화적 독립성을 유지하기 위해 무엇인가를 해야만

---

225) Mao Zidong(1917. 4. 1.): 체육의 연구(tiyu yanjiu) (in) 1972 Vol. Ⅰ:39.

226) Furth 1976:199.

227) Mao Zidong(1954년 연설) in Martin 1979:Vol. Ⅲ:154-155.

한다는 점에서는 마르크스주의자나 보수주의적 지식인들이 모두 의견을 같이한 것 같다. 이러한 통합된 의견은 정치적 색깔과 학문적 성격이 다른 학자들이 공동 작성한 유명한 '10인 교수의 선언'에 잘 나타나 있다. 1935년 1월에 발표된 이 선언문에는 서양의 문화적 도구로 중국의 사회와 문화, 학문을 개혁하는 문제들에 대한 논쟁이 담겨 있다. 이 선언문은 중국의 정체성 상실(중국은 더 이상 없다.[228])을 우려하여 중국문화의 틀 속에서 서양의 기술을 수용할 것을 권고하고 있다.[229]

1954년 모택동이 중국전통의학을 '중국의 보물창고'로 새로이 인식함으로써[230] 1822년 황제의 칙령으로 공인 학문에서 제외되었던 침술이나 氣功術이 다시금 공식적인 인정을 받게 되었다. 이것은 중국전통학문의 기본 틀이 되는 氣 과학의 경우, 1948년 이후 중국 대륙을 완전히 석권한 공산당에게 중국의 자생적 유물사관을 바탕으로 자기 합리화할 수 있는 길을 열어 줄 수 있는 문화내재적인 학문의 틀이 氣 개념 속에 들어 있었기 때문일 수도 있다. 실제로 宋나라 시대 이후의 철학적 원서들 속에서는 氣 개념을 매개로 한 유물주의적 사변들을 드문드문 찾아볼 수가 있다. 역사 자료로서 본래 중국에 존재해 왔던 유물사관으로 해석할 수 있는 것으로는 宋대의 철학서가 있다. 馮友蘭은 1939년 理氣二元論을 이런 관점에서 해석하고 있다.

---

228) 王辛命(外): 中國本位的文化建設宣言 Quanpan Xihua Yanlunji. 1935:Vol.Ⅲ.

229) Chen Xujing: Quanpan Xihua Yu Zhongguo Benwei (in) Guowen Zhoubao 1935. 6. 17. & 王辛命(外): Zhongguo benwei de wenhua jianshe xuanyan (in) Quanpan Xihua Yanlun Xuji. Shanghai 1949.

230) Martin 1979, Vol.Ⅰ:108-111, 117-125, 339-341.

"우리는 이 소재를 氣라고 한다. …… 氣는 하나의 완전한 논리적 체계이다."[231]

馮友蘭은 毛澤東이 주장한 바와 같은 학문성의 측면에서 宋대의 氣 개념을 평가하는 부분도 있다.

"張載(1020～1077년)의 철학에서는 氣는 하나의 완전한 과학적 개념이다. 그가 언급하는 氣가 실제로 존재한다면, 그것은 일종의 현존하는 물체이다."[232]

중국제국의 봉건체제와 그 문화를 전면적으로 비방하던 입장에서 중국의 전통 의술을 높이 평가하는 분위기로 여론이 반전하게 된 것은 毛澤東이 1956년 劉貴珍(1920～1963)에게 수여했던 것과 같이 유명한 氣功術士들에게 표창장을 수여하는 형태로 나타났다. 劉貴珍은 『氣功療法實驗』이란 책을 저술하였다.[233]

그 당시까지는 氣 과학이나 氣功術은 주로 예를 들어 중병으로 인한 개인적인 동기에서 개별적으로 추구하는 추세였다. 눈에 띄는 사실은 1970년대까지의 현대 氣功의 저명한 저자들 중에는 만성병이나 불치병으로 고통을 받다가 이 기술을 연마하여 고통에서 벗어났다고 주장하는 사람들도 있는바, 그 좋은 예가 중국의 여배우 郭林(1907년생)인데, 그녀는 42세에 자궁암에 걸려 수차례의 수술이 무위로 끝나 죽음을 앞두고 있었다.[234] 인기의 절정에 있던 여배우의 기적적인 말기 암 치유 사실은 암환자들에게 큰 반향을 불

231) 馮友蘭: 新理學(새로운 논리철학) & Chan Wing-tsit 1969:757.

232) 馮友蘭: 新理學(새로운 논리철학) & Chan Wing-tsit 1969:757.

233) Kunio Miura 1989:335.

234) 그녀는 1970년도 新氣功療法이란 책을 출간함.

러일으켰고, 중국 내에서 氣 과학이 널리 인정받게 되는 데 큰 도움을 주었다.[235)]

1960년대에는 문화혁명과 같은 사회적 변동으로 공인하는 분위기가 침체되었지만, 1970년도 이후에는 氣功術의 부활과 더불어 중국 氣功에 대한 중국 출판물들이 그야말로 홍수를 이루었다.[236)]

중국의 기술을 부활시키는 동기 속에, 현대 산업이나 의료부분을 석권하고 있는 서양의 기술과 동등한 위치를 획득하고자 하는 의도가 얼마나 차지하고 있나 하는 것에 대해서는 아직까지 조사 연구된 바는 없다. 그렇지만 출판물들의 주장들은 氣 과학의 붐을 일으킨 것이 순수한 사실을 추구하고자 하는 연구목적에서만이 아니라, 자국의 문화적 토대 위에 서양과 동등하거나 아니면 그것을 능가하는 학문을 창조하고자 하는 희망에서임을 말해 주고 있다.

이런 경향은 중국의 氣功 관련 출판물들의 서문에서 수없이 찾아볼 수가 있다. 그들은 모두 氣功을 연구하여 인류에 봉사할 수 있는 학문의 새로운 장을 열고자 한다고 하고 있다. 평등 의식과 관련하여 李遠國은 『氣功精華集』에 다음과 같이 적고 있다.

> "인류는 지금 21세기에 들어서려고 하고 있고, 귀중한 고전학문인 氣功은 生命科學世紀의 전야에 신비주의적 베일을 벗어던지기 시작하였다. 좌절의 역사를 딛고 일어나 이제 기공은 현대 과학의 궁전으로 큰 발을 내딛고 있다."[237)]

---

235) Guo Lin 1980:6.

236) Ots 1991:12-13.

다른 저자들 역시 서양의 경험적 자연과학의 도입으로 인해 중국의 전통적 자연과학이 경이로운 길로의 돌파구를 찾을 수 있게 되었다는 의견들이었다. 1990년에 출간된 『中國當代氣功精論』의 공동 저자들도 이런 논리를 대변하고 있고, 심지어 자연과학의 혁명으로 이끄는 중국 氣 과학의 부활이라는 표현을 하고 있다.

> "氣功의 다양한 가능성과 현상들은 현대 과학에서 전례 없는 분명한 견해를 대변하는 새로운 과학의 세계를 열어 준다. 氣功에 대한 근본적인 연구는 현대 서양과학을 미래 학문의 길로 새로이 나갈 수 있게 할 수도 있을 것이다. 중국의 저명한 학자 錢學森은 氣功에 대한 연구는…… 현대 서양과학의 체계 자체를 파괴하고, 더 나아가서는 결국 학문적 혁명을 초래할 것이라고 천명하였다."[238]

이 혁명은 두말할 필요도 없이 변증법적 유물론과 유물론적 결정론의 바탕 위에서 이루어질 것이다.

> 철학적 견지에서 말하자면, 氣功의 개념은 수천 년에 걸친 중국민족의 경험적 지식의 총화이며, 따라서 실제적 행동과 연관되어 있는 것들이다. 중국전통의학에서 논의되고 있는 인체에 대한 개념들, 인격도야 이론 그리고 유교, 불교, 道教의 3개 학파에서 말하고 있는 생명유지이론들이 氣功의 이론적인 기초들이다. 그러나 그 내용들은 現狀적인 것에 국한되어 있어서 현대적 의미의 학문적 문제들을 설명해 줄 수가 없고, 다만 모든 이론들을 종합하여 개인적으로 추단한 자연철학과 사실에 대해 말하고 있을 뿐이다. 따라서 우리는 그 전통이론들을 마르크스주의 철학으로 재정립하여 정통학문으로 만들어야 한다. 이것이 오늘날의 역사적 사명이자 우리의 책무이다.[239]

---

237) 李遠國 1985:2.

238) ZGDD 1990:1.

239) 李遠國 1985:2.

1986년 영문으로 출간된 焦國瑞의 저서 Qigong Essentials for Health Promotion와 같은 대중학문적 출판물들은 상기한 바와 같은 시도를 선전 구호화하려고 노력하였다. 焦國瑞는 다음과 같이 적고 있다.

> It is inevitable that Qigong will be socialized, globalized and modernized……I predict that China's Qigong will dominate the 21th century worldwide as a new health-promoting technique……When more people have benefited physically and mentally from Qigong, I believe, the World Health Organization(WHO) will have another approach to realize its goal of 'Health Care for Everybody by the Year 2000.'[240]

중국 氣功의 대변인들의 이와 같은 개별적 내지 총체적 주장에 따라 氣功은 기존의 모든 자연과학과 문화를 아우르는 중심학문으로서의 역할을 하게 되었다.

> It is connected with other scientific fields including acupuncture, moxibustion, massage, gerontology, convalescence management, social, medical science, prophylactic athletics, martial arts, sports, body building, psychiatry, cultural cultivation, the fine arts including drama, music and dance, paranormal capability training and physical training.[241]

1990년에 출간된 논문집 『氣功的 科學基礎』의 저자들 역시 이와 같은 주장에 호응하였다. 이들은 氣功이 현대 과학을 변화시킬 수밖에 없는 이유에 대해 다음과 같이 적고 있다.

---

240) Jiao Guorui(焦國瑞) 1990:9.

241) Jiao Guorui(焦國瑞) 1990:9.

> 錢學森은 강조하기를, 현대 학문이 보여주는 것은 과거에도 그랬고 현재는 물론 앞으로도 홀로 존재하는 個別知識이 있을 수 없다는 것이며, 학문은 一體로서의 현대 과학체계가 형성될 것이다. 이 체계 안에서 개별 학문 분야가 서로 소통할 수가 있다는 것이다.[242]

모든 학문 분야를 연결하는 소통수단은 중국 氣功이 될 것이라는바, [243] 이 논문에서는 기공의 적용 분야를 아주 광범위하게 나열하고 있다. 그 범위는 심지어 군사 분야와 형이상학까지도 포함하는 인간지식의 모든 분야를 망라하고 있다. 謝煥章은 氣 과학이 모든 것을 연결해 주는 학문임을 주장하면서 氣功學(Qigongology)[244]이라 명명하고 다음과 같은 속성을 부여하였다.

> 따라서 氣 과학을 연구하는 것은 어려운 일이고 험난한 길이다. 우리 중국민족이 氣功을 상당 수준 발전시켜 온 것은 우리 전통문화의 장점이다. 우리는 21세기 생명과학의 시대에 인류에게 보다 더 큰 공헌을 할 수 있도록 투쟁할 것이다.[245]

서양과학문명과 중국과의 관계에 대한 문제와 서양기술 수용의 가능성들에 대한 논쟁들이 최고조에 달했던 1920년대부터 이미 모든 연구 방법은 서양의 문명과 기술을 도입하여 중국문화 고유의 형태로 변형시킴으로써 인류의 발전사에 공헌을 하자는 틀로 진행되었다. 이러한 틀은 '10인 교수의 선언'(1935년)에도 잘 나타나 있으며, 그들의 4번째 제안서에 잘 요약되어 있다.

---

242) 謝煥章1990:15.

243) 謝煥章1990:15-19.

244) 謝煥章1990:8.

245) 謝煥章1990:8.

중국적인 것에 기초한 문화의 건설, 그것이 바로 창의성이며, 머리를 높이 들고 추월하는 것이 창의성이다. 창의성의 목표는 중국이며 중국인이다. 우리는 문화적으로 고유성을 상실했지만 아직 멸망은 하지 않았다. 우리는 다른 나라와 민족들에 대한 중국의 문화적 경쟁력만을 제고하려는 것이 아니라 세계문화에 귀중한 공헌을 하려는 것이다.[246]

이런 원칙은 현대 중국 氣功의 다른 저자들에 의해서도 계속적으로 확인되었으며, 그 예로 전기한 바 있는 氣功士 焦國瑞의 호소를 아래와 같이 인용한다.

May the Chinese science of health promotion through Qi-gong contribute more to the health of mankind.[247]

언뜻 보기에는 평범해 보이지만 그 핵심에 있어서는 아주 선동적으로 받아들일 수도 있는 이와 같은 문화 이기주의적 주장으로 중국 출판계에서는 중국의 핵심과학이 주도하는 새로운 과학의 시대로 들어서고 있다는 환상적 행복감에 도취하도록 만들었다. 중국만이 홀로 추진한 새로운 과학의 공식적인 결과가 없지는 않았다. Shanghai Research Institute for Traditional Medicine은 1977년 氣功士가 발산하는 氣의 존재를 증명할 수 있는 특별한 측정기를 발명했다고 발표하였다. 그 후 베이징에서도 성과물들이 발표되었다.[248] 이로써 중국과학자들의 설명에 의하면 서양 물리학의 기준으로 氣과학의 존재가 증명된 것이다. 이와 관련하여 林海는 氣가 적외선,

246) 王辛命(外): 中國本位的文化建設宣言의 마지막 부분 (in) Quanpan Xihua Yanlunji. 1936.

247) Jiao Guorui(焦國瑞) 1990:9.

248) Kunio Miura 1989:336.

전자파, 전기, 자기력 또는 원자의 일부분과 같은 것이라고 서술하였다.[249)]

이후로 氣功에 관한 서적들이 부쩍 늘어났으며, 새로운 氣功 서적들의 서문에는 모두 이런 사실을 언급하였다.

위에서 알아본 바와 같이, 오늘날까지 氣 과학에 대한 독특한 형태의 발전이 중국에서만 이루어져 왔고, 서양에서는 유사한 연구 내용들을 찾아볼 수가 없다. 주로 道敎的 氣 수련에 대한 역사적 관점들을 조명해 보는 문헌학적 연구들이 한두 가지 있기는 하지만, 氣 과학이 현대 과학적 차원 내지는 특히 중국전통의 보편적 진리에 있어서 어떤 위치를 차지하고 있는가에 대한 연구는 지금까지 이루어진 바가 없다. 따라서 필자가 여기에서 강조하고자 하는 것은 중국이 새로이 추구하는 이 분야는 필자의 견해로는 의학이라기보다는 차라리 보건심리학에 속하는 것으로서, 중국인 저자들 측에서는 氣功學을 20세기 정신 문화사의 중심학문으로 삼고, 서양의 현대 자연과학을 보조학문으로 취급하려 하고 있다는 것이다.

정신 사상사적으로 검토해 볼 때 이러한 역할 분류법은 '중국의 학문은 본질에 관한 것이고 서양의 학문은 기능 내지 실용에 관한 것'이라고 하는 문화 분류의 틀을 벗어나지 않는다. 주로 사회학적 요소들에 의해 규정된 주장은 오늘날의 氣 개념을 이해하는 데 큰 의미를 가지고 있다. 따라서 氣는 중국 자연과학자들의 관점에서는

249) 林海 1980: 논문 '氣功은 인체의 힘을 조작하는 학문' in 新中醫 6.(1980)) & Kunio Miura 1989:336.

유물론적 과학개념으로서 모든 자연과학적 연구의 목표이자 중심이 되고, 아울러 세계와 인간 정신에 대한 모든 종류의 철학적 해석의 기초가 되고 있다.

이런 성향의 氣 개념 해석은 이미 淸대의 혁명가 譚嗣同(1865~1898)으로부터 시작되었는데, 그는 康有爲(1858~1927)로부터 강한 영향을 받았으며 氣 개념을 아래와 같이 설명하였다.

> 텅 빈 공간이나 이성을 가진 생물, 물리적 현상의 모든 범위에 걸쳐 가장 크고 가장 섬세한 그 무엇이 있는데, 그것은 모든 것에 붙어 있고 모든 것을 침투하고 모든 것을 상호 연결시켜 주어서 모든 것이 이것으로 차 있다. 눈으로는 그것을 볼 수 없고 귀로도 들을 수 없으며 입이나 코로 맛을 보거나 냄새를 맡을 수도 없다. 그것은 이름이 없으며, 우리는 그것을 가장 큰 것이라고 한다.[250]

비록 譚嗣同이 이상주의와 물질주의적 개념이 혼합된 입장에서 출발하였지만, 그는 이미 19세기 말에 오늘날의 중국인들이 이야기하는 氣 개념을 말했다.

> 氣는 원소들을 구성하는 요소이다.[251]

譚嗣同은 19세기 말 서양과학계에서 번역하고자 했던 것과 비슷하게 氣를 어원학적으로 電氣의 개념과 연관시키고 있다.

> 그것은 대기권에 있는 電氣이다. 그러나 이 전기는 대기권에 한정

---

250) 仁學 1962:9 & Fung Yulan 1979:693.

251) 仁學 1962:18.

되어 있는 것이 아니다. 왜냐하면 그것이 침투하지 않는 물체란 아무 것도 없기 때문이다.[252]

이런 설명은 이론적으로는 생물-생리학적 분야에서도 통용되기 때문에, 譚嗣同의 견해에 따르면 철학-본체론적, 생물-생리학적, 개체 발생론적 측면에서 모두를 통합할 수 있는 氣의 개념이 생겨나게 된다.

인간의 腦는 전기가 형체와 본질을 가지고 있는 곳이다. 만약 뇌가 형체와 본질을 가지는 전기라면 전기는 형체와 본질이 없는 뇌라는 결론이 나온다.[253]

서양의 전기 발견에 의존하여 電氣化한 氣 개념으로 접근했던 중국의 비교적 초기의 접근 방식이 중국의 최신 발간물에서 물질주의적으로 포장되어 다시 나타나고 있다. 예를 들어 氣란 무엇인가에 대해 1989년 발표된 견해는 다음과 같다.

1. 氣의 변화라는 측면에서 보면, 氣는 만물을 구성하는 것이므로 氣는 변하는 몸체에서 변하지 않는 그 무엇이다.
2. 만물이 그것으로 구성되는 가장 원초적이고 가장 작은 것이기 때문에 氣는 자체 내에 아무것도 함유하고 있지 않는 작은 어떤 것이다.
3. 우리는 氣를 우주의 원소로만 보는 것이 아니라 氣를 구성하는 정신으로도 본다. …… 마르크스 철학의 입장에서 보면 물질은 철학적 범주 내에서 볼 때 객관적 실제의 특징이며, 우주의 기초이며 그 본질이다. 우주는 공간적으로 끝이 없고 시간적으로 제한이 없는 물질적 체계이다. 만약 氣를 다른 말로 표현한다면, 氣는

252) 仁學 1962:8.
253) Fung Yulan 1979:694.

素材라고 말할 수가 있다. 비록 이것이 서로 다른 두 가지를 표현하고 있지만 내용적으로는 동일한 것이다.[254]

이 책의 저자는 계속하여 다음과 같이 적고 있다.

(이 책에 인용된) 모든 논문이 다 氣는 모든 소재의 근본을 이루는 체계를 형성하고 있다고 설명하고 있다. 현대 학문의 발전에 따라 이제 이들은 고대 중국철학의 중요성에 주의를 기울이기 시작하고 있다. 중국철학에 의하면 이것은(氣) 물질적 실체의 두 가지 형태가 하나로 통합된 것으로 연속된 형태와 절단된 형태의 두 가지 형태가 통합된 것이다. 대기권, 돌, 분자, 원자, 원소들과 같은 것들은 (몸통의) 크기를 갖고 있는 것으로 素材의 절단된 형태다. 引力場, 磁場 등은 허공을 지나가는 것으로 표현할 수 있는, 소재의 연속된 형태들이다. 물질세계 전체는 변증법적 總體系로 구성되어 있고, 이 총체계는 물질의 연속된 형태와 절단된 형태의 두 가지로 이루어져 있다. 물질적 존재가 불가피하게 그 잠재력(Potential)을 발산하고 있는 것과 같이 氣에도 氣와 氣의 잠재력이 있다. 이것이 氣를 연구하는 데 있어서 반드시 준수해야 할 公理인 것이다.[255]

이 인용문에서 확실하게 드러나고 있는 것은, 하나의 사회적 사상의 전형들이 현대 자연과학적 지식 내지 전통 황제국 중국의 철학적 요소들과 어떻게 연관되고 있는가 하는 사실이다.

중국과학계의 氣 내지 氣功에 대한 연구 실태를 설명하고자 앞에서 인용한 바 있는 『氣功的 科學基礎』의 내용 중 2개의 논문을 선택하였는데, 이 부분이 중국 氣 과학의 가장 최신의 발전된 설명이며, 氣功을 서양식 과학의 틀로 설명해 내고 있는 부분이다. 두

254) 張玉磊 1989:15-16.

255) 張玉磊 1989:16-17.

논문은 氣 과학을 두 가지 관점에서 서술하고 있다. 첫 번째 논문인 '氣功的 槪念'은 氣 내지 氣功 과학 분야에서 중국인들에게는 자명한 내용들을 서양 자연과학의 틀 속에서 서술하고 있다. 두 번째 논문인 '氣功 外氣, 內氣的 涵義 初探'은 氣功 과학에서 사용하는 氣의 번역들을 기술하고 있다. 이 두 논문에는 문화 중심적 내지 어문학적 고찰들이 전개되고 있고, 이와 연관된 연구의 방향이 나타나 있으며, 오늘날 중국의 氣에 대한 연구가 어떤 목적과 어떤 문화적 연관성에서 이루어지고 있는가가 잘 드러나고 있다. 또한 이 분야에서 어떤 종류의 전문용어들을 추구하는지도 드러나 있다. 정확성을 기하기 위해 전문을 요약하지 않고 번역하였다.

3.2. 氣功的 槪念[256]

氣功이란 무엇인가? 오늘날까지 氣功의 수련과 내용에 대해 통일된 견해가 존재하지 않는다. 일부 전문가들은 氣功을 두 가지 단어가 복합된 개념으로 보아서, 氣는 공기[257]로 해석하고 功은 수련으로 해석함으로써, 氣功은 호흡훈련이나 breathexercising 쯤에 해당된다 할 수가 있다. 실제로 많은 전문서적의 논조가 이 견해를 따르고 있다. 비록 氣功이 호흡훈련을 포함하고 있기는 하지만 이렇게 번역하는 것은 氣功의 모든 내용과 의미를 포함한다고 볼 수가 없고 氣功 수련의 실제를 설명하기에는 불충분하다.

---

256) 謝煥章의 氣功的 科學基礎 1991:1-4.

257) 일상용어에서 기는 빈 공간에 있는 기, 즉 공기로 통용됨.

일부 다른 저자들은 氣功은 靜的인 상태로 鍊丹하는(一種體息中的鍛鍊方法) 단련법의 일종이라고 표현하고 있다. 또는 氣功을 일종의 심리요법(一種心理療法)으로 이해하고 있기도 한다.

그러나 이런 접근법들도 氣功을 충분하게 자세히 설명하지 못하고 있다는 것은 의심할 여지가 없으며, 실제로 氣功의 내용들은 장구한 응용 과정을 거쳐 오는 동안 의미가 확장되어 오늘날과 같이 많은 내용을 포함하게 되었다.

오늘날 氣功이라 불리는 것이 본래 최초의 발생단계부터 氣功이라 불린 것은 아니다. 氣功이란 복합명사가 고전에는 거의 나타나지 않는다. 氣功은 戰國時代(서기전 403~221)에 나온 철학적 개념으로 당시는 氣에 대한 생각이 아직 불분명하고 신비한 것이었을 때이다.

氣에 대한 사변에서 사람들은 우주와 모든 물체 및 존재들의 성장과 변화가 氣의 작용이라고 여겼다. 氣에 대해 생각을 하기 시작한 이후, 점차 그 생각은 중국전통의학과 양생법의 표준이 되었다. 孟子(서기전 372~289)는 浩然之氣를 기를 것(養浩然之氣)[258]을 주장하기 시작했다.

荀子(서기전 298~238)는 氣를 조절하고 心을 관리하는 기술(治氣養心治術)을 주장하였다.

『황제내경 영추』에서는 양생법의 내용을 인용하여 이를 行氣[259]

---

258) 浩然之氣는 도덕철학적 개념에서 출발하여, 心身的으로 접목되어, 개인의 정신과 육체의 상태를 그의 도덕적 사회심리와 연관시키고 있음.

라 불렀다.

戰國時代의 기록물인 『行氣玉佩銘』의 발굴로 모든 의혹이 사라졌다. 이 묘비의 기록문자는 당시 氣와 관련되어 있는 煉功法에 대한 중요한 문자자료이다. 秦나라(서기전 255～205) 때까지 발전이 계속되어 오늘날의 氣功의 기술과 양생법 서적들과 같은 내용으로 발전하였다. 淸나라 시대에 발간된 『元和篇』에 처음으로 氣功補輯이란 제목의 글이 실렸다. 그리고 1934년 杭州에서 『氣功療法』이란 책이 발간되었다. 그 이후로 오늘날까지 氣功이 오늘날과 같은 의미로 사용되었다.

氣功學은 육체와 정신 및 자아를 연단하는 방법에 대한 일종의 개념상의 논제이다. 이것은 고대로부터 중국민족의 생활방식과 헌신적 노력을 통해 질병과 노화에 대해 투쟁하는 가운데 얻어지고 발전되어 온 것이다. 氣功이란 개념 속에 무엇이 내포되어 있는지를 말하는 것은 그리 간단하지가 않지만, 필자가 파악하고 있는 氣功의 의미는 다음과 같다.

氣功은 자아, 육체, 정신을 내적으로 연단하는 과정인데, 그 과정은 움직임을 통해 靜的 상태에서 정신과 육체를 이완시키고 이에 따라 육체와 정신이 하나가 되는 상태에 도달하는 것이다. 수련자가 약물을 복용하거나 특별한 도구를 사용하지 않는 가운데 실행하여 주관적으로 취하는 동작은 전통의학적 치료기술이다. 이를 통해 사람은 자신을 조절하고 자신을 스스로 치료할 수 있는 상태

---

259) 行氣를 직역하면 기를 움직인다는 뜻임.

로 들어간다. 이 기술은 인간의 숨어 있는 힘으로 생명의 비밀을 연구할 수 있는 실용적인 방법을 제공해 주고 있다.

생물학적 견지에서 보면 氣功과 그 효과는 인간 육체의 특유한 현상으로서 정신을 가지고 있는 생명체의 생명활동의 법칙성이다.

의학적 내지 치유학적 견지에서 보면 氣功은 의료, 심리치료, 재활의 범주를 포함한다. 비록 氣功의 실제가 상당부분 인체생리학에 해당하지만, 그렇지만 우리는 氣功의 범위를 단순히 의료요법의 범주로 제한할 수는 없다.

1981년 중국의 저명한 학자 錢學森(1912년생)은 '생명력에 관한 학문'[260]의 범위를 결정적으로 확대, 발전시킨 것은 다음의 3대 전문분야라고 주장하였다. 시스템에 관한 학문, [261] 사유에 관한 학문, [262] 그리고 人體生理學[263]이 그것이다. 氣功과 중국전통의학 그리고 인체의 특수한 능력이 인체생리학의 3대 중심학문을 구성하고 있다. 1987년 6월 6일 베이징 소재 공업연구소의 생명과학 학회에서 錢學森은 한 발짝 더 나아가 氣功이야말로 인체생리학 최대의 타개책(人體科學的敲門磚)이라고 다음과 같이 선언하였다.

> 인체생리학을 연구함에 있어 氣功 과학의 연구는 굉장히 중요한 측면이 있다. 인체생리학의 관점에서 많은 것들이 氣功을 통해 타개

---

260) 중국 원어 표기는 生命力動科學.

261) 系統科學.

262) 思惟科學.

263) 人體科學.

> 되어 왔다. 만약 氣功이 인체 생리학의 도약의 발판이 된다면, 이 분야에서 아주 높은 수준에 도달할 수 있는 새로운 학문에로의 큰 문이 열리게 되는 셈이다. 무엇으로 그것을 알 수 있을까? 인체가 능력발휘를 하는 제반 조건들에 대한 생각들은 氣功을 통해 계속 발전되어 왔다. 氣功에서의 '靜的 상태로 들어가는 것'[264]이란 무엇인가? 그 상태는 사람으로 하여금 상호 연관하에서의 안정이란 문제를 숙고하게 만든다. 그러나 사람들은 인체의 능력에 대해 생각할 때, 곧바로 중국전통의학적 조건하에서 증명된 상황만을 생각한다. 그러나 우리는 이제 아직까지 이루어 놓지 못한 단계로 더 깊이 들어가서, 氣功을 통해 증명되는 인체의 능력에 대해 생각하게 된다. 우리는 각종 학문의 발전이 과학적 이해력의 증진으로 이어진다는 것에서 이것을 알 수가 있다. 모든 것이 氣功을 통해 시작되기 때문에, 氣功은 인체 과학의 돌파구가 되는 것이다. 이 점을 인식한다는 것은 우리의 노력을 추진하는 데 있어 매우 유익하다.

錢學森 동무의 이러한 전략적 사고는 인체생리학과 중국 氣功과학의 발전을 위해 중국학문의 역사적 산물들의 용도를 발굴해 보고자 하는 것이다.

氣功은 중국전통의학적 유산의 일부일 뿐만이 아니라 중국문화의 하나밖에 없는 보물이기도 하다. 그것은 중국민족이 장구히 실천해 온 수련의 총화에서 얻어진 경험이며 전통적 기술이자 과학으로서 고유한 이론과 체계를 갖추고 있다.

氣功이란 개념을 사용한다 함은, 거기에는 내용을 특정할 수 없는 다양한 수련법이 있음을 전제하고 있다. 그 내용의 발전적 변천사와 시대적 발전단계를 추적해 보면, 이것을 표현하는 각종의 단

---

264) 入靜.

어들이 적지 않게 발견된다. 또한 일반대중들이 널리 써서 익숙해져 있는 명칭들도 많고, 그 명칭만큼이나 氣功의 종류도 다양하다. 그만큼 氣功의 개념은 민중들 속에 퍼져 있고 오래전부터 지금까지 활용되고 있다.

현존 영어번역들은 상당히 혼잡스럽다. breath exercise 또는 deep breath exercise라는 번역들도 있다. 이러한 모든 번역들은 氣功의 진면목을 표현해 내지 못한다. 중국 氣功을 중국식 Yoga로 엉뚱하게 번역한 것도 있다. 통상의 서양 사람들은 氣功을 비녀의 장식(珈)같이 보잘것없는 (Yoga의) 중국적 모형으로 보고 있다.[265]

실제로는 氣功은 중국에서 단독적으로 창조되었으며 인도에서 도입한 하찮은 학설이 아니다. 따라서 이런 명칭들은 반드시 고쳐져야만 한다. 중국전통문화적 견지에서 이것은 국제적인 명예의 문제다. 어떤 사람들은 精神元氣功夫라는 뜻을 갖고 있는 정신적 쿵푸(spirit gongfu)를 찬성하기도 하는데, 물론 이것도 틀린 것이다. 영어로 kungfu라 하는 功夫란 말은 서양에 잘 알려져 있긴 하지만 그 뜻은 막연하게 중국 무술을 가리키고 있다. 비록 氣功이 무술과 관계가 있기는 하지만 氣功의 의미는 무술이 담고 있는 의미보다는 훨씬 높고 포괄적이다. 외국에 그 내용을 전달하는 것은 불가능한 일이다. 氣功은 kungfu류의 시범 기술 따위를 능가한다.

만약 외국에서 kungfu라는 유행어로 氣功을 표현하려 한다 해도 우리는 어떻게 할 수가 없는 노릇이다. 그러므로 필자의 의견은 중

265) ZW21378: 珈는 비녀의 부속품으로 가치 없다는 뜻임.

국 氣功을 中國 拼音(pinyin) 氣功으로 쓰자는 것이다. 비록 이런 표현이 외국인들에게는 아주 익숙하지 못한 것이지만 시간이 오래 지나면 익숙하게 될 것이다. Yoga라는 표현도 마찬가지로 본래 외국에는 없는 생소한 것이었지만 오늘날에는 도처에 퍼져 있다. 필자는 다만 우리가 氣功學 연구를 정상궤도에 올려다 놓고 외국에 영향을 미치고 확산시켜서 외국인들도 중국의 拼音體系(pinyin system) 氣功을 받아들이게 하자고 하는 것이다. 외국인들이 氣功이란 단어를 보다 쉽게 읽을 수 있도록 필자는 氣功이란 단어 뒤에 괄호로 영어권에서 쉽게 발음할 수 있는 발음부호를 첨가하여 바르게 읽는 법을 설명해 둘 것을 제안한다.

필자가 한 가지를 더 설명해 두고자 한다. 氣功은 자아수련을 목적으로 생각과 감정, 육체와 호흡을 통제하는 실용적 기술이다. 따라서 만약 극한상황을 견디는 육체적 수련에만 특별한 관심을 기울이면서 정신과 생각과 감각 수련에 몰입하지 않고 인격과 마음의 수련에는 별 관심을 두지 않는다면, 그것은 단지 일상적인 몸풀기 체조를 하거나 무술에 포함되어 있는 것들을 하는 것에 불과하다. 그것들은 氣功의 범주와는 상관이 없는 것이다.

TM이라 불리는 超覺靜坐(transcendental meditation)는 원래 인도 히말라야 산맥의 조그마한 마을에서 전해 내려온 건강유지법이다. 1950년대에 Mahalishi라는 물리학 교수가 그것을 발견하고 수련하였다. 1960년대 말에 이 기술이 Mahalishi의 주도하에 서유럽과 미국에 전파되었고 계속해서 스위스, 미국, 프랑스에 연구소가 설치되었다. 1970년도부터는 세계 43개국의 150개 대학, 연구소, 종합

병원에서 350건 이상의 학술적 실험이 9개 분야와 연관하여 실시되었다. Mahalishi는 최초로 智科學이란 통합된 기술을 실험에 사용하였다. 이 기술이 형태 면에서 신비하고 종교적인 색채를 띠고 있다는 것 말고는 超覺靜坐(TM)의 본질은 氣功의 한 종류라고 말할 수가 있다. 즉 TM의 기본적 수련지침, ECG나 신진대사 등 생리적 반응을 분석하는 것, 의료에 적용했을 때의 결과 등의 측면에서 볼 때 그렇다는 것이다. 그것은 動靜功의 일종에 속하는데, 動靜功에서는 靜功이 주를 이루면서 外氣를 발산하지도 않고 內氣의 순환을 강하게 하지도 않는다. 확언하건데 기공은 인체 생리학, 심리학 사회학에 유익한 고도의 과학적 산물이다. Mahalishi의 超覺靜坐에 대한 각국의 연구 결과와 방법들은 우리가 그것을 본보기로 삼아서 氣功 과학의 연구에 적용할 수가 있을 것이다.

3.3. 氣功 外氣, 內氣的 涵義初探[266]

氣功은 理想主義 교리인가? 氣功은 결국 하나의 종교적 신비에 불과한 것인가 아니면 허무맹랑한 기만술인가? 이 질문의 핵심은 결국 氣가 객관적으로 보아 정말 존재하는가 하는 문제와 같은 것이다. 따라서 이 문제를 조사하는 것이 氣功學의 첫째 관심사 중의 하나에 속한다. 이 질문은 氣功學이 현대적 의미의 자연과학으로 끌어올려질 수 있을 것인가, 또한 무엇이 현존하는 모든 생명체를 상호 연결해 주고 있는가 하는 것에 대한 근본적인 질문이다.

---

266) 謝煥章의 氣功的 科學基礎 1991:27-33.

이 책은 外氣의 제반 물리적 효과의 법칙성을 소개하는 연구서의 본보기이며, 氣功學이란 표현을 학술적으로 뒷받침할 수 있도록 氣功의 外氣가 존재함을 확실히 증명하려는 연구서이다.

우리가 만약 氣功을 다루고자 한다면 먼저 外氣와 內氣의 개념에 대한 문제를 먼저 따져 봐야 한다.

앞에서 언급한 바와 같이, 우리는 우리 중국민족의 氣功을 가지고 현대 서구 자연과학의 변화를 이끌고자 하고 있으므로, 우리는 우선 서구의 학술용어를 사용하여 氣功의 현상들을 연구하여 보다 쉽게 설명할 수가 있어야 한다. 우리는 서구의 자연과학계에 대해 그들이 이해할 수 있는 언어로 표현함으로써 氣功 현상의 연구에 대한 토의를 함에 있어 공평해져야 할 필요가 있다. 오늘날의 氣功에서는 고대 중국으로부터 내려오는 다양한 개념들로 구성되어 있는 매우 불명확하고 이해하기 어려운 전문용어들을 사용하고 있다. 따라서 그 표현하는 방법과 양상이 애매모호하고 현혹적이다. 이는 오늘날 氣功 연구에 대한 이해의 폭을 넓히기 위한 대중과의 접근을 방해할 뿐만 아니라 氣功의 영향력 행사를 어렵게 하고 氣功學과 다른 서구 자연과학 간의 대화와 소통도 어렵게 한다. 또한 결국에는 氣功을 증명하고 氣功 연구의 길을 열어 주는 다른 학문들의 지식들을 사용할 수 없게도 만든다. 낡은 전통 용어를 사용하는 것은 氣功을 통한 현대 과학의 변혁에도 전혀 도움이 못 된다. 우리의 고전적 언어는 5·4 운동[267] 이후부터 이미 일상용어로 바뀌

267) 1919년도 5·4 운동은 유교사상을 반대하는 학생들의 문학 혁명으로부터 시작되었으나, 서구 문명과의 불가피한 대립의 결과로 사회변혁으로까지 전개되었다.

었다. 우리는 氣功을 서방에 대중화시키고 고전적 전문용어를 현대화시키는 데 도움이 안 되는 것들을 보존할 필요가 없는 것이다.

예를 하나 들어 보자. 복합명사인 氣功에서 氣란 무엇인가? 어떤 사람들은 眞氣라고 하고 있고 다른 사람들은 元氣 또는 正氣 아니면 그냥 氣라고 하고 있다. 일본에서는 靈氣[268]라고도 한다.

이런 개념들을 현대 과학적으로 엄격하게 표현해 낸다는 것은 매우 어려운 일이다. 다시 말해서

眞氣나 元氣와 같은 단어들로 의학, 물리학 화학, 생물학과 같은 현대 과학에서 찾을 수 있는 의미가 무엇이란 말인가?

따라서 우리는 眞氣나 元氣의 개념을 설명하기 위해서 중국의 고전용어로 전해 내려오는 신비적인 개념들을 현대 과학에서 통용되는 개념과 언어로 대체하고 모든 사람들이 이해하기 쉬운 통상언어로 번역하지 않으면 안 된다. 그리고 또한 고대중국의 고전적 氣功으로부터 오늘날까지의 氣功 발전사를 연구하고 전통적 단어들의 본래 의미를 보전하며 氣功에 대한 고전적 원전에서 보물을 캐내는 학자들이 적다는 것도 문제이다.

氣功의 신비주의적 전문용어들을 일상용어로 번역하고 眞氣, 元

268) Shoo Gakkan 1977, Vol. :467: 靈氣는 중국어로는 lingqi로, 일본어로는 reiki로 발음된다. reiki를 직역하면, '질적인 형상이 없는 神氣' 또는 '精靈의 氣'로 번역되고, 한자의 靈을 해자하여 설명하면 비 아래에서 주술사의 입 3개가 주술을 하는 '비의 마법' 정도가 되는데, 중국전통의학이나 도교에서 말하는 靈의 의미는 '질적으로 표현되지 않는 精靈 상태'로 이해할 수 있다.

氣와 같은 단어들을 전달할 수 있는 현대 과학적 개념들을 찾는 것이 쉬운 일이 아니다. 이 책(氣功的 科學基礎)은 중요한 연구물이며, 氣功과 현대 과학의 통합을 조심스럽게 탐색해 보려는 것이다. 이 작업은 하루 만에 이루어질 수가 있는 것이 아니며 계속 보완되는 가운데 끊임없이 지속되는 과정이다.

이 책의 목적은 氣功 자체에 대한 공개토론은 물론 外氣와 內氣의 의미를 다각적으로 다듬어 봄으로써 이에 대한 건설적 논의를 확산시켜 보고자 하는 데 있다. 氣功 현상에 대한 지식을 계속 심화시켜 감으로써 氣功과 外氣, 內氣에 대한 설명을 개선 보완해 나가자는 데 있다.

우리가 氣功과 外氣, 內氣의 개념에 대해 논의하기 전에 우리는 인체의 현상에 대해 명확하게 인식을 하고 있어야 한다. 이것은 氣功과 外氣, 內氣의 의미를 연구하는 근본적인 출발점 내지 미래에 대한 희망과 이해에 관한 문제이다. 인간이란 무엇인가? 인간은 하나의 시스템이다. 의심할 여지없는 하나의 큰 시스템이다. 인체는 본질에 있어서 하나의 강력하고 기묘한 시스템이다.

생명을 '생물학적 분자들의 존재형태'[269]로 이해하는 사람들도 있다. 이것은 생명을 생물학적 견지에서 설명하고 있는 것이다. 인류에게 있어서는 생명을 두 가지 범주로 나누어 말한다.

생물학적인 삶(生)과 인간의 운명으로서의 삶(命)이 그것이다. 생

---

269) 生物大分子的存在方式.

물학적으로 인간의 생명은 포유류의 유인원과 영장류의 발전된 형태로 규정할 수가 있다. 그러나 인간의 생명은 하나의 사회에 소속되어 있는 지능을 가진 實體이다. 그래서 우리는 먼저 인간에 대해 이야기하고 그 다음에 인격에 대해 말한다. 어떤 이들은 '인간을 자아를 인식하는 실체'라고 규정하기도 하고 있다. 자아에 대한 인식의 형태로 인류적 영장류와 비인류적 영장류를 구분하는데, 이는 정자와 난자 간의 수태 방식, 태아의 상태, 뇌사상태 등과 관련하여 구분된다. 그 이유는 삶의 기간 동안에 자아에 대한 인식을 불러일으키는 것이 단지 인체밖에는 없기 때문이다. 생물학적인 생명은 생물학자들이 생명이라고 표현하는 인간의 삶이 전개되게 할 수가 있다. 氣功에서 특별히 중요한 역할을 하는 것이 바로 '자아에 대한 인식'이다.

우주는 총체적으로는 하나의 물질적, 에너지적(能量), 정보적(信息) 체계이다.[270] 인간은 (우주와 같은) 그러한 종류[271]로서 육체 내에서의 정보전달이 굉장히 중요하다. 물질과 에너지만으로는 인체를 형성하는 데 충분치가 않다. 그런 측면에서 정보는 물질과 에너지가 인체를 형성하는 청사진과 같은 것이라 말할 수가 있다. 인체 내에서 물질요소의 복제생산, 반응과정의 조절, 신진대사와 같은 생명유지 기능에 필요한 정보는 매우 중요하다. 인체의 의식은 하나의 '생명활동의 정보처리과정'[272]이다. 인체에 존재하는 정보

270) 物質은 고전적 의미에서의 精, 에너지인 能量은 神, 정보인 信息은 氣로 대비시켜 볼 수가 있다.

271) 인체 내부의 현상과 자연의 외부현상들이 서로 상응하는 개념으로, 陰陽五行論에 기초하고 있으며, 특히 宋代 이후부터는 運氣治療法으로 그 절정을 이룸.

272) 信息活動過程.

는 매우 다양하므로 인체는 고도로 조직된 그 무엇이다. 오로지 정보의 활동으로 인해 인체는 비로소 자기조직화, 자기통제, 자기쇄신 등의 능력을 갖게 되는 것이다.

따라서 우리는 인간이란 模型에 대해 종합적으로 이런 정도까지는 말할 수 있을 것이다.

> 사람은 물질과 물리적 에너지와 정보로 이루어진 시스템이다. 그 시스템은 하나의 복잡하고 거대한 개방체계로서, 有機體的 전기, 자기, 소리, 광선, 열을 가지고 있다. 이 개방체계는 인간 육체의 有機體 場이며, 자아의식을 가지고 고도로 조직화된 살아 있는 실체로서 자기조직화, 자기통제, 자기쇄신 능력을 가지고 있다. 우리는 이미 19세기에 물질이 두 가지 실존형태를 가지고 있음을 알게 되었다. 즉 그 하나는 단단한 몸체의 '物質的 實體'이고 다른 하나는 '物質的 場'이다.

인간도 역시 이런 종류에 속한다. 인간은 인간 형태의 生物場인 동시에 외형적 실체이다. 그것은 인간적 模型이 내포하고 있는 모든 것에 해당된다. 이 인간적 모델은 수학적으로 (계산할 수 있는) 模型이 아니며 (정신적 의식을 가지고 있으므로) 물리적 模型으로도 표현될 수가 없다. 그래서 우리는 이것을 단순히 '인간적 模型'이라고 표현할 수가 있다.

위에서 '인간적 模型'이라고 말한 것은 보통사람들에 대한 설명이다. 그러나 氣功의 鍊丹術을 습득하여 氣功 상태에 몰입할 수 있는 사람들에 대해서는 이렇게 말할 수가 있다. 그들은 의식과 정신과 생각의 융합에 몰입할 수 있어서, 주관적 운동을 할 수 있는 천부적 소질을 전개하여 유기체적 전기, 자기작용 등등에 영향을 미쳐서 육체적 조절능력을 강화하고 의식의 자기통제능력을 강화한다. 따라서 氣功術士와 보통인간 간에는 그 모형에 차이가 있으므로 기공술사를 다음과 같이 정의할 수 있지 않을까?

> 氣功術士는 물질과 에너지와 정보로 구성된 하나의 큰 개방체계로서 일정 단계에서부터는 생각으로 유기체적 전기, 자기, 광선, 열 등에 영향을 미치고 그것을 이용할 수가 있다. 일정한 조건하에서 그는 생각으로 살아 있는 실체인 육체와 인체의 生物場에 영향을 미쳐 질서조절능력과 의식의 조직화, 자기통제, 자기쇄신의 능력을 갖는다.

위에 서술된 보통인간과 기공술사의 모형 정의는 아마도 그 함의가 충분치 못하여 수정 보완이 더 필요할 것이다. 그러나 필자의 의견으로는 적절한 정의나 표현들은 그 본질을 완전하게 파헤칠 수 있을 뿐만 아니라 다른 사람들이 논리적으로 이해하는 데 도움을 줄 수도 있어야 한다.

인간 육체를 이해하는 근본적인 관점을 해결하고 나면 氣功에 있어서의 外氣와 內氣가 무엇인가에 대해 생각을 할 수가 있다.

氣의 개념에 대해서는 그 표현이 매우 다양하다. 이미 거론된 眞氣, 元氣, 正氣, 神氣 등과 같은 개념 이외에도 '육체의 에센스'[273]란 표현도 있다. 독일에서는 그것을 '분산하는 에너지'[274]라고 하는 사람[275]도 있다. 영국인 중국학 학자 Li Yuejin[276]는 物質能量(material

---

273) 精微物質.

274) 構形能量(configurational energy).

275) 중국학 학자 M. Porkert를 지칭하는 것으로 보임.

276) Josef Needham을 지칭하는 것으로 보임.

energy)이라고도 하고 있다. 氣에 대한 해석은 전반적으로 상반되기도 하고 아주 천차만별이다. 어떤 현대 과학적 관점에서 氣의 구조와 기본적 특성을 연구할 것인가 하는 문제가 긴박하고 중차대한 연구과제이다.

氣功에서의 氣는 일종의 질적인 것인가 아니면 결국 물질인 것인가? 그것은 에너지인가 아니면 어떤 다른 것인가? 우리는 우선 外氣에 대해 알아보자. 오늘날까지 연구된 外氣의 설명의 도구들은 다음과 같다.

'低頻張落調制的 紅外輻射 (흡수한 저주파 적외선)'
'低頻磁信息 (저주파 磁氣 정보)'
'微粒流信號 (정미한 신호의 흐름)'
'次聲 (초음파)'
'生物離子流 (생물이온 흐름)'
'可見光效應' (가시광선효과)
'超微弱發光效應' (미약한 광선의 효과)

이 가운데에서도 가장 자주 언급되는 것은 '저주파 적외선의 흡수효과'이다. 氣功術士 林厚省과 趙光의 손바닥에서 발산되는 광선은 환부에 생리적 치료효과를 유발하는 저주파 적외선의 효과를 불러일으키는 外氣를 함유하고 있다. 기공술사의 能量(에너지)이 주도적으로 外氣의 효과를 불러일으켰을까 아니면 다른 어떤 것이 그런 효과를 불러일으켰을까? 氣功術士가 환자를 치료하는 데 外氣를 사용한다고 말하는 사람들도 있다. 이는 '電熱照射器로 물리치료 하는 것'[277]과 같이 환부에 적외선 열을 잠시 조사하는 것과 같다.

그림 1[278] 인체의 물리적 실체로서의 기(양손 사이의 열전도)

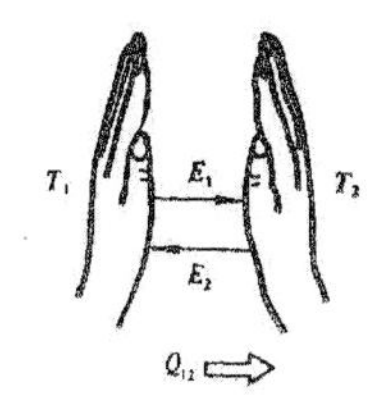

氣功術士들이 발산하는 外氣 중에는 실제로 적외선 온열파장이 있기는 하지만, 엄격한 실험 결과에 따르면 氣功術士들이 발산하는 外氣 중에 존재하는 적외선 온열의 에너지양은 수 마이크로 와트의 아주 적은 양인 데 반해, 물리치료에서 사용하는 적외선 온열기의 에너지양은 최소 수십 와트에서 수천 와트에까지 달하고 있다. 마이크로 와트와 수천 와트 사이에는 양적으로 많은 차이가 존재한다. 즉 氣功術士가 발산하는 적외선 온열 에너지는 매우 적다. 그럼에도 氣功의 치유효과는 강력한 에너지로 발산하는 물리치료용 적외선 온열기의 효과보다 훨씬 크다. 여기에서 알 수 있는 것은 온열 에너지가 氣功의 外氣로 작용하는 치유효과의 핵심요소가 아니라는 점이다. 그렇다면 치유효과가 있는 氣功의 外氣의 잠재력은 무엇이란 말인가. 이 물음에 답하려면 인체조직에 대한 보다 깊은 자연과학적 연구가 필요하다고 단언할 수가 있다. 그런데 다음에 설명하는 내용들은 우리들에게 매우 혁신적으로 다가온다.

'次聲(초음파)'은 아주 낮은 저주파로서 인간의 귀는 감지할 수

277) 理療烤電.

278) 謝煥章 1991:343.

가 없다. 그 에너지 발산량도 매우 낮다. 그러나 모든 초음파는 인체의 내장을 손상시키거나 생명에 지장을 줄 수도 있다는 것은 의심할 수 없는 사실이다. 게다가 초음파 무기를 개발하고 있는 나라까지도 있다. 어떻게 아주 약한 에너지가 그렇게 큰 손상을 불러일으킬 수가 있을까 하는 문제는 보다 심층적인 연구를 필요로 하는 기능적인 문제이다. 이 현상은 초음파의 저주파적 특성과 이로 인해 인체 조직에서 발생하는 일종의 공명현상과 관계가 있다. 다시 말해서 초음파가 작용하는 근본적 요소는 파장의 특성에 있는 것이지 그 에너지에 있는 것이 아니다. 이와 유사하게 氣功의 外氣에서 발산하는 적외선 온열 에너지에 의한 생리적 치유 효과는 열선의 파장이 의미가 있는 부분이다. 氣功術士가 아닌 보통 사람의 손바닥에서 발산되는 적외선은 별다른 파장적 특성이 나타나지 않고 있고, 생리적 치유효과도 없다는 것이 실험을 통해 밝혀진 바가 있다. 바로 이 파장의 곡선적 특성이 정보(信息)를 함유하고 있는데, 그 정보는 氣功의 상태에 있는 생체조직에서 발산되는 것으로서 다른 사람의 인체에 침투, 흡수되어 모종의 공명현상을 불러일으켜 그것으로 생리적 치유효과를 발휘한다. 하나의 생체조직에서 다른 생체조직으로 전도되어 살아 있는 육체에 전달되고, 변환되고, 저장되는 이 정보(信息)를 우리는 생명정보(生活信息)라 표현할 수가 있다.

이상의 내용들을 종합해 보면, 기공의 外氣가 갖고 있는 의미를 다음과 같이 요약할 수가 있다.

> 外氣는 사람의 육체에서 발산되며, 생각으로 영향을 미칠 수도 있

고, 생명정보를 전달하는 하나의 에너지운반체(能量載體)이다.

이것의 가장 중요한 요소는 생명정보를 운반한다는 것이다. 정보의 운반이나 변환에는 媒介體나 운반체가 필요하다. 적외선이나 초음파는 물론 精微物質의 흐름이나 전기 전자파는 모두 정보를 나를 수 있는 운반체가 될 수 있다. 이 운반체의 물리적 실체는 항상 에너지이다. 반면에 정보는 에너지에 침투하여 전도와 변화의 과정에 몰입한다. 예를 들어 ECG는 심장의 기능 정보의 전기적 박동과 변환을 끌어들여 도표로 나타내는 그림이다. 전기적 박동과 변환은 정보를 함유하고 전달하는 에너지 운반체이다. 큰 에너지도 물론 정보를 함유하고 전달할 수가 있고 아주 미세한 에너지도 정보를 함유하고 전달할 수가 있다. 특히 주목할 것은 조직의 생명정보를 전달하는 언어는 아주 미세한 에너지만을 필요로 한다는 것이다. ECG의 전기 박동 에너지 용량도 역시 아주 미세하다. 그러나 T－파장의 전환과 Q－파장의 진폭을 이루려면 인체의 생명을 필요로 한다. 미세한 에너지가 중요한 정보를 지니고 있다. 속담에 禮輕人情重 이란 말이 있다. 즉 섬세한 행동거지에 대부분의 사람 감정이 실려 있다는 그런 의미와 같은 것이다.

결론적으로 인체가 氣功의 外氣를 흡수할 때 일어나는 생리적 치유 반응에 있어서 가장 중요한 것은 信息(정보)이지 能量(에너지)이 아니다. 그러나 정보는 아무것에도 의존하지 않고는 더 이상 전달될 수가 없으므로 변환의 과정에 도달하기 위해서는 물질과 에너지의 도움을 필요로 한다. 氣功의 外氣에 함유되어 있는 미세한 에너지가 생명정보를 운반하고 전달하는 운반체를 형성하면서 존재한다. 이런 의미에서 氣功의 外氣는 물질, 에너지, 정보의 총체라고 할 수가 있다.

氣功의 外氣에서 가장 중요한 것은 생명정보를 운반하는 것이기 때문에 영어로는 "energy carrier transporting life informations"로 번역하고자 한다.

氣功의 內氣는 다음과 같이 표현할 수가 있지 않을까. 內氣는 인체의 내부이며, 이것은 생각으로 조정될 수 있으며, 생체기관으로 하여금 '질서 있게 변화하는 정보의 파동'[279]을 일으키게 한다.

질서 정연한 변화와 정보 사이에는 긴밀한 관계가 있다. 정보의 단위들은 무질서 상태와는 상반된 관계에 있고 질서상태와는 직접적 연관이 있다.

인체 기능의 정상적 작동과 건강 상태의 안정성은 개개의 작은 기관과 각각의 조직들과 전체적 체계가 구조적 내지 기능적으로 질서적 특성에 의해 정상적으로 유지되느냐에 달려 있다. 만약 어느 날 질서상태가 저하되면 인체의 기관과 조직들의 기능이 혼란에 빠져 조절기능을 상실하고 인체의 평형이 깨지게 되는데, 이때 氣功術士가 생명정보를 발산하여 정보를 입력시키고 정보의 전달체계를 연결한다. 그 결과로 인체의 질서 수준이 향상되어 건강을 유지하고 질병을 치료하는 목적을 달성하게 되는 것이다.

氣功의 內氣와 外氣는 상호 전환되기도 하고 홀로 변환하기도

279) 有序化的 信息波動.

하면서 상호간에 영향을 미치기도 한다.

氣功의 內氣가 중요한 점은 그것이 질서 유발효과를 불러일으킬 수 있는 정보적 파장운동을 한다는 것이다. 따라서 우리가 內氣를 영어로 번역한다면 "Informational wave motion producing ordering effect"라고 할 수가 있다.

氣功의 內氣와 外氣를 정보적 파장운동으로 설명하는 것은 중국전통의학 이론에서의 氣에 대한 이해와 일치된다. 중국전통의학에서의 氣 역시 전도, 전환, 축적할 수 있는 것으로 이해되고 있다. 이들은 정보처리과정에서의 특성을 공유하고 있고, 동일한 기초 위에 바탕을 두고 있다. 氣功 상태에서는 생각의 신경적 움직임을 이용하여 정보를 생산하고, 정보적 파장운동에서 얻어지는 유기적 소우주체의 구조를 이용한다. 이 점에 대해서도 역시 심도 있는 연구를 필요로 하고 있다.

결론적으로 氣功의 內氣와 外氣의 속성을 연구하는 것은 그야말로 복잡하다. 이것은 물질과 정신과, 뇌와 의식이라는 큰 문제와 관련되어 있다. 일부 실험에서는 外氣가 다소의 효과가 있음이 밝혀졌지만 氣에 대한 연구가 별로 없어 앞으로 보다 엄격한 실험을 통해 심도 있게 연구가 전개되어야 할 것이다.

그림 2[280] 물리 법칙과 外氣 현상의 대비

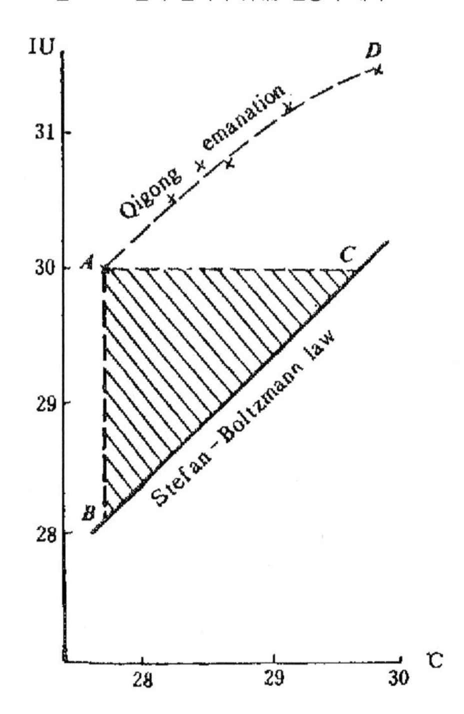

280) 謝煥章 1991:242.

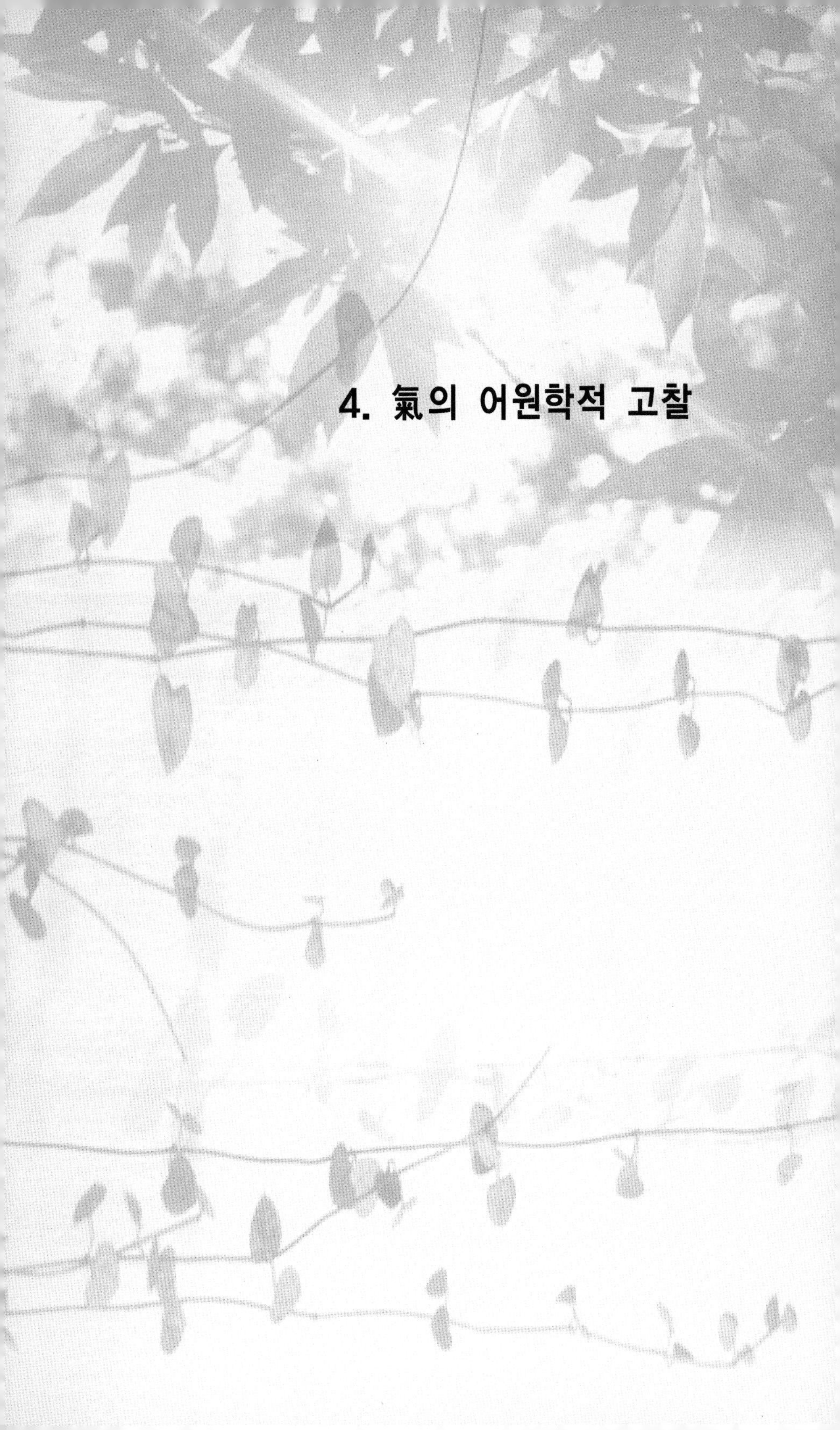

4. 氣의 어원학적 고찰

氣 개념을 완전히 이해하기 위해서는 이 문자의 기원에 대해 가능한 한 최초의 출처까지 추적해 보아야 한다. 중국어 문자의 기원을 찾아보는 것은 다행히도 중국인 학자들 자신이 서력기원 전후부터 만들어 놓은 어원 연구서가 있어서 오늘날 우리들이 중국 언어의 발단까지 들여다볼 수가 있을 만큼 잘되어 있다. 중국의 역사기록에 나오는 氣라는 문자에 대해 Harvard-Indices에서도 찾아볼 수가 있지만, 중국의 다양한 어원학 사전에서도 찾아볼 수가 있다. 가장 오래되고 유명한 사전은 『說文解字』로서 後漢의 학자 許愼(서기 30~124)이 편찬한 것으로 그 서문이 서기 121년에 작성되었다. 총 541개의 상형문자를 담고 있는 이 사전에 氣라는 문자는 '米' 部에 나열되어 있다. 氣를 '米' 部에 나열하기는 丁福保(1874~1952)의 『說文解字詁林』에서도 마찬가지인데, 丁福保는 정좌기공법에 대한 책 『靜坐法精義』를 저술하기도 하였다. 『說文解字詁林』은 19세기까지 오는 동안 『說文解字』에 대해 가해진 중요한 논평들을 참고하여 만들었기 때문에 설문해자의 증보판이라고 할 수가 있다. 丁福保는 그의 저서에 어원학적이 아닌 연구서들의 내용들도 포함시켰으며, 氣의 개념에 대해서도 어원이 아닌 내용과 연관시켜 설명하였다. 이 역사적인 연구서는 중국 언어의 시대별 의미를 잘 반영해 주고 있는 어원학적 지식의 증거물들이다. 필자가 『說文解字詁林』을 선택한 것은 한 문자에 대한 어문학적 발달사와 더불어 그 문자와 연관된 실제의 내용들까지도 살펴볼 수가

있었기 때문이다. 여기에서 필자는 氣라는 문자에 대한 해석의 차이와 개념의 범위에 대한 연구자들 간의 미세한 불일치를 발견할 수가 있었다. 氣라는 문자의 해석에 대한 서기 1세기부터 오늘날까지의 변천사가 출처 속에 확연이 드러나 있는데, 즉 氣라는 문자가 오늘날의 사전에는 더 이상 '米' 部에 나열되지 않고 气 부에 나열되어 있다.[281] 簡體字 사전에는 气라는 상형문자로 표현되고 있어 그 의미를 气에서밖에 찾을 수가 없다.[282]

氣라는 문자는 모든 어원학 사전에는 구름의 형성과 공기층의 이동을 연관시키고 있다.

4.1. 중국 백과사전에서의 氣 개념의 테마별 분류방식

중국 백과사전에서의 氣 개념 분류는 氣가 일반상식 선에서 내포하고 있는 전반적인 의미를 알아볼 수 있는 지침서가 되고 있다. 백과사전인 『類書』는 오랜 역사를 지닌 책으로 그 당시 학문의 거울이다.[283] 개개의 낱말들에 대한 설명들을 연대순으로 조사해 봄으로써 이들 낱말들의 의미의 변천사를 발견할 수가 있다. 필자는 앞에서 『說文解字詁林』의 내용을 근거로 氣 개념의 어원학적 발전사를 조사하여 해석상의 큰 변동이 있어 왔음을 발견할 수가 있

---

281) ZW 17434: NP 2753.

282) XHDCD 636.

283) 중국백과사전의 역사에 대해 Bauer 1966:665-695 참조 & ICOCL 1986:526-529.

었다.[284] 중국 언어의 근원을 찾아보고자 하는 중국의 이 어원학적 연구서적들은 중국의 백과사전류들의 설명들과는 대조를 이룬다. 백과사전류는 그 당시 세계관적 관점에서 본 각 낱말들의 일반적 의미를 설명하고 있다. 독일어로 백과사전에 해당하는 『類書』의 의미는 '논제별 해설서'란 뜻으로 번역할 수가 있다. 따라서 중국의 백과사전은 1795년 출간된 D'Alambert 사전과 같은 서양의 사전류와는 똑같이 비교할 수가 없는데, 중국에서의 테마 선정은 세계관적으로 다른 기준에서 이루어지기 때문이다. 이런 이유에서 모든 전문용어가 반드시 모든 백과사전에 동일하게 등장하는 것은 아니다. 氣라는 개념도 예외는 아니어서 중국의 주요 백과사전 중의 적지 않는 부분에서 누락되어 있다.[285] 氣라는 개념이 비록 백과사전의 낱말로는 수록되지 않았다 하더라도 해설하는 문장 속에서 일정한 역할을 하고 있다는 것은 당연히 전제하여야 한다. 『說文解字』 유의 어원학적 사전 외에 6세기 이전까지의 백과사전에서는 필자는 氣라는 개념에 대한 설명을 발견할 수가 없었다. 6세기 虞世南(서기 558~638)의 『北堂書鈔』 제151장, <氣篇>으로 최초로 등장한다. 이 부분은 주제상으로 天部의 내용 중 천기현상을 서술하는 부분에 속한다. 여기에서 氣는 증기, 안개, 비, 바람과 같은 하나의 자연현상으로 취급되고 있다. 그 내용은 5세기까지 孔子와 老子의 문헌에 나오는 氣에 대한 일반적인 의미들이다. 여기에서 색깔을 五行論에 따라 구분하고 있는데, 老子 문헌에 따른 색

---

284) 번역자는 氣와 气에 대한 說文解字詁林의 내용부분을 번역에서 제외하였음.

285) 氣의 설명이 포함되어 있지 않는 중국의 백과사전류는 다음과 같다.
爾雅(서기전 2세기), 風俗通(劉嚮저: 서기전 97~2), 白虎通德論 (班固저: 서기 32~92), 廣雅(張揖저: 5세기), 藝文類聚(歐陽詢저: 557~641), 初學記(徐堅저: 659~729), 白氏六帖事類集(白居易저: 772~846), 通典(杜佑저: 735~812), 册府元龜(1013년 편찬), 事物紀原(高承저: 11세기), 淵鑑類函(17세기).

깔의 분류에 대해서도 언급하고 있다. 즉 전통적인 五行論的 구분과 달리 '보라색 氣'나 '주황색 氣'도 등장한다. 여기에서 말하는 氣의 개념은 대략 다음과 같다. 氣는 자연의 계통적 상관관계에 의해 인체 내에서도 작용을 하고 있는 자연의 현상이다. 이런 이유에서 인간의 감정들이 기후변화로부터 기인하는 하늘의 제 현상들에 의해 좌우된다. 전반적으로 매우 혼잡스러운 해설의 내용들을 간추려 보면 氣는 처음에는 '본체론적 氣'였던 것이, 다음에는 '자연에서 작용하는 氣'가 되었다가(색깔이나 열 현상과 같은 형태), 종래에는 '인체에서 작용하는 氣'(생리적 내지 심리적으로 작용하는 氣)로 설명되고 있다.

李昉(서기 925~996)이 편찬한 『太平御覽』에는 꽤 많은 내용이 氣에 대해 서술되어 있다. 여기에서 氣는 '자연에서 작용하는 氣'로서 주로 前兆의 의미를 부여받는다.[286] 예를 들어 저녁노을과 같은 하늘의 색깔은 전문가에 의해 그 의미가 해석되는 氣 현상으로 보고 있기 때문이다. 『太平御覽』[287]에는 氣 개념이 화복의 징조를 설명하는 장에 수록되어 있다. 여기에서 어느 특정한 물리적 氣 현상의 증명력은 비슷한 氣 현상이 나타났던 역사적 사건들과 연관지어져 설명되고 있다. 그렇지만 氣 현상으로서의 색깔에 대한 분류는 그것이 행운의 징조인지 불행의 징조인지는 불분명하다. 즉 하나의 붉은 기운이 행운을 가져올 수도 불행을 가져올 수도 있으며 다른 색깔들도 마찬가지이다. 이 백과사전에는 또한 하늘의 현

286) Hulsewé 1979.

287) 太平御覽에는 白氣(877. Juan:3810ab), 赤氣(877. Juan:3810b-3811a), 黑氣(877. Juan: 3811ab.4), 氣(872. Juan:3784; 15. Juan:197ab-199b)의 출현이란 단어들이 나옴.

상에 관한 부분에서 자연현상으로서의 氣에 대한 견해를 설명하고 있다.

宋代 백과사전인 『通志』[288]에서는 气를 단순히 문자들의 분류 기준으로만 간주하고 있다. 즉 六書略一[289] 부분에서 气는 象形文字의 성격을 갖는 문자로서의 한 부류로 소개되고 있다.

禦覽과 같은 공식 백과사전이나 언어학 사전들과는 달리 宋代 작품인 『類說』과 같은 道家 백과사전에서는 氣가 오로지 양생술과만 연관되어 있다.[290] 여기에는 정신의 원천으로 보는 神氣 개념 속에 심리적 측면과 호흡의 의미 속에 생리적 측면을 내포하고 있다.

宋代 백과사전인 『記纂淵海』[291] 속에는 氣가 道家書인 元氣論의 창조과정 중에 나타나는 본체론적 실체로 서술되어 있다. 실체로서의 元氣는 <混元部>[292]의 元氣 편에서 논하고 있다. <混元部>에는 태극, 창조, 陰陽 편이 함께 포함되어 있는데 여기에서 氣는 태극이나 陰陽과 동등한 위치 내지는 그에 선행하는 개념으로서의 창조적 실체로 간주되고 있다.

13세기 백과사전인 馬端臨의 『文獻通考』[293]와 王應麟(1223～

---

288) ZW 39739.55 通志 六書略一 490b.

289) 六書는 象形文字, 指事文字, 會意文字, 形聲文字, 假借文字, 轉注文字의 6가지임.

290) 類說 3210－3218.

291) ZW 36054.63.

292) 記纂淵海 1. Juan 131－137.

293) 文獻通考에는 十輝(태양 광선의 10가지 氣: 281. Juan:2236a－2237b), 雲氣(281. Juan, 2236a) 雜氣(281. Juan: 2237b－2238a)라는 표현이 있음.

1296)의 『玉海』에서는 모든 것 위에 군림하는 자연의 현상적 발현으로서 인간의 일상생활에 지대한 영향력을 갖는 氣의 광범위한 의미를 느껴 볼 수가 있다. 『文獻通考』에서 氣는 성신을 관찰하여 미래를 예측하는 도구가 되는데, 미래의 사건을 예측하고 국정의 결정도구로서 구름과 十輝(태양 광선의 10가지 氣)는 물론 적진 위에 형성된 안개까지도 동원된다.

『玉海』에서는 사계절이 바뀔 때마다 새로운 계절의 氣를 맞아들이기(迎氣) 위해 거행하는 축제와 퇴마의식에 대해 서술하고 있다.[294)]

明代 백과사전인 徐元太[295)] 편찬의 『喩林』에는 氣를 형체에 대칭되는 본체론적 실체로서 창조의 필수요소로 간주하고 있다.[296)]

3,000여 학자들의 참여하에 解縉(1369～1455)이 편찬한 거대한 백과사전인 『永樂大典』에는 氣가 겨우 道家의 양생법과 연관되어 기술되어 있을 뿐인데, 특별히 精(육체의 에센스)과 氣의 관계 내지 神과 氣의 관계에 대한 설명이 부각되어 있다.[297)]

1736년 何焯 등이 편찬한 『駢字類編』에는 氣가 순수한 하늘의 현상으로 보는 측면에서만 기술되어 있다.[298)]

---

294) 迎氣: 玉海 12 Juan:19a－24a.

295) ZW 4109.11.

296) 喩林에는 形氣(1. Juan:112－118)라는 표현이 나옴.

297) 永樂大典 2949. Juan & 8526. Juan.

298) 駢字類編 2. Juan: 6－7 (天氣).

明代에는 일반 백과사전류 외에 각 분야의 전문 참고서들도 발간되었다. 의학사전의 경우 氣 개념은 주로 運氣에 의한 치유형태와 연관되어 나타나고 있다. 대표적인 예로 1556년 徐春甫가 편찬 출간한 『古今醫統達全』[299]을 들 수 있다. 1589년 자유치유사인 王肯堂(1549~1613)이 저술한 『證治純繩』[300]에서 氣의 개념이 독특한 의미를 갖게 되는데, 그는 인체 내에서의 氣의 병리 현상을 다루는 부분에서 기침이나 천식과 같은 호흡곤란, 가래 생성 등 각종 장애를 인체 내 氣의 축적으로 설명하고 있다.

淸代의 의학사전에서는 氣를 분석적으로 분류하고 있다. 그중의 하나가 1670년 張志忠(1619~1674)이 저술한 『侶山唐 類辯』이다.[301] 이 사전에는 氣를 血, 腎臟, 三焦와 함께 육체의 기본요소로 간주하고 있다. 淸代 말 자연치유사 周學海(1856~1906)는 『分類醫學菁華』[302]에서 또 다른 분류법을 시도하고 있는데, 그는 여기서 氣를 血과 精과 神과의 직접적인 관계에서 생물학적 생명의 기본 요소로 보고 있다.

대백과사전인 『欽定古今圖書集成』에 이르러 氣 개념이 주로 宋代 성리학적 견지에서 서술되어 있는데, 氣가 理氣二元論의 틀 안에서 주로 물질적인 요소로 간주되고 있다. 여기에서도 氣의 본체론적 의미가 강조되고는 있지만, 氣는 이제 더 이상 가시적 세계의 모든 것을 주관하는 요소는 아니다. 그 이유는 氣는 이미 11세기부

299) 古今醫統達全 5. Juan (運氣易覽).

300) 證治純繩 5. Juan: 767.120b - 147a (諸氣門).

301) 侶山唐 類辯: 3 - 5 (辯氣).

302) 分類醫學菁華 1. Juan: 1 - 6 (證治總論)에서 氣血精神論을 논함.

터는 자신의 본체론 내지 발생학적 기능의 상당 부분을 새로운 본체론적 요소인 理에게 잃어버렸기 때문이다.[303] 게다가 이 책에서는 氣가 養生書에서의 일원론적 의미를 가지는, 그리고 생명작용을 하는 유일한 실체로 서술되어 있다.[304]

20세기 말엽의 중국의 현대 백과사전에는 氣에 대한 견해가 둘로 나뉜다. 그 하나는 관념론적인 것으로서 Ernst Haeckel과 Wilhelm Ostwald의 일원론적 활력설과 유사하게 氣를 세계만상의 중심에 두고 있다. 이 견해는 1982년 편찬된 『中華百科全書』에서 볼 수 있듯이 주로 대만의 백과사전에 잘 나와 있다. 여기에서 氣는 물리학적 의미에서는 기체 내지 기후의 현상을 표현하고 있고, 철학적 의미에서는 가시적 내지 불가시적인 우주의 통일적 현상으로서 작용하는 것이다. 氣가 단독으로 존재하면서 다양한 창조적 기능을 수행하는 것을 의미하는 '一活(單一性의 활동)'이라고 표현되고 있는데, 이때 氣는 정신적이면서도 물질적인 측면을 갖고 있다. 이 백과사전의 저자들은 氣를 통일에너지인 能量이라 표현하고 있으며, 이 能量은 우주에 가득 차 있으며 형태가 없는 구조적 원리로 나타날 수 있다.

대만에서의 견해와는 달리 중국 백과사전에 나타나는 氣에 대한 공식적인 견해는 창조의 기능을 갖는 순수한 물질주의적 개념이다.

303) 欽定古今圖書集成에는 二氣(10.Juan: 理學彙編學行典:94c－95a), 理氣(10. Juan: 理學彙編學行典:79a－80c), 理氣 10. Juan: 理學彙編學行典:83c), 理氣部紀事(12. Juan: 理學彙編學行典:103a－106c)를 논하고 있음.

304) 欽定古今圖書集成에는 氣賦(12. Juan: 理學彙編學行典:99a－99b), 氣賦(12. Juan: 理學彙編學行典:98b), 受形(109. Juan 明論編人事典: 1173b), 雜論理氣(10. Juan: 理學彙編學行典:95a－97a)를 논하고 있음.

생물학적 소재 차원에서의 최종 산물의 하나가 인간의 의식인데, 그 의식의 도덕적 가치는 생물학적 기능들의 품질에 전적으로 달려 있다. 앞에 언급한 '에너지학적 소재' 내지 '영혼이 깃든 소재'로서의 氣와는 달리 중국에서는 물리학적 실체로 설명하려고 하고 있다. 이 이론은 이미 고대 중국철학자들이 이론적으로 주장한 바 있는데, 현대 자연과학의 엄격한 조건하에서 과학적으로 검증되기만을 고대하고 있다. 1987년에 출간된 『中國大百科全書』[305]와 1990년에 출간된 『中國思想玉匱』[306]에 이러한 내용들이 뚜렷하게 나타나 있다. 이 사전에서 氣는 더 이상 철학적인 문제가 아니라 자연과학적 현상이며 실험적 연구로 규정해 낼 수가 있고 물리적으로 설명될 수가 있는 것이다. 『中國思想玉匱』에는 氣 科學으로서의 氣를 심리학 및 자연과학과 긴밀히 연관시키고 있으며, 같은 범주로서 다루고 있다. 더 나아가서는 氣는 의학이란 키워드로 찾아볼 수 있는 전통적 養生書들을 장황하게 설명하는 주된 테마이며, 그 내용은 현대 氣功書들의 주장들과 일치하고 있다.

---

305) 中國大百科全書 Vol. I :680.

306) 中國思想玉匱에는 氣理心(論哲學篇:1505a－1526b), 養生(論科學篇:2399a－2413b)을 논하고 있음.

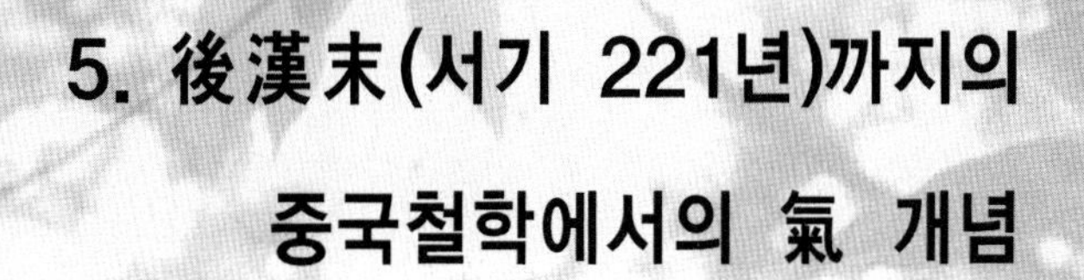

5. 後漢末(서기 221년)까지의 중국철학에서의 氣 개념

중국철학은 내용적으로 문자들이 내포하고 있는 함의 및 그 어원과 매우 밀접한 관계를 가지고 있다. 철학적 신사조는 흔히 옛 글자나 상형문자를 재해석하는 형식으로 나타난다. 즉 기존의 전통적 의미로는 이미 그 시대가 당면한 문화, 사회적 요구를 충족시키지 못하는 문자들을 재해석해 내는 형태이다. 이런 이유로 인해 한 시대의 비중 있는 철학자들은 동시에 경서나 고문의 주요 해설자이기도 하였다. 문자들이 오늘날까지 총체적인 고전적 의미를 그대로 유지하여 왔지만, 그 문자들의 뒤에 내포되어 있는 사상적 내지 세계관적 개념들은 시대와 사안에 따라 다르게 변화되어 왔다. 철학적 체계들의 핵심이 되는 문자나 개념들은 그것과 연관된 문장의 종류에 따라서 또는 그것을 읽는 독자의 의향에 따라 좌우되는 다양한 연상들을 불러일으킨다. 동일한 문장이 그렇게 다양하게 변천되어 온 가장 대표적인 사례는 宋代(960~1127)의 새로운 유학에서부터 淸代(1644~1912) 말까지 이어 온 여러 발전의 단계들이 보여주고 있다. 이 변화는 학문의 합리성을 주장한 朱熹(1130~1200)의 철학으로부터 시작되었다. 朱熹의 해석들은 明代 王陽明(1472~1529)의 견해로 대치되었는데, 그는 동일한 문헌적 출처에서 주관적 개인주의 방식의 이론을 도출하였다. 明代의 주관적 개인주의(陽明學)는 淸代 顧炎武(1613~1682)와 같은 학자들로 대변되는 고증학으로의 완전한 전환으로 이어졌다. 고대의 원전들이 언어적으로는 표현 방법상에 약간의 변화만 있었던 반면, 그 내용의 해석은 시대 상황에 알맞게 특유하게 변하였다고 말할 수가 있다. 문자의 함의가 이런 방식으로 계속 확대되어 왔고, 여러 세대에 걸친 다양한 해석들을 논리적으로 연계시킴으로써 그 의미가 발전적으로 확대되었다. 오늘날 중국의 자연과학적 연구행태가 이러한 현상을 극명하게 보여주고 있다. 그 과정에서 예를 들어, 一元論的이며 그들의 해석으로는 유물론적이기도 한 宋代 張載(1020～1078)의 氣 철학과 같은 역사적, 정신사적 문화유산이 마르크스, 엥겔스의 유물사관과 과학적 사회주의와 같은 서구의 산업사회 질서, 그리고 중국문화의 특유성, 모택동주의와 함께 합쳐 하나의 독특한 학파로 형성되고 있다. 게다가 이것은 1980년대 이후부터는 서방세계의 새로운 활력설적 세계관에 －서구의 현대적 활력설은 서양자연과학의 급속한 진전으로 계속 보완되고 발전되고 있다.－ 의해 보강되었다.[307] 바로 앞에서 언급한 정신사적인 요소들은 문화사적으로 서로 별로 연관이 없는 것들이다. 이들은 1,000년, 아니 고문을 기준으로 하면 훨씬 더 멀리 떨어져 있는 시대의 산물들이다. 氣 과학의 경우 모든 것을 더욱 복잡하게 만드는 요소가 더 추가되는데, 즉 서방식 접근법으로서의 자연과학적 진리탐구의 실용적 학문 분야와, 이를 이용하여 증명하려는 氣 中心科學이란 중국식 접근법은 두 개의 서로 다른 문화에서 나온 것이란 점이다. 氣라는 논제에 대한 다양한 시대의 정신사적 견해들은 동일한 나라, 소위 중국의 동일한 문화적 연관성 내에서조차 비교하기가 어려운 만큼, 氣에 대한 새로운 출판물 특히 중국인 저자들 사이에서 문화를 뛰어넘는 비교가 가당키나 할 수 있을까 여겨진다. 물론 서로 다른 다

307) 謝煥章 1991:11: 우주적 중심과학으로서의 중국 기공의 필요성을 강조하기 위해 謝煥章은 Fritjof Capra의 'The Tao of Physics'와 같은 서양의 신비주의 서적을 인용하고 있다.

양한 개념들이 혼합된 논리도 하나의 학문적 권위를 가질 수 있고, 그로 인해 학문의 발전이 촉진될 수는 있지만, 필자에게는 학제의 엄격성 측면에서 실리주의적 총괄개념에는 문제가 있는 것으로 보이는데, 그 이유는 여기에 있다. 즉 최근의 중국식 氣 과학의 사례에서, 한편으로는 서방의 실증주의적 학문으로 증명되어야 할 문화간의 통합으로 학문의 발전을 도모하려고 하고 있고, 동시에 다른 한편으로는 이런 통합의 도움으로 氣 개념을 중국문화의 정신사적 모든 시대를 거슬러 올라가면서 현대 과학의 역사적 기초학문으로 증명해 보이려고 하고 있다. 이런 과정에서 자가당착적 사태가 발생하였다. 즉 현대식 氣 연구의 도움으로 옛 철학의 진정성을 증명해 보이려고 하고, 반대로 옛 철학의 진정성에서 현대 氣 연구의 정당성을 도출해 보려고 한다는 것이다. 또한 금세기 J. C. Pierrakos[308] 나 W. J. Kilner[309]나 Kirlian[310]의 이론과 현대 중국 氣功의 역사적 전신으로서의 고전적 양생법을 발전사적으로 직접 연관 지어 본다는 것도 매우 어려운 일이다. 이것은 氣개념에 대한 현대 중국식 관점에서 뿐만 아니라, 앞에서 검토해본바 있는 서양의 氣개념 번역의 다양성에서도 그렇다. 氣의 의학적 개념을 주로 연구한 Unschuld는 아래와 같이 기술하고 있다.

> On the level of individual concepts, one of the most commonly encountered distortions has resulted from attempts to employa concept of 'energy' in oredr to illustrate traditional Chinese notion of human physiology and illness etiology. Historically, though, even the core

---

308) Pierrakos 1987: Core Energetic.

309) Werner 1992:346 Kilner(1847~1920)는 인체의 발광을 볼 수 있는 장비를 개발.

310) Werner 1992:347: Valerie Kirlian은 1940년대에 인체에서 발산되는 aura를 촬영.

Chinese concept of Qi bears no resemblance to the Western concept of 'energy'(regardless of whether the latter is borrowed from the physical sciences or from colloquial usage).[311]

또한 Unschuld는 중국의 氣 개념을 소위 서양의 상응하는 개념의 언어로 변역함에 관해 다음과 같이 기술하고 있다.

Greco－Latin terminology on Western secondary literature not only generates a false image of conceptual stringency in traditional Chinese medical terminology but also neglects the internal dynamics of traditional Chinese medicines over time.[312]

왜냐하면 A number of Chinese terms appear to have been created deliberately to denote a specific concept without carrying a colloquial meaning.[313]

따라서 중국철학에 있어서 다음에 기술하는 氣 개념에 대한 설명도 중국 정신사의 모든 학자들의 개인적 견해를 전부 포괄할 수 있는 보편성을 주장할 수가 없다. 즉 개인의 견해들을 모두 충분히 반영하여 하나의 총개념으로 통합할 수 있는 보편타당성을 주장할 수가 없다는 것이다. 氣 개념이 의미할 수 있는 범위가 너무 넓기 때문에 그 의미를 하나의 통합된 개념으로 통합할 수가 없다는 것이다. 그렇지만 저자들 사이에 견해가 얼마나 서로 다르며, 또한 다양한 개념 속에서도 氣란 문자의 어떤 속성들이 동일한가를 알아볼 수가 있으므로, 다양한 기능을 가지고 있는 氣 개념의 영속적

311) Unschuld 1986(2):5.

312) Unschuld 1986(2):5.

313) Unschuld 1986(2):5.

의미의 외연을 그려 볼 수가 있다.

따라서 氣 개념의 철학적 의미를 설명하는 일은 단지 보편적 성격에 한정될 수밖에 없다. 중국의 현존 언어학자 朱榮智가 기술한 바를 따라가 보면, 그는 氣 개념을 기본적으로 서로 다른 세 가지 그룹으로 분류하고 있는데, 이 세 그룹은 각각 나름대로의 상이한 현상이나 인체의 한 측면을 표방하면서도 복합적인 세계관하에서는 또한 불가피하게 서로 연관이 되어 있다. 朱榮智는 의학서가 아닌 철학서에서 세 가지 개념을 아래와 같이 분류하고 있다.[314)]

1) 自然之氣
2) 天地之氣
3) 人體之氣

이러한 분류는 비록 명시적 개념으로 분류되어 있지는 않지만 실제로 중국의 철학서에 잘 나타나 있다. 그러나 이 분류법은 현대 자연과학적 성향의 氣 책자에는 통용되지 않고 있는 순수한 언어학적 분류작업이라는 것을 명시해 두고자 한다.

이 저자는 세 번째 범주인 인체의 氣를 또다시 세분하였는데, 그것은 철학적-심리학적 측면뿐만이 아니라 순수한 인체 해부학적, 기능적 측면을 포괄하는 것으로서 다음과 같다.[315)]

3.1. 生理之氣

314) 朱榮智 1986:13, 25, 39.
315) 朱榮智 1986:39.

3.2. 心理之氣[316]

生理之氣를 세분하면,[317]

3.1.1. 인체를 순환하며 생명의 원동력을 제공하는 血氣, 일부 학자들은 元氣라고도 함
3.1.2. 인체가 호흡하는 공기인 息氣
3.1.3. 인체의 器官에 침투하여 음성을 만들어 내고 인체의 생명력을 나타내 주는 聲氣

心理之氣를 세분하면,[318]

3.2.1. 인체 생명력의 외적인 표현이자 기능으로서의 神氣, 일반적으로 精神이라고 표현함
3.2.2. 감정의 표출과 그에 따른 그 사람의 기분(氣象),[319] 그 얼굴에 나타나는 심리적 단면으로서의 志氣[320]
3.2.3. 육체에 깃들고 육체를 통하여 나타나는 용감성의 정신적 표현으로서의 勇氣

氣의 주요 개념에 대한 총체적 조명은 다양한 분야에 걸친 부분적 개념으로 더욱 세분화시켜 가면서 설명을 계속 보충해 나가고 있다. 이런 부분적 개념들이 전체 그림상으로는 이질적이지 아니하지만 내용적으로 서로 모순되는 경우가 없는 것은 아니다. 지금까지 氣 개념을 가장 넓게 세분한 것은 현대 氣功 서적에서 찾아볼

---

316) 심리지기는 현대 심리학 개념이 아닌, 중국전통적 의미로서 직역하면 '心-構造의 氣'라고 번역됨.

317) 朱榮智 1986:39.

318) 朱榮智 1986:39-40.

319) 朱榮智는 여기에서 자연의 기후현상을 의미하는 기상이란 단어를 사용하고 있는데, 일상용어로는 기분이란 단어를 사용하는 것이 통례임.

320) 志氣는 '의지의 기'로 표현되지만, 志가 고전에서는 기억이라고 하는 의미로 사용되었기도 함.

수가 있는데, 이것은 중국전통의학 서적에 나오는 용어들과 道敎철학서나 종교와 관련된 서적에 나오는 것들을 합하여 놓은 것이다. 현대 학문으로서의 氣功 전문서적 속에는 문화가 다른 현대적 사상들을 끌어들여 이념적 패러다임의 확대도 도모하고 있다. 즉 氣功의 氣는 朱榮智의 상기 분류법에 따르면 오로지 인체의 氣에 관한 사항일 뿐인데, 일부 저자[321]들은 현대 氣功에 있어서의 氣 개념 속에 사회적 요소의 의미들까지 가미하고 있다. 이 현상은 심리적 차원에서 한 사회제도의 영향력으로 작용하게 되는데 그것이 사람들에게 유리한 작용인가, 아니면 불리한 작용인가 하는 것은 사회주의 유물론적 세계관에 따라 좌우되고 있다.[322]

대부분의 여사한 설명들은 그 논증자료로 고전의 문헌에서 수많은 인용을 하고 있지만은, 현대 氣功 서적에서 말하고 있는 氣 개념들을 고대 철학서의 용어들, 그것조차도 결코 동일한 개념이라고 할 수 없는 것들을 가지고 아무런 제약이 없이 증명해 낸다는 것은 아주 어려운 일이다.

따라서 다음 장들에서는 철학적 의미를 주요 내용으로 하고 있던 氣 개념에 대해 기술하고자 한다. 현대 중국 氣功 서적에 나타나있는 氣 개념의 변천은 전통기공과 직접적인 연관선상에 있으므로, 氣功의 주요 발전단계를 함께 살펴보고자 한다.

---

321) 예를들어 焦國瑞 1990:67-69.

322) ZGDD 1990:4.

5.1. 後漢末(서기 221)까지의 氣 개념의 일반적 특성

가시세계의 생성과 작용을 체계적으로 설명하는 모형들이 처음 만들어지던 초기에는 정령설이나 귀신론적 요소들이 주를 이루었고, 그에 걸맞게 당시 인간들의 심리상태가 묘사되었다고 볼 수 있다. 인간들의 이런 태고적 생활방식은 자연의 힘에 대한 인간들의 개별적 내지 집단적 무력감에서, 또한 피지배계층에 대해 무자비하게 군림할 수 있었던 통치자들의 권력에 대한 무력감에서 발생된 것이다. 또한 죽은 자가 산 자의 질병과 죽음을 지배한다고 믿었던 만큼이나 죽은 자의 힘에 대한 산 자들의 무력함의 표시이기도 하였다.[323]

오늘날 중국의 다양한 氣功 서적에서 즐겨 기술하고 있는 것과는 달리, 서기 7세기 이전까지는 오늘날 우리가 알고 있는 중국전통의학과 같은 내용으로 완성된 단일한 세계상이 존재하였음을 증명할 수가 없다.[324] 『書經』과 『詩經』[325]에 기술된 내용들은 인간들이 자연현상을 귀신의 소행으로 보는 등 태고의 정령설에 얽혀 있었음을 확실하게 보여주고 있는 반면, 오늘날의 중국학파는 유물주의 무신론적 세계관에서 출발하고 있다. 자연과 화합하며 살았던 고대 중국사회를 선전 차원에서 평가하는 것은 심히 지나친 것으

323) Unschuld 1985:22 - 24.

324) 언어학적으로도 정확하고 상세하게 기술하고 있는 중국 기공의 역사서인 『中國氣功書』에는 오늘날의 氣科學으로서의 기공을 인류역사의 태초부터 시작되었다고 기술하고 있는데, 단적으로 무당의 춤과 치유행위와의 관계를 들어 氣功의 역사를 기원전 170세기에서 11세기로까지 거슬러 올라간다는 것은 너무 지나치다.

325) Legge 1983, Vol. Ⅱ, Ⅲ 참조.

로서, 철학자 孟子의 한 구절을 예로 들 수가 있다.[326)]

사람들은 자연 속에서 하나의 총체적인 틀을 구성하는 상관관계를 인식할 수 있었음을 말하였는데, 그 틀이란 과거에 발생한 사건들의 분석뿐만 아니라 미래에 일어날 사건들의 예측이란 점에 있어서 일면 체계적이고 정돈된 것 같아 보였고, 일면 신비하고 숙명적인 것처럼 보였다. 자연의 틀 속에서 사람에게 유리하도록 조작하거나 아니면 적어도 다양한 결정들의 가능한 결과들에 대한 해설적 정보를 얻고자 거행되었던 종교의식의 예법에 관한 수많은 기록들이 여사한 세계관의 존재를 말해 주고 있다. 이러한 사회질서하에서는 최고의 사회적 직위, 말하자면 통치자의 직위는 적어도 명목상으로는 자연의 이러한 틀을 구성하는 세력들과 교통할 수 있고 더 나아가서는 현실세계에도 영향을 미치며, 또한 가능하다면 자신이 대표하고 있는 제국에 유리하게 할 수 있는 능력이 있는 자에 의해 점유되었다.[327)]

자연의 구조와 개인의 운명 사이의 이와 같은 근본적인 관계는 국가나 통치자의 운명에만 관련되어 있는 것이 아니라 모든 사람들에게 동등하게 적용되었다. 예를 들어 아주 개인적인 차원에서 질병에 걸린다거나 하는 것도 생자와 사자 간의 불화의 결과 내지 자연적 영향의 탓으로 돌려졌다.[328)]

---

326) 孟子 in Legge 1983, Vol. II : 407.

327) Gernet 1985 : 464 자연의 질서와 인간사회의 질서가 서로 연관되어 있음을 보여주는 단적인 예가 天命思想으로, 황제에게 천명이 부여됨으로써 비로소 통치자의 권력이 합법화되었다.

328) Unschuld 1985 : 29 – 50.

세계질서의 모는 차원에서 서로 영향을 미치고 서로 교통하는 연결체계가 형성되어 있는 것이다. 자연 또는 그 속에서 작용하는 악령의 힘을 지배하는 힘 옆에는 건강과 질병, 죽음 그리고 나라를 지배하는 힘이 존재했다. 이러한 질서체계를 구조적으로 다룰 줄 알고,[329] 그 구조 속에 존재하는 것들을 유추 해석할 줄 알았던 사람들에게 주어졌던 막대한 심리적 효과에도 불구하고 모든 존재들은 한 가지 점에서는 동일하였다. 즉 모든 존재가 자연 질서 자체에서 파생된 하나의 산물이라는 것이고, 따라서 그 자연의 생멸의 법칙을 따를 수밖에 없다는 것이다.

세상에는 설령 볼 수는 없을지라도 작용하고 있는 어떤 연관관계가 존재한다는 인식을 가지고 있었던데다가, 세상은 변화할 뿐만 아니라 그러한 세상의 변화들 자체가 질서와 구조라는 점에서만큼은 매년, 매달, 아니 심지어 매일 반복하는 양상을 보이면서 계속 존속하는 것이라고 보고 있었던 것이다. 바로 이러한 관점들이 생각 가능한 모든 연관관계 속에서 氣 개념을 지배하는 아래와 같은 思考 패러다임의 기초가 되고 있었다고 말할 수가 있다.

a) 氣의 변화와 전환의 필연성
b) 변화와 전환이 이루어지는 순환의 법칙성

계절의 변화, 달이 차고 기우는 것, 해가 뜨고 지는 것과 같은 인간 세계를 둘러싸고 있는 자연의 반복적 순환과 끊임없이 변화하는 경향은 아주 오래전부터 8卦와 64卦의 형태로 변화를 예견하

329) Keightley 1975:4.

는 일반적 시스템으로서 『周易』에 추상적으로 서술되어 있고, 陰陽의 큰 틀에서도 설명되어 있다. 그럼에도 이 '만능개념저장고'[330] 속에는 어떤 무엇이 어떻게 변화하는지는 말하면서도, 궁극적으로 본질의 무엇이 변화하는지는 언급되어 있지 않다.

周代에 관한 자료들을 체계적으로 조명해 보면, 기원전 8세기까지는 氣에 관한 개념이 아주 모호하였음이 틀림이 없는 것처럼 보인다. 적어도 『常書』[331]에서는 氣를 하나의 고유한 개념이라고 말할 수 있는 문장을 찾아볼 수가 없다. 정확하지는 않지만 어렴풋이나마 호흡기술과 관련되어 氣가 일반적인 건강개념과 연관되어서 언급되어 있는 가장 오래된 자료는 서기전 4세기 정도에 나온다.[332]

반면 氣 개념이 주로 사용되었던 곳은 제물을 바치는 의식이었던 것 같다. 어원학적으로 氣라는 문자는 餼란 문자와 함께 실제로 제물과 관련이 있어 조상숭배 사상과 연관이 있는 한편, 또한 하늘에서 볼 수 있는 공기의 층과도 관련되어 있는 것으로 되어 있다. 이것은 氣가 가시적 내지 불가시적인 범위를 다 포괄할 수 있는 하나의 개념으로 다루어졌을 것이란 생각을 할 수 있게 해 준다.

c) 태초에 있어서의 氣의 單一性

이런 맥락에서 周 시대의 氣 개념은 '자연의 氣' 내지 '본체론적

330) Needham이 'universal concept repository'(만능개념저장고)라는 표현을 사용하였음 Sivin 1968:6.

331) Schmidt-Glintzer 1990:50: 詩經이라고도 함.

332) Engelhart 1986:202.

으로 작용하는 氣'의 범주로 분류되어야 할 개념에 해당한다고 말할 수가 있다. 이 문자는 어원상으로도 그것을 대변해 주고 있는데, 즉 이 문자는 쌀 米와 증기 气로 구성되어 있어서 때로는 논 위에 형성된 아지랑이 또는 밥솥에서 나오는 김을 연상케 하고 있다.

『論語』에는 氣 개념에서 생명을 자양하는 물질적 요소로서의 의미를 시사해 주는 한 구절이 있는데, 흥미로운 점은 氣의 분류상 '자연의 氣'와 '인체의 氣' 사이에서 움직이는 복합명사라는 점이다. 즉 이 복합명사가 '영양의 유입'되는 상태를 서술하고 있고, '살아 있는 제물'이란 개념과 '식량을 준비하기'라는 개념에 근접한 의미를 가지고 있다는 점이다. 孔子는 식습관을 설명하는 과정에서 비록 식이조절까지는 아니더라도 자제해야 된다는 내용을 말하고 있다.

> 설령 많은 양의 고기가 있었더라도 그는 적정한 양의 食氣[333]를 초과하는 고기를 먹지 않았다. 술은 양의 제한이 없었지만 취할 정도로는 마시지 않았다.[334]

그러나 청동항아리에 새겨진 글자들은 氣가 또한 햇볕과 같은 거의 모든 자연적인 작용력을 서술하는 개념이었음이 틀림없음을 보여주고 있다.[335] 당시에는 더 이상 다른 추가적인 의미가 없었던 것 같은데, 또한 이를 반증할 수 있는 자료도 없다.

---

333) 食氣는 氣를 먹는다는 뜻으로, 여기에서는 호흡을 의미하는 것이 아니고 자양분을 흡수한다는 의미로 사용되고 있음이 확실함.

334) 論語 in Legge 1983: Vol. I :228-229.

335) Legge 1983, Vol. I :128-434.

산짐승을 제물로 바치는(餼) 방법으로 식량을 준비하고, 또한 음식물을 분배하여 예하 조력자들의 식량을 준비해 두는 통치자 고유의 권위를 거쳐서 점차로 생명력을 의미하는 개념이 氣 개념 속에 스며들었다고 생각할 수도 있다(餼와 氣는 서로 혼용되어 왔었다). 이것은 세상의 모든 생물들에 대해 포괄적 영향력을 갖고 있었는데, 그 이유는 氣는 자연을 자양하는 구름의 기본물질로 이해되었기 때문이며, 이와 더불어 氣 개념은 시간이 흐름에 따라 고도의 추상성을 갖게 되었다.

周 시대 이전의 氣 개념을 단적으로 추론하기에는 매우 불명확한 자료들밖에는 없다. 그러나 우리는 그 당시 사람들은 자연과 만유의 정령이 혼합된 그 무엇을 상상했었을 것이라고 전제할 수밖에 없다. 반면 周 시대에 이미, 氣를 부양하고 보존하기 위한 호흡법과 導引術이 氣와 연관된 개념 선상에 나타나고 있다는 등, 氣 개념 중심의 세계관에서 출발하고 있다고 하는 일부 중국인 학자들의 주장에는 그것을 증명해 줄 자료들이 현재에는 없다. 그러나 당시에도 심리와 건강요법이 있었을 것임을 배제할 수는 없다.

그러나 氣라는 상형문자에는 삼라만상에 대한 하늘의 영향력을 나타내는 개념은 존재하였다. 왜냐하면 氣라는 문자의 4줄은 실제로 공기의 층을 나타내고 있어서 호흡으로 의미가 발전하는 것은 그리 큰 진전은 아니기 때문이다.

朱榮智는 氣라는 문자의 본체론적 의미가 인체의 氣로까지 의미가 확장되었다고 지적하고 있다. 이 의미의 확장은 생명이 세대를 거듭하면서 계속 이어지고 있고, 또한 언어구조가 끊임없이 발전하여 그 의미가 지속적으로 확장됨에 따른 것이다. 氣가 모든 존재의 생명을 만들어 주고 하늘과 땅을 형성해 주는 본체론적 요소이기 때문에, 인간 생명의 원천도 당연히 氣에 있다. 氣가 하늘과 땅의 전 공간을 채우고 있으므로 氣는 당연히 인체의 전반에 흐르고 있다.[336]

氣 개념이 포괄할 수 있는 범위는 유교의 서적들과 여타 다른 철학자들의 논문들 속에도 잘 나타나 있다.

예를 들어 『論語』 책에는 이상 언급된 氣와 관련된 모든 개념이 다 포함되어 있다. 따라서 우리는 비록 『論語』의 저자들이 주로 도덕철학적 논제들을 다루었고, 본체론을 거론하거나 이와 연관된 현대 氣功에서 말하는 건강과 심리 위생적 기술들은 끄집어내지는 않았지만 이미 氣에 대한 확실한 견해를 가지고 있었다고 전제할 수가 있다.

5.2. 본체론적으로 작용하는 氣

'본체론적으로 작용하는 氣'의 개념에서 가장 중요한 원리는 태초(우주의 시작)의 一元性에 대한 사상이며 또한 氣의 一元性에 대한 생각이다. 이 사상은 주요 철학자들의 저서에 항상 강조되고 있는데, 『道德經』에도 다음과 같이 기술되어 있다.

---

336) 朱榮智 1986:39.

혼돈으로 가득 찬 하나가 있는데, 그것은 천지의 생성 전에 이미 존재하였다. …… 그것은 유일하고 불변이다. 그것은 圓을 순환하며 끊임이 없다. 그것은 하늘 아래 존재하는 모든 것의 어머니라고 표현할 수가 있다. 나는 그것의 이름을 알지 못하지만 그것을 표시하는 문자는 道이다.[337]

태생 이전에서의 一元(一)은 연쇄분열의 첫 단계이고, 분열의 정점은 인식할 수 있는 세계에서의 존재이다. 발생의 연결고리 체계는 三元(三)까지는 정비례하여 증가하고, 그 다음 고리부터는 누진적으로 증가한다.

道는 하나(一元)를 낳고, 하나는 둘을 낳으며, 둘(二元)은 셋을 낳는다. 이 셋(三元)은 만물을 낳는다. 만물은 음을 지고 있고, 양을 둘러싸고 있으면서 '빈 공간을 흐르고 있는' 沖氣를 조절하고 있다.[338]

이러한 一元사상은 『壯子』에도 나오는데, 『壯子』는 모든 물체적 현상들을 포괄하는 세계로부터 시작하고 있으며, 陰陽의 二元論에 대해 말하고 있다. 음양의 이원론은 그 속에 모든 가능한 형태로 일원적이며 원천적인 氣를 완전하게 내포하고 있어서 세상의 모든 것들이 완벽한 상태로 균형을 이루고 있다.

하늘과 땅은 유형의 것들 중에 큰 것들이다. 음과 양은 氣 중의 큰 것들이다.[339]

『易經』에서는 비록 발전단계의 연결고리가 발생과정의 시작부터

337) 老子 25 Kap. in LZSJ 1987:165.

338) 老子 42 Kap. in LZSJ 1987:279.

339) 본체론적 의미로 해석하면, '음과 양은 기의 큰 범위이다.'라고 할 수 있다.

누진적으로 진행되고 있지만, 『易經』 역시 이와 비슷한 의미의 일원론적 원천에서 출발하고 있다.

> 이것이 변화 속에 太極이 존재하는 이유이다. 태극은 兩儀를 낳고 양의는 四象을 낳는다. 사상은 八卦를 낳으며 팔괘는 화복을 결정한다. 화복은 모든 세상을 만들어 낸다.[340]

여기에서도 인간세계가 선천적 질서 내지 무질서와 직접 연계되어 있음이 확실히 드러나고 있는데, 그 이유는 그 뿌리에서 사건들이 다음과 같은 방식으로 분열한다는 것인데, 즉 그것들은 결국 大成卦의 추상적 모습으로 형상화될 수 있고, 陰陽의 二元論으로 변화될 수 있다. 그렇지만 大成卦들은 하나의 사건이 우주에서 실제적으로 불가피하게 일어나고 있는 변화로서의 여러 가지 가능한 형상들일 뿐이며, 변화하고 있는 생명의 구성소재를 다루고 있는 것은 아니다. 그런 의미에서 『易經』도 氣가 어떻게 구성되어 있는지를 다루고 있지는 않다. 반면에 우리는 다음의 문장에서 氣가 어떤 실체적인 것으로서 변화할 수밖에 없는 산포하는 魂으로 표현되고 있음을 발견하게 된다. 여기서 산포하는 혼(遊魂)으로 대변되는 비물질적 측면과 氣로 대변되는 물질적 측면이 서로 대립하는 二元論이 출현한다.

> 변화는 天과 地로 구성된 우주와 평형의 상태에 있고, 그래서 변화는 천지를 규율하는 道를 포괄하고 있다. 만약 고개를 들어 성좌를 관찰하거나 아래로 땅의 구조를 살펴보면 생사의 근본이 시작이 끝으로 돌아가는 것과 같은 이치임을 알 수가 있게 된다. 그래서 精

---

340) 易經 繫辭 YJLZ 1983:444 & 朱榮智 1986:26.

氣는 (물질적)인 사물이고, '산포하는 혼'인 遊魂은 변화라고 하는 生과 死에 대한 이론을 이해하게 된다. 이런 이유에서 (역경을 통해) 魂들의 상태를 확실히 알 수가 있다.341)

氣는 항상 동일하게 머물러 있는 것인 반면, 변화는 세상의 다양성을 나타낸다. 전 우주에 스며들어 우주를 구성하고 있는 그 요소의 單一性은『壯子』의 책 속에 인간이 추구하여야 할 완벽함의 한 전형으로 나타난다.

하늘 아래에 꽉 차게 스며 있는 것은 一氣이다. 따라서 성현은 하나(단일성)를 중히 여긴다.342)

생명은 모든 것에 스며드는 이 단일적 요소의 단순한 축적에 의해 생성된다.

인간의 생명은 氣의 결집이다. 氣가 모이면 생명을 의미하고 그것이 분산되면 죽음을 의미한다.343)

살아 있는 세계의 본질의 생성에 대한 이와 같이 지극히 단순한 생각은『壯子』속에 나타나 있는 자기 부인의 죽음에 대해 보여준 반응에서도 확인할 수가 있다. 여기에 지각 세계에서의 인간의 행동을 주관하는 이 본체론의 사회 심리적 결론들이 잘 드러나고 있다. 생명의 생성과 생명의 소멸 사이에서 극단적인 형태로 나타나고 있는 우주의 변화들은 동일한 하나의 사물, 즉 氣의 순환적 변

---

341) 易經 YJLZ 1983:425 & 朱榮智 1986:29.

342) 壯子 22. Kap. in SISS 1956, Vol.XX:58 & 朱榮智 1986:33.

343) 壯子 22. Kap. in SISS 1956, Vol.XX:58 & 朱榮智 1986:33.

화능력으로 표현되고 있다.

> 壯子의 부인이 사망하여 그 제자 惠子가 조문을 하려 하자, 壯子는 웃고 장고에 맞추어 노래 부르면서 왔다 갔다 했다. 惠子가 말하기를: 사람이 아이로 자라서 육체가 늙는 것은 마땅하다. 그래서 사람이 죽어도 울지 않는 것은 충분히 이해가 되지만, 장고에 맞추어 노래를 부르는 것은 좀 너무한 것 아닌가? 壯子가 대답하기를: 결코 그렇지가 않다. 이것이 그녀 죽음의 시작인데 내가 어찌 기쁘지 않을 수 있겠는가? 우리가 그녀의 시작을 살펴보자면, 그녀는 본래 생명이 없었다. 그녀는 생명이 없었을 뿐만이 아니라 형태도 없었다. 그녀는 형태만 없었을 뿐만이 아니라 본래 氣도 없었다. (道의) 혼합체가 축적되면서 변화하여 氣가 생성되었다. 氣가 변화하여 형태가 생겨났다. 이 형태가 변화하여 생명을 만들었다. 오늘 형태가 다시금 변화하여 죽음에 도달했다. (生과 死의) 상호 연관관계는 봄과 가을, 겨울과 여름 4계절과 같은 것으로 그녀가 통과하고 있는 과정이다. 그녀가 여기에 고요히 누워 있는데, 만약 내가 슬퍼하고 운다면, 자연의 법칙에 대한 나의 무지를 책망해야 할 것이다. 그래서 나는 그렇게 하지 않는 것이다.[344]

氣의 축적과 분산을 생명의 생성과 죽음의 도래로 유추하여 보는 견해는 秦代의 『管子』에는 氣의 有 또는 無라는 전제조건으로 대체되었는데, 이는 전혀 논리에 맞지 않는다. 그 이유는 氣는 항상 있는 것으로서, 모든 것이, 호흡하는 공기조차도 氣이고, 생명을 정의하는 상기의 문장에 따라 생명을 제약하고 있는 氣의 응집과 구조의 다양성에 달려 있기 때문이다. 따라서 『管子』에 있어서 氣는 하나의 통일된 본체론적 氣이며, 동시에 생명에 이르는 과정에 처할 수 있는 속성을 가지고 있다.

---

344) 壯子 182. Kap. in SISS 1956, Vol.ⅩⅩ:46 & 朱榮智 1986:33.

氣가 있으면 생명이고, 氣가 없으면 죽음이다. 사는 것은 이 氣를 통해 사는 것이다.[345)]

『管子』에 있어서도 氣는 물질적 특성을 갖고 있는데, 그것은 매우 정미한 것으로서, 그 변화과정이 氣의 창조능력이다.

모든 경우에 있어서 사물의 정미한 것이 변하여 생명이 생성된다. 아래에서는 이것이 오곡을 생산하고 위에서는 별들의 질서로 작용한다. 하늘과 땅 사이에 흐르는 것을 鬼神이라고 한다. 그것이 가슴에 보관되어 있으면, 그런 사람을 현인이라 한다. 이런 이유 때문에 氣가 하늘 높이 솟으면 밝게 비치고, 氣가 지하로 스며들면 어두워진다. 그것이 바다에 있으면 습지와 같이 되고, 氣가 홀로 있으면 (갑자기 지각세계에서) 사라진다.[346)]

『管子』는 생명이 올바로 기능하기 위해 '본체론적으로 작용하는 氣'의 또 하나의 속성을 묘사하고 있는데, 이 속성은 중국사상의 거의 모든 개념에 변형된 형태로 적용할 수가 있다. 즉 중심 또는 균형의 원칙이 바로 그것인데, 이것은 사회 윤리적 관점에서도 이미 하나의 중심요소가 되며, 생명의 생성에 있어서도 의미를 가지고 있다.

사람의 생명에 있어서 정미한 것은 하늘에서 오고 형태는 땅에서 온다. 두 개가 합하여 사람을 만든다. 두 개가 균형을 이루면 그것이 생명이고, 균형을 이루지 못하면 그것은 곧 무생명이다.[347)]

345) 管子 12 Kap. in GZJJ 1956:187.

346) 管子 12 Kap. in GZJJ 1956:781.

347) 管子 in 1135/2 Vol.Ⅲ 16 Kap.:4a.

여기에서도 氣는 지각할 수 있는 생명 물질의 前段階로 나타나고, 그 생성되는 상태가 氣의 균형이다. 氣는 여기에서 질적으로 道의 개념에 비교될 수 있는 동력인자로 간주되고 있다. '氣와 道가 생명을 만든다.'[348]라는 표현들이 이를 보여주고 있다. 인간의 육체는 氣로 만들어졌고 그 육체의 최초의 요소로서의 氣의 생리적 형상은 아래와 같이 정의되는 정미물질 또는 에센스이다.

> 精(정미물질)은 氣의 맑은 것이다.[349]

이로써 우리는 생명의 생성과정에서 이미 氣의 축적 또는 증기의 운집과 같은 다양한 응집상태를 상상하고 있음을 알 수가 있다. 지금까지는 氣는 단순히 지각세계에서 살아 있게 하는 속성만을 가지고 있었으나, 荀子(기원전 300~230)에게 있어서 氣는 인간중심의 계층구조에서 생물은 물론 무생물이 나타나는 모든 현상들의 前段階로서의 위치를 차지하는데, 그 전단계적 현상들을 구분할 수는 없다.

> 불과 물은 氣를 가지고 있지만 생명이 없다. 초목은 생명이 있지만 지식이 없다. 짐승과 새는 인식능력은 있지만 정의가 없다. 인간은 氣를 가지고 있고, 생명이 있으며, 인식능력이 있고, 정의를 실행한다. 그러므로 인간은 하늘 아래 가장 귀한 것이다.[350]

荀子는 피조물들을 의식생성의 다양한 형태로 구분하면서도 그 원인은 확실히 밝히고 있지 않는 반면, 『淮南子』에서는 짐승의 氣

348) GZJJ 1956:786.

349) Guanzi 1135/2, Vol.Ⅲ 16. Kap., :2a.

350) XZYD 1986:28.

와 인간의 氣 사이에 본질적인 품질의 차이를 인정하는 본체론으로 발전하고 있다.

> 허공이 아직 그 끝이 없고, 운행이 아직 그 멈춤을 모를 때, 陰과 陽이 갈라졌고, 八卦로 나뉘었으며, 剛柔가 형성되고, 만물이 그 형체를 이루었다. 파 뒤집어진 氣는 벌레가 되고 精氣는 사람이 되었다.[351]

氣 개념은 하나의 보편적 소재로서의 개념에서 사물의 종류를 선천적으로 결정하는 완전히 구분되는 하나의 질적인 요소로서의 개념으로 발전하였다. 예전에는 道가 태극[352]을 교량 삼아 氣와 동일한 것으로 취급되었지만, 淮南子에게서는 도 개념이 내용적으로 氣와 분리되어 그 앞에 놓이게 됐다.

> 천지가 아직 그 형태를 갖추지 않았을 때는 질주와 진동과 보이지 않는 연결체계가 지배하였으므로, 그것을 극명(ausserste Klarheit)이라 하였다. 道는 빈 공간의 안개에서부터 시작됐다. 빈 공간의 안개는 우주를 낳고, 우주는 氣를 낳았다. 氣가 분리되어 청양은 희박하게 분산되어 하늘을 만들었다. 중탁은 뭉쳐서 땅을 만들었다. 놀랍도록 맑은 혼합물은 능동적으로 변화하였고, 중탁한 것들의 덩어리는 느리고 수동적이었다. 이것이 바로 하늘이 먼저 생기고 땅이 나중에 생긴 이유이다. 천지를 덮고 있는 精微물질은 陰과 陽이다. 陰 중에서 유일하게 변화하는 정미물질이 사계절을 만든다. 사계절에 걸쳐 분산되어 있는 정미물질이 만물을 생성한다. 집적된 陽의 뜨거운 氣는 불(火)을 만들고, 화기의 정미물질이 태양을 만든다. 집적된 陰의 차가운 氣가 물(水)을 만든다. 수기의 정미물질이 달을 만든다. 해와 달의 운행에서 생성되는 정미물질이 별들을 만든다. 하늘에는 해와 달과 별들이 생기고 땅에는 홍수와 티끌이 생긴다.[353]

---

351) HNZSY 1992:25.

352) 易經에서는 一陰一陽爲道라 하였고, 壯子는 음과 양을 氣의 전체라고 보았다.

氣가 가시적 세계를 향해 이질적으로 변화해 나가는 과정을 통해 최초의 氣는 본체론적 계층구조에서 보다 높은 가치를 부여받게 되고, 그로 인해 漢代에서는 氣가 太極의 외연을 완전히 벗어나는 그런 개념으로 부각되었다.

> 태극은 三辰(해와 달과 별)과 五星(금성, 수성, 목성, 화성, 토성)의 위에서 돈다. 원천의 氣는 三統(天, 地, 人의 시작)과 五行(목, 화, 토, 금, 수)의 아래에서 돈다.[354]

漢代의 학자 董仲舒(서기전 179?~104?)는 그때까지 줄곧 당연시되었던 본체론적 생성의 순서[355]를 변경하여 天地의 생성현상을 陰陽의 생성 이전으로 배치하였다.

> 천지의 氣가 뭉쳐 하나가 된다. 그것이 분리되어 음과 양을 이룬다. 다시 분리되면 사계가 형성된다. 이것이 질서를 이루면 5요소가 된다.[356]

비록 漢代에는 우주에 가득 차 있는 단일적 氣의 전형을 모든 학자들에게서 찾아볼 수가 있기는 하지만, 원초적 氣의 작용은 서로 상이하게 다양하게 평가하였는데, 『禮記』에 나오는 다음의 문장에서 보여주고 있는 것과 같다. 즉 祭禮儀式(모든 문화적 산물을 포함)을 氣의 單一性 원칙과의 직접적인 인과관계에서 이해하고, 그것들의 자연을 모방한 질서를 氣가 주관할 수 있는 다양한 현상

353) HNZSY 1992:18.

354) 朱榮智 1986:37.

355) 道(虛) ⇒ 氣(一) ⇒ 陰陽(二) ⇒ 天, 地, 人(三) ⇒ 萬物의 순서.

356) 春秋繁露 1984:334.

에 근거한 것으로 보고 있다.

> 제례의식들은 大一[357]에 근원을 두고 있는 것이다. (대일이) 분리하면 하늘과 땅을 형성한다. 그것이 운행하면 음양을 만든다. 그것이 변화하면 사계가 생기고, 그것이 질서를 이루면 귀신이 생긴다.[358]

'원초적 氣'를 하늘 또는 하늘의 氣와 동일시하는 것은『易經』의 음양원칙과는 이미 상당한 격차를 보이고 있는데, 이것은 兩分된 우주의 기초가 되었다. 그 우주의 절반은 생명을 위해 필요하게 작용하는 자원들을 제공하는 하늘이다. 다른 절반은 가시세계로서 대개 땅으로 대변되는데, 이것은 제공된 氣를 가시적 형태로 변화하는 데 소모하고 있다. 그러나 사물에서 작용하는 氣는 항상 동일한 것이므로, 소재생성에 있어서만 單一性이 나타나는 것이 아니라, 시간적 차원에서도 한 시점으로 모아지고 있다.

> 과거 세계의 하늘이 미래 세계의 하늘과 같다. 하늘이 변화하여 바뀌지 않는 것과 같이 氣도 변하지 않는다. 과거의 민족은 물론 미래의 민족도 역시 항상 원초적 氣에 머문다. 원초적 氣는 순수하고 조화로워서 과거와 오늘날에 아무런 차이가 없다.[359]

이런 의미에서 後漢의 비평가 王充은 다음과 같이 요약하고 있다.

> 하늘 한 번, 땅 한 번이 함께 만물을 생성한다. 만물의 생명은 모두 이 하나의 氣를 필요로 한다. 氣의 응집은 만대에 걸쳐 동일하다.[360]

---

357) 朱榮智 1986:38(唐代의 학자 孔穎達은 大一을 氣로 해석하고 있다).

358) 禮記 1. Buch, 9. Kap. in 1131/18:59.

359) 論衡 LHZS 1979:1073 및 朱榮智 1986:38.

360) 論衡 LHZS 1979:1201.

이상의 인용 문구에서 볼 수 있듯이, 氣의 단일사상은 인간 존재의 모든 측면과 그것을 둘러싸고 있는 현실에 걸쳐 있다. 氣의 單一性은 그로부터 생성되는 모든 존재의 형태적 원천이고, 그 형태는 氣의 單一性으로부터의 거리, 아울러 그것들의 한시적 변이를 나타내며, 이것들은 조만간에 하나의 氣로 되돌아가야만 하는 것이다. 또한 氣의 單一性은 인식세계에 있는 다양한 존재와 생명 사이를 이어 주는 연결조직으로서 세계가 합하여 하나의 통합된 기능을 할 수 있게 해 준다.[361]

5.3. 자연의 氣

氣라는 문자 속에 담겨 있는 의미 중에 자연현상으로서의 의미는 雲氣를 모사하는 상형문자 (氣) 속에서 그 근거를 찾을 수 있다. 氣의 의미를 분야별로 명확히 구분하는 일은 매우 어렵다. ‘자연의 氣’도 ‘본체론적으로 작용하는 氣’의 하나인데, 그 이유는 본체론 자체가 이미 자연과 연계되어 그 속에서 일어나는 것이기 때문이다. ‘본체론적으로 작용하는 氣’와 ‘자연의 氣’의 차이는 후자가 전자에 비해 인간에 대한 자연의 영향력을 감각적으로 느낄 수 있음으로 해서 인간이 이 氣에 대해 모종의 육체적, 심리적 반응을 보인다는 것이다. 일부 문자들이 자연환경의 실체 모사인 것과 같이, 氣도 공기 중에 층을 이루고 있는 구름을 본뜬 것이므로 인간의 생존과 유관한 氣는 본래 인간이 직접 인식할 수 있는 ‘자연의 氣’

361) 이러한 사상은 明代에 더욱 두드러지게 나타난다.

로 귀착된다고 보아야 한다.

자연과 연관된 개념으로 氣가 최초로 언급된 것은 기원전 721~463년 사이의 사건들을 서술하고 있는 『春秋』에서 찾아볼 수가 있다. 서기전 2세기에 『春秋』를 논평하는 『春秋左傳』은 서기전 540년으로 거슬러 올라가는 사건들과 연계하여 '天氣'라는 용어를 설명하고 이것을 인간과 연관시키고 있다.

> 하늘에는 6氣가 있다. 그것이 내려오면 5香이 생기고, 그것이 자극을 받으면 5色이 생긴다. 그것이 축소되면 5聲이 생기고 그것이 서로 부딪치면 6가지 병이 생긴다. 六氣는 陰,[362] 陽,[363] 風,[364] 雨, 晦, 明이다. 그것이 분리되면 4季가 생긴다. 그것들이 질서를 잡으면 5가지 인간관계가 생성된다. 그것들이 과하게 증대하면 불상사가 일어난다. 陰이 과하면 냉병이 생기고, 陽이 과하면 열병이 생긴다. 風이 과하면 두통이 생기고, 雨가 과하면 복부의 병이 생긴다. 어둠이 지나치면 의혹의 병이 생기고 밝음이 지나치면 정서의 병이 생긴다.[365]

서기전 516년의 사건에 관한 『春秋』의 기록에는 정선된 '자연의 氣'가 인간질서의 징조로 간주되고 있다. 이 질서는 자연현상과 인간의 사회적, 육체적, 문화적 조건들이 상호 부합되는 체계를 확인해 주고 있다. 예식습관이란 무엇인가라는 질문에 대해 다음과 같이 대답하고 있다.

---

362) 陰은 여기에서는 산의 그늘진 음지를 의미한다. (SWJZ 14. Kap). 강물의 남쪽 내지 산의 북쪽.

363) 陽은 陽地를 의미하며(SWJZGL Vol.Ⅱ:49), 陰과 마찬가지로 문자 阜(언덕)에 배속된다.

364) 8方에서 불어오는 8가지 바람으로 분류됨.

365) 春秋左傳 in Legge 1983, Vol.Ⅴ 574 및 朱榮智 1986:14.

子産이 말하기를: 예식습관이란 天의 질서 있는 운행이고, 地의 올바름이며, 인민의 행동이다. 天地의 올바름이 백성을 통해 이루어진다. 백성은 天을 실현시키고 地의 고유한 속성을 따른다. 천지는 6氣를 생성하고 5행으로 운행한다. 氣는 5味를 낳고 5色을 만들며 5聲을 생성한다. 만약 이것이 과하면 혼돈과 무질서가 오고 백성은 그 품성을 잃는다.[366]

자연의 氣와 인간의 세계가 얼마나 직접적인 관계에 있는지는 望氣[367]라고 표현되는 기술, 즉 하늘에 나타나는 기후조건의 의미를 읽는 기술의 존재가 확실히 말해 주고 있다. 氣라는 문자는 어원학적으로 氣의 이동과 변화와 집적을 나타낸다. 자연현상과 인간계획 간의 긴밀한 관계는 『左傳』의 다음 문구에 잘 나타나고 있다.

公이 초승달에 천문대에 올라가 관찰한 것을 기록하고 의식을 거행하였다. 주야가 같은 날, 하지와 동지, 계절이 바뀌는 날에는 구름의 모양을 그려 놓고 필요한 조치를 취할 수 있어야 한다.[368]

이 관찰의 영향력은 온 국토의 운명이 걸려 있을 정도로 비중이 컸는데, 그 상황을 『國語』의 다음 문구가 말해 주고 있다.

舜 임금(서기전 827～781) 2년에 西周의 세 강가에 안개가 자욱하였다. 伯陽父가 말하기를: 周는 망했다. 天과 地의 氣가 질서를 잃지는 않았지만 정도를 넘어섰다. 백성이 봉기할 것을 예시한다. 陽이 일어나서 분산되지 못하고 陰이 아래로 눌려 증기가 빠질 수 없으니 땅 위에 안개가 생긴다.[369]

---

366) 春秋左傳 in Legge 1983, Vol.Ⅴ 704, 708.

367) Hulsewé 1979:40－49.

368) 春秋左傳 in Legge 1983, Vol.Ⅴ 142, 144.

369) 朱榮智 1986:17.

『易經』의 사상과 『道德經』에서는 氣가 우선적으로 우주의 유일한 원천으로서 본체론적으로 작용하는 물질로 여겨지고 있으며, 이는 '천지의 원천이 되는 氣'를 의미하고 있다. 반면에 '자연의 氣'는 상당히 많은 부분이 이질화된 상태이다. 『易經』은 산과 습지와 천둥과 바람을 이야기할 때에만 주로 '자연의 氣'를 언급하고 있다.

> 天과 地는 안정되어 있다. 산과 습지(澤)는 氣와 은밀한 관계에 있고, 천둥(震)과 바람(風)은 서로 접근하고 물과 불은 겹칠 수가 없다.[370)]

『易經』의 추상적 세계에는 다양한 현상이 존재하며 그 현상들이 만나서 세계가 생겨난다. 이때 氣라는 요소가 불 또는 물, 천둥 또는 바람과 같은 현상들과 맞먹는 역할을 하고 있는 것 같다.

> 神이 만물들을 경이롭게 한다. 천둥보다 더 빨리 만물을 움직이는 것은 없다. 바람보다 더 빨리 만물을 스쳐 지나가는 것은 없다. 불보다 더 빨리 만물을 말리는 것은 없다. 습지보다 더 빨리 만물에 영향을 미치는 것은 없다. 물보다 더 빨리 만물을 적시는 것은 없다. 만물의 끝뿐만이 아니라 시작도 艮卦(山)에서 보다 더 강하게 집합되어 있는 것은 없다. 그 이유는 艮卦에서는 물과 불이 서로 만나고, 천둥과 바람이 서로 다투지 않으며, 산과 습지는 氣와 함께 은밀한 관계에 있어서, 변화의 가능성이 발생하며 그 변화가 만물을 생성하기 때문이다.[371)]

『易經』은 이 짧은 문장으로 수많은 생명체들의 부화상자와 같이 삶의 공간과 생식의 가능성들을 제공하는 풍만한 식물 생장의 그림을 완성하였다. 그러한 삶의 공간들이 이미 漢代에는 현격하게

---

370) 易經 YJLZ 1984:488.

371) 易經 YJLZ 1984:491.

감소함으로써, 사람들에게서 어떤 감정을 자아내느냐 하는 내용을 『孟子』에서 찾아볼 수가 있는데, 孟子는 이것을 氣와 직접 연관시키고 있다.

> 孟子가 말하기를: 牛산의 나무들이 한때는 아름다웠었다. 그러나 그것이 대국의 국경에 있어서 도끼로 찍혀 나갔다. 그 나무들이 아름다움을 지킬 수도 없고 日夜之息(식물의 호흡)[372]과 雲雨의 습기로 싹을 틔우거나 움을 틔울 수가 없었다. 게다가 소와 양들이 와서 풀을 뜯어 지금은 메마른 민둥산이 되었다. 사람들이 그 황폐함을 보고, 그 산이 아직 한 번도 숲으로 덮였었던 적이 없었다고 한다. 이것이 산의 특유한 속성들인가?[373]

이 설명에서도 낮과 밤의 호흡(日夜之息)이 자연에서 생명을 유지하는 요소로 작용하고 있으며, 그 속성은 순환하고 있는 것이다. 孟子는 이런 형상에 대해 인간을 심리적 차원으로 비유하고 있는데, 본래 착한 천성을 돌보지 않고 내버려 두거나 일상의 문제들로 파괴되면 사람이 야만스러워지거나 저속해지는 것이 이와 똑같다는 것이다.

> 사람 속에 있는 것이 (나무가 없는 산과 같이) 心이 없으면 어떻게 인간적이고 정당할 수가 있겠는가? 사람이 良心을 잃어버리는 방법은 나무를 도끼로 찍어 내는 것과 똑같다. 매일 찍어 내면 어떻게 아름다움을 유지할 수 있겠는가? 낮과 밤의 짧은 순간이 고요한 平旦之氣의 순간이다. 이 순간이 사람 속에서 선과 악이 서로 접하는 순간이다. 이 氣는 매우 희박한데 낮에 일어나는 것에 의해 파괴된다. 이 과정은 항상 계속되고 있고 그 氣를 보존하는 夜氣는 부족하다. 이 氣(平旦之氣)를 보존하는 夜氣가 부족하면 반대가 되어 사람

---

372) 孟子 in Legge 1983, Vol.Ⅱ : 407: 여기에서 息을 '식물의 삶'이라고 번역하였음.
373) 孟子 in Legge 1983, Vol.Ⅱ : 407.

이 짐승의 상태에서 멀지 않게 된다. 만약 사람들이 이 인간짐승을 보면 그가 인간이 될 능력이 전혀 없었던 것 같은 사람이라고 말한다.374)

인간은 여기에서 그 상태가 순환적으로 복원되는 하나의 자연산물이 된다. 그렇지 않으면 본래의 속성을 잃어버리고 만다. '자연의 氣'와 '인체의 氣'가 여기에서 겹치고 있지만, 孟子에게서는 마치 자연이 日夜之息에 의존하는 것같이 인간이 의존하는 것은 자연의 氣라는 것을 확인할 수가 있다. 인간의 질서와 자연의 질서의 연관성은 양자 간의 比類取象으로 이루어진다. 비류취상의 공통분모는 기본 물질로서의 氣와 생명의 전형적 속성이라고 하는 변화 속에 처해 있는 목적물로서의 氣이다. 氣의 활력적 효과, 糧食準備, 영양공급적 측면에서(이 의미들은 餼, 氣, 气의 문자 속에 내포되어 있음), 孟子는 이와 관련하여 자연의 滋養기능을 강조하고 있다.

그래서 적절한 영양을 취하지 않으면 자랄 수 있는 것이 아무것도 없으며, 영양을 잃어버리면 부패하지 않는 것이 없다.375)

이들 인용문에서 확실하게 드러나는 것은 氣의 개념이 세상의 다양한 양태에 얼마나 밀착될 수 있는가 하는 것인데, 그 이유는 '자연의 氣'로 명명된 것이 인체에서도 비슷한 양상으로 떠오르게 함으로써 더불어 심리적 또는 육체적 연관성을 갖게 된다. 이런 양면성은 孟子에게서 특히 뚜렷하다. 반면 壯子에게 있어서는 확실하게 자연의 氣에 대해 이야기하고 있는데, 여기에서는 또다시 '자연의 氣'와 '본체론적으로 작용하는 氣'의 구분이 어렵다. 그 이유

---

374) 孟子 in Legge 1983, Vol. II : 408.

375) 孟子 in Legge 1983, Vol. II : 407.

는 道家로 분류할 수 있는 저자들은 '본체론적으로 작용하는 氣'와 특별한 관계에 있기 때문이다. 왜냐하면 그들에게 세계는 氣가 가시적 차원으로 진전한 것에 불과하기 때문이다. 壯子는 雲氣, 天氣, 地氣, 六氣의 오직 4 종류의 氣만 인식하고 있을 뿐이다.

> 雲氣가 갈라지면 맑은 하늘이 열린다. …… 雲氣를 타고 飛龍을 조정한다.[376]

이 문장은 하늘의 현상을 추상적으로 비유하여 설명한 것이지 자연의 氣의 어떤 특별한 개념과 연관된 것은 아니다. 반면에 壯子에게서 나타나는 바람과 氣는 긴밀한 개념적 연관성이 있다.

> 자연이 氣를 내뱉는다. 그 이름이 바람이다.[377]

자연은 氣를 내뱉고, 그것은 사람에게 바람으로 인식된다. 자연이 氣를 매개로 세상의 도처에서 강력한 파급력을 행사하는 모습은 비단 바람에만 있는 것이 아니라, 한 해의 매 季節에도 나타나서 사람에 대해 작용을 한다.

> 사계절이 氣를 개별화시킨다. 하늘은 (질서유지에) 이기적이지 않으므로 한 해를 완전히 다 포괄한다.[378]

이런 질서가 혼란을 일으키는 것을 『壯子』는 天氣가 조화롭지 못하고 地氣가 뭉친다고 하거나 六氣가 질서가 없다고 한다.[379]

376) 壯子 SISS 1956 Vol.Ⅴ:1, 2.
377) 壯子 SISS 1956 Vol.Ⅴ: 2.
378) 壯子 SISS 1956 Vol.Ⅴ: 72.

자연의 氣는 상당부분 계절의 기후변화에 영향을 받는다. 자연의 체계적 상응관계 속에서 제반 현상들은 氣를 매개로 하여 외부기후의 영향을 받거나 동종 사물들 간의 반향을 교량으로 하여 상호작용하면서 정기적 순환을 반복한다. 이런 질서가 『管子』의 문장 속에 나타난다.

> 동쪽은 별을 표현하고 계절로는 봄이다. 그 氣는 바람이다. 바람은 나무와 골을 생성한다.
>
> 남쪽은 해를 표현하고 계절로는 여름이다. 그 氣는 양이다. 陽은 불과 氣를 생성한다.
>
> 중앙은 흙을 표현하고, 땅의 덕목은 사계를 만들고 유지하는 것이다. 바람과 비가 땅의 힘을 키운다. 흙 土는 피부와 근육을 생성한다.
>
> 서쪽은 시간분할을 표현하며 계절로는 가을이다. 그 氣는 음이다. 陰은 쇠와 손톱을 생성한다. 북쪽은 달을 표현하며 계절로는 겨울이다. 그 氣는 차가움이다. 차가움은 물과 피를 생성한다.[380]

이 분류법은 氣 개념을 五行 분류체계 내에서 자연의 천연요소로 정의하고 있다. 여기에 나타나고 있는 것은 氣 개념이 동일한 연관관계 속에서도 서로 다른 의미를 가질 수 있다는 것이다. 예를 들어 '그 氣는 바람, 양, 음, 차가움이다.'라는 문장에서 氣는 영향력이나 천연의 작용을 의미하고 있고, '陽은 불과 氣를 생성한다.' 라는 문장에서는 氣는 양의 속성을 가지고 변동할 수밖에 없는 '본체론적으로 작용하는 氣'에 해당하는 것이 틀림없다.

기후작용으로서의 자연의 계절적 영향의 분포도는 24節氣 개념

---

379) 莊子 SISS 1956 Vol.Ⅴ: 27.

380) 管子 14. Kap. in 1135/2 Vol.3:4a.

속에 완성되어 있다. 그 구분은 음력의 4계절과 12달을 보완하는 형식으로 15일을 단위로 나뉘어 있으며, 각각 식물에 미치는 영향과 기후의 생성상태를 서술하고 있다. 『管子』에는 이미 기후에 따른 24氣로 12달을 설명하고 있다. 아래의 인용문구들은 氣가 한 해 동안에 변화하는 내용을 보여주고 있다.

음력 1월: 이달에는 天氣가 가라앉고 地氣가 솟아난다. 天과 地가 균등하게 섞인다. 초목이 대거 움직인다.

음력 2월: 이달에는 낮과 밤이 같다. 천둥이 일어나고 번개가 친다. 월동한 곤충들이 움직이며 문을 열고 나온다.

음력 3월: 바로 이달에는 생기가 충만하고 陽氣가 배어 나온다. 각가지 생명이 생성되고 도처에 싹이 돋아난다.

음력 4월: 이달에는 한 달 내내 비가 온다.

음력 5월: 이달에는 낮이 가장 길다. 음과 양이 다투며 生과 死가 평형을 이룬다.

음력 6월: 이달에는 땅이 습하고 무더운 여름 더위가 기승을 부린다. 가끔 폭우가 쏟아진다.

음력 7월: 시원한 바람이 불고 하얀 안개가 드리운다.

음력 8월: 이달에는 낮과 밤이 같다. 천둥이 일어나고 소리가 높다. 월동하는 곤충은 겨울잠을 준비한다. 死氣가 충만하고 陽氣가 매일 약해진다.

음력 9월: 이달에는 서리가 내리고, 모든 일이 휴식에 들어간다. 冷氣가 완전히 도래하면 백성의 힘도 준비가 되지 않기 때문에 그들의 집에 머문다.

음력 10월: 이달에는 天氣가 솟고 地氣가 내려앉는다. 천과 지가 통하지 않고 폐쇄되어 겨울을 만든다.

음력 11월: 이달에는 낮이 가장 짧다. 음과 양이 다투고 모든 생명이 파괴된다.

음력 12월: 공직자가 명령에 따라 마귀를 쫓아내고, 나쁜 것을 제거하며 무용지물들을 축출하고 冷氣가 사라지는 것을 호송한다.[381)]

이 설명으로 계절을 통해 이동하며, 연쇄반응으로 지속적으로 새로이 생성되고 조직되는 氣의 형상을 매우 분명하게 그려 내고 있다. 세계는 두 개의 실제(소위 天과 地 혹은 陰과 陽)로 구성되어 있고, 두 요소는 혼합될 수밖에 없으며, 그로 인해 무엇인가 생성이 되고, 그 혼합 상태가 생명의 생성단계를 이룬다. 한 해의 시작에 天과 地의 氣가 결합하여 年初에 생명이 시작되는 반면, 가을의 시작에 분산되어 연결성이 끊어지고 겨울에는 활력을 주는 접촉을 완전히 잃어버려서, 경직과 죽음, 특히 식물의 그것이 엄습한다. 24節氣의 법칙들은 중국의 모든 전통학문에 보편적으로 통용되어 왔으며, 치료학의 이론적 구성부분으로 통합되었다. 『黃帝內經 素問』과 『靈樞』에는 자연의 氣에 대한 언급과 그것이 인체에 미치는 영향에 대한 내용이 매우 많다. 이 책의 설명들은 본질적인 부분에서 철학서적의 氣 개념과 일치하며, 매우 정교하게 발전하여 중국전통의학의 특수한 방향으로 발전하여 宋代에는 소위 運氣醫學을 완성하였다. 이 분야의 이론은 매우 복잡하여 본 연구서 범위를 초월하지만, 꼭 언급해 두어야 할 사항은 이 이론은 인체와 공명하면서 반응을 불러일으키고 있는 자연의 氣 개념에 기초하고 있다는 점이다. 이 분야의 전문술어들은 하루의 기상과 24節氣에 대한 사변을 굉장히 많이 포함하고 있다.

『黃帝內經』에서의 자연의 氣에 대한 견해는 세계에 대한 포괄적 이론의 주요 구성부분으로서 앞에 서술한 바 있는 인용문구들과 거의 동일한데, 4계절의 氣에 대한 아래 인용문이 이를 증명해 주고 있다.

---

381) 呂氏春秋 in LSCQJS 1985.

봄의 셋째 달은 (생명의) 확장을 의미한다. 이달에는 하늘과 땅이 도처에서 (생명을) 생성한다. 번창할 수 있도록 만물은 늦게 잠을 자고 일찍 일어난다. 사람은 홀을 활보하며 머리를 풀고 유연하게 자신의 의지를 키운다. 이달에는 삶이 있고 죽음이 없으며, 나누어 주고 도적질은 하지 않으며, 조장하며 처벌은 하지 않는다. 이것은 생명을 촉진하는 道이며 春氣에 해당하는 것들이다.

여름의 셋째 달은 전환과 충만을 의미한다. 이 기간에는 천과 지의 氣가 서로 혼합되어 만물이 꽃을 피우고 열매를 맺는다. (사람과 짐승이) 밤에 자고 일찍 일어나며, (햇볕이 약해졌으므로)태양을 피하지 않는다. 기분은 화를 내지 않고, 꽃이 만개하며, 氣가 마치 밖으로 쏠리려 하는 것과 같이 氣가 (점차) 분산되려 한다. 이것은 성장을 촉진하는 道이며 夏氣에 해당하는 것들이다.

가을의 셋째 달은 외면적인 조정을 의미하는데, 그 이유는 天氣는 조급하고 地氣는 맑기 때문이다. (만물은) 일찍 자고, 닭이 즐겨 하듯이 일찍 일어난다. 의식이 평화롭게 되도록 하여, 가을의 불공평이 완화되고 神과 氣가 모여듦으로써 秋氣가 균형을 이루게 되고, 의식이 흐트러짐이 없고, 肺氣가 맑아진다. 이것은 수확을 촉진하는 道이며 秋氣에 해당하는 것들이다.

겨울의 셋째 달은 폐색과 저장을 의미한다. 이달에는 물이 얼고 땅이 쪼그라들어, 균형자가 되는 陽의 영향을 받지 못한다. (만물은) 일찍 자고 햇볕을 기다려야 하므로 늦게 일어난다. 의식은 마치 이기적이거나 혹은 압박을 받고 있는 것과 같이 침울하고 폐쇄적으로 된다. (만물은) 냉을 피하고 열을 찾는다. 만약 피부에 아무것도 걸치지 않으면 氣를 빨리 상실한다. 이것은 저장을 촉진하는 道이며 冬氣에 해당하는 것들이다.[382]

氣의 자연적인 생성, 예를 들어 소위 六氣 형태로의 생성됨은 가시세계의 요소들이다. 그의 올바른 순환 현상은 세계가 올바르게 진행되고 있는 것의 표현인 반면, 그의 때에 어울리지 않는, 즉 순환론에 합당치 않는 현상은 자연 질서의 왜곡을 의미한다. 시기에

382) 黃帝內經 素問 in HDNJSY 1987:10.

알맞지 않게 순환하지 못하는 氣는 인간의 육체에 적극 영향을 미치는 작용 매체가 된다. 이와 관련하여 『黃帝內經 靈樞』에는 아래와 같이 서술하고 있다.

> 黃帝가 묻기를: 백 가지 병을 일으키는 것은 건조함과 습함, 차가움과 여름의 무더위, 바람, 비, 음과 양, 기쁨과 성냄, 음식과 음료가 몸에 깃들면서 시작된다. 氣가 모여 형태를 이루고, (그곳에) 축적되어 이름을 얻는다. 왜 모든 병이 해가 뜰 때는 나은 것 같아 낮에는 평안하고, 저녁에 심해져서 밤에는 더욱 악화되는지 그 정황을 알고 싶습니다.
>
> 岐伯이 답하기를: 이것은 4계절의 氣가 작용하는 것입니다.
>
> 황제가 물었다. 4계절의 氣에 대해 듣고 싶습니다.
>
> 岐伯이 대답했다. 봄은 생성하고 여름은 성장시킨다. 가을은 모으고 겨울은 저장한다. 이것이 氣의 정상적 진행인데 사람도 이에 따른다. 하루도 4계절과 같이 구분할 수가 있습니다. 아침은 봄이고, 낮은 여름이며, 석양은 가을이고 자정은 겨울입니다.

자연의 기의 질서는 체계적으로 질서 정연하게 순환적으로 반복한다. 그것은 사람이 경험하는 모든 차원에 동일한 구조로 스며든다. 당연히 여기에서 '자연의 기'와 '인체의 기' 사이에 경계들이 사라진다. 그 이유는 자연과 사람 간의 상호 작용이 하루의 소순환과 한 해의 대순환 사이에서 比類聚象의 형태로 이루어지고 있기 때문이다. 일일의 병세 진행에 대한 설명은 바로 運氣醫學의 설명 모델이다.

세계를 보는 이들의 관점과 그 연관관계에 대한 해석이 우선적으로 자연의 환경에 적응하고 풍작을 위해 필요한 기후의 관찰이 생명의 중요한 부분이었던 농경사회의 세계관이었다는 것은 확실하다.[383] 여기에서 氣라는 요소는 자연의 생활기반을 번성하게 하거나 영향을 미치고 있는 모든 종류의 자연환경적 요소들을 말하고 있다. 여기에서 보다 더 중요한 역할을 하는 것은 氣 자체가 아니라는 것이다. 왜냐하면 氣는 어차피 만물의 절대적 근본요소일 뿐이며, 氣가 나타나는 시간의 규칙성, 그것이 비와 더위와 같은 형태로의 변화, 그리고 그 규칙성의 변동이 자연의 질서가 발현됨을 의미하기 때문이다.

5.4. 인체의 氣

사람의 몸에 있는 氣는 한편으로는 자연에 있는 氣가 생리적으로 작용하는 氣의 형상을 정의하고 있기도 하며, 다른 한편으로는 사람의 심리와 의식이 밖으로 드러나는 속성들을 표시하기도 한다. 인체의 氣와 관련하여 생리적으로 작용하는 氣는『黃帝內經 素問』과『靈樞』에서 발전의 1차 전성기에 달했었는데, 이와 관련된 용어들 말고도 자연을 지배하며 우주와 인간의 생성과정에 결정적으로 관여하는 원칙들이 존재하였다. 즉 사람은 생명력이 되는 원초적 氣, 다시 말해 힘의 원천으로서 생식력과 함께 시작되지만 점차 소모되는 원초적 氣를 가지고 있다. 더 나아가서 인체는 인체 器官의 氣로 작용하는 氣를 자체적으로 생산하는데, 이것들은 五行의 상관관계와 陰陽의 6가지 응집상태[384]의 기초 위에서 상호 교통하면

383) 朱榮智 1986:24.

384) 太陰, 少陰, 厥陰, 太陽, 少陽, 陽明.

서 작용하는 체계를 이루고 있고, 이것의 이상적인 상태는 모든 연관요소들이 균형을 이루는 것이다. 공간적 차원에서는 인체에서, 시간적 차원에서는 순환이 이루어지고 있는 '인체의 氣'의 움직임이 인체 器官 간의 질서 정연한 내적 교통과 인체와 자연 간의 외적 교통의 현상으로서 균형을 이루는 것이 건강한 상태이다. 인체 내부현상은 물론 자연의 외부현상에 의해 한쪽으로 치우치는 현상이 발생하면 인체가 쇠퇴하고 병이 생긴다. 인체 器官 간의 교통의 매체도 역시 氣이다. 이 氣는 경락을 통해 다양한 발생형태로 움직이며, 인체 器官을 정보로 조절할 뿐만 아니라 물질을 공급해 준다. 따라서 氣는 인체 내에서 두 가지 기능을 갖고 있다. 氣는 육체의 생명을 유지하기 위해 조절하는 능력을 발전시킬 수가 있고, 공급하는 임무를 수행하여야만 한다. 따라서 氣는 정신적뿐만 아니라 육체적 작용을 하고 있다. 이에 기초하여 저자는 朱榮智의 분류법에 따라 인체의 氣를 血氣와 심리적인 氣로 둘로 나누어 설명하고자 한다.

5.4.1. 血氣

血氣는 이중개념으로서 의학서적은 물론 철학서적에서 뿌리를 내리고 있으며, 도덕적 의미와 생리학적 의미에서의 사람됨과 긴밀한 관계에서 검토되고 있다. 血氣의 두 가지 측면이 최적의 상태에서 합치하는 것은 또 다른 의미에서 사람됨의 극치, 즉 현인이 되는 이상적인 전제조건에 속하기도 한다. 의학적 견해와 윤리적-철학적 견해가 아주 일찍부터 혼합되었거나 아니면 애니미즘적 세계관에 뿌리를 둔 공동의 기원을 갖고 있음이 분명하다. 血氣 개념은 중국전통의학, 주로 현대 氣功學 서적 내에서는 생리적 생명의 기초로서의 의미가 오늘날까지 유지되고 있으나, 반면에 윤리적 요소로서의 의미는 완전히 없어졌다.

이중개념의 기원에 대해 밝혀진 바는 없다. Epler는 血로 채워진 管으로서의 개념이 氣로 채워진 管 개념보다 우선하였다는 정황을 강조하고 있다.[385]

Unschuld는 기원전 3세기 말과 기원전 1세기 초 사이에 한편에서는 血과 氣가 각기 다른 용기로 흘렀다고 보는 견해와 다른 한편에서는 혈과 기가 동일한 용기를 통해 동시에 같이 흐르는 것으로 보았던 견해가 있었음을 말해 주는 상황을 서술하고 있다.

두 가지 견해가 모두 『黃帝內經』에 암시되어 있다. 더 나아가서 血氣 개념은 『黃帝內經』에 나오는 營氣와 衛氣라는 개념과 깊은 연관이 있다. 일부 저자들은 영기를 血이 생성되는 요소로 보고 있고 일부 학자들은 혈과 영기를 동일한 것으로 보고 있다. 한편 衛氣는 일반적으로 호흡하는 공기, 아울러 肺라는 기관의 氣와 연관시키고 있다.[386]

血氣에 대해 가장 먼저 언급된 것은 『左傳』에서 찾아볼 수가 있다. 아마도 혈기는 모든 만물에 주어졌어야만 했던 하나의 사실로

385) Epler 1980:337-367.
386) Unschuld 1985:75-76.

간주했던 것 같다.

> 우리 앞에 임박해 있는 전투에서 당신은 다른 나라의 말들을 사용하고 있다. 그 말들이 놀라면 변하여 기마자의 의지에 저항한다. 그 말들의 氣가 혼란스럽게 되어 예측할 수가 없게 흥분된다. 그 말들의 피가 온몸에서 움직여 管을 팽창시켜 튀어나오게 한다. 외적으로는 강하게 보이지만 내적으로는 약하여 앞으로도 뒤로도 못 가고, 돌지도 못하는 상태가 된다. 폐하는 그것을 투입해서는 안 될 것입니다.[387]

이 인용문에서는 동물의 氣가 인간의 의도와 함께 뒤섞인다. 이 내용은 慶鄭이란 사람이 僖公(서기전 658~625 재위)을 비판하는 보고서에 나오는 것으로, 그가 전쟁 도중에 다른 나라의 말들을 타서는 안 되는데, 그 이유는 말들의 氣가 혼란스러워져서 말을 탄 사람에게 영향을 주게 되어 전쟁을 유리하게 이끄는 데 장애요소가 될 것이라는 것이다. 朱榮智는 이 氣를 말의 血氣라고 해석했다.[388]

『荀子』에 나오는 비슷한 한 문장도 血氣가 동물과 사람에게 동일하게 존재한다는 견해를 뒷받침해 주고 있다. 이 사람도 다른 저자들과 마찬가지로 살아 있는 육체에서 작용으로 나타나는 여러 가지 특징들의 연결고리의 시작점이 되고 있는 원초적 氣에서 출발하고 있다.

> 천지간에 살아 있는 모든 것은 혈기를 갖고 있다. 그래서 인식능력을 갖고 있다. 인식능력을 갖추고 있는 것은 항상 자기와 동일한 種을 사랑한다.

---

387) 春秋左傳 in Legge 1983, Vol.Ⅴ 164, 168.

388) 朱榮智 1986:42.

반면에 다른 곳에서는 血氣의 개념이 전적으로 인간의 육체적 건강 문제와만 연관되어 있다. 여기서는 인간의 육체적 상태를 판단하기 위한 한 가지 패러다임이 주를 이루고 있는데, 저자는 이것을 '無動의 原則'으로 명명하고자 한다. 이것은 육체적 건강은 물론 정신적 건강과 정의로움의 동의어나 마찬가지이며 위에 언급된 혼돈된 氣와는 정반대이다.

> 周나라 子庚이 여름에 죽었다. 왕위 계승자가 韋子平을 정승으로 임명하려 했다. 韋가 申叔豫에게 묻자 그가 대답하기를: 나라 안에는 용이 많은데 왕 자신은 약하다. 나라를 다스리는 것은 어렵다. 이에 韋는 병을 핑계 삼아 그 직위를 사양했다. 계절이 매우 더웠으므로 그는 땅에 구멍을 파고 그곳에 얼음을 채우고 그 위에 침대를 걸쳐 놓았다. 그는 거기서 가죽 위에 누워서 명주이불을 두 개를 덮고 매우 적게 먹었다. 왕위계승자는 의사를 보내 그를 살펴보도록 했다. 그가 보고하기를 그가 매우 수척해 있으나 血氣가 (비정상적으로) 動하지는 않는다고 말했다. 이에 子南을 정승으로 임명했다.[389]

중국전통의학의 맥진에서 결정적 판단기준이 되는 血氣의 정상적인 움직임 말고도 건강한 氣의 전제조건이 되는 인체의 상태들이 또한 존재하는데 이것은 보다 靜的인 것이다.

> 公에게는 4가지 일과가 있다. 아침에는 정사를 청취하고, 낮에는 질문을 하고 저녁에는 명령을 내리며 밤에는 자신의 육체를 조용하게 둔다. 그는 몸을 쇠약하게 만드는 氣의 차단, 폐색, 집적, 저하 등을 예방하기 위해 자신의 氣를 조절하고 배출함으로써 안정시킨다.[390]

---

389) 春秋左傳 in Legge 1983, Vol.Ⅴ 488－490.

390) 春秋左傳 in Legge 1983, Vol.Ⅴ:537.

血氣의 병리적 변화 말고도 인체 내에서의 血氣의 정상 분포와 바람직한 상태에 대한 견해도 있었음이 틀림이 없는데, 이에 대해 『黃帝內經 素問』에 자세히 나와 있다.

> 인체에는 정상적인 상태가 있다. 태양경(의 管)은 통상 혈다소기 하고, 소양경(의 管)은 통상 혈소다기 하며, 양명경(의 管)은 통상 다기다혈 하다. 소음경(의 管)은 통상 소혈다기 하고, 궐음경(의 管)은 통상 다혈소기 하며 태음경(의 管)은 통상 다기소혈 하다. 이것이 하늘의 정상적인 상태이다.[391]

각개 경맥들의 이와 같은 氣血의 분포 상태에서 혈과 氣가 순환하는 모든 경맥의 균형 있는 전반적 상관관계가 생겨난다.

> 족태양경과 (족)소양경은 안과 밖처럼 작용하며, (족)소양경과 (족)궐음경은 안과 밖처럼 작용한다. (족)양명경과 (족)태음경은 안과 밖처럼 작용하는데 이것이 족경맥들의 陰陽관계이다. 수태양경과 (수)소음경이 내외로 작용하며, (수)소양경과 심주(수소음경)는 내외로 작용한다. (수)양명경과 (수)태음경은 내외로 작용하는데 이것이 수경맥들의 陰陽관계이다. 만약 手와 足에 통증이 있는 것을 알게 되어 치료를 할 때에는 통증을 제거하기 위해 반드시 먼저 혈을 빼내야 한다. 남는 것을 사하고 모자란 것을 보하기 위해서는 혈과 氣가 어디로 몰리는지를 기다려 봐야 한다.[392]

『黃帝內經』의 문구들을 색인하여 체계적으로 검토해 본 결과 血氣의 병리적 현상이 80가지가 넘게 다양한 형태로 나타난다. 그 형태는 血氣의 침체, 血氣의 불균형, 血氣의 內的 산포, 血氣의 역

---

391) 黃帝內經 素問 in HDNJSY 1987:77.

392) 黃帝內經 素問 in HDNJSY 1987:77.

행, 血氣의 탈진, 혈과 氣의 분리, 血氣의 내적 혼돈 등이다.[393)]

『道德經』에서는 血氣 개념의 재미있는 변형을 발견할 수가 있다. 그 책에는 氣가 모두 3번 거론되어 있다. 그중 2개가 인체의 氣를 나타내고 있는데, 비록 정확한 생리학적 개념을 포함하고 있지는 않지만, 인체에서 생리적 작용을 하는 氣 개념이란 면에서 老子 철학의 핵심 용어들을 설명하고 있다. 한 존재의 천진난만함을 특별히 강조하는 老子는 관직을 버리고 사회적 명성을 피하며, 이런 방식으로 자연의 근원으로 돌아가도록 노력할 것을 요구하고 있다. 이것은 개인의 성장 측면에서 볼 때 성인으로서보다는 어린아이 나이에 더 가깝다. 따라서 老子는 이 문제를 氣를 유연함의 전형과 직접 연관시키고 있다.

젖먹이가 될 수 있는 유연함을 전해 주는 것이 바로 氣가 아닌가![394)]

老子가 여기에서 말하고 있는 것은 인체에서 '본체론적으로 작용하는 氣'로서 '원초적 氣'의 의미에 매우 가까운 것이다. 그 이유는 이것이 인간 생명의 시작을 시사하고 있고, 그러한 요소로서는 자신의 철학에 있어서는 유연한 氣일 수밖에 없기 때문이다. 이 사상의 논리적 귀결은 생명의 시작이 강한 충동이 아니라 유연한 충동에 의해 작용한다는 것이 될 것이다. 경직과 유연으로 상반되는 한 쌍은 생리분야는 물론 심리분야에서도 질적 정도를 나누는 규범이 되고 있고, 老子는 외적인 유연함이 단단한 돌을 닳게 한다

---

393) HDNJSY 850－853.

394) 老子 in LZSJ 1987:69.

는 물의 속성에 비유하고 있다. 여기에서 '연하고 약한 것이 단단하고 강한 것을 극복한다.'는 원칙이 적용된다. 물론 여기에는 육체적 현상들과 심리적 흥분들 간의 관계들이 그만큼 얽혀 있어, 경직과 유연의 상반개념이 인간의 심리적 흥분의 도덕적 수준에도 적용될 수가 있게 만든다. 감정과 氣와의 관계에 대해 老子는 아래 인용문에서 보듯이 감정에 의해 氣가 동하는 것을 덜 긍정적으로 평가하고 있는데, 이는 유연함의 원칙과 상반되기 때문이다.

心이 氣를 움직이면, 그것이 바로 强이다.[395]

여기에는 또한 氣의 움직임이 그것이 흐르고 있는 그 사람의 인격적 특징이 된다. 인체에서 작용하는 氣가 두 가지 경우로 서술되고 있는데, 하나는 젖먹이 아이의 경우 활력을 주고 생명을 촉진하는 측면과, 성인의 경우 도덕적 성품을 구분 짓는 측면이다. 强弱의 상반된 개념 속에는 생리적 측면에서 중국전통의학을 주도하는 고전적 형태의 패러다임들이 이미 포함되어 있었다. 즉 유연한 것은 氣의 유통을 나타내는 반면, 강경한 것은 氣 흐름의 뭉침과 차단으로 규정되고 있다.

육체 안에서 작용하는 血氣의 심리적 측면은 『道德經』에만 나오는 것이 아니라 『左傳』에서도 정신적 차원에 대한 血氣의 기본적인 관계들을 거론하고 있다. 여기에서는 血氣를 의식의 직접적인 전제조건으로 보고 있다. 의식의 절대 기초가 血氣이며, 血氣는 감정적 흥분의 기초가 되기 때문에 여기에서도 또한 양면성을 띠고 있다.

---

395) 老子 in LZSJ 1987:345.

젊잖게 행동하는 것이 최고의 덕목이다. 이것은 놀랄 만한 덕목이다. 血氣를 가지고 있는 모든 것은 다투려고 하는 마음을 가지고 있다. 그러므로 폭력으로 이익을 보호해서는 안 된다. 그 이유는 정의를 생각하는 것이 더 상위에 있기 때문이다. 정의는 利得의 뿌리이다.396)

血氣를 인간의 행동 전반에 걸쳐 연계시키고 있는 유사한 사례는 『論語』에도 나오는데, 여기에는 살아 있는 동안 다양한 단계로 전개되는 血氣의 상태에 따른 정신건강상의 다양한 조언들까지도 나온다. 血氣의 生殖 기능과 孔子 윤리사상에서의 사회심리학적 의미가 뚜렷하게 드러난다.

군자가 조심해야 할 3가지가 있다. 血氣(physical power)가 아직 안정되지 않은 젊은 시절에는 성적 쾌락을 삼가고, 血氣가 두루 단단해져서 강해지면 다툼을 삼가며, 血氣(animal power)가 쇠퇴하면 소유욕을 삼가야 한다.397)

이 문장에서 드러나고 있는 것은, 血氣가 훗날 道家 서적에서 확고하게 자리 잡은 인체의 원초적 氣(元氣) 개념과 여기에서 이미 융합되고 있다는 점으로서, 이것이 생리적 차원에서 선행하는 개념이 되고 있다. 두 개념을 공통으로 묶어 주는 것은 생명이 두 氣(元氣와 血氣)의 존재에 완전히 달려 있다는 것이며, 반면에 서로 다른 점은 사람이나 짐승의 몸에 있는 血氣는 오직 이들 몸체 안에서만 활력소로서 존재하고, 생체에 있는 元氣는 '본체론적으로 작용하는 氣'와 확실히 구분되지 않고, 그 때문에 다수의 저자들은 구분하여 번역을 하고 있다.398)

396) 春秋左傳 in Legge 1983, Vol.Ⅰ:627.

397) 春秋左傳 in Legge 1983, Vol.Ⅰ:312-313. Legge는 각각 physical power, animal power로 번역.

달리 말하자면, 元氣는 특정화되지 않는, 범위의 제한이 없는 氣이고, 血氣는 생리적으로 특정화된 氣로서 인체의 범위 내에만 존재하는 것이다. 우주에서 '본체론적으로 작용하는 氣'와 '인체의 氣' 사이를 구별하는 데 제일 먼저 어려움으로 다가오는 것은 '세상에는 단 하나의 氣가 존재한다.'라는 문구이다. 『壯子』를 들여다보면, 거기에는 두 개념이 하나가 된다.

하늘 아래의 공간 범위에 스며들고 있는 것이 氣이다.[399]

사람은 하늘 아래 살고 있기 때문에, 『壯子』에 따르면 사람은 氣의 한 산물임이 틀림없다. 사람의 생명이 氣의 집합인 것인 만큼 사람은 氣가 모여 있는 동안은 살고 분산되면 죽는다.[400] 壯子는 자연 속에 뭉쳐 있는 氣와 인체의 氣 사이에 아무런 개념적 구분을 하지 않고 있는 것처럼 보인다. 그러나 그는 사람의 인격과 육체가 이상적으로 잘 규율된 상태에 도달하기 위해서는 血氣가 꼭 처하여야만 하는 어떤 질서의 필요성은 인식하고 있다. 이와 관련하여 그는 血氣를 인간의 관점에서 생물학적으로 주어진 것으로 언급하고 있다.

혈기를 다스리기 위해서는, 규칙과 방법과 억제가 필요하다.[401]

---

398) Unschuld(1985:77)와 Engelhardt(1987:2)는 본체론적으로 작용하는 氣라는 의미로서의 원초적(ursprünglich) 氣와 구분하여 인체의 원초적 氣를 uranfänglich 또는 primordial 한 氣로 번역함.

399) 壯子 in SISS, Vol.ⅩⅩ 1956:58.

400) 壯子 in SISS, Vol.ⅩⅩ 1956:58.

401) 壯子 in SISS, Vol.ⅩⅩ 1956:27.

그러나 이것도 단지 '본체론적으로 작용하는 氣'와 인체에서 활동하는 血氣 사이를 구분하는 것처럼만 보이고 있을 뿐이다. 왜냐하면 모든 다른 문장에서는 단순히 氣라고만 말하고 있기 때문이다. 게다가 여기에는 규칙과 방법과 억제로 표현되는 심리적 원칙들도 있는데, 이것은 인간의 육체에서 물리적뿐만 아니라 정신적으로도 작용하는 원동력들의 복합체임을 다시 한 번 보여주고 있다.

게다가 『莊子』에는 心과 육체적으로 작용하는 氣 사이의 관계들이 상세히 서술되어 있다. '화가 氣를 모은다.'[402]라고 인식하는 것 같은 心－身的 접근법도 있고, 氣의 움직임으로 발생하여 인체에 중대한 영향을 초래할 수 있는 身－心的 반응들도 있다.

> 氣가 흩어져 다시 돌아오지 않으면 부족해진다. 만약 (인체 안에서) 상승하고 내려오지 않으면 사람은 화가 나게 된다. 하강하고 올라오지 않으면 사람은 잘 잊어먹게 된다. 상승하지도 않고 하강하지도 않으면서 인체의 중간 心臟 부위에 머물면 발병한다.[403]

인체 안에서 활동하는 氣에 대한 이 견해는 『黃帝內經』에서 인용했던 여러 경맥을 통한 血氣의 분포와는 비록 멀리 떨어져 있는 것이지만, 여기에서도 인체 내에서의 올바른 氣의 분포문제가 포함되어 있다. 즉 상황에 따라서는 氣의 분포가 균형을 잃어버리고 그로 인해 한쪽으로 쏠리면 원하지 않게 의식을 흐리게 하는 결과를 초래한다.

---

402) 莊子 in SISS, Vol. XX 1956:49.

403) 莊子 in SISS, Vol. XX 1956:49.

이와 더불어 인간 존재에 관한 管子의 언급 내용은 뿌리 깊은 결정론 차원을 넘어설 뿐만 아니라, 건설적이고, 생명 창조적이며 상당부분 숙명론적이기도 한 유물론적 세계관의 기본적 성향을 보이고 있다.

> 氣는 인체를 꽉 채우고 있는 그것이다.[404]…… 氣가 있으면 살고, 氣가 없으면 죽는다. 생명은 氣를 도구로 하여 생긴다.[405]

동시에 인체의 氣에는 생산적 기능이 부여된다.

> 하나인 氣가 변하면 精이 생성된다.[406]

그러나 다른 한편으로 그는 인간의 행동을 그 육체 속에 있는 氣의 종류에 따라 좌우되어 나타나는 현상으로 정의하고 있는데, 그 氣가 뭉쳐지면 다소간은 우연하게 사람을 만난다.

> 모든 감정은 (인체) 안에 있지만, 그것을 감출 수는 없다. 왜냐하면 그것들은 모습에서 밖으로 나타나기 때문에 사람들이 변한 (얼굴) 색깔에서 그것을 볼 수가 있다. 좋은 氣가 사람을 만나면 그들은 마치 형제같이 연대의식을 느낀다. 나쁜 氣가 사람을 만나면 전장의 소용돌이 속에서 서로 창으로 상처를 입히고 전쟁을 독려하는 시끄러운 북소리 속에서도 하지 않은 말까지 듣는다.[407]

마지막 인용문구에서 氣의 심리적 속성을 氣의 생리적 속성과

---

404) 管子 37a. Kap. "Xinshu Pian" in 1135/2, Vol.Ⅲ:4b.

405) 管子 12. Kap. "Shu Yan Pian" in 1135/2, Vol.Ⅱ.

406) 管子 37b. Kap. "Xinshu Pian" in 1135/2, Vol.Ⅲ:5a.

407) 管子 37b. Kap. "Xinshu Pian" in 1135/2, Vol.Ⅲ:6a.

분리하는 것이 얼마나 어려운가 하는 점이 또다시 드러나고 있다. 그 이유는 주로 인간은 자동적으로 심리적 현존재와 연관이 될 수 있다는 데 있는데, 이 현존재는 육체의 생물학적 조건에 기초하는 것이므로 身-心의 관계에 있다.

氣를 매체로 하여 인간이 생성되었다고 하는 그 당시까지의 주도적 견해들을 漢代의 학자 王充(서기 27~91)이 자신의 저서 『論衡』에 한데 모아 정리하고 모든 가능한 문제들에 대한 입장을 정리하였다. 그는 <氣壽篇>에서 1세기 학자들이 인간 생명의 원인을 어떻게 보았었는가 하는 점을 상세히 다루고 있다. 그의 의견은 그때까지 주도적이었던 의견들을 종합한 것이라 할 수가 있다. 王充은 비관론자로 분류되고 있는데, 그는 모든 부류의 氣 이론을 다 받아들였다. 비록 그가 道家의 일부 수행법에 반대를 하는 입장이었지만, 원초적 氣에 대한 道家的 용어에 상당히 근접하였다. 이것은 서로 다른 세계관들이 동일한 패러다임들을 공유하고 있음을 확실하고 보여주고 있다. 그래서 王充도 모든 생명은 하나의 氣에서 나온다고 적고 있다.

> 만물의 생명은 원초적 氣로 자양된다.[408]
> 따라서 거꾸로 "살아 숨 쉬는 모든 존재는 氣가 없어지면 죽는다."[409]

그는 짐승과 사람 사이에 氣의 종류에 차이가 있다고 인식하고 있었던 것으로 보인다.

---

408) 論衡 56. Kap. "Yan Du Pian" in LHZS 1979:1295.
409) 論衡 24. Kap. "Dao Xu Pian" in LHZS 1979:422.

인간을 생성한 것은 精氣이다. 사람이 죽으면 精氣도 없어진다.[410)]

王充의 견해 속에는 氣의 질적 분류라는 점에서 새로운 측면이 보인다. 인간의 수명이 천차만별일 수가 있고 인간의 활력이 서로 같지가 않다는 사실에 기초하여 王充은 氣의 타고 태어남이 질병과 중환, 단명과 장수, 인간의 성장문제까지도 결정짓는 운명에 달려 있다고 보는 견해를 펼쳤다.

인간이 (자연으로부터) 타고난 운명은 두 가지 종류가 있다. 첫째 것은 인간이 맞이하게 되는 불가피한 운명이고, 둘째 것은 (육체적) 강건함이나 쇠약함, 장수나 단명을 결정하는 그런 운명이다. (인간이 불가피하게) 만나는 것은 전쟁, 화재, 탄압, 홍수 등이다. (육체의) 강건함과 장수, (육체의) 쇠약함과 단명은 氣의 자연적 분포 밀도의 조밀함 또는 희박함의 표현이다.

사람이 총량의 氣를 모두 받아들일 수 있는 기간을 王充은 100년으로 잡았다. 만약 사람이 이 수명에 도달하지 못하면 그것은 그의 부족한 氣 수용능력에 달려 있다. 이런 사고의 틀 안에서 王充은 젊은 사람의 육체적 쇠잔을 설명하기 위해 '육체를 채워 주는 氣'라는 이론을 도입하였는데, 이 이론은 식물 세계에서도 같은 방식으로 설명될 수 있다.

따라서 열매가 시들거나 어린아이가 쇠약해지는 것은 천부의 氣 수용상태가 희박하기 때문인데, 그래서 비록 육체적 형태는 완전히 성숙하였더라도, 氣가 (수용기관에는) 비어 있고, 허약하고 쇠퇴하며 (氣가) 육체를 다 채울 수가 없다.[411)]

---

410) 論衡 50. Kap. "Lun Si Pian" in LHZS 1979:1185.

411) 論衡 4. Kap. "Qi Shou Pian" in LHZS 1979:55.

王充은 이 문장에서 氣의 양뿐만 아니라 氣의 밀도도 구분하고 있는데, 그것은 서로 다른 시점에 서로 다른 밀도의 속성으로 구성되어 있어서 질적인 견고함이 달리 나타나고 있다는 것이다. 그로서는 본체론적 관점에서 볼 때 축적되는 氣는 항상 같은 것이며, 따라서 살아 있는 과정 동안의 존재들 간의 차이를 구분할 수 있는 다른 기준이 있어야 했기 때문이다.

> 장수와 단명은 하나의 똑같은 氣(에 의한 것)이지만, 그것들은 길이가 다르다. 즉 짧고 길다.[412]

여기에서 王充은 사람과 짐승을 구분 짓는 것은 血氣의 견고함의 다양한 차이에 있는 것으로 보고 있는 것 같다. 왜냐하면 그는 이것으로 짐승과 인간 수명의 큰 차이를 설명하려고 하기 때문이다. 이로써 그는 생물의 생명과 관련하여 그때까지 언급된 바 없었던 새로운 패러다임, 즉 血氣의 질을 기준으로 다양한 種을 구분하는 패러다임을 만들었다.

> 100세의 육체와 50세의 육체가 서로 달라 보이지 않는다. 육체적 외형이 다르지 않으면 血氣도 다르지 않다. 금수의 육체적 외형은 사람의 육체적 외형과는 다르게 나타난다. 그래서 그들의 수명이 사람의 수명과 다른 것이다.[413]

王充은 한 시대의 일반적인 분위기가 그 당시 사람들의 육체적 발달의 부진에 책임이 있고, 그의 관점에서 과거 이상적이었던 시대의 일반적 분위기가 장수를 보장했다고 하는 식의 결정론적 접

412) 論衡 4. Kap. “Qi Shou Pian” in LHZS 1979:57.

413) 論衡 4. Kap. “Qi Shou Pian” in LHZS 1979:58.

근법을 자신의 氣 이론에 도입하였다.

> 큰 평화가 있었던 시대에는 사람들이 소박하고 크게 성장하였다. 그들의 수명은 100세에 달했는데, 그것은 (그 당시) 氣의 화합으로 작용한 것이다.

그는 이어서 그 당시의 이상적 상태, 즉 균형 잡힌 상태의 원인에 대해 지적하고 있는데, 그 내용은 앞의 문장과 완전히 의미가 상통하는 것이다.

> 賢者는 천부적으로 和氣를 받고 태어났으므로, 정상적인 100세에 도달하였다. 和氣는 평화가 임할 수 있도록 했다. 그래서 큰 평화가 있던 시대에는 장수자가 많이 있었다.[414)]

인간의 생리적으로 작용하는 氣의 사회심리적 요소들도 역시 王充의 이론에 등장하는데, 그러나 이미 앞에 거론된 학자들보다는 도덕적인 면이 덜하다. 그것은 오히려 인간의 평화적 내지 비평화적 氣的 자질의 결정론적 접근법으로 이해될 수가 있는데, 그 氣質이 개인적으로 작용함으로써 각 개인의 천부적 氣質이 인간의 도덕심에 선행한다는 것이다. 모든 사람에게 보편적으로 적용되는 자연에서 작용하는 氣와 인체와의 관계 외에도 다른 심리적인 형태의 개념이 漢代까지의 氣 개념 속에 존재하였다.

---

414) 論衡 4. Kap. “Qi Shou Pian” in LHZS 1979:58.

5.4.2. 심리적으로 작용하는 氣

지금까지 밝혀 본 氣의 다양한 의미 외에도 氣 개념은 사람의 심리적인 면, 특히 윤리적 측면에서 아주 큰 역할을 하고 있다. 육체가 올바로 작용하는 것은 제도적, 심리적 개념의 첫 번째 예에서부터 이미 도덕적 내지 규범적 성격의 것이었다. 즉 철학서적에 있어서 인간됨의 결정적 요소 중의 하나는 荀子(서기전 298~238)가 정의한 의미에서의 義였다. 그가 설명하기를, “인간은 氣, 생명, 인식능력을 가지고 있고 義를 지니고 있기 때문에 인간은 하늘 아래 가장 귀한 것이다.”[415] 이 설명은 모든 생명의 기초인 소위 氣로부터 시작해서 다양한 생명 생성의 연결고리를 거쳐 인간과 인간이 만들어 놓은 환경 안에서 正義의 최고 형태로 끝난다. 또 한편으로는 氣에 종속하는 육체의 움직임을, 예를 들어 호흡으로, 의식적으로 통제하는 것이 완전한 예절과 최고의 품위를 표현하는 것이라고 『論語』는 말하고 있다. 『論語』에서도 氣의 다양한 의미가 마구 혼합되어 있는데, 이번 경우에는 호흡하는 공기 형태의 자연의 氣로서, 생명을 베푸는 요소로서의 인체의 氣와, 또한 육체적 표현으로서의 심리적 氣가 함께 포함된다. 이와 관련된 문장 속에 孔子가 임금을 알현할 때 어떤 방식으로 접근하는지가 적혀 있다.

> 그가 궐문을 지날 때에는 마치 출입이 불허된 것같이 몸을 숙이고 있는 것처럼 보였다. 그가 들어섰을 때는 문의 중앙을 차지하지 않았다. 그가 문을 통과할 때는 문턱을 밟지 않았다. 그가 비어 있는 왕자의 처소를 지날 때에는 자세가 바뀐 것같이 보였으며 그의 다리는 아래로 굽은 것 같아 보였고 그의 말소리는 (소리를 내기 위해 숨이)

---

415) 荀子 “Wang Zhi Pian” in XZYD 1986:28-29.

충분치가 않은 것 같았다. 그가 접견실로 올라갈 때는 옷깃을 두 손으로 여미고 몸을 구부렸다. 그는 마치 숨을 쉬지 않는 것처럼 氣를 멈추었다. 그가 접견에서 떠나올 때는 자세가 이완되기 시작하였다. 그가 한 걸음 밑으로 내려갔을 때는 만족하는 얼굴 표정이었다. 그가 아래로 다 내려와서는 날개를 단 듯이 빨리 자기 처소로 돌아갔고 그가 자리에 앉았을 때는 존경스러운 근엄함을 내보였다.[416]

존경심의 심리적 표현으로 나타나는 다양한 호흡형태 외에도, 인간의 음성을 표현하는 의미로서의 聲氣도 중요한 의미를 갖는다. 음성의 발생은 의학서적에서는 臟器가 내고 있는 것으로 보고 있는데, 그 臟器의 氣가 음성을 내게 함으로써 육체의 氣와 심리적으로 작용하는 氣가 겹치는 현상이 발생한다. 젊은 나이에 요절한 孔子의 제자인 曾子의 예절은 가히 신화적인데, 그의 책 한군데에 辭氣(언어의 표현력)라는 말이 나온다. 이 표현은 曾子가 군자의 올바른 행동을 거론하는 상황에서 나온다. 여기에서 辭氣라는 개념은 심리를 나타내는 표현의 양식으로밖에는 이해할 수가 없다.

曾子가 병이 들어 孟敬이 문안을 했다. 曾子가 말하기를: 새가 죽을 때가 되면 그 노랫소리가 슬퍼진다. 사람이 죽을 때가 되면, 그의 언어가 좋다. 군자가 아주 중하에 여겨야 할 세 가지 가르침이 있다. 그는 자신의 행동과 태도에서 폭력과 불손을 제거해야 한다. 얼굴 표정을 고치기 위해서는 정직함을 가까이해야 한다. 辭氣가 산만해지는 것에 대해서는 비천함과 부당함을 멀리해야 한다.[417]

언어를 선정하고 표현하는 방법에서 세련된 모습을 보인다면, 무모함과 만용은 소란과 굉음을 동반할 것이다. 騷音의 심리적 의미

416) 論語 in Legge 1983, Vol. Ⅰ:228－230.

417) 論語 in Legge 1983, Vol. Ⅰ:209.

는 특히 전쟁 수행에서 인식되고 있는데, 여기에서 氣는 용감하고 단호한 인상을 묘사하는 순수한 심리적 의미를 갖고 있다. 『左傳』의 한 구절에는 북을 두드리는 소리로 병사들에게 사기를 북돋는 효과를 기대하고 있다.

> 두 군대는 쇠북 소리를 낼수록, 전의가 더욱 높아진다. 만약 유리할 때에 (북을) 치면, (전투력을) 방해를 하거나 제약을 한다. (북) 소리가 가득 차면 志를 자극할 수가 있고, 북소리로 (氣를) 막히게 할 수도 있다.418)

시점에 어울리지 않는 북소리가 병사들의 사기를 저하하는 형태로 勇氣에 미치는 부정적 효과에 대해 『左傳』은 다른 곳에서 또다시 거론하고 있다.

> 전쟁은 勇氣에 달려 있다. 북소리가 최초로 울리면, 그것은 氣를 불러일으킨다. 두 번째로 반복해서 치면 약하게 만든다. 세 번째로 치면 소진시킨다.419)

이 인용문구가 보여주고 있는 것은 소음이 심리적 효과를 가지고 있다는 것이며, 이 효과는 氣를 매체로 전달된다는 것이다. 이들 외형상 다른 물건들(사람과 북) 간의 상호 작용은 추상적인 것이어서, 예를 들어 두 물체 간의 생리적 관계를 인식할 수 없는 인간이 감각기관으로 인지할 수 있는 것이 아니므로, 소리와 같이 보이지 않는 가운데 진행되는 작용이 있다고 추정을 하고 있는 것이다. 이런 사고방식을 하나의 公理로 포괄하는 개념이 『易經』에 언

---

418) 春秋左傳 in Legge 1983, Vol.Ⅴ:182.

419) 春秋左傳 in Legge 1983, Vol.Ⅴ:85.

급되어 있다.

> 같은 소리는 서로 공명하고, 氣가 같은 물건들은 서로 찾아간다.[420]

이 모든 인용문구들은 사람들이 사물 간에는 상호간에 미치는 영향이 효과로 나타나게 하는 그 어떤 연결체가 있다고 추정하고 있었음을 말해 주고 있다. 이것들은 6氣 형태의 기후적 영향일 수도 있고 체내에서 적정한 양으로 작용하는 식품의 자양분적 영향일 수도 있다. 氣의 영양분적 개념에 대해서는 본 책자의 어원학 부분에서 기술한 바가 있다. 身－心的 개념은 모든 철학자들에게서 느낄 수가 있다. 이에 대해 필자는 孔子의 식습관에 관한 『論語』의 내용을 인용한 바가 있는데, 이것은 넓은 의미에서 문화의 산물로서 한 인간의 심리 표현에 해당된다. 이 인용문에 나오는 食氣의 개념은 그 문장 내에서는 우선 영양분의 의미로 이해된다. 그럼에도 섭취한 식품의 양과 질이 인간의 행동에 심리적 효과로 작용하고 있다. 『左傳』에는 식품 및 기호품의 섭취와 의식의 통제 사이에 직접적인 관계를 묘사하고 있다. 통치자와 각료 간의 올바른 관계에 대한 토의에서 각료의 의무에 대해 叔이 매우 흥미로운 언급을 했는데, 그 내용은 사람의 의식이 생리적 현상과 직접 연관되어 있다.

> 당신(각료)은 통치자의 눈이므로 그가 명료하게 보는 능력을 (보좌해야) 할 것이다. 의복은 소유의 규칙을 표시하기 위해 있는 것이고, (국가) 업무를 수행하는 자는 그것을 알아차려야 한다. (국가) 업무는 상황에 따라 처리한다. 그 상황이란 통치자의 모습에서 볼 수 있다.

---

420) 易經 in YJLZ 1984:157.

> 지금은 통치자의 모습이 (급박한 국가) 업무에 합당하지가 않다. 당신(각료)은 이것을 못 본다. 너의 보는 능력은 부족하다. 叔은 술을 한 잔 마시고 말했다. (음식의) 맛은 (몸의) 기를 활성화하기 위해 있다. 氣는 意識을 채워 주고 공고히 하기 위해 있다. 의식은 (통치자의) 말을 공고히 하기 위해 있다. 말은 명령을 내리기 위해 있다. 각료는 (통치자를) 공고히 하고 (그의 음식의) 맛을 통제해야 한다. 두 가지 의무를 다 소홀하게 했고, 통치자의 명령이 발동되지 못했다. 이것은 각료의 잘못이다.[421)]

이 말들은 意識의 문제가 식습관뿐만 아니라 생활태도와 행동의 엄격한 규율 문제와 얼마나 긴밀히 연관시켜지고 있는가와 함께, 氣가 거기서 어떤 역할을 하는지를 보여주고 있다. 만약 氣가 의식을 충분히 채워 주지 않으면, 그것은 예를 들어 부적절한 영양섭취에 의할 수도 있는데, 사람의 감각능력이 손상을 입고, 이와 더불어 인격의 심리적 발현으로 나타나는 인체의 외모 전체가 손상을 입는다.

『壯子』에도 감각능력을 氣와 긴밀히 연관시키는 또 하나의 예를 발견할 수가 있다. 여기에서는 앞에 언급한 예와는 달리 영양섭취에서 감각수용까지의 병리학을 거론한 것은 아니고, 앞의 예와는 거꾸로 청각능력이 저하하는 형태를 기술하고 있다. 그것을 섬세하게 하는 것은 감각을 깨끗하게 만들어 주는 氣로 회귀하는 것이다. 孔子와 그의 제자 惠子가 주고받는 대화이다.

> 惠子가 말했다. 心의 정화에 대해 묻고자 합니다. 孔子가 대답하기를: 너의 志를 하나로 하라. (우선) 귀로 듣지 말고 心으로 들어라.

---

421) 春秋左傳 in Legge 1983, Vol.Ⅴ:624, 626. B.

다음에는 心으로 듣지 말고 氣로 들어라. 왜냐하면 (청각으로) 듣는 것은 귀에 국한되고, 心은 (내부에) 적응하는 것으로 국한된다. 그러나 氣는 비어 있어서 존재들을 다 수용한다. 단지 道만이 虛에 모이므로, 虛가 心을 精하게 하는 것이다.[422)]

비어 있음(虛)이란 패러다임 안에 심리, 氣, 육체적 기능이 하나의 순환체계로 통합된 것을 뜻한다. 이 패러다임은 본질적 요소로서의 氣에 의해 주도된다. 氣는 비어 있기 때문에, 감정이 추구해야 할 그리고 의식 통일의 근본 속성을 형성하는 그런 상태이다. 이런 의식의 통일은 감각 수용을 감소시킴으로써 달성된다. 즉 말초적 감정으로 일어나는 욕망들, 그리고 물체에 대해 정신을 기울이는 일, 인체의 생물학적 기초인 소위 氣까지도 포함하는 것들을 감각으로 수용하는 것을 억제하므로 의식의 통일이 일어난다. 氣가 포함되는 이유는 氣에 의해 비로소 감각을 수용할 수 있기 때문이다.

單一性(하나)의 패러다임은 '본체론적으로 작용하는 氣'에 대한 개념을 통해 이미 알아보았다. 반면에 비어 있음(虛)의 패러다임은 인간심리와 의식에 대한 개념 속에서 큰 의미를 갖는다. 그 이유는 이것은 인간이 인식할 수 있는 세계에서의 가시적 현상이 아니기 때문이다. 虛가 본래 추상적이고, 그리고 이 추상성에서 출발하여 비가시적인 의식의 속성을 만나기 때문에 氣를 잡을 수 없는 것과 같이 이 虛도 비슷한 것들을 현상적으로 서술하고 있다. 그래서 이 虛는 심리위생 측면에서도 의식의 이상적 상태를 나타내기에 유용한 패러다임임이 증명되기도 하였는데, 그 이유는 虛가 자동적으로 평형과 순수 그리고 안정의 의미를 내포하고 있기 때문이다. 물리

422) 壯子 4. Kapital in SISS, Vol. X X 1956:9.

적으로 서술할 수 있는 상태로서의 虛는 감각적으로 인식을 할 수가 없고 그래서 오염이 되지 않았다는 의미에서의 순수로 표현될 수가 있기 때문이다. 논리적인 면에서 보면 일방적인 虛는 결코 있을 수가 없다. 그 이유는 虛 아니면 그 반대인 소위 非虛가 있기 때문이다. 虛의 상태를 상실한다는 것은 그만큼 흐려짐을 의미하고 虛의 균질성을 잃고 편파적 현상의 출현을 의미한다. 『黃帝內經』은 생리학적 견지에서 이런 관점을 확인시켜 주고 있다.

> 우리에게 전해 내려오는 고대인들의 가르침에 이런 말이 있다. 虛邪와 風邪는 적절한 시기에 몰아내야 한다. 虛는 평안하여 정상적인 氣(正氣)가 소산되는 곳이기도 하고, 그 속에 精氣가 깃들어 있는 곳이기도 하다. 거기에 어떻게 병이 발생할 수 있겠는가?[423]

여기에서 虛의 상태는 확실하게 氣 개념의 속성에 속하는 것이며, 氣와 虛가 실제로는 같은 것이어서 서로 분리할 수 없는 一元論的 모델을 이룬다. 『壯子』에는 虛와 氣가 직접적인 관계에서 서술되어 있다. 이 관계는 사람이 자기의 정신을 虛의 상태에 두면 개별적으로 인식할 수가 있다.

> 만약 사람이 최고의 虛의 순간에 처하게 되면, 氣에 머물게 된다.[424]

虛와 氣는 육체의 정상적 기능의 기본 조건으로도 간주되고 있다. 이 견해는 管子가 心에 대한 자신의 이론에서 피력하고 있다. 그는 사람의 의식 구조와 연관하여 심이 인체의 정신적 중심이며

---

423) 黃帝內經 素問 in HDNJSY 1987:8.

424) 壯子 19. Kapital in SISS, Vol.ⅩⅩ 1956:50.

氣로 가득 채워져 있다는 견해를 표방하였다.

> 心은 인체에서 통치자의 위치이다. 인체의 9竅는 (지각을) 분별하는 관료들이다. 만약 心이 道에 따라 虛하면, 9규는 규정대로 (작용한다).[425]

虛는 여기에서 인간의 육체와 그에 의해 생성된 심리로서의 하나의 완전한 체계를 올바로 작동시키기 위한 기본 전제조건으로서 氣와 질적인 통합을 이루고 있다. 虛의 전제조건은 이미 검토한 바 있는 또 다른 패러다임을 원천적으로 내포하고 있다. 虛가 부동 그 자체이므로 고요함을 암시하고 있다는 것은 아무것도 없는 곳에 아무런 움직임이 없다는 것과 같은 맥락에서 당연한 것이다. 이런 의미에서 虛의 기본원칙 외에 부동 또는 정지의 패러다임, 靜寂의 패러다임이 발견된다. 이러한 聯想의 고리는 氣의 도움으로 의식이 발생한다는 체계를 세우고 있는 대부분의 학자들에게서 발견되는데, 壯子에게서 그것이 확인된다. 그는 인간의 의식 내지 심리의 이상적 상태에 대해 다음과 같이 적고 있다.

> Xin Qing은 Ju라는 악기를 만들기 위해 나무를 잘랐다. 그가 악기를 완성했을 때 마치 신령스런 물건같이 훌륭했다. 魯公이 그 악기를 보고 어찌된 것인지 물었다. 그가 묻기를: 당신이 이런 것을 만들 수 있다니 그 무슨 예술의 경지인가? Xin Qing이 답하였다. 수공장이가 무슨 별다른 예술을 가지고 있겠습니까? 만약 (주의해야 할) 그런 것이 있다면, 만약 내가 악기를 만들고자 하면 절대로 氣를 소모하지 않습니다. 心을 움직이지 않음으로써 그 氣를 精微롭게 하여야 합니다.[426]

---

425) 管子 13a. Kap. "Xinshu Pian" in 1135/2, Vol.Ⅲ:1a.

426) 壯子 19. Kapital in SISS, Vol.ⅩⅩ 1956:50.

움직임이 없는, 아무런 영향을 받지 않은, 소모되지 않은 氣에 기인하고 있는 인간 정신의 맑음은 '신령스런'으로 표현되는 문화적 산물 속에 나타난다. 조용하고 강화된 심리가 氣에 유리한 영향을 미칠 수 있다고 말함으로 해서, 사람이 물건 제작의 인과관계를 정미하고 맑은 氣에서 精神으로 바꿀 수도 있다고 하는 생각은 『管子』에서도 언급되고 있다. 그는 정신위생 측면에서 '氣의 보존'을 보고 있는데, 거기서는 意識의 다양한 특징을 생성시키는 과정에서와 같이 상호 제약하고 있다.

> 만약 내부의 心을 조용하게 하면 氣가 굳건해진다. 자신의 내부의 心을 굳건히 하면 귀와 눈(의 감각)이 밝아지고 사지가 단단하고 강해져서 정미한 것이 깃들 수가 있다. 정미한 것이 氣의 맑음이다. 氣와 道가 생명을 작용하게 하고, 생명이 생각을 작용하게 한다. 생각이 인식하게 하고, 인식이 휴식(조용함의 의미)을 작용케 한다.[427)]

여기에도 氣를 둘러싸고 있는 견고성과 부동성의 패러다임이 주를 이루고 있고, 휴식이란 말 속에서 인간의 정신과 관련하여 빈 공간의 깨끗함이란 의미에서의 氣의 청결성이 받아들여지고 있다. 강화된 心에 대한 생각은, 여기에서는 心을 심리라고 표현해도 무난한데, 원천과 직접 접촉을 가능하게 하는 의식 상태의 출발점이 되고 있다.

> 心이 움직이지 않으면, 氣가 본연의 법칙성에 따라 작용하고 道가 머무를 수가 있다.[428)]

---

427) 管子 16. Kap. "Neiye Pian" in 1135/2, Vol.Ⅲ:16.
428) 管子 16. Kap. "Neiye Pian" in 1135/2, Vol.Ⅲ:16.

언뜻 보기에 표어같이 보이는 '虛 속의 부동(靜中虛)'은 정신 위생적으로 아주 확실하게 구분되는 조건이다. 이 조건 내에서는 특정한 사회적 지위를 향한 인간의 노력 — 정치권력을 향한 것일 수도 있고 재물이나 영혼적인 것일 수도 있는 인간의 노력 — 이 거의 무의미한 것이 되어 버리고 마는데, 이 노력은 단지 부수현상 또는 정확히 표현해서 정신적 虛의 理想 상태에서 멀어지는 병적 현상으로 받아들여진다. 인간은 그 과정에서 虛와 부동(靜)의 원천에서 그만큼 멀어지게 되어, 자신의 생물학적 생체에 의해 생성된 공간적 虛의 동등치인 소위 의식이 온전한 虛의 상태에서 사라지게 된다. 비가시적인 氣의 본체론적 虛, 이것은 인체에서 心의 虛 내지 의식의 虛에 의해 실현되는 것인데, 이것이 결국 감정과 희망과 욕심으로 채워지게 되는데, 이것들은 모두 道家的 관점에서는 소인의 속성들이다. 인간의 의식은 이상적 상태에서는 道의 본체론적 虛와 동등한 것이다.

개인의 심리와 사회적 윤리 측면을 모두 고려한 가운데 氣라는 요소로 의식을 평안하게 안정시키는 방법으로 가장 잘 알려진 최초의 자료는 孟子 철학의 이론이며, 그는 자신의 인격과 관련하여 '널리 흐르는 氣'(浩然之氣)[429]에 대해 언급하였다. 인격을 높일 뿐만 아니라 사회와도 유관한 氣에 대한 그의 언급은 황제치하의 중국이 지속되는 동안 정신위생적 국가 이념으로 이해해도 무방할 정도로 비중이 있는 것이었다. 不動의 情緖에 대한 그의 견해의 특징은 위에서 정신사적 측면으로 설명한 바 있는 모든 견해들보

429) Forke 1964, Vol. I : 199 - 200: 필자의 번역과 달리 호연지기는 다양하게 번역되고 있다(Legge: passion nature, Couvreur: Sensibilität, Faber: Triebe, Wilhelm: Lebenskraft, Julien: Spiritus vitalis).

다 앞선 것이지만, 필자의 생각으로는 漢代의 인격이론의 전형과 구조들을 밝히고 난 다음에야 그 의미의 깊은 뜻을 이해할 수가 있다고 본다. 孟子는 관료의 윤리에 대해 자신을 문답하는 면접에서 '둘러싸고 있는 氣'에 대한 이론을 전개하였다. 그 이론 속에서 도덕심이 인간성의 심리적 기본요소들과 함께 통합이 되고, 그 중심에는 예를 들어 전쟁이나 분쟁 중에 용기나 겁먹지 않는 것과 같은 권위가 심리적 작용을 하도록 표출하는 방식이 나타나 있다.

> 公孫醜가 묻기를: 선생, 당신이 당신의 가르침을 실행에 옮길 수 있도록 齋나라의 정승이나 귀공으로 임명된다면 놀라지는 않을 것이다. 만약 당신이 황태자의 지도자로 승진된다든가 왕 자신의 선생이 된다면, 그 상황하에서 당신의 心(심리)이 영향을 받게 될 것인가? 孟子가 답하기를: 아니요. 저는 나이 40에 움직일 수 없는 心(不動之心)에 도달했습니다.

강력하고 완숙한 인격의 기초로서의 움직이지 않고 조용한 不動之心 이론은 孟子 이전에도 이미 하나의 전통을 가지고 있었던 것으로 보이는데, 이것은 상기의 대화에 이어지는 대화에서 보는 바와 같이 병사의 인격적 권위를 표출하는 문제와 관련하여 발전되어 온 것 같다.

> 醜가 묻기를: 그렇다면 선생(맹자)은 孟賁(의 능력)을 훨씬 능가합니다.
>
> 孟子가 답하기를: 그것은 어렵지 않습니다. (제자)告子가 저보다 훨씬 먼저 부동지심에 도달했습니다.
>
> 醜가 묻기를: 움직이지 않는 심리에 도달하는 방법이 있습니까?
>
> 孟子가 답하기를: 네, 比宮黝의 '용기를 키우는' 養勇(법이 있습니다). 그는 어떤 타격에도 몸을 피하지 않았고, 그의 눈을 불안하게 움직이지도 않았습니다. 그는 어떤 사람이 조금만 밀쳐도 그가 마치

시장 바닥에서 매를 맞는 것같이 여겼다. 그리고 그가 머리를 풀어헤친 (평범한) 사람에게서 당하고 싶지 않은 것은 1,000대의 마차를 가진 황태자로부터도 당하지 않아야만 했다. 그는 힘 있는 황태자가 찔려 죽는 것이나 가난한 사람이 찔려 죽는 것을 다 같은 것으로 보았다. 그는 어떤 황태자 앞에서도 두려워하지 않았고 나쁜 말이 그에게 가해지면 곧바로 반박하였다. 孟施舍[430]도 용기를 관리하는 법을 가지고 있었습니다. 그가 말하기를: 나는 (전쟁 전이나 하는 동안) 정복하느냐 안 하느냐를 다 같은 것으로 본다. 우선 적을 평가하고 진격한다. 승리를 우려하면서 (적을) 만나는 것은 적 앞에 두려움이 있다는 의미이다. 어떻게 그런 정서 속에서 승리를 보장할 수 있겠는가. 그것은 내가 두려움을 떨쳐 버릴 수 있을 때 가능하다. 孟施舍의 견해는 曾子[431]와 비슷합니다. Gongyu의 생각은 子夏의 것과 비슷합니다. 두 사람의 용기 중에 어느 것이 더 현명한 것인지는 알 수 없으나, 孟施舍가 더 중요한 점을 지적하는 것 같습니다.[432]

이 부분에서는 인격수양의 사회적 측면이 더욱 뚜렷하게 나타나는데, 그 이유는 흔들리지 않는 정서만으로 모든 사람들을 동등하게 취급하게 하고 있기 때문이다. 정서를 관리하는 것이 인간행동의 규범적 기능을 갖고 있다. 이것은 單一性의 패러다임(세상에는 오직 하나의 氣밖에 없다)과 虛의 패러다임에 비유할 수 있는 것으로서, 그것은 곧 무감정에 해당하고, 또한 상사와 부하 간의 개인적 관계 측면에서는 외부의 조건에 의해 주눅이 들지 않는 것에 해당한다. 게다가 이 문장에서는 두렵다는 감정이 행동에 영향을 미치는, 그래서 이상적인 심리 상태에 역행하는 상태라고 두렵다는 감정을 서술하고 있고, 반면에 두렵다는 감정의 반대가 무감정이라고도 하고 있다. 孟子는 이런 의미로 말을 계속하면서 처음으로 심

430) ZW 7107. 108(전국시대 인물).

431) ZW 14627. 156(공자의 제자 Zeng Shen).

432) 孟子 in Legge 1983, Vol.Ⅱ:185-187.

리적 근본 원칙들을 氣와 연계시켰다.

> 曾子가 子襄에게 말했다. 용기를 높이 평가하십니까? 당신이 매우 용감하다는 것을 알고 있습니다. 내가 만약 자신을 점검하는 중에 내가 올바르지 않음을 알게 되어, 그것으로 비록 내가 가련한 사람에 불과한 것이 될지라도, 나는 (모든 사람들 앞에서) 두려워할 필요가 없을 게 아니겠습니까? 내가 자신을 판단하여 올바르다고 생각하면 비록 그것이 뭇사람의 그것과 다를 바 없는 것이라도 나는(모든 사람에게 자신 있게) 나아갈 것입니다.
>
> 孟子가 대답하기를: 孟施舍(의 방법)은 氣를 지키는 것이고(守氣), 曾子가 가지고 있는 그것보다는 중요하지가 않다.[433]

이 문장에서는 壯子나 荀子와는 달리 氣가 반드시 부동심의 중요한 요소가 되고 있지는 않는 것 같다. 孟子는 여기에서 인간심리 내에 하나의 계층구조를 세우고 있다. 그것은 놀라지 않는 것으로부터 시작된다. 놀라지 않음은 두려움에서 해방되는 기초이다. 두려움이 없음은 정직함의 기초가 되고, 그 정직함은 필연적으로 사회적 정당성을 수반한다. 우리는 앞에서 전쟁의 와중에서 겁을 먹는 말들의 단점들을 지적하는 문장을 통해 두려움의 상태가 혼란스런, 즉 심하게 움직이는 血氣에서 나온다는 것을 알고 있다. 역시 여기에서도 부동의 패러다임의 모습이 보이는데, 그 의미는 '氣의 固定'과 같고 마찬가지로 인간 정신의 고정과 같은 의미이며, 실제로 孟子는 부동의 정신상태에 대해 이야기하고 있다.

이 부동의 상태는 인간의 의지와 육체적 생명의 기본으로서의 氣 사이에 일어나는 상호 작용의 산물이다. 그것은 인간의지의 주도하

433) 孟子 in Legge 1983, Vol.Ⅱ:187.

에 완성되며, 이 경우 전적으로 心－身的인 것이다. 心－身의 작용은 公孫醜가 부동의 의식상태에 이르는 방법을 묻고 있는 아래 문장에 나타나 있다.

> 公孫醜가 말하기를: 告子가 어떻게 不動心에 이르렀는지 설명을 듣고자 스승님께 묻고자 합니다.
>
> 孟子가 대답했다. 말로 아직 도달하지 못한 것은 心에서 찾을 필요가 없다. 心으로 아직 도달하지 못한 것은 氣로도 보조해 줄 수가 없다.[434] 그렇지만 心으로 도달하지 못한 것을 氣로 보조해 주는 것은 있을 수 있다. 그러나 말로 도달하지 못한 것을 心으로 보조하는 것은 있을 수가 없다. 志(의지 또는 의식)는 氣의 지도자이다.[435] 氣는 육체를 채우고 있는 것이다. 志는 그 속에 최고의 위치에 있고, 氣가 그 아래에 있다. 그러므로 내가 말하건대, 당신의 志를 확고히 붙잡고 당신의 氣에 폭력을 가하지 말라.[436]

의식이 氣의 지도자라는 이 견해는 漢代 이전에 언급된 최초의 心－身的 개념이다. 그것이 도덕적 원칙들에 의해 좌우된다는 것은 충분히 이해할 만하다. 그 이유는 어떤 종류의 세계관이라도 인간 행동의 일정한 지침들을 제약하면서 그 위에 서 있기 때문이다. 이런 이유로 부동심에 도달하는 기술적 과정에서 자연의 관찰과 인간 행동의 규범적 평가들이 서로 혼합된다. 孟子는 浩然之氣(널리 퍼져 흐르는 氣)[437]라고 하는 새로운 氣 개념을 도입하여 앞의 두 가지 요소(자연과 규범)들의 통일성을 교묘히 비켜 가고 있다.

---

434) 不得於心 勿求於氣.

435) 夫志氣之帥也.

436) 孟子 in Legge 1983, Vol.Ⅱ : 188.

437) 저자는 浩를 '물의 큰 형태'로 해석하고, 然을 '그러한 종류와 방식'이란 의미로 해석하여 浩然之氣를 '넓게 퍼져 흐르는 氣'로 번역하였으며, 반면 Legge는 'passion nature'로 번역하고, Mathews는 'the natural greatness of a soul; magnanimous' 번역하였음.

정의와 같은 규범적 접근법과 육체에서는 의식(志)이 氣보다 위에 있다고 하는 心-身的 접근이 하나로 통합함으로써 浩然之氣의 이 氣는 '원초적 元氣'와 같은 '본체론적으로 작용하는 氣'와 별 차이가 없어지게 된다. 이러한 내용은 孟子와 公孫醜 간에 계속되는 대화 속에 나타난다.

醜가 이어서 말하기를: 의지가 최고의 것이고 氣가 그 아래에 있다. 그런데 의지를 단단히 붙잡고 氣에 폭력을 가하지 말아야 한다는 말은 무슨 뜻입니까?

孟子가 대답하기를: 의지가 하나가 되면 그것이 氣를 움직인다. 氣가 하나가 되면 그것이 의지를 움직인다.[438] 쓰러지거나 달리는 것은 氣에 달려 있고 氣가 心을 움직인다.

醜가 물었다. 그것이 당신에게 특히 좋은 이유가 어디에 있냐고 묻고 싶습니다.

孟子가 대답하기를: 나는 나의 浩然之氣를 함양하고자 노력하고 있음을 이야기하고 있다.

醜가 물었다. 浩然之氣가 무엇인지 묻고 싶습니다.

孟子가 대답하였다. 말하기가 어렵다. 그것은 굉장히 크고 굉장히 단단한(꾸준한) 氣이다. 만약 그것이 잘 관리되어 손상을 입지 않으면 천지의 모든 공간을 채운다. 그것은 정의와 이성을 동반하는 氣이며 이것이 없으면 인간은 굶어 죽게 된다. 그것은 정의의 축적으로 생성시키지만, 우연하게 정당한 행위를 통해서 얻기도 한다. 告子는 정의 같은 것은 알고 있지도 않았고 그런 것들을 지엽적인 것으로 취급했다. 사람은 일에 종사함에 있어 올바르려고 하여서도 안 되고, 心이 그 임무를 잊어서도 안 되며, (도덕적 육체적 능력을 억지로) 키우려고 해서도 안 된다. 왜냐하면 그것은 宋 노인과 같이 곡식이 자라지 않은 것을 걱정하여 직접 뽑아 올린 것과 같은 것이다. 그가 흐리멍덩한 눈빛으로 집으로 돌아와서 사람들에게 말하기를 그가 오

438) 志壹則動氣 氣壹則動志也(Legge의 번역은 필자와 다름: When it is the will alone which is active, it moves the passion-nature, When it is the passion-nature alone which is active, it moves the will).

늘 곡식이 자라도록 도와줘서 매우 피곤하다고 했다. 그 아들이 그것을 보려고 뛰어가 보니, 곡식이 시들어 있었다. 세상에는 곡식이 자라는 것을 촉진하지 않으려 할 사람이 별로 없다. 모든 것이 자기에게 유리하지 않아서 포기한다고 말하는 사람들은 그 씨앗도 뿌리지 않는 사람들이다. 자라게 하려고 싹을 (흙에서) 잡아 올리는 사람은 이익을 못 보는 것만이 아니라 오히려 (일을) 더 망친다.[439]

孟子가 언급하고 있는 氣와 더불어 그가 요구하는 정의로움이 함께 확산될 것이 분명하게 나타난다. 두 가지는 상호 제약하면서 육체적, 심리적, 윤리적 차원에서의 인간 삶의 기초가 되고 있다. 자신의 개인적인 氣를 표출하는 개개인의 태도는 침착함에 있다고 말할 수 있으며, 그 중심사상은 서양에서의 stoa(스토아학파)나 ataraxie(不動心)와 같은 개념이다. 孟子의 개념에서 특히 두드러지는 것은 氣가 정의와 같은 것이라는 점으로서, 그 정의는 '氣의 순수함'이나 '마음의 비어 있음'이란 틀을 대체할 수 있거나, 아니면 최소한 인간들 세상에서는 그것들과 동등한 개념으로 작용한다. 아쉽게도 孟子의 말 속에서는 찾을 수가 없는 것이 있는데, 즉 정의의 축적으로 氣를 축적하는 일, 침착함의 기본원칙을 지키는 일, 인간의 품성개발을 그저 피동적으로 방치해 두는 일들 외에 浩然之氣를 이루는 데 도움이 되는 또 다른 자기훈련법 같은 기술들을 언급하고 있지 않다는 것이다. 이에 관해서는 오히려 『壯子』에 더 많은 내용이 나오는데, 그는 모든 감각을 氣를 인식할 수 있는 수준으로 낮추라고 하였고, 품성관리에 대해서는 아래와 같이 확실한 지침을 내리고 있다.

439) 孟子 in Legge 1983, Vol.Ⅱ : 189－190.

神氣(의식)를 잊어버리고 육체를 내려놓아라.[440]

필자에게는 바로 이 구절이 모든 정신훈련법들의 핵심역할을 하는 것으로 보인다. 인간의 神과 육체적 氣가 하나의 복합체로 융합하였다. '神이 氣의 지도자'이므로 사람이 氣에 직접 의존하면서 神을 비운다면, 神氣의 망각은 심리적 정화와 또한 그를 통한 '육체를 내려놓는 형태'의 육체적 정화를 추구하는 카타르시스 경향을 띠고 있다. 물론 여기에서는 진정되는 형태를 언급하고 있지 않기 때문에 일반적 심리요법 의미로 말하는 카타르시스라 말할 수는 없다. 여기에서는 오히려 정화작용을 하는 품성의 자제 내지 자아 포기의 요소들에 관한 것처럼 보인다.

壯子는 인간 성격의 이상형을 자연의 법칙에 화합하면서 그의 정신적 존재는 물론 자신의 취향까지도 이 틀에 자리를 잡고 있는 그러한 성품으로 범위를 확산하는 형태의 성품으로 그려 내고 있다. 의식 상태를 주변의 자연에로 널리 확산하는 것은 정신의 부동상태로 이어진다.

완성된 인간은 위로 파란 하늘을 관찰하고, 아래 黃泉으로 가라앉으며, 팔방으로 향하고, 그리고 神氣를 변치 않는다.[441]

荀子는 인격도야를 다른 측면에서 바라보고 있다. 그의 접근방법의 특징은 孟子의 관점과는 달리 사람은 본래부터 나쁘다는 것이다. 인간의 악함은 오직 血氣의 불안함에 있고, 그 血氣는 선동으

---

440) 壯子 12. Kapital in SISS, Vol. XX 1956:31.

441) 壯子 21. Kapital in SISS, Vol. XX 1956:57.

로 더 불안해진다는 것이다. 血氣의 불안함은 소위 의식 속에 각인되어 나타난다. 荀子는 이런 자신의 견해에 대해 의식과 血氣의 관계에 대한 두 가지 원칙에 근거하고 있다.

> 血氣의 정미함은 의식(志)과 생각의 반짝임이다.[442]. …… 만약 血氣가 안정되면 의식과 생각이 넓고 크다.[443]

意識에 반하는 상황들을 그는 인간 일상생활과 주변 환경의 불안과 비항상성에서 찾고 있다. 그는 사회심리학적 차원에서는 心-身的 개념의, 그리고 개인 심리 차원에서는 身-心的 개념의 육체-정신 상호 작용을 서술하고 있다. 두 경우 모두 연결의 매개체는 '인체의 氣'이다.

> 싸우는 소리가 사람을 흥분시킬 때마다 (몸속의) 氣는 본래의 올바른 방향이 아닌 逆氣가 반향한다. 거꾸로 흐르는 氣가 혼란을 초래하는 형상을 만든다. 올바른 소리가 사람에게 미치면 氣는 올바른 방향인 順氣가 반향한다. 올바로 흐르는 順氣가 정돈된 상태의 형상을 만든다. 악쓰는 소리는 물론 조화로움도 반향을 하고 있고, 선과 악은 상반된 형상을 갖고 있다. 그러므로 군자는 (자신 속으로) 들어오고 나가는 것(去就)을 조심해야 한다.[444]

품성을 체계적으로 관리한다는 것은 편종, 현금 등의 조화로운 소리, 즉 음악에 몰입하는 것이다. 이것은 다음과 같은 이유에서 意識을 심히 안정시키는데, 그것 역시 인체의 氣의 매개로 작용한다.

---

442) 荀子 26. Kap. in XZYD 1986:94.

443) 荀子 26. Kap. in XZYD 1986:94.

444) 荀子 20. Kap. in XZYD 1986:77.

(그 소리의) 맑음이 하늘을 닮았고, 그 폭이 땅을 닮았으며, 그 울림이 (사방으로) 널리 퍼져 4계절을 닮았으므로, 음악이 울리면 의식이 맑아진다. 그 소리가 완전하면 예절이 함양된다. (그러면) 눈과 귀가 맑고 血氣가 평화롭고, 전통이 이어질 것이고 하늘 아래 모든 것이 평화롭다.[445)]

인간생활의 모든 중요한 것들이 荀子의 견해로는 일들을 올바로 수행하는 것에 의해 결정되는데, 그것을 예절(禮) 또는 예식이라 했다. 이 예절은 인간의 의식을 형성함에 있어 육체의 모든 단계에서도 작용을 하기 때문에 모든 차원에서 통용되는 그리고 질서와 섬세함을 표방하는 총괄적 개념으로 나타난다. 예절이 모든 생리적 현실은 물론 문화적, 심리적 현실에 걸쳐 널리 작용함으로 해서 인간 성품의 한 복합체가 생겨난다. 이 복합체는 생리적 조건이나 인체의 意識 체계와 같은 내적인 측면과 의복, 주거의 형태, 사회적 행동 등과 같은 외적인 측면을 포함하고 있다.

만약 血氣, 意識 또는 심사숙고함이 예절에 따라 취해진다면, 어떤 경우에도 질서가 넓게 지배한다. 만약 이것이 예절에 따르지 않는다면, 왜곡되고 혼란스런 상태, 모든 자제력의 상실이 지배한다. 만약 음식, 의복, 주거, 육체의 動靜이 예절에 따른다면 조화와 질서가 지배하고, 만약 그렇지 않는다면 몰락이 지배하고 질병이 발생한다. 얼굴표정, 행동과 언행이 예절에 따르면 고상함이 지배한다. 만약 그렇지 못하면 야만과 반항, 쌍스러움과 거침이 지배한다. 그러므로 사람은 예절이 없이는 살 수가 없고, 예절 없는 일들은 이루어질 수가 없으며, 예절이 없는 나라는 평화롭지가 않다.[446)]

인간세계의 구조는 계층구조로 되어 있는 계단식 발전의 질서체

---

445) 荀子 20. Kap. in XZYD 1986:77.

446) 荀子 2. Kap. in XZYD 1986:4.

계를 보이고 있다. 그 계층구조는 육체의 생물학적 미세구조에서 시작하여, 미세구조들의 표현으로서의 인격적 요소들을 거쳐 사회구조 안에서의 문화와 질서에까지 이르고 있다. 첫 번째 단계에서는 인체 내부적 조건들이 강조되고, 그것이 다음 단계로의 발전의 일반적 조건이 된다. 두 번째 단계에서는 사람의 주변 환경의 질서가 전면에 나타나는데, 그것들은 血氣와 더불어 그에 따른 인간 意識의 발전단계마다의 상황을 정돈함으로써 감당할 수가 있다. 마지막 세 번째 단계는 血氣를 비롯하여 자신의 개인적인 형편과 주변 문제들을 예절로 잘 다스리는 인격체들로 구성된 사회의 총체적 질서체계이다. 이는 인체의 氣의 움직임과 정지함 또는 올바름과 올바르지 못함의 문제가 인간문화의 출발점이 되고 있음을 의미하고 있다.

荀子와 孟子에게 있어서는 의식이 교육으로 조정될 수 있는 것이었던 반면, 王充에게 있어서는 더 이상 조정할 수 없거나 아주 어려운 것으로 되었다. 王充은 육체의 생리적 상태와 인간의식의 성격적 발현은 개별적 고유의 천성 또는 천부적 개인 성품으로서의 性이라고 불렀다. 이것은 수명의 길이와 마찬가지로 본래 氣에 의해 확정되고 형성되었다.

> 인간은 하늘로부터 원초적 氣를 받았다. 하나의 생물체는 장수 또는 단명의 운명을 받고 태어나며, 그것으로 자신의 모습을 형성한다. …… 氣의 도움으로 고유의 천성이 만들어지고 그것이 운명을 결정한다.[447]

---

447) 論衡 7. Kap. “Wixing Pian” in LHZS 1979:91.

氣의 발현이 그만큼 결정적이어서 사람의 운명을 확인하기 위해서는 육체 검사를 하는 것으로도 족할 정도이다.

> 자연으로부터 부여받는 氣는 하늘에서 오고, 형상은 땅에 의해 발현된다. 만약 하늘의 운명을 알기 위해 땅의 형상을 조사해 본다 해도 언제나 진실을 만날 수 있다.[448] …… (운명이) 비슷하면 氣도 동화하고 천부의 품성과 육체적 형상이 서로 똑같이 닮아가서 서로 비슷해진다. 氣가 다름으로 해서 불균형과 대립이 지배한다.[449]

천부의 개인적 고유 성품과 운명(넓은 의미에서의 인격)이 절대적으로 확정되고, 이에 따른 인생 전반에 있어서의 심리적 상태가 정해지는 것은 그 사람이 생성될 때부터 타고나는 氣의 밀도에 따라 완전히 달려 있는 것이다.

이와 관련하여 『黃帝內經』에 나와 있는 의식의 심리적 기초에 대해 논하기 전에 다음과 같은 결론을 정리할 수가 있다. 세 명의 대표적 철학자들의 저작을 통해 서술되고 있는 철학에 있어서의 '심리적으로 작용하는 氣'에는 세 가지 개념이 들어 있다.

가장 먼저 나온 첫 번째 견해는 '浩然之氣(널리 흐르는 氣)를 滋養'하는 것에 대한 孟子의 이론으로, 이것은 사회 윤리적으로 각인되어 있고 心－身的 접근법이다. 이것의 역사적 근원은 지도자들의 두려움 없음과 권위의 관리라는 면에서 찾을 수가 있을 것이다.

---

448) 論衡 11. Kap. “Guxiang Pian” in LHZS 1979:173.

449) 論衡 11. Kap. “Guxiang Pian” in LHZS 1979:162.

두 번째 이론은 『道德經』과 『壯子』의 이론인데, 이것은 神氣에 대해 말하고 있다. 神氣는 身-心的 작용을 하고 있으며, 의식과 감각의 제반 조건들을 주변의 자극이나 감정을 억제하는 가운데 육체의 氣를 안정시키고 정화하는 속에서 찾고 있다. 神氣 이론은 荀子에게서도 통용되는데, 그는 血氣의 개념을 상당히 포함시킴으로써 오로지 身-心的 측면에 근거하여 주장을 전개하였다. 그것의 가장 기초적인 단계에서 이미 인간의 문화적 성취나 붕괴의 범위에까지 계속적으로 작용을 하게 되는 氣의 움직임의 모습들이 일어난다.

세 번째 이론은 後漢代의 철학자 王充의 이론으로, 개별적으로 부여된 천부의 氣(稟氣)인데, 그 속에서 실제적으로 인생의 모든 현상들이 운명적 제약을 받아서 숙명적으로 이루어지게 된다. 따라서 王充은 氣를 능동적으로 관리하는 것에서는 아무런 윤리적 원칙을 인정하지 않고 있으며, 오히려 인간 육체의 불가피한 소멸 또한 그에 따른 의식의 소멸을 얼마간이나마 멈추고자 하는 것, 좀 더 부정적으로 표현해서, 좀 더 연장하려고 하는 것을 절망적인 태도로 보고 있다.[450]

따라서 여기에서 인간 육체에 발생하는 심리적 상태의 생리적 속성에 대한 문제가 발생한다. 현대 일본의 학자 히데미 이시다는 육체-정신의 개념을 氣 개념의 관점에서 연구하였다. 그는 '육체와 정신이 하나다.'라는 구절이나 '비어 있는 정신(虛神)'이란 구절은 중국전통의학의 육체-정신 개념의 전형적인 표현들이라고 말

450) 王充은 氣 또는 食氣를 흡수하는 기술을 반대하였다.

하고 있다. 이에 대한 근거는 이미 앞에서 많이 제시하였다. 그런데 흥미로운 것은 중국철학과 의학 서적에는 의식의 여러 가지 육체적 개념들이 있다고 하는 그의 주장이다.

1. 精 개념이 기초가 되는 의식개념으로서, 그는 '체액(津液) 속의 의식'이라고 명명.[451]
2. 血 내지 血氣 개념이 기초가 되는 의식 개념으로서, 그는 '혈액 속의 의식'이라고 명명.[452]

일반적으로 神(정신)과 心(심장)은 구분되는데, 神은 정신의 의미로서 의식과 의미가 가깝고, 心은 특히 사람의 감정을 표현하거나 최소한 감정(情)이 보관되어 있는 심장으로 이해된다.

心臟에 보관되어 있는 정신(神)은 심리, 감정, 의식과 같은 것으로서, 정신과 육체 사이에는 복잡한 상호 관계가 형성되는데, 그 유일한 매체는 氣이다. 정신과 육체를 분류하는 방법은 반목하는 가운데 하나를 이루며 생명과 우주의 근본을 이루고 있는 陰陽이나 천지와 같은 二元論에 따른다. 이에 따라 精은 陽, 아버지 편에 배열하고, 육체는 땅, 陰, 어머니 편에 배열한다. 두 개의 조합에서 인간의 정신(神)이 나온다고 『黃帝內經, 靈樞』는 말하고 있다.

> 精과 血이 서로 합하면, 그것을 사람들은 정신(神)이라 말한다. 血의 모든 움직임을 따르는 것은 '정신의 영혼'(魂)이라 하고, 精의 모든 움직임을 따르는 것은 (물질적인) '육체적 영혼'(魄)이라 한다.[453]

451) Hidemi Ishida 1989:47-49: the mind in the body fluid.

452) Hidemi Ishida 1989:49-51: the mind in the blood.

453) 黃帝內經 in HDNJSY 1987:290.

이와 같은 관계는 아래 도표에 잘 나타나는데, 여기에는 '건설적인 氣(營氣)'와 '방호적인 氣(衛氣)'의 분산배치도도 고려되어 있다. 또한 의식의 계층구조적 구성도 나타나 있고, 정신(神)은 '정미한 소재(精)'와 氣의 연결에 기초하고 있다. 각각의 요소들은 의식에 대해 서로 다른 비중을 차지하고 있다.

도표 4 생명의 정신적 측면과 유기체적 체계도[454]

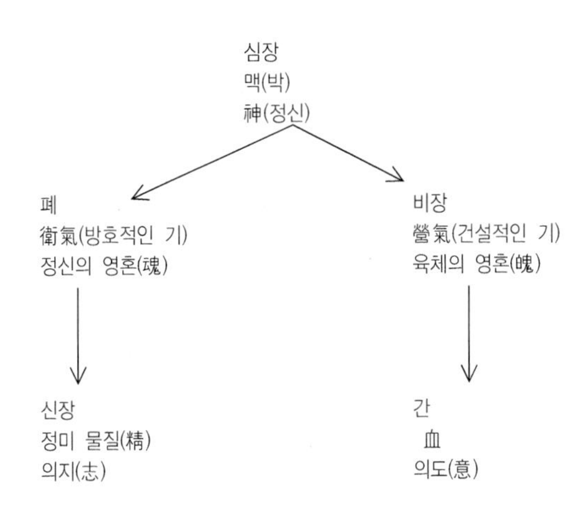

1. 위에 표시된 意識의 5가지 측면 중에서 가장 중요한 것은 神(정신)과 물질적인 '육체의 영혼'(魄), '정신의 영혼'(魂)이다.
2. 의식에서 제일 먼저 발생하는 것은 神(정신)이다.
3. 두 개의 영혼적 요소는 움직임으로 특징이 나타나는데, 魄은 정미물질(精)의 움직임으로, 魂은 血의 움직임으로 나타난다.
4. 神(정신)의 아래에는 정미물질적인 원초적 힘이 있다.

---

454) 히데미 이시다 1989:52.

정신－육체 개념의 폭은 각각의 요소가 얼마나 복잡하게 얽혀 있는가에서 잘 나타나 있는데, 정미물질적인 神 또는 정미한 神을 '정미요소들의 神(정신)'으로 이해하고, 血氣를 血의 氣로 이해함으로써, 두 가지의 복합개념, 즉 精血이란 말로써 육체적 측면을 나타내고 神氣라는 말로써 의식의 측면을 나타내는 복합개념이 나온다.

도표 5 五行의 상생, 상극 하에서의 생명의 정신적 측면

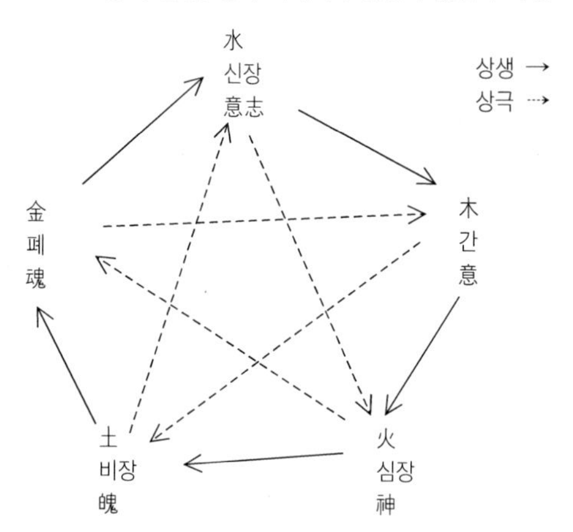

히데미 이시다는 이들 요소들을 또 다른 방식으로 나누고 있는데, 이것은 각각 陰陽의 상반 개념으로 짝지어진 세 가지 측면의 의식으로 구성되어 있다. 이 도표는 계층구조가 아니라 평행구조이다.

도표 6 인체의 정신적 측면의 陰陽 분류표

陰의 범주	陽의 범주
의지(志)	목적(意)
魄	魂
精	神
地	天

이 도표에 나타나지 않고 있는 요소는 氣인데, 이 氣는 血氣라는 개념으로 5개 臟器와 긴밀히 연결되어 있고, 절대적 기초 소재로서 생체의 도처에 존재하고 있다. 이것은 각개의 臟器가 氣를 가지고 있고 意識의 심리적 상태를 형성하는 데 함께 작용하는 것으로 기록되고 있다. 이것은 『黃帝內經, 素問』에서 의미하는 바와 같이 감정의 형성이 하나의 臟器에서 이루어지고 보관되며, 정신과 육체 사이에서 작용하는 것은 일차적으로 身－心的 개념으로 이루어지고 있다는 뜻이다. 그리스의 철학에서는 육체를 심리와 구분하고 사물을 생각과 구분하였으나, 인간의 의식에 대한 중국적 개념에서는 漢末까지는 귀신신앙 외에 육체와 정신 내지 심리를 체계적으로 구분하는 접근법이 없었다. 이것은 음양론과 5개 변천과정의 상관관계론(五行論)으로 5개 정신적 生成體들을 5개 臟器에 배당하는 이론적 틀을 만들어 버림으로써 육체적인 것과 정신－심리적인 것이 아주 밀접하게 연결되는 복잡한 총체가 생겨났다는 것에서부터 알 수가 있다. 그런 만큼이나, 사람의 행동은 단지 외부의 영향에 반응하여 일어나는 것만이 아니라 5개 변천과정에 배당된 臟器들의 상호 작용, 즉 인체장기들의 협력 작용에 의해 발생한다.

> 肝은 혈을 저장한다. 혈은 정신의 영혼(魂)을 깃들게 한다. 肝의 氣가 텅 비면 두려움이 생기고, 가득 차면 화를 낸다. 脾臟은 '건설하는 氣(영기)'를 저장한다. '건설하는 氣'는 생각을 깃들게 한다. 脾臟의 氣가 텅 비면 사지가 기능을 하지 못하며 五臟(과 경맥의 순환)이 평화롭지 못하다. 그것이 가득 차면 하복부가 붓고 물을 배출하지 못한다. 心臟은 맥의 움직임을 저장하며 神을 깃들게 한다. 心의 氣가 텅 비면 슬퍼지고, 그것이 가득 차면 웃음을 멈추지 못한다. 肺는 (天)氣를 저장하고, 육체의 영혼(魄)을 깃들게 한다. 肺의 氣가 텅 비면 코가 막히고 氣가 (코를 통해 몸으로 들어갈 수 있는) 자유로운

통로가 전혀 없다. 그것이 가득 차면 숨을 헐떡거리며 가슴이 꽉 차고, (다른 사람에게) 알랑거린다. 腎臟은 정미물질(精)을 저장한다. 정미물질은 의지(또는 의식)를 깃들게 한다. 腎臟의 氣가 텅 비면 (육체가) 쇠약해진다. 氣가 가득 차면 붓고 五臟이 평화롭지 못하다. 五臟의 병의 형태를 진단하면 그 氣의 과부족 상태를 알게 되고 그것을 조심스럽게 조절할 수가 있다.[455)]

『黃帝內經』은 이상과 같은 이론 말고도 예를 들어 德氣(필자는 德을 힘, 능력 또는 효능으로 번역하고 德과 氣를 양자 관계로 해석)와 같은 양자 관계에 있는 神의 생성에 대한 다른 이론들을 제시하고 있다. 德과 氣의 상호 관계에서도 五臟의 생리와 밀접한 관계가 있는 神이 생긴다.

황제가 岐伯에게 물었다. 모든 자침법에는 神에서 그 근원을 찾아야 한다. 혈, 맥동, '건설하는 氣'(營氣), 정미물질(精)과 神이 五臟에 저장되어 있다. 만약 그것들이 넘쳐서 오장을 벗어나면 정미물질(精)을 잃게 되고, '정신의 영혼'(魂)과 '육체의 영혼'(魄)이 사라지며, 의지가 거칠고 혼란스러워지며, 의식과 지식과 사려가 몸을 떠난다. 그 이유가 무엇이며 어떻게 대처해야 하는 것입니까? 이것이 하늘로부터 오는 벌입니까 아니면 인간이 범한 것입니까? 어떻게 하여 德(능력 또는 힘)과 氣가 정미물질(精), 영혼, 생각(意), 의지(志), 지식(知), 思慮를 생성하는지 대답해 주세요.

岐伯이 대답하기를: 내 안에서 하늘에 해당하는 것이 德(힘, 능력)이고, 땅에 해당하는 것이 氣이다. 德(힘)이 흐르고 氣가 모이면 생명이 존재한다. 그래서 생명을 이루는 것을 정미물질(精)이라 한다. 만약 (天과 地, 陰과 陽의) 두 가지 정미물질(精)이 서로 합하면, 그것을 神이라 한다. 神이 왔다 갔다 함에 뒤따르는 것을 '정신의 영혼'(魂)이라 하고, 역시 정미물질로서 (육체를) 드나드는 것을 '육체의 영혼'(魄)이라 한다. (육체의) 본질을 관리하는 것이 心이다. 心은 '성

455) 黃帝內經 in HDNJSY 1987:291-292.

찰/회상'을 하는데 이것을 우리는 생각이라 한다. 의도가 생겨서 머무는 곳 그것을 우리는 의지(志)라 한다. 의지를 따르고 거주를 변화시키는 것을 우리는 思考라 한다. 생각으로 아주 먼 희망을 쫓아가는 것을 熟考라 한다. 숙고를 하여 그에 따라 사물을 이용하는 것을 우리는 知識이라 한다.[456]

아주 불안정한 체계로서, 이 체계의 전제조건, 즉 인체의 臟器뿐만 아니라 血氣나 神氣와 같은 별도의 개념 속에서도 이 체계의 정상적 기능을 담보하는 가장 중요한 전제조건은 질서 있는 氣의 움직임이다. 인간의 의식이 인체의 어디에 있느냐 하는 문제와 관련하여 秦代 이전의 철학자 管子와 荀子는 心에 있을 것이라고 생각했다. 육체와 정신의 통일적 복합체에 대한 생각은 처음에는 氣 개념과는 구분되는 별도의 개념으로 존속하다가 B.C. 2세기 말경부터 『黃帝內經, 靈樞』, 『素問』에서 보는 바와 같은 생리학적 개념으로 보다 정확하게 구사되었을 것이라고 충분히 생각할 수도 있다. 최소한 5개 변화과정에 대한 이론(五行論)이 나오기 전까지는 아마도 육체와 의식의 상호 작용에 대한 그렇게 정밀한 분류작업이 이루어졌던 것은 아니다. 인체 내에서의 의식은 결국 영롱하게 빛나는 다면체의 상호 작용의 결과로서, 그 의식의 매체이자 실체적 근원은 氣이고, 그 의식이 인식 가능한 세계에서 심리적 차원으로 발현되는 것은 5개 변화단계(五行)로 분류되는 여러 가지 神이며, 유기적 차원에서 발현되는 것은 감정을 저장하고 있는 인체의 器官들이다.

456) 黃帝內經 in HDNJSY 1987:290.

6. 後漢末부터 宋初 道家 세계관의 지배하에서의 氣 개념의 발전

後漢(서기 25~220년) 이후에는 道家의 전성기를 맞이하였으며, 중국철학사상사에서는 新道家主義라고 불린다. 道家의 분야를 주제별로 구분하기 위해서는 周代부터 漢末까지의 道家의 범주를 정해 볼 필요가 있다. 이것이 필요한 이유는 道家는 여러 철학서와 학파들 간에 종교적 내지 과학적 이론에서 상당한 차이를 보이고 있어서 같은 것이라고 할 수 없기 때문이다. 이것들은 인간의 생명에 대해서도 각기 다른 입장이었다. 이런 견해의 차이를 정확히 밝히는 것은 氣를 도구로 한 道家 養生術을 이해하는 데 큰 의미가 있다. 특히 唐代 이후 道家 서적의 범람을 감안할 때 모든 養生術과 견해들을 이 자리에서 다 분석한다는 것은 거의 불가능하다. 따라서 본서에서는 氣 개념의 해석 차원에서 그것들의 추세와 인체에 대한 역할을 설명하는 것으로 제한하고자 한다. 氣를 조절하는 기술의 사상사적 발전과정에서 氣를 어떻게 조절하였느냐 하는 문제만이 항상 의의가 있는 것은 아니다. 왜냐하면 서로 다른 저자들이 인간의 형상을 제각각 달리 보았으므로, 왜 인간은 근본적으로 생명을 관리하여야만 하는지, 이 양생술들의 질서를 결정하는 변수는 무엇이며, 이 변수들과 기술들 사이를 설명함에 있어 어떤 형태의 비유법들이 작용하고 있는지 하는 것들도 중요한 문제이다. 따라서 당시에 『黃帝內經』과 같은 책을 접할 수 없었을 철학자는, 이 책을 볼 수 있어서 氣의 작용과 氣의 관리에 대해 비교적 상세하고 복잡한 조절체계의 안내서로 삼을 수 있었을 사람과는 달리 인체의 질서에 대해 같은 생각을 발전시킬 수는 없었을 것이다. 결국 道家 철학에 있어서의 氣 개념은 그 지식과 견해들과 기술들이 서서히 축적되었을 것이며, 계속 복잡하여지고 새로워지면서 새로운 변종들이 계속 생겨났을 것으로 보인다. 이런 의미에서 많은 서양의 저자들이 오늘날의 氣功을 이야기할 때, 수천 년을 지금과 같은 방식으로 수련해 왔다고 함으로써, 그것이 사상적으로 왜곡됨이 없이 오랫동안 엄격하게 유지되어 온 체계인 것 같은 인상을 불러일으키는 것은 매우 문제가 있는 접근방법이다. 일부 일반 대중 서적에는 소개하고 있는 기술이 기원전부터 지금까지 변함없이 계속 이어져 온 것이라는 인상을 풍기기도 하고 있다. 道家 서적 내에는 국가체계는 물론 의학과 양생술과 관련한 세계관의 다양한 개념적 변화가 있고, 양생 기술의 다양성 하나만을 보더라도 그런 주장은 말이 될 수가 없다.

6.1. 後漢末까지 중국적 인체 형상에 대한 道家의 영향

소위 道家는 儒敎와 1세기부터 중국으로 유입된 불교와 함께 중국의 3대 세계관의 하나로 꼽히고 있다. 그 기원은 전설적 인물인 老子로 거슬러 올라간다. 道家의 원전은 『道德經』인데, 이것은 荀子(서기전 298~238)와 壯子(서기전 약 300) 이전에 이미 존재하였으며, 荀子는 이것을 비판하는 입장이었고 壯子는 이것을 해석하는 입장에서 서술하였다.

道家의 문화적 원천은 周代의 주술적-종교적 의식행사였던 것으로 보이는데, Marcel Granet가 말했듯이 철학적인 것이 아니라 종교적인 것이다.[457]

司馬遷(기원전 145~85)은 『禮記』에서 道家의 원천을 老子라고 알려진 老聃이란 사람으로 잘못 지적하였다. 『道德經』의 원저자는 戰國時代에 실제 인물이었던 李耳라는 사람이었던 것으로 보인다.[458]

前漢(서기전 206~서기 25) 시대에 이미 정통 道家學派라고 말할 수 있는 사상적 움직임이 있었던 것이 틀림없는데, 이는 司馬談이 완성한 『史記』에 벌써 道家라는 용어가 나오기 때문이다.

> 道家는 사람에게 神의 통일을 강조하여, 모든 행동에서 보이지 않는 것과 화합하고 만물에 대해 자유로워야 한다고 가르치고 있다. 구체적으로 말하자면 그들 道家人들은 음양학파에서 자연의 올바른 질서를 받아들이고 그것에다 孔子와 墨家의 올바른 원리를 더하여 이 학파의 주요한 법칙이나 용어에 접목한 것이다. 계절의 변화에 맞추어 그들은 자연의 진행에 순응하는 자세이다. 그의 교리는 모든 것에 적용되며, 그 사상은 단순하고 실행하기가 용이하다. 비록 그 실행법은 몇 가지 안 되지만, 가르침은 다양하다.[459]

오히려 낮게 보는 듯한 이 평가는 이것의 세계관의 문제점을 드러내고 있다. 즉 道家는 하나의 학설로 정확한 경계를 그을 수 없을 만큼 漢代 이전의 철학과 종교에서 다양한 원리를 복합한 것이

---

457) Granet 198:89 & Maspero (1981):28-29.

458) Fung Yulan(1952) Vol. Ⅰ:171-172.

459) 史記 130. Kap. in SJ 1973, Vol. Ⅵ:3289 & Fung Yulan(1952), Vol. Ⅰ:170.

다. 이것은 오히려 다양한 성향의 여러 인물들과 학설들을 표방하는 상위 개념인 것 같아 보인다. 六家[460]라는 이름으로 알려진 여러 학파들의 개념적 분류가 모호한 것은, 司馬遷이 그가 거론한 여러 철학자들의 방법들을 모두 道術[461]이라고 표현하고 있는 데서 여실히 나타나고 있는데, 이것은 道家의 추종자들에게 자신들의 이론적 틀을 구성함에 있어서 모든 학파의 이론을 무제한적으로 빌려 쓸 수 있는 길을 열어 놓은 것과 같다.

道家라는 개념은 종교적 내지 과학적인 세계관으로서 그 인식론의 기초는 혼합주의[462]이다.

아마도 道家 서적의 다양한 작품들은 前漢 전에 이미 쓰인 것 같다. 그 이유는 道家가 前漢 시대에 새로운 체계로 발생할 수 있었던 것이 아니기 때문이다. 그렇지만 道家는 개념적으로 계속 변화하였고 여러 차례 새로운 방향설정을 해 왔는데, 그때마다 새로운 사상이 혼합되는 과정이었다고 말할 수가 있다. 물론 이 해석은 유보를 전제로 받아들일 수밖에 없는데, 道家는 처음에는 종교적이었던 것이 후에는 학문적인 것이 되었고, 그 문화적 뿌리는 다른 철학 내지 종교적 학파들도 탄생시킨 동일한 것들이다. 道라는 개념도 결국은 모든 학파들의 철학적 이론의 본질적 요소이므로, 따라서 중국 정신사상사에 공동으로 내재하는 문화적 개념이라고 말

---

460) 陰陽家, 儒家, 墨家, 名家, 法家, 道家.

461) Schwartz(1985):251(道術은 儒家, 墨家, 神道, 老子, 莊子, 惠子 등등의 학파들을 표현하는 말이다).

462) Wahrig(1971):3507. 혼합주의(Synkretismus)란 개념은 70년대에 종교 연구 분야에서 주목을 많이 받았는데, 본래는 역사와의 연관 속에서 종교, 윤리, 철학 개념들이 혼합된 개념을 지칭하는 말이다.

할 수가 있다. 따라서 道家는 다른 철학체계에서 대해 스스로를 차별화하고 새롭게 해 왔다고 전제할 수밖에 없다.[463)]

道家의 변천과 관련하여서는 혼합주의라는 개념이 매우 모호해지는데, 그 이유는 道家가 발전하는 과정에는 혼합은 물론 차별화와 창조의 과정도 있기 때문이다. 漢代의 모든 세계관에 나오는 虛와 不動 그리고 元氣에 대한 패러다임들이 이를 대변해 주고 있다.[464)]

중국의 다양한 세계관들을 연결해 주는 요소들은 '氣는 유일하다', '氣는 모이기도 하고 분산되기도 한다.'라는 말들로서, 이것들은 모든 학파가 공유한다.[465)]

어떻게 변천되어 왔건 간에 漢代末까지 道家의 분파는 4개였음을 확인할 수가 있다.[466)]

1. 『老子』 原典의 분파, 여기에는 어느 정도 문화적 소박성이 나타난다.
2. 『壯子』 原典의 분파, 여기에는 道家를 儒教에 비견할 수 있을 정도로 구성되어 있다.
3. 楊朱 분파, 여기서는 개인주의 내지 이기주의로 기운다.
4. 黃老學派, 이 학파는 道家를 정치권력의 도구로 만들었고, 의학기술들을 받아들이려고 노력하였다. 따라서 혼합적인 것이라고 표현할 수가 있다.

---

463) Berner 1979:76.

464) Berner 1979:80, 82.

465) Berner 1979:83.

466) Schwartz 1985:216.

道教가 여타 철학이나 종교학파와 다른 중요한 차이점은 인간 개체에 대한 정의이며, 그에 따르는 인간사회와 질서에 대한 입장이다. 儒教와 法家는 사람이 개인으로서 자리를 잡고 있는 사회의 질서를 먼저 추구했던 반면, 道教는 오로지 인간 자체의 질서만을 추구하였는데, 인간이 스스로 道를 실현할 때까지 道에만 접근하는 것을 최우선으로 하였다.467) 그래서 老子는 문명의 산물들을 조작된 것이라는 이유로 원천적으로 거부하였고, 사회적 지위를 차지하는 것은 道로부터 멀어지는 행위로 여겼다. 대신에 『道德經』에는 小兒로서의 상태를 특별히 보전해야 할 상태로 여겼는데, 그 이유는 이것이 개체 발생학적으로 성인된 상태보다 道의 경계선상에 더 근접해 있기 때문이다. 인간 생명의 진행이란 육체의 퇴화로 나타나며, 유연성에서 멀어져 경직성으로 가고 있고 이것은 곧 죽음과 동일시되었다.

> 인간이 태어나면 유연하고 약하다. 사람이 죽으면 딱딱하다. 초목과 만물들은 생성될 때는 연하고 섬세하다. 그것들이 죽으면 노후하고 딱딱하다. 그러므로 딱딱함과 강함은 죽음의 동반자이며, 반면에 연하고 약함은 생명의 동반자다.468)

유연함과 小兒다움의 패러다임 외에 老子가 실제로 추구했던 道教의 개념은 無爲의 원칙이 道家 철학의 핵심이었다. 無爲는 행위가 오로지 자연적으로만 일어나는 세계상의 표현이다. 따라서 無爲는 계획하지도 않고 목표하지도 않으며, 선동적이지도 아니하며 아무것도 예기치 아니하는 행동을 가능하게 하는 행위의 한 종류이

467) Gernet 1985:88-89.

468) 老子 76. Kap. in LZSJ 1987:445 & Schwartz 1985:203.

다. 단 한 가지 유일한 행위의 형태는 道의 상태에 가까이 가려는 행동이다. 이에 따라 인체에서부터 道까지, 그리고 自然이 작용하는 그 자체까지 도달하는 과정에서 발생하는 다양한 자연현상들의 계층구조가 생성된다.

왕의 본보기는 땅이다. 땅의 본보기는 하늘이며, 하늘의 본보기는 道이다. 道의 본보기는 自然(자발성)이다.[469)]

이렇게 축차적으로 구성되는 계층구조에 의해 모든 것을 지배하는 自然이 인간 행위의 교리가 된다.

이런 전형들 외에도 老子는 原始性의 의미로 항상 素朴함의 전형을 특별히 주창하였다. 소박함은 老子의 철학 안에서 도덕적으로도 작용하였는데, 소박함은 질서적인 것이고 통치의 척도가 되는 것과 같이 욕구를 제한하는 것에 대해서 설명하고 있다.

나는 행동하지 않고 국민은 스스로 변한다. 나는 不動을 선호하며, 사람들은 스스로 올바른 길로 간다. 나는 아무것에도 억매이지 않고, 사람들은 스스로 부자가 된다. 나는 바라는 것이 없으며, 사람들은 스스로 太古의 素朴함 그 자체이다.[470)]

不動에서의 素朴함이 질서의 척도로서 확산됨에 따라 예를 들어 국가 정부기관과 같은 협동적 체계 내에서 상위 관청과 같은 위치가 되었다. 그 이유는 『老子』 原典의 논리에 따라 인위적이 아니

---

469) 老子 25. Kap. in LZSJ 1987:166 & Fung Yulan 1952,I:178.

470) 老子 57. Kap. in LZSJ 1987:353 & Fung Yulan 1952,I:186.

어서 단순한 것이 道에 가까운 것이기 때문이다.

> 태고의 소박함이 확산되면 그것이 도구가 된다. 賢者가 이 도구를 사용하면, 그는 내각의 지도자가 된다.[471]

소박함은 일면 도덕성의 표현이기도 하고 일면 道에 상응하는 차원 높은 질서의 상징이기도 하다. 道는 창조의 제1단계인 單一性(하나) 속에서의 소박함에 기초를 둔다. 창조의 제1단계는 무어라 서술할 수 없는 道와 가장 가까운 질서가 된다. 따라서 이것은 모든 道家의 저자에게서 똑같이 나타나는 통일성의 원칙이며, 總패러다임으로서의 위치를 점유하고 있다. 單一性(하나)의 원칙은 老子의 유명한 구절에 잘 나타나 있다.

> '道가 하나를 낳고, 하나가 둘을 낳고, 둘이 셋으로 발전한다. 셋이 만물로 발전한다. 만물은 陰을 안고 있고 陽을 감싼다. 그 화합은 氣의 혼합에 달려 있다.'[472]

결국 화합으로 끝나는 요소들에 의해 주도되는 창조 과정에 관한 이 견해는 단일성 상태 밖에서의 相反性의 필요성과 이 相反性들의 균형을 부각시키고 있다. 모든 상반성을 포괄하는 상위개념은 둘의 상태로 발현하는 陰氣와 陽氣이다. 따라서 둘은 바로 상반성을 의미하며, 형태학적으로 모든 사물과 행위에서 나타나는, 모든 것에 침투하는 상반성이다.

---

471) 老子 28. Kap. in LZSJ 1987:194 & Fung Yulan 1952,I:187.

472) 老子 42. Kap. in LZSJ 1987:279 & Fung Yulan 1952,I:178.

마지막에 합해지는 것은 처음에는 확산되어야 한다. 약해지게 되어 있는 것은 처음에는 강하게 만들어져야 한다. 쓰러뜨려져야 할 것은 먼저 세워져야 한다. 빼앗겨질 것은 먼저 주어져야 한다.[473]

單一性, 소박성, 구조적 통합성으로서의 상반성의 화합, 不動과 같은 원칙을 선호하는 그러한 세계관에 따르면, 道의 비어 있음은 또한 心 또는 意識이기도 하다. 心은 氣의 單一性과 직접 연결되어 있다.[474]

老子에서 壯子로 이어지는 교리의 변화는 다음과 같다. 壯子는 자신의 세계관을 戰國時代로부터 내려오는 사건들과 연계하여 역사적 관점에 연관시켰으며, 老子는 오로지 사물 자체를 다루었으며, 문명의 형태로 나타난 어떤 실체도 세계와 인간 속에 道를 실현시키는 데 방해가 될 뿐인, 불필요하고 부수적인 것으로 보았다. 壯子는 儒敎에서 말하는 君子에 해당하는 眞人을 만들어 냈다. 眞人은 세상에 적극 참여하고 그의 작용에는 결과가 뒤따르는데, 즉 "말은 단순히 공기를 내뱉는 것이 아니다. 말은 무엇을 의미하고 있다."[475]는 말에 그 의미가 나타나 있다. 老子에게 있어서는 賢者는 완전한 無關與를 통해 道에 접근했던 반면, 眞人은 개인주의를 과도하게 추구하는 것을 피하기는 하였지만 올바른 意識과 잘못된 의식을 구분하였다.[476]

473) 老子 36. Kap. in LZSJ 1987:236 & Fung Yulan 1952.I:183.

474) 본서 5.4.2.의 장자 인용문(바로 듣는 법에 대한 공자의 언급) 참조.

475) 壯子 2. Kap. in SISS 1956: Vol.ＸＸ:4 & Schwartz 1985:224.

476) Schwartz 1985:234.

老子에게 있어서는 賢者는 정신을 비우고 胃腸을 채웠고, 의지는 약하게 했고 뼈대는 강하게 했고,[477] 壯子에게 있어서는 인간이 만들어진 것은 타고난 情(본질적 천성)에 달려 있다. 老子에게는 기쁨, 괴로움 또는 쾌락이 道와는 먼 것이었으나, 壯子에게 있어서는 이 모든 감정이 마치 갑자기 응축되는 습기와 같이 道에서 떨어져 나온 것이다.[478]

壯子에게 있어서 眞人이 보통사람과 구별되는데, 그는 보통사람의 육체적 형태를 갖지만, 그 본질적 천성(情)은 선과 악의 차이가 그를 범할 수 없고, 그가 스스로 그의 하늘을 완성할 수 있을 정도로 다르다.[479] 그는 자신의 心을 높이는 방법으로 그것에 도달할 수가 있는데, 壯子는 이렇게 설명하고 있다.

> 知識을 통해 心에 이르고, 心을 통해 영속적인 心에 도달한다.[480]

그럼에도 眞人은 생리적으로만 보아서는 보통사람과 더 이상 구분되지 않고 살아 있는 동안에 죽음으로 가고 있다. 道家에 있어서 의식의 존재 여부는 순전히 육체의 존재에 달려 있어서, 육체보다 상위에 있는 실체들은 육체와 함께 죽거나 사라진다.

> 육체가 없어지면 心도 없어진다. 아주 애석한 일이 아닌가.[481]

---

477) 老子 3. Kap. in LZSJ 1987:26.

478) 壯子 2. Kap. in SISS 1956: Vol.ⅩⅩ:4 & Schwartz 1985:229.

479) 壯子 6. Kap. in SISS 1956: Vol.ⅩⅩ:15 & Schwartz 1985:235.

480) 壯子 5. Kap. in SISS 1956: Vol.ⅩⅩ:13 & Schwartz 1985:234.

481) 壯子 2. Kap. in SISS 1956: Vol.ⅩⅩ:4 & Schwartz 1985:230.

壯子의 이런 주장에는 세상에 있는 모든 것은 숙명적인 것이지만, 대신에 천성적인 것이고, 道의 표현이라는 믿음이 뿌리 깊게 박혀 있음이 보인다. 그러므로 眞人은 예를 들어 질병이나 마비와 같은 것으로 육체가 고통을 당해도 사라지지 않는 태연함으로 모든 자연현상에 대한다. 이와 관련하여 『壯子』 原典에 다음과 같은 구절이 있다.

> Yu 道士가 병들었다. Si 道士가 그에게 문병을 왔다. '훌륭해'라고 Yu 道士가 말했다. 창조주가 나를 이렇게 만들었다. 내 등은 꼽추와 같이 올라왔고 내 臟器들은 위로 솟았다. 내 턱은 배꼽까지 내려왔고, 내 어깨는 머리 위로 올라갔고, 머리카락은 하늘을 향하고 있다. 이것은 나의 陰氣와 陽氣가 혼란스러워진 것이다. 그런데 나는 心은 차분하고 걱정이 없다.[482)]

楊朱는 세계와 그 속에서의 사람의 역할에 대해, 그리고 인체에 대해 완전히 다른 관점을 발전시켰다. 그의 원저서가 남아 있는 것이 하나도 없지만, 그의 학설은 여러 도서에 언급되고 서술되어 있다. 楊朱의 철학은 양생법의 이론적 개념들을 발전시키는 데 상당히 많은 영향을 미친것 같다. 그 이유는 그는 육체적 관점에는 물론 개인의 심리적 관점에서도 개인의 인격을 강조하였고, 스스로를 자제하여 생리적, 심리적 화합을 이룰 것을 주장하였다. 老子나 壯子는 어떤 방법과 수련으로 비어 있는 마음 또는 眞人에의 단계에 도달할 수 있는지에 대해 언급한 바가 없으나, 楊朱에게서는 일정한 행동에 관한 조언들을 발견할 수가 있다. 예를 들어 금식이나 심리적인 행동 방식들이다. 楊朱가 생각한 방법들은 心－身的인

482) 壯子 6. Kap. in SISS 1956: Vol.ⅩⅩ:17 & Schwartz 1985:235.

것이라고 말할 수 있는데, 그 이유는 그것은 인간의 행위가 육체에 미치는 영향을 해석하고자 하고 있기 때문이다. 楊朱의 이론에서 흥미로운 것은 정의나 공동선과 같은 사회 심리학적 요소들을 별로 대변하고 있지 않기 때문에 孟子나 墨子로부터 공격을 받았다는 점이다.

> 각자는 자기 자신을 위해서(爲我).[483]

이 원칙은 당시 특히 儒教에서 사회적 안정을 보장하기 위해 추구하던 사회적 행동양식과 충돌하였기 때문에 강력한 비판을 불러일으켰다. 楊朱는 개인에 대한 온갖 사회적 요구들을 거부했고, 천부적으로 타고 태어난 생애 동안 개인의 자아실현을 추구할 것을 주장하였다. 孟子는 楊朱를 다음과 같이 거세게 비판하였다.

> 孟子가 말했다. 楊子의 표어는 爲我이다. 만약 그가 머리털 하나를 뽑아서 온 왕국에 도움이 된다면, 그래도 이것을 하지 않을 것인가.[484]

楊朱에 대해서는 道家 서적『列子』속 楊朱篇에 기록되어 있다. 거기에는 세계와 인간에 대한 비관적 견해가 아주 강하게 드러나고 있는데, 즉 죽음의 불가피성에 대해 개인의 삶을 위해 공공의 이익에 부담이 되더라고 삶의 조건을 극복할 것을 추구하고 있다. 楊朱에게 있어서 인간은 죽는다는 점에서 모두가 똑같고, 단지 인생의 과정에서 처하는 상황만이 다를 뿐이다.

---

483) 馮友蘭 1952:I:133.

484) 孟子 in Legge 1983, Vol.Ⅱ:464 & 馮友蘭 1952:I:133.

楊朱가 말했다. 만물이 삶에서는 구별되지만, 만물이 죽음에서는 똑같다. 그것들이 살아 있는 동안은 영리하거나 둔하거나 부자이거나 가난하다는 차이가 있다. 그들이 죽으면 썩어서 냄새나는 고기로 다 똑같다. 영리함과 둔함, 가난함과 부자 됨이 (당사자들의) 능력 안에 있지 않은 것이듯이, 썩어서 냄새나는 고깃덩어리(를 피하는 것)도 그들의 능력 안에 있지 않다. 그러므로 살고 있는 것들은 살도록 저주를 받았고, 죽는 것은 죽도록 저주를 받았다. 영리한 자는 영리하도록 저주를 받았고, 둔한 것은 둔하도록 저주를 받았다. 부자는 부자가 되도록 저주를 받았고 가난한 것은 가난하도록 저주를 받았다. 모든 것은 태어나고 죽는다. 영리하거나 둔하거나 부자이거나 가난한 자이거나.[485]

인간의 삶의 형편은 그의 견해에 의하면 운명적으로 결정되어 있다. 삶의 질 자체는 각 개인에게 작용하는 문명과 사회의 제약으로 감소한다. 이것은 보상이나 벌이 될 수도 있고, 명예를 추구하고자 하는 스트레스 작용이기도 하며, 모두가 받아들이고 준수하는 사회적 규범 안에서 법적 지침들을 지켜야 하는 의무에 따른 행동양식들이 될 수도 있다. 楊朱의 견해로는 문명적인 삶의 조건하에서는 개인의 삶의 기간이 굉장히 단축되고 그 질도 감소하여, 사람이 눈을 빤히 뜨고 보고 있는 앞에서 흘러가 버린다.

100세가 생명의 절대적 한계인데, 千의 한 사람조차도 이 삶의 기간을 기뻐하지 않는다. (100살이 된) 사람이 있다고 하자. 그가 어린 아이나 망령된 나이로 보낸 시간이 생의 거의 절반일 것이고, 야간의 꿈속에서 잊어버린 시간과 새벽의 어스름한 시간이 또다시 (남은 시간의) 반을 차지한다. 사람이 고통을 받고 아프고, 슬프거나 참혹하거나, 실망하고 억눌리고 두려웠던 시간이 또 (그 남는 시간의) 반을 차지한다. 남는 시간이 10년인데, 그 시간마저도 일상생활의 고민 때

---

485) 列子, 楊朱 in Legge 1983, Vol.Ⅱ:94b.

문에 만족스럽게 보내는 시간이 없다. 이것이 사람의 삶이다. 그것이 무엇이며 행복이 무엇이야?[486)]

이 세계관의 결론은 사회와 그에 따른 사회적 제약으로부터 등을 돌리는 것인데, 그 이유는 이런 것들은 짧은 개인 인생에 굉장히 큰 부담이 될 것이기 때문이다. 다른 사람들과의 사회적 관계에 얽히는 대신에, 楊朱에게 있어서의 賢者는 오로지 자신의 욕망만 바라보고 자신의 생을 특별히 가치 있는 것으로 생각한다. 이 세계관의 실천적 결론은 다양한 철학서에 '생을 완전하게 다 삶(全生)'으로 언급되어 있다. 이와 관련하여 『淮南子』는 楊朱의 학설을 이렇게 기술하고 있다.

'생을 완전하게 다 삶'(全生), 즉 실제로 있는 것을 보존하고, 자신이 다른 외부 사안과 얽히는 것을 거부하는 것에 (대한 원칙들이) 楊朱에 의해 세워졌고 孟子로부터 비난을 받았다.[487)]

다른 저자들이 楊朱에 대해 그의 반사회적 개인주의만을 거론한 것이 아닌 것으로 보아, 아마도 楊朱의 견해들이 인기가 없었던 것은 아닌 것 같다. 즉 그의 견해의 일부가 道家의 영향권에 속하는 『呂氏春秋』에 나타난다.

나의 생명이 나의 것이고, 내가 그것으로부터 얻는 이익이 큰 것은 당연하다……. 우리가 전쟁과 평화에 대해 말을 한다면, 우리 생애는 되돌려 놓을 수 없는 그 하루 아침을 잃어버릴 뿐이다.[488)]

---

486) 列子 in Legge 1983, Vol.Ⅱ:93b, 94a.

487) 淮南子, 13Kap. in Fung Yulan 1952,I:134.

488) 呂氏春秋, 3. Kap. in LSCQJD 1985, Vol.Ⅰ:33 & Fung Yulan 1952,I.:137.

孟子에게 있어서는 거의 반사회적으로 보이는 楊朱 견해의 사회적 파급효과가 이 책의 저자에게는 자기 자신에 대한 근본적인 관점보다 덜 중요해 보이는 것 같다. 楊朱는 생명보존과 관련하여 節食 지침을 들고 있는데, 예를 들어 과도한 고기 섭취와 독주의 소비는 胃를 상하게 하고, 항상 성욕을 즐기는 것은 인간의 본성을 파괴한다는 등이다. 또한 '생명에 대한 과도한 걱정은 생명을 손상시킨다.'[489]라는 심리학적으로도 매우 흥미로운 말을 했다. 전반적으로 보아 楊朱의 이론과 함께 생명을 보존하는 방법을 꾸준히 실행하는 것이 하나의 철학적 개념으로 형태를 갖춘 것 같아 보이며, 그것이 다시금 인간의 행동과 자신을 정의함에 있어 규범적 역할을 한 것 같다.

> '완전하게 다 사는 일생'(全生)이 최상이다. 완전하지 않은 삶은 이미 그 다음 순위이다. 그 다음이 죽음이며, 가장 나쁜 것은 강제된 삶이다.[490]

일생을 완전하게 다 사는 과정에서의 감각적 쾌락과 생명유지와의 전체적인 관계는 氣를 보존하는 것과의 원천적 관계로 보고 있다. 왜냐하면, 생명을 높게 치는 이유가 냄새, 소리 또는 색깔을 감지할 수 있는 인체의 감각적 능력에 달려있기 때문이다. 그래서 감각적 만족을 더 이상 인간의 저급한 욕망, 즉 무절제에서 기인하여 도덕적으로 비난받을 부질없는 행동으로 보지 않았다. 반대로 살아있는 인체의 가능성들을 실현하는 정당한 것으로 여겼다.

---

489) 呂氏春秋, 3. Kap. in LSCQJD 1985, Vol. Ⅰ:34 & Fung Yulan 1952.Ⅰ.:138.

490) 呂氏春秋, 3. Kap. in LSCQJD 1985, Vol. Ⅰ:75 & Fung Yulan 1952.Ⅰ.:139.

만약 귀가 소리로 즐겁지 아니하고, 눈이 색깔로 즐겁지 아니하며, 입이 달콤한 맛을 못 느낀다면, 生과 死 사이에 선택이란 것이 없다. 과거에 진실의 길에 이르렀던 사람들은 높은 나이까지 살면서 소리와 색깔과 맛을 즐길 수가 있었다. 그들이 어떻게 그렇게 할 수 있었던가? 그들은 이미 일찍부터 그들의 원칙들을 거기에 맞추었기 때문이다. 그들이 그들의 원칙들을 일찍부터 거기에 맞추었기 때문에 그들은 자신을 어떻게 절제하는 줄을 일찍부터 알았다. 그들이 그것을 알았기에 그들의 氣를 소모하지 않았다.[491]

楊朱의 개인주의적 道家 철학으로 확실히 분류되는 이 문장은 인간의 육체에 대해 완전히 다른 견해를 가지고 있는 老子의 道家 철학과는 극명하게 대립된다. 그 이유는 실존하는 실체의 상태에서 감각적 만족을 통해 육체를 보전하는 대신에, 다시 말해 자신의 존재를 생물적 감각기관의 능력들을 최대한 활용하여 자신을 확인하고 입증하는 대신에, 老子는 神을 비우는 것에 집중하였다. 이것은 또한 넓은 의미에서 외부와 관계를 맺고 있는 정신의 도구들도 역시 비워야 함을 의미하였다. 이것은 결국 감각적인 것을 극단적으로 도외시하는 태도로 이끌었다. 그래서 老子는 '사람은 아름다운 것을 아름답다고 알고 있다.'[492]라는 인간적 사실을 공격하였다.

五色이 눈을 멀게 한다. 五聲에 귀를 멀게 하며, 五味가 구강을 상하게 한다.[493]

楊朱는 육체에서 즐거움을 찾고 老子는 육체로 인해 방해를 받는다.

---

491) 呂氏春秋, 3. Kap. in LSCQJD 1985, Vol.Ⅱ:84-86 & Fung Yulan 1952,I.:138-139.

492) Schwartz 1985:237.

493) 老子 12. Kap. in LZSJ 1987:83 & Schwartz 1985:205.

내가 불쾌함을 갖는 이유는 내가 육체를 가지고 있는 것이다. 내가 육체가 없다면 어떻게 불쾌함을 가질 수 있겠는가.[494]

이 문장들의 비교에서 인간에 대한 정의와 관련하여 道家 내에서의 견해 차이가 얼마나 큰 것인가를 알 수가 있다. 일반적으로 老子의 감각적 인간성을 낙인찍는 것에서부터 楊朱의 인간성을 강조하고 활용하는 그 사이를 왔다 갔다 하는 경향이 대세를 이루었다.

서기전 2세기까지는 이런 분위기에서 道家의 견해들이 발전하여 黃老의 道敎(黃老之學)로 집대성되었다. 『史記』에서 史馬遷은 黃老란 개념을 黃帝의 학설과 老子의 학설과 연관시켜 보고 道家학설이라 표시하였다.[495] 道家의 다양한 학설을 대변하는 인물들은 서로 다르게 지명되고 있다. 前漢의 역사를 이끈 것은 철학자 宋鈃과 尹文子이지만 黃老之學이란 표현 자체가 이미 다양한 의견의 종합임을 말하고 있기 때문에 더 많은 학자들이 있을 것으로 생각을 할 수 있다. 바로 이 부분에서 앞에 거론한 道家의 混合主義가 가장 두드러지게 나타난다. 따라서 지난 1970년대에는 중국의 일부 학자들은 黃老의 道學을 道家와 法家가 혼합된 것으로 보았는데, 그 근거는 부분적으로 1972~1974 馬王堆 漢墓에서 발굴된 자료들을 평가한 결과에 기초하고 있다. 여기에서 발굴된 『黃帝四經』은 가상의 黃帝가 여러 각료들과 함께 이상적 통치자의 국가 통치와 질서에 관한 정치적 문제들을 토론하는 내용들을 적은 것이다. 이 자리에서 거론되는 法과 理는 道에서 나올 수밖에 없는 것으로

---

494) 老子 13. Kap. in LZSJ 1987:87 & Schwartz 1985:206.

495) Schwartz 1985:237.

서, 중국의 학자들은 이 점을 韓非子의 法家 철학과의 연결점으로 보고 있고, 서양학자들은 이 견해에 대해 비판적이다. 여러 학파들의 다양한 개념들이 서로 경쟁적으로 증가하고 있는 가운데, 한편으로는 정치 분야에서의 활용성에서도 중요함을 보여줘야 했던 것도 사실이었고, 다른 측면에서는 당시 작용하고 있는 사회적 구조가 인체의 해부학적 구조와 기능을 해석하고 개념을 정리할 수 있는 본보기가 되었었다. 이에 대해 Unschuld는 아래와 같이 道家와 法家의 연관성과 인체의 해부학적 중요성을 기술하고 있다.

> Just as we may speculate that the union of two originally separate traditions of thought (i.e., Taoism and Legalism) was occasioned by the urgent task of empire building in the transitional period between Qin and Han, we may also assume that similar fusions of hitherto unrelated concepts were attempted to improve understanding and management of the individual organism, that is in medicine.[496)]

통치와 치료행위의 개념적 근접성은 양자가 모두 治[497)]라고 하는 문자로 표현되고 있다는 점에서 더욱 뚜렷하다. 그리고 『黃帝四經』이란 표현도 황제라고 하는 전설적 인물을 정신적 아버지로 보고 있다는 점에서 黃老道學과 고전 醫書인 『黃帝內經』을 해석하는 사상적 상부구조가 같다는 것을 가리키고 있다. 道家와 『黃帝內經』 간의 개념적 연관성을 보여주는 것은 『黃帝內經』이 그 논리 속에 유교와 法家의 요소를 갖고 있다는 사실이며, 이로써 의료 분야에서의 道教와 儒教/法家의 연관성이 증명되고 있는 것이다.

---

496) Unschuld 1984:108 & Tu Weiming 1979:108.

497) ZW 17688: 治는 본래 治水에서 온 개념으로 조절한다는 의미임.

『黃帝內經, 素問』의 제1장 <上古天眞論>에는 사람들이 과거에는 자연적 수명인 100년을 정신적, 육체적으로 완전하게 살아갈 수가 있었는데, 漢代 당시에는 50세밖에 안 된다고 말하고 있다. 제8장 <靈蘭秘典論>에는 道家의 견해와는 아주 상반되는 인체 조직의 기능체계가 수록되어 있다. 이 이유는 중국의 고전 의서들은 인체의 기능을 대부분 비유법을 사용하여 국가의 행정기구와 똑같이 서술하고 있기 때문이다. 즉 통치자와 각료와 장군과 관리들의 직위와 기능으로 설명하고, 곡창, 소비처, 난로, 운송로, 건설적 요소, 소모적 요소 등의 용어로 비유하였다.[498]

黃老之學 내에 다양한 학파의 사상이 긴밀히 얽혀 있음으로 해서 黃老之學의 대표 견해들이 다른 학파들에 의해 자신들의 것이라는 주장을 할 수도 있게 만들었다. 그렇지만 한 가지 분명한 사실은 黃老之學이 道家의 분파로서는 그것이 국가체계 분야이든지 아니면 육체를 보존하는 문제이든지 간에 최초로 조직적인의 문제 해결방법을 개발하려고 했던 분파라는 사실이다. 이런 이유로 이 분파를 Creel은 '合目的的 道家'라고 했고, Schwartz는 '道具的 道家'라고 했다.[499]

黃老道家의 발전은 天이라 하는 무리가 齊나라 당시에 권력을 쥐고 권력의 합법화를 위한 새로운 논리를 찾고 있었음에 유리한 발판을 얻었다. 이때 道家와 같은 새로운 철학 사상에 관심을 갖게 되었는데, 그 이유는 오래된 사상들은 기존 세력관계 유지를 옹호

498) Unschuld 1984:107.

499) Creel 1974:170(purposive daoism) & Schwartz 1984:237(instrumental daoism).

하였고, 강압적인 변화는 儒敎에 뿌리 깊이 박혀 있듯이 전복이나 불충으로 받아들였기 때문이었다. 이런 이유로 인해 天의 무리들은 오래된 학설들을 멀리하고 그들의 사상적 계보를 黃帝에서 찾고자 했다. 黃老道家의 산실로 보이는 것은 당시 유명했던 稷下의 대학으로, 서기전 3세기 초 지식인들의 생활의 터전이었다. 黃老道家와 관계를 지을 수 있는 최초의 철학자는 宋鈃(서기전 360~290?)이지만, 그는 墨子學派와 깊은 연관을 갖고 있었던 것으로 보이는데, 墨家는 사회의 평화와 공공을 실현하는 것을 매우 중요하게 생각하고 당시 개인주의적 道家로 불린 楊朱의 학설과는 상당한 대립각을 세우고 있었다.

반면에 철학자 神道(서기전 3세기)는 黃老道家에 훨씬 더 가까이 서 있었던 것으로 보이는데, 그는 자연과 외부의 영향에 대해 이상적으로 잘 적응할 줄 알았던 것으로 알려져 있고, 또한 당시에 그가 표방했던 소극적 태도가 상당히 고조되어있었기 때문이다.[500] 그래서 그는 道 自體내지 自發性을 따르는 자만이 長壽에 도달할 수가 있다는 표어를 내걸었다고 한다.[501] 黃老란 개념 속에 이 학파의 정치적, 윤리적, 학술적, 의학적인 총체적 의미가 담기게 된 것은 後漢 때에 이르러서였던 것 같다. 왜냐하면 漢代에는 죽지 않는 天賢뿐만이 아니라 죽지 않는 地仙에 대한 견해들이 점점 더 많이 대두하였기 때문이다. 地仙은 지상에서의 현 육체가 죽은 후에 무엇으로 바뀌어야 할 것인가라는 고민을 할 필요가 별로 없었다.[502] 氣를 받아들여 육체적 형체를 유지하고 생명을 보존하는 道

500) Schwartz 1984:243.
501) Fung Yulan 1952:155.

家의 기술은 서기 1세기에 매우 확산되어 체계적 개념을 갖추고 있었음이 확실한 것은 염세주의 철학자인 王充(서기 27~100)의 서적에서 증거로 나타나고 있는데, 그는 다양한 미신들을 반박하기 위해 『論衡』에서 道家의 자연주의를 비판적으로 활용했다. 그는 엉터리라고 보았던 道家의 학설들을 거침없이 비판했고, 특히 氣를 흡수함으로써 불멸이 될 수 있다고 하는 견해를 격렬히 반박했다. 그래서 그는 이러한 견해들을 道虛(道家의 虛)라고 칭했고, 道家의 핵심 개념인 虛를 虛僞라는 의미로 비꼬아 왜곡시켜 버렸다. 이 견해들에 대한 그의 비판으로 보아 우리가 알 수 있는 것은 서기 1세기에 이미 氣와 관련된 다양한 기술과 의견들이 널리 퍼져 있었을 것이라는 사실로서, 그 이유는 王充이 제한된 범위 내에서 개별적으로 실행하던 관습들에 대해 그의 책 전체를 할애하였다고는 볼 수가 없기 때문이다. 그의 비판의 목표는 사람이 영생을 할 수 있을 것이라는 점과 음식물 섭취를 줄여 순수한 氣만을 흡입하는 것이 육체에 도움을 줄 것이라고 하는 주장들이다. 여기에 그의 실용주의적, 자연주의적 세계관이 잘 나타나고 있다.

> 사람의 생명이 氣를 만들기 위해 영양을 필요로 하는 것은 식물들이 흙을 필요로 하는 것과 같다. 만약 풀이나 나무를 땅에서 뽑아내면 바로 말라서 죽는다. 만약 사람의 입을 막으면 그는 먹을 수가 없어서 굶주리며 오래 못 살 것이다.[503]

氣에 관한 기존의 설명들과는 달리 여기에서는 인체의 氣라는 요소는 외부의 조달에 좌우되는 현상이라는 것이다. 따라서 배고픔

---

502) Bauer 1974:154 & Unschuld 1984:109.

503) 論衡, 24. Kap. Dao Xu in LHZS 11979:430.

은 균형을 유지해야 할 氣가 부족하다는 것이다. 사람은 영양을 보충해 주어야 한다는 이런 평범한 주장에서 출발하여 王充은 道家의 여러 가지 虛僞 학설, 예를 들어 氣를 흡수하여 不死者가 되려 한다는 소위 食氣者 학설들을 공격하였다.

道家 수련자들은 眞人이 氣를 음식으로 삼고, 氣를 먹는다고 서로 부추긴다. 이런 이유로 氣를 먹는 자는 장수하며 죽지 않는다고 전해 내려왔다. 그들이 곡식으로 배를 불리지 않더라도 氣로도 튼튼하고 충만해질 수 있다는 것이다. 이것 역시 진실이 아니다. 氣라면 어떤 氣를 말하는 것인가, 陰陽의 氣를 말하는 것인가? 그러나 음양의 氣는 사람을 배부르게 할 수는 없다. 그들이 氣를 들이마셔 아랫배와 창자를 채울 수는 있으나 배부르게 할 수는 없다. 만약 氣가 약초를 의미한다면 이것을 먹어야 할 것이 아닌가. 그렇지만 만약 이것을 한 상자 먹거나 수십 알을 삼키면, 약초의 힘이 가득 차서 독으로 가슴을 조이게 한다. 이것 역시 사람을 배부르게 하지 못한다. 氣를 먹는다고 하는 사람들은 실제로는 호흡하고 들이마시고 내쉬면서 새로운 氣를 흡수한다고 말해야 한다. 옛적에 彭祖가 이런 기술을 실행하였지만 그는 장수하지도 않았고 병들어 죽었다.[504]

王充도 경락과 氣 순환 이론에 근거하고 있는 이 기술을 목표로 삼고, 운동과 특수한 동작을 통해 氣를 잘 다루어 보려고 노력하였다. 그가 사람을 평야와 산림의 현상들과 비교하고 있는 점이 흥미롭다.

道氣(氣를 조절함)를 통해 천부적 氣 기관을 자양하여 죽지 않는 상태에 다다를 수 있다고 주장하는 道人들이 있다. 그들은 말하기를 육체의 혈관들이 움직이지 않고 팽창하거나 수축하지 않으면 몸 안에서 막혀 (氣가) 통하지 않고, 氣가 통하지 않으면 뭉쳐서 병이 생기고 죽는다고 한다. 이것 역시 진실이 아니다. 인간의 육체는 초목

504) 論衡, 24. Kap. Dao Xu(道噓) in LHZS 1979:431.

과 비슷하다. 식물이 산꼭대기에서 자라면 밤낮으로 강한 바람에 이리저리 흔들린다. 그러나 계곡에 싸여 자라면서 강한 바람을 맞지 않는 식물이 더 오래 살지 않는가? 초목이 자라는 동안 움직이고 흔들리면 자라지 않는다. 어찌하여 사람의 몸을 움직이고 흔드는 道氣가 장수로 이끌어 죽지 않게 한다는 것인가?[505]

여기에서 王充은 道家學派에서는 靜과 虛로 표현되며, 孟子에게 있어서는 不動之心으로 표현되는 정신위생적 패러다임과 관련되는 언급을 하고 있는데, 이 요소들은 楊朱派 道人들과는 상반되는 내용이다.

인체에서의 혈관의 저장은 땅에서 물길이 흐르는 것과 똑같다. 강물이 흐르면 그것이 탁하여 맑지 않다. 피가 박동으로 움직이면 요동치고 조용하지가 않다. 평화롭지 못한 것이 사람이 치유되지 않고 고통을 당하게 한다. 그런데 어떻게 그것으로 장수를 할 수 있다는 것인가?[506]

王充은 아무것으로도 인생을 바꿀 수 없다는 숙명론자이었다. 道家學派의 묘약 애용에 대한 그의 마지막 비판에는 인체의 다양한 개념들이 인용되고 있다. 그중 하나는 사람은 精氣를 자연적으로 갖고 있다는 것이고, 다른 하나는 주변 환경과 계속 교환하면서 살고 있는 육체로 만들어 낸다는 것이다. 이 두 가지는 道家에도 있는 개념이지만 이것으로 道人들의 묘약복용을 비판하는 근거로 삼고 있다.

道人들은 생명을 연장하며 호전된 상태로 들어가기 위해 몸을 정화롭게 하고 氣를 축적한다면서 자주 약초를 복용한다. 역시 이것도 진실이 아니다. 약초가 몸을 정화롭게 하고 氣를 모아 준다는 증거

505) 論衡, 24. Kap. Dao Xu(道嘘) in LHZS 1979:429.

506) 論衡, 24. Kap. Dao Xu(道嘘) in LHZS 1979:432.

> 들은 많이 있으나, 사람이 그것으로 생명을 연장하고 (높은 차원의) 상태에 도달한다는 예는 지금까지 세상에 없었다. 약초가 병을 낫게 한다. 병이 치료되면 인체의 氣도 재생된다. 氣가 재생되면 육체는 정화로워진다. 인체 氣의 자연적 속성에 따라 육체는 본래 정미하고 氣는 본래 계속 존재한다. 그런데 그가 바람이나 습기를 맞으면 많은 병으로 손상을 당하고 그리하여 육체가 무거워지고 氣가 나빠진다. 만약 좋은 약을 먹으면 인체의 氣는 재생되어 本氣는 줄어들지 않고, 육체도 무거운 채 그냥 있지 않는다. 그러나 氣가 지속되고 몸이 정미하게 되는 것은 약 때문만은 아니다. 사람이 자연으로부터 타고 태어났으므로 이 두 가지 속성(기의 지속성과 몸의 정미함)이 자연적인 것이다. 그래서 사람은 약을 먹고 나면 육체와 氣가 본래의 상태로 돌아간다. 그런데 어떻게 여기에다 수명을 더 추가할 수가 있다는 말인가?[507]

後漢代 王充의 저서 『論衡』은 후세에 중요하게 인정받는 책 중의 하나로서, 그의 이러한 논평에서 확실하게 알 수 있는 것은 인체의 氣와 생명연장에 대한 개념들은 논쟁의 여지가 많을 수 있음을 보여주고 있다. 그는 道家 학설의 일부 요소에 대해 반박을 하면서도, 당시 아무도 죽지 않는 사람을 보여줄 수가 없었기 때문에 그들 주장의 일부를 어렵지 않게 반박논리로도 사용하였다.

6.2. 道家 養生書 내에서의 정신과 육체의 관계

道家學說에서 육체와 연관된 또 다른 이론은 정신적 현상과 육체적 현상과 氣의 역할을 구분하는 것이다. 이러한 구분법은 내용

507) 論衡, 24. Kap. Dao Xu(道嘘) in LHZS 1979:433.

적으로 『淮南子』로 거슬러 올라가는데, 그 책 속에 처음으로 形, 氣, 神이 인간 생체의 가장 중요한 요소로서 명확하게 구분되어 있다. 이러한 구분은 이들 세 가지 요소들이 각기 다른 기능적 속성을 갖되 총체적 연계하에서 작용한다고 하는 생명현상의 설명모델 안에서 이루어졌다.

> 形은 생명의 집인 것이다. 氣는 생명을 채우는 것이다. 神은 생명을 통제하는 것이다. 만약 하나가 위치를 잃어버리면 손상이 발생한다. 그러므로 養生의 원천은 여기에 있다. 즉 神을 재생산하고 자양하며, 氣를 조화롭고 유연하게 하며, 形을 평화롭게 하여 통일을 이루는 것이다. 사람이 이렇게 하면 (세 가지 요소들의) 위치를 확고하게 하고, 축적을 할 수 있고, 서로 메마르게 하지 못하게 막는다.[508]

육체와 정신의 이상적인 조화는 소위 자기 자신의 모든 차원을 생각으로 통달할 수 있다고 하는 眞人의 몸과 인격 안에서 발현된다. 따라서 眞人의 육체적 상태는 形, 氣, 神 세 요소가 서로 이상적인 상태로 들어맞아야 한다. 眞人을 결국 이런 사람이라고 정의할 수가 있는데, 그는 자신의 육체적 기능과 그 외부적 현상들을 완전히 터득하여, 자신의 모든 상태변화를 행동이나 감각적 지능적 말초 현상들을 거치지 않고 천부의 氣的 才質에 연관시킬 수 있는 사람이다. 이때 眞이라고 하는 말은 육체의 眞正性을 의미하며, 인간 상호 작용의 객관성을 말하는 것이 아니다. 이렇게 하여 육체적, 정신적으로 주변의 영향을 전혀 받지 않는 인간이 생겨나는 것이다.

> 이것이 무형 속에 '神의 밝음'(神明)이 축적되는 이유이다. 만약

508) 淮南子 1. Kap. in HNZSY 1962:62 & ZGQGS 1988:78.

정신이 현실로 돌아오면 눈이 아무것도 보지 않아도 빛나고, 귀가 아무것도 듣지 않아도 밝아진다. 그 다음 心(심리, 의식)이 생각하거나 고민하지 않아도 정돈되고 지능적으로 된다. 그러면 서로 섞이지 않기 때문에 행동하지 않아도 임무가 자동 배분되고 동정심(또는 자만심)이 아닌 화합이 이루어진다. 그로 인해 운명적으로 결정된 성격이나 지능들이 더럽혀지지 않는다. 만약 눈에서 정미물질(精)이 발산되면 밝음을 보고, 만약 정미물질(精)이 귀에서 발산하면 소리를 듣는다. 그것(精)이 입에 머물면 그곳을 채우고, 心에 모이면 그곳에 생각이 침투한다. 그래서 만약 모든 감각기관을 차단하면, 몸은 (외부로부터 오는) 고통이 없고, 관절은 장애가 없고, 죽어 있지도 살아 있지도 않으며, 빈 것도 채워진 것도 아니다. 이것이 바로 眞人이다.[509]

육체와 정신분야의 기능적 상호 관계를 거론함에 있어서 나타나고 있는 패러다임은 우리가 이미 老子와 壯子, 孟子에게서 보아온 견해들이다. 여기에서 말한 대로 생각이 비어 있는 상태에서 인간은 살아 있지도 죽어 있지도 않은 상태인데, 필자는 이 현상을 兩 상태를 관통하는 상태라고 표현하고자 한다.

509) 淮南子 8. Kap. in HNZSY 1962:64 & ZGQGS 1988:79.

그림 3[510] 神, 氣, 形 기본도형

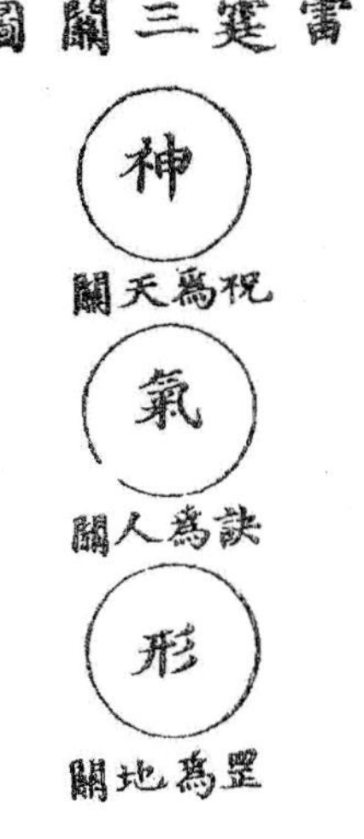

前漢시대와 漢 초기의 철학자들에게 있어서 생명체에 생명력을 주는 요소는 氣였는데, 지금은 애니미즘 성향을 보이면서 인간 생명의 정신적 요소에 생명의 원천적인 역할을 부여하는 견해가 그 이론을 지배하게 되었다.

> 心이 身(사람됨)[511]의 뿌리이다. 정미물질(精)이 이 뿌리에 모이면 血과 氣가 서로 화합한다. 血과 氣가 서로 화합하면 형체가 고통을 당할 것이 없다. 형체가 고통당할 것이 없으면 身(사람됨)이 안정되었다고 본다. 그렇지만 자신을 精微롭게 하고자 하면 먼저 형체를

510) 道法宗旨圖衍義 1. Kap.:10a in DZ 1004:1277.

511) 身은 육체 또는 사람됨으로 해석됨. ZGZTQ 1989:365: 內丹術에는 身內生身이란 표현도 있음.

비우고 고요히 하여야 한다. 氣와 精은 형체가 고요하고 의지가 비어 있는 상태를 선호한다. 그러므로 자신의 身(사람됨)을 조절하려면 반드시 (神을) 비우고 (육체를) 고요히 안정시켜서 정미로움(精)을 발산하여야 한다. 만약 사람이 정미로움(精)을 발산할 수 있으면, 밝음을 통합시켜서 편안하게 장수할 수가 있다.[512]

정신적 현실과 생물학적 사실이 확연하게 구분되고 있다. 인간존재의 두 가지 측면인 육체와 정신이 氣를 精微롭게 하거나 神을 비우는 것과 같은 氣의 속성을 매체로 연결되고 있는데, 육체는 이로써 氣의 본질적 속성, 즉 '비어 있음'의 상태에 들어간다. 그것은 氣가 두 측면에 모두 똑같이 관여되어 있고, 氣의 속성이 두 측면에 대해 똑같이 적용되기 때문이다. 이런 내용은 '神을 생명의 뿌리'(神者生之本)로 보고, '형체를 생명의 도구'(形者生之具)라고 표현했던 司馬遷(서기전 145～85)의 견해에서 보다 분명하게 나타나고 있다.

司馬遷은 인간의 생명을 두 가지의 본질적인 생성요소, 즉 육체와 정신으로 구분하였는데, 그 혼합으로 생명이 생성된다.

사람이 살아가게 하는 것은 神이다. 깃들어 사는 것은 육체적 형체이다. 神이 대량으로 소모되면 피곤해지고, 형체를 과도하게 혹사하면 마모된다. 형체와 神이 서로 떨어지면 죽음을 의미한다. 한번 죽으면 다시 생명으로 돌아올 수 없고 서로 떨어지면 다시 되돌릴 수가 없다. 그래서 賢者들은 그것에 유의한다. 이런 관점으로 볼 때 神은 생명의 뿌리이고 형체는 생명의 도구이다. 사람이 먼저 자기의 神을 확고히 하지 않고서 어떻게 세상을 바로잡는 무엇을 가졌다고 말할 수 있겠는가?[513]

---

512) 春秋繁露 7. Kap. in QJFL 1984:173 & ZGQGS 1988:80-81.

『黃帝內經』에서도 역시 육체와 정신의 보완적 관계에서 출발하고 있다. 육체와 정신은 두 개의 상호 보완하는 기능으로서의 위치를 차지하고, 그것이 합하여 사람의 생명을 만든다. 이 화합은 形과 神 두 개의 요소 간에 평형, 균형 또는 조화가 이루어지는 순간에 이상적 상태가 되는데, 그 상태는 平, 즉 평평함으로 표현된다.

> 黃帝가 물었다. 놀라운 평형(妙平)이 어떻게 (작용)하는지 이야기해 봅시다. 인간의 형체는 陰陽과 사계절, 實과 虛의 원칙과 (잠자는 동안의 정신적) 無我의 시간들에 의해 결정된다. 이것에 정통하지 않은 사람 누가 이것을 이해할 수 있겠는가. 나는 形과 神이 무엇을 의미하는지 빨리 알고 싶으니 사부가 한두 마디로 形과 神에 대해 이야기해 주기 바랍니다.
>
> 岐伯이 대답했다. 形에 대해서 말씀드리겠습니다. 만약 형체가 홀로 내버려져 있다면, 눈이 어두워서 (볼 수 없을 것입니다). 만약 (눈이 먼) 병을 일으킨 것을 찾으려고 한다면 해당 경맥을 찾아봐야 할 것입니다. 그러나 지능이 우선입니다. 사람이 맥진을 하려고 해도 아무것도 얻지 못할 것이며 감정도 알아내지 못할 것입니다. 그래서 이것을 육체의 외피라고 부릅니다.
>
> 黃帝가 물었다. 神에 대해서는 어떠한가요?
>
> 岐伯이 대답했다. 神에 대해 이야기하겠습니다. 만약 神을 홀로 내버려 둔다면, 귀가 듣지 못할 것입니다. 눈은 밝고 心은 열려 있을 것이나, 의지는 아주 확실하고 지능은 순수한 지혜 그 자체일 것입니다. 그러나 입은 말을 못 할 것이고 보는 것은 모든 것이 안개와 같아 보일 것입니다. 神은 바람이 구름을 쓸어가듯이 빛은 밝음 그 자체일 것입니다. 그래서 神이라고 합니다.[514]

위의 인용문은 생명의 물질적 측면과 활력적 측면을 설명하고 있다. 지능은 개체발생학적으로 神과의 직접적인 관계에서 보고 있

513) 史記, 130. Kap. 1964:3392 & ZGQGS 1988:81.

514) 黃帝內經 in HDNJSY 1987:83.

으며, 神은 육체적인 외피가 없으면 구별할 수 있는 구조를 갖추지 못하므로 神의 세계는 형체가 없는 부정형의 덩어리가 된다. 반대로 육체적 형체는 의지의 추진력이 없으면 아무런 의미 있는 행동을 할 수 없는 소용없는 도구와 같다. 생명을 유지하기 위해서는 양 측면을 동등하게 취급하고 관리해야 한다. 두 요소를 유지 관리하는 것은 우선적으로 육체와 정신 양측의 균형으로 하나가 되는 것이다. 이 통일은 양 요소가 가능한 한 움직이지 않을 때 비로소 이루어질 수 있으며, 정신적인 방법으로만 이루어 낼 수 있는 여러 가지 전제조건을 지킬 때 최적의 상태에 도달할 수가 있다.

『黃帝內經』의 첫 장에 사람은 외적으로는 일로 피곤하게 하여 자신의 육체적 형체를 피폐하게 해서는 안 되고, 내적으로는 정신적 흥분을 해서는 안 되며, 그리하여 정숙과 정신적 안정으로 陰陽을 지키고 사계절(의 법칙)을 구분하여야 한다고 설명하고 있다.[515)]

생명을 연장하는 문제에 있어서 사람의 존재를 形, 氣, 神으로 구분하면서도, 또 다른 개념의 구분법이 등장하는데, 이것은 육체 부분을 또다시 형체와 정신으로 나누면서 육체가 앞에서 말한 形이 아닌 精과 氣와 神으로 구성되었다고 하는 내용이다.

두 경우 모두 세 가지 요소들의 상호 작용관계가 비슷하게 구성되어 있으며, 精, 氣, 神이 변화 조작되는 과정은 항상 다음과 같이 진행된다.[516)]

---

515) 黃帝內經 in HDNJSY 1987:83.

516) ZGDD 1990:83.

a) 氣를 모으기 위해 神을 확고히 한다.
b) 精을 생산하기 위하여 氣를 모은다.
c) 精을 연단하여 氣로 바꾼다.
d) 氣를 연단하여 神으로 바꾼다.
e) 神을 연단하여 無로 되돌려 보낸다.

흥미로운 것은 精과 神 사이에는 직접적인 전화의 과정이 없고 다만 氣를 다리로 하여 전변된다는 것이다.

그림 4[517] 육체와 정신의 상호 작용

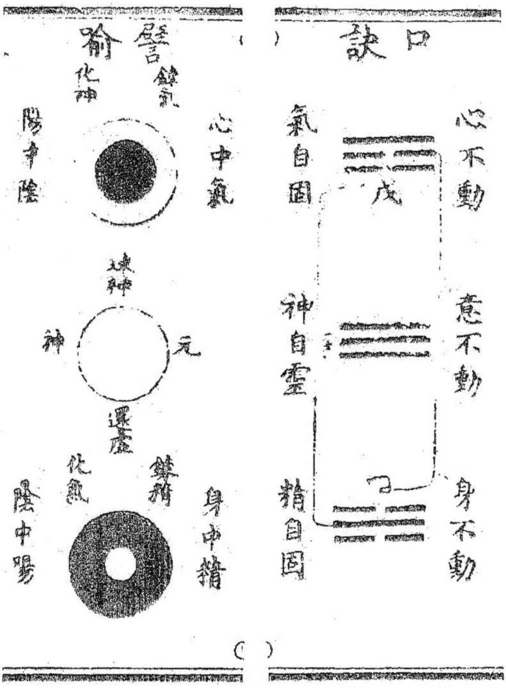

譬喻 ( ) 口訣

化神 鍊氣
陽中陰 心中氣
鍊神
神 元
還虛
化氣 鍊精
陰中陽 身中精

氣自固 心不動
神自靈 意不動
精自固 身不動

( )

517) 中和集 2. Kap.:2a－b in DZ 118－119:249.

따라서 精은 神에 대해 육체적 형체와 같은 위치가 된다. 따라서 형체와 정신의 관계 설명은 기능적 형태 측면에서 精, 氣, 神의 관계 설명 속에 포함되어 있다. 이때 이 요소들은 별다른 설명 없이 陰陽으로 간단히 구분된다.

중국전통의학의 공인된 이론에 따르면 精은 인체 내에서는 예외 없이 腎臟 속에 저장되어 있으며, 五行의 水에 속하고, 덩어리로 뭉쳐 형체를 이루는 陰에 해당한다.

神은 心臟에 보관되어 있고, 火에 속하며 움직이며 분산되는 陽에 해당한다.

『黃帝內經』에 의하면 사람이 만들어질 때 精이 먼저 형성되는 방식으로 생명이 만들어진다고 한다. 여기서 精으로 번역되고 있는 정미물질은 남자의 정자도 의미하고 있다는 면에서 이것은 어느 정도 생식과정과 부합한다.

劉宋(서기 420~477)代 南朝의 한 道士는 육체적 차원과 氣와 神의 긴밀한 연관성을 다음과 같이 기술하고 있다.

> 사람은 만물 중에 가장 귀한 존재이다. 생명은 인간에게 있어 보배이다. 생명은 항상 神과 氣에 의존한다. 인간의 육체와 관련하여 神과 氣는 생명의 진행과정(命)을 형성한다. 사람은 氣가 없이는 한 순간도 살 수 없을 것이고, 만약 神을 잃어버리면 아무런 활동도 하지 못할 것이다. 神을 잃어버리면 인체 기관들이 혼란스러워져 망가지고, 氣를 잃어버리면 (육체가) 붕괴되어 죽는다. 정상적으로는 氣와

神은 서로 뒤따라 움직인다. 神이 氣에 비해 좀 더 강한 면이 있다. 神이 사라지면 氣가 없어지고, 氣가 끊어지면 육체가 죽는다. 모든 것은 죽음을 두려워하고 생명을 기뻐하지만 생명의 은혜는 神과 氣에 있다는 것을 모르고 종종 心(정신을 의미)을 손상시키고 氣에 폭력을 가한다. 그들은 계속해서 神을 범하고 그 생명을 피폐하게 한다. 그들은 정숙을 유지하지 않으며 그들의 본질적 실존을 느끼지 못하고 거기에 머물지 않는다. 이것이 바로 무의미하게 붕괴되는 이유이다. 사람이 精을 관리하고 氣를 보존하지 않고서 어떻게 장수에 이를 수 있겠는가? 일들을 균형 있게 관리하려는 마음이 육체의 조화를 위한 좋은 징조이다.[518)]

氣는 神과 精 각각에 대해 精과 神의 상호 관계보다도 더 가까이 서 있는데, 精과 神의 관계는 육체와 정신과의 관계에 해당한다. 精과 神 내지 形과 神으로 갖추어진 인간의 생체 내에는 氣가 존재하는데, 그 氣는 神의 실재는 물론 육체적 외피의 실재에도 본질적인 기초가 되고 있다. 그런데 여기에서 精과 氣는 개념적으로 매우 유사한데, 그 이유는 氣에 대해 언급될 수 있는 모든 내용들이 비슷한 방식으로 精에 대해서도 적용할 수가 있기 때문이다. 精이 氣를 생산할 수 있다는 말을 제외하고는, '精이 고갈되면 사람이 죽는다.'는 말이나 '氣가 흩어지면, 그것은 곧 죽음을 의미한다.'라는 말은 서로 비슷한 것이다. 이 두 요소들 간의 차이는 사람의 몸에 氣의 운반통로가 있다고 하는 견해가 있는 반면, 精에는 이런 논리가 적용되지 않는다는 것이다. 精은 오른쪽 腎臟에서 생산되어 뇌에 저장된다고 생각했던 반면, 氣에 대해서는 육체 전체를 움직이는 통로를 설정해 놓고 있다는 점이다.[519)]

---

518) ZGQGS 1988:147 & 6. Kap.:5a-b in DZ 293:524.

519) ZGQGS 1988:63.

南朝(서기 420~589) 시대 齊나라 출신 의학자 褚澄(서기 414~483)은 인체 내에서의 氣 흐름을 아주 자세하게 적고 있다.

> 天과 地의 氣는 한 해에 걸쳐 돌아간다. 인체의 氣는 하루에 걸쳐 돌아간다. 인체의 陽氣는 왼쪽 발의 天干의 子에서 시작하여 위로 흐른다. 그것은 왼쪽 넓적다리를 지나 왼쪽 손가락으로 넘어갔다가 왼팔을 따라 왼쪽 가슴으로 들어간다. 왼쪽 가슴에서 오른쪽 가슴으로 넘어가 오른쪽 어깨를 지나 오른쪽 손가락으로 갔다가 무릎으로 넘어가 발로 내려간다. 陰氣는 오른쪽 손의 한가운데인 天干의 午에서 시작하여 오른쪽 팔과 어깨를 거쳐 왼쪽 어깨로 넘어간다. 그것이 왼팔을 내려와 왼쪽 무릎과 왼발까지 갔다가 다시 올라가 腎臟으로 들어간다. 거기서 오른발로 내려왔다가 무릎으로 올라가서 손 가운데 天干의 午로 들어간다. 陽氣의 흐름은 인체를 완전히 다 도는데, 陰氣는 가슴을 통과하지 않고 발바닥까지 내려간다. 兩 氣의 움직임은 밤낮으로 중단되지 않고 안에서 밖으로 흐르는 경향을 보인다.[520]

陰陽과 五行으로 구분되어 있고, 정신과 육체의 관계에서 본질적 구성요소로 되어 있는 氣의 순환방법은 상기 방법 말고도 12經脈과 무관하게 순환한다는 견해들이 많이 있다는 것은 공공연하게 잘 알려져 있다.

520) 褚氏遺書, 本氣 in ZGQGS 1988:147.

그림 5[521] 忘却術을 통한 形, 氣, 神의 상호 작용

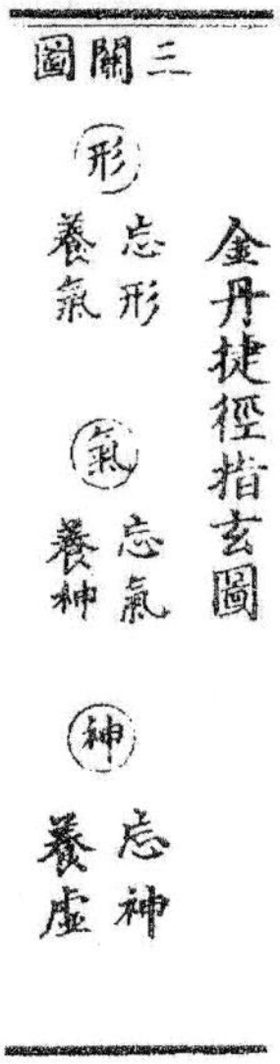

金丹捷徑指玄圖

三關圖

形
忘形 養氣

氣
忘氣 養神

神
忘神 養虛

생체에 있어서의 육체와 정신 간의 밀접한 관계는 兩 요소들 간의 상호 작용을 설명하는데 있어 또 다른 새로운 견해들을 만들어 냈다. 예를 들어 範縝(서기 450∼510)은 살아 있는 육체가 통합성을 유지하려면 제3의 요소인 氣가 필요하다고 하는 견해를 밝힘으로써 육체와 정신을 동등한 위치로 올려놓았다.

> 정신은 육체적 형체이다. 형체는 정신이다. 그러므로 정신이 존속하면 육체적 형체가 존속하고, 육체적 형체가 썩으면 정신도 재가 된다……. 육체적 형체는 정신의 본질이고 정신은 육체적 형체의 기능이다. 그러므로 육체적 형체는 본질(體)이고 정신은 기능(用)이다. 육체적 형체가 정신의 무엇에 관여하는지는 사람이 그것을 서로 구분할 수가 없다.[522]

521) 修眞十書 1. Kap.:4a.

522) 範縝, shenhui lun XGQGS 1988:49.

이 예에서 보듯이 정신과 육체의 총체적 문제는 동일하게 일률적으로 다루어진 것이 아니다. 가장 두드러지는 점은, 하나의 사물(소위 氣)이 생물학적 속성의 육체와 정신이란 형태로 나타난다는 점과 함께, 육체와 정신이 氣를 매개체로 하여 가시세계에서 본질적으로 상반되는 대칭관계로 나타나고 있다는 점이다.

6.3. 西漢에서 南朝 사이의 道家 養生技法에 있어서의 氣 개념의 발전

인체의 생리와 관련된 氣 개념의 이론적 발전과 함께 漢代에 이미 사람들이 불사는 아닐지라도 장수는 약속할 수 있는 방법을 찾고자 하는 노력을 동반하고 있었다. 인체가 죽을 수밖에 없는 숙명에 처해 있고, 젊음과 건강은 시간의 진행 속에서 되돌려 놓을 수 없다는 사실로 인해 漢代(기원전 206까지) 이전부터 이미 귀족과 지배층 사이에서는 거의 히스테리나 편집광적 행동에 가까울 정도의 노력을 하는 경우가 적지 않았다. 서기전 475～221년의 역사서인 『戰國策』에 이미 周王에게 불사약을 선물했다고 하는 기록이 나온다.[523] 중국 최초의 황제인 진시황제에 이르러 불사를 향한 노력이 극치를 이루었는데, 죽음에 대한 그의 두려움은 거의 병적인 상태에 이르렀던 것 같다. 황태자 鄭으로 알려진 이 사람은 다른 경쟁국들을 다 정복하고 秦(서기전 221～207)나라를 건설함으로써 최초의 중국통일을 이룬 것으로 유명한 한편, 그가 기원전 213년에

523) Ancient China's Technology and Science 1987:213.

책을 다 태우고 수천 명의 학자들을 죽이도록 한 것으로 그 이름이 남아 있다. 이것은 아마도 그가 궁중에 마술사들을 기용하고, 생명을 유지하는 작용을 하는 전설의 약초를 구하러 탐험대를 보내는 등 온갖 노력에도 불구하고 불사약을 얻지 못한 것에 대한 좌절에서 나온 것임에 틀림이 없을 것이다. 육체적 불멸을 갈망하는 것은 진시황제에게서 특별히 두드러지게 나타나고는 있지만 중국역사에 있어서 그 혼자만이 그런 것은 아니다. 『史記』에는 그보다 훨씬 이전에 전설 속의 불멸의 섬으로 탐험대를 보냈다는 기록이 있다.

> 爲公(서기전 378～343), 宣公(서기전 342～324), 燕나라 왕 照(서기전 311～279)가 소위 보해라는 바다에 있다고 하는 세 개의 영산 蓬萊, 方丈, 瀛洲(영주)로 사람들을 보내기 시작했다. 그곳은 사람들로부터 멀리 떨어진 곳에 있는 것이 아니었고 문제는 사람들이 그곳에 가까이 접근하는 순간에 배가 바람에 휩쓸려 가 버린다는 것이다. 그런데 한번은 그곳에 가까이 갔었던 뱃사람들이 있었다. 그곳에는 영생의 약을 먹고 죽지 않는 仙人들이 살고 있었다.[524]

해외의 낙원에 대한 막연한 기대를 갖고 漢나라 武帝(서기전 147～140)도 탐험대들을 파송하였다. 물론 이 탐험대들은 아무런 성과가 없었으며, 전설 속의 섬나라에 도달할 수 없다는 것은 곧 영생에 이른다는 것이 불가능한 것임을 보여주는 것 같았다. 불사의 알약은 漢代에까지 중국적 낙원의 최고의 상품으로 인정되었었으나, 한 가지 결점은 그 낙원은 이 세상 사람들에게는 접근할 수가 없는 곳이었고 또한 생명을 영원히 유지시켜 주는 그 기적의 약도 접근할 수가 없는 것이라는 점이었다.[525] 결국 서기전 31년 이

524) 史記 28. Kap. 1964:348a, Bauer 1974:145.

525) Bauer 1974:155.

런 방법으로는 불사의 길에 도달할 수 없음을 알고 匡衡과 張譚의 건의를 받아들여 成帝가 탐험대 파송을 포기하기에 이르렀다.[526]

이리하여 불사를 구하는 일은 밖에서 안으로 옮겨졌다. 지리적으로는 해외에서 찾던 일이 국내로 돌려졌으며, 또한 인체 외부가 아닌 인체의 내부 생리적인 문제로 옮겨졌다. 즉 영생을 바라는 희망을 세상의 변두리에서 찾으려고 하는 대신 중국의 내부에서 찾으려 했고, 또한 영생에 이르는 과정을 개인의 육체와 기능에서 찾으려 했던 것이다.

그림 6[527] 太上人鳥山眞形圖

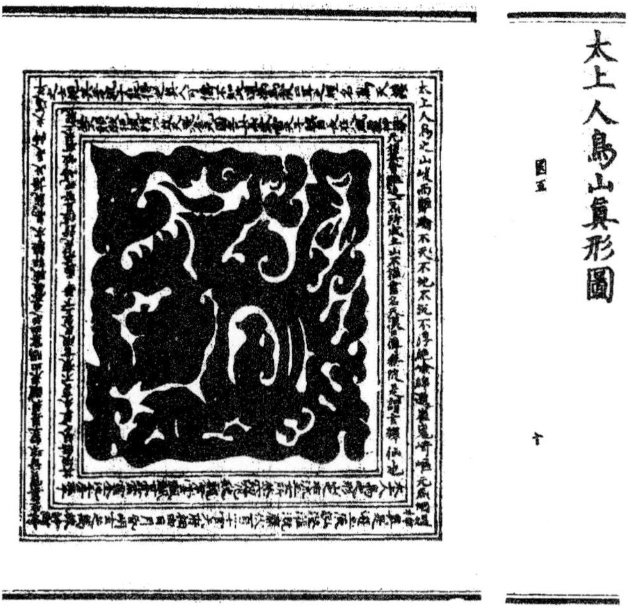

太上人鳥山眞形圖

526) Unschuld 1984:13.

527) DZ 1962:434: 태상학파의 부적으로, 영생의 상징인 人鳥山에 가려면 이 부적을 태워 마

後漢末 이후부터 사상사적으로 많은 학자들의 사상에 큰 영향을 미쳐 온 생명연장 학문의 발생 원인을 충분히 설명하기 위해서는 당시 인식론적으로 이루어 놓았던 다양한 사회적, 학문적, 의학적 요소들을 통합해서 봐야 한다는 것이 결코 틀린 말이 아니다. 이 생명연장술은 道家의 종교적 요소와 학문적 세계관하에서 개념이 체계화되었다. 混合主義(Synkretismus)가 학문적 인식방법의 절대적 방안이었던 단계에 이르러서야 비로소, 자연치유학은 물론 氣功練丹法이 윤리적 견해, 악령의 영향, 본체론적 구조, 그리고 경우에 따라서는 단순한 개인의견들을 모두 하나의 개념으로 통합시켜서, 생명유지 기술에 대한 구상들을 구체적 형태로 만들어 낼 수가 있었다. 이런 과정에서 죽음은 물질세계를 이탈하는 불가사의한 과정으로서의 속성을 잃어버리고, 다른 병들과 하나도 다를 바가 없는, 사람이 고칠 수 있으리라고 생각하는 하나의 병으로 축소되어 버렸다.[528] 이런 의미에서 생명력적인 요소들은 몸에서 작용하기 위해 몸에서 생산되는 藥이라는 이름을 얻게 되었다.

제6장에서 설명한 바와 같은 道家의 사상적, 전형적 변화 말고도, 사람이 왜 생명유지를 위해 행동을 하는가 하는 인간의 의도에 대한 문제와 관련하여 道家의 세계관에는 내용적 변화가 발생하였다. 가장 중요한 변화는 인간존재에 대한 道家 기존입장의 재설정이었다. 즉 無라고 하는 존재론적 견해를 더 이상 고수하지 않고, 그 결과로 無爲라고 하는 패러다임이 자신을 포함하는 모든 것에

시거나 이 그림을 머릿속에 새겨 두어야 한다. 거기로 가는 길은 온갖 장애물들이 있는데, 이것들을 생각으로 극복하고 도달하면 영생을 보장하는 지혜와 약물들을 얻을 수 있다.

528) Bauer 1974:155.

대한 절대적 수동성으로서의 속성을 상실하였다는 점이다. 漢代 전에 편찬된 『道德經』이나 『周易』과 같은 책에는 無 내지 無爲는 매우 높이 평가되었었고, 자연의 구조를 철학적으로 보았으며, 道家의 無爲라는 전형 안에서 그 개념과 연관된 행동질서들이 나타나는, 생명에 대한 숙명적 피동성이 강조되었다. 반면에 漢代에는 점차 순수한 無를 강조하는 것에서 이탈하여 생명에게 일정한 존재로서의 필요성을 부여하였다. 魏와 晋(서기 220~316) 시대의 郭象은 壯子를 평가하기를 '無의 경우에는 아무런 생명도 존재할 수가 없을 것이고',[529] '각개 사물이 스스로 자신을 창조하여 빈 공간에 존재하는 것이 天과 地의 올바른 과정일 것이다.'[530]라고 말하였다.

생각의 중심이 사물의 존재를 일반적 본체론으로 돌려서 보던 입장에서 사물의 존재를 자체 내에서의 구조화로 보는 관점으로 옮겨 갔다. 지금까지는 道의 비어 있는 상층구조하에서 찾았던 것을 이제는 개별적으로 고립되어 작용하는 소단위체계의 질서 속에서 찾고자 하였는데, 이 체계는 '자연에서 작용하는 氣'의 법칙성에 상응하는 체계이지만, 그렇지만 생명과 현존으로 가는 것은 자체 내에서부터 시작된다는 것이다. 虛와 無의 전형은 생전과 사후의 모든 것들에게 공히 적용되었던 반면, 현존이란 것은 얼마간 지속될 수 있는 개별적 과정인 것이다.

道家 학파 내에서의 이와 같은 세계관의 변화에 이어, 생명을 설명하는 또 다른 인식론들이 의미를 얻어 나갔다. 생명에 대한 설명

529) ZGQGF 1989:102 無不能生有.

530) ZGQGF 1989:102－103 物各自造而無所待焉此天地之正也.

들은 道教的 세계관의 변화와 발맞추어 나갔다. 사람들은 생명이 어떤 방식으로든 간에 항상 움직임과 관련이 있음을 인식하였다. 즉 그것이 생명이 노화로 변한다고 하는 것이거나, 아니면 생체가 움직일 수 있는 능력을 갖고 있다고 하는 것이거나, 또는 결국 모든 동물의 삶에는 생체 내에 맥박의 움직임이 나타나고 있다는 것들이다. 생명현상과의 연관하에서 움직임이 필요하다고 하는 사실은 無爲의 기본원칙과 상반된 입장에 서 있는 것으로서, 움직임이란 無爲의 반대인 소위 爲를 말하는 것이었다. 이런 문제를 처음으로 제기한 학자는 呂不韋(서기전 235경)이며, 그는 물과 육체를 다음과 같이 비교하였다.

> 흐르는 물이 썩지 않고, 경첩이 벌레가 먹지 않는 것은 움직임에 있다. 형체를 만든 氣도 마찬가지이다. 형체가 움직이지 않으면 정미물질(精)이 흐를 수가 없다. 精이 흐르지 않으면 氣가 막힌다. 그것이 머리에서 막히면 붇거나 마비되어 쓰러진다. 귀에서 막히면 어지럽거나 귀머거리가 된다. 눈에서 막히면 눈이 어른어른해지거나 멀어버린다. 코에서 막히면 콧물이 나오거나 코가 막힌다. 복부에서 막히면 붇거나 아랫배가 아프다. 다리에서 막히면 마비가 되거나 쉽게 쓰러진다.[531]

『呂氏春秋』의 <古樂篇>에 呂不韋는 육체의 움직임과 인체 내부의 과정을 직접 연관시키면서 육체가 쇠하지 않게 하는 방책으로 육체의 움직임을 추천하고 있다.

> 陰康하던 태초의 시기에는 陰氣가 우세하여 모든 것이 뭉쳐 있고 움직임이 없이 정체되었었다. 물길들이 막혔었고 샘에서는 물이 흐르

531) 呂氏春秋 5. Kap. in LSCQJS 1985 Vol. Ⅰ.:136 - 137 & ZGQGS 1988:68.

지 않았다. 국민의 氣도 억눌려 있었고, 사람들은 힘줄과 관절을 펼 수가 없어 저린 채로 놓아두었다. 이런 이유에서 (氣를) 돌려주기 위해 歌舞를 개최하였다.[532]

세상의 모든 것에 적용되는 대우주 본체론적 조건들과 소우주인 인체의 상태와의 관계성을 인정하는 세계관은 매우 널리 퍼져 있었던 것 같다. 우리는 1,000년이 지난 宋代에도 氣 내지 육체의 부동성과 쇠약해짐 사이를 유사한 관계성으로 설명하는 비슷한 이론들을 발견할 수가 있다.[533]

이 이론에 따르면 精과 氣는 계속 움직이려 하고 있으며, 精과 氣는 매일 새롭게 해야 되고 邪氣는 매일 감소되어야 한다는 결론에 도달할 수가 있다.[534]

생명체계가 움직임을 통해 지속된다고 하는 견해와 더불어 정신 차원에서도 육체의 건강상태를 정화하는 기능으로 작용할 수 있는 정신상태가 인간 정신의 가장 이상적인 상태로서 표현되었다. 자체 정화를 말하는 이론은 사람이 나쁜 것을 방출하여 몸으로부터 일종의 병을 몰아낸다는 것이다. 자체 정화는 육체의 의식적 조절 가능 부분뿐만 아니라 움직이지 않는 부분에서까지의 운동 필요성과도 긴밀한 관계에 있다. 후자, 즉 움직이지 않는 부분이란 정신 분야로서, 여기에서도 움직임의 비슷한 양상을 유추하여 그려 볼 수 있는데, 그 부분으로는 인간의 의식을 조절하여 도달할 수가 있다.

---

532) 呂氏春秋 5. Kap. in LSCQJS 1985 Vol. Ⅰ.:284 & ZGQGS 1988:35.

533) ZGQGS 1988:34-36.

534) ZGQGS 1988:68.

이 견해는 의학서에서도 나타나고 있는데, 『黃帝內經, 素問』의 <移精變氣論(精의 운송과 氣의 변화)>에 다음과 같이 적고 있다.

黃帝가 물었다. 고대 선인들의 병 치료법에 대해 묻고자 합니다. 그들은 精을 움직이고 氣를 변화시키는 것으로만 그 원인들을 몰아낼 수가 있었습니다. 오늘날 병을 치료하려면 독과 약으로 내부를 치료하고 뜸과 침으로 외부를 치료합니다. 어떤 경우는 치료가 되고 어떤 경우에는 치료가 안 되는데 그 이유가 무엇입니까?

岐伯이 대답하였다. 고대의 사람들은 야생 동물과 조류들과 같이 살았다. 그들은 추위를 막기 위해 움직였고, 더위를 피하기 위해 그늘에 머물렀다. 내부적으로는 그들은 어떤 욕망이나 애착에 좌우되지 않았고, 외부적으로는 직위나 직책과 같은 것에 좌우되지 않았다. 이렇게 조용한 세상에서는 사악한 것이 몸을 침범할 수가 없었다. 그래서 독이나 약들이 내부를 그리고 뜸이나 침이 외부를 치료할 수가 없었다(그 이유는 이런 것들도 사악한 것들과 마찬가지로 몸에 영향을 미칠 수가 없었기 때문이다). 그래서 그들은 (병의) 원인을 몰아내기 위해 精을 움직이고 氣를 변화시켰다. 오늘날은 더 이상 그러하지가 못하다. 슬픔과 걱정이 (인체의) 내부에 얽혀 있고, 가혹함이 외부의 형체를 손상시킨다. 또한 사계절의 정상적인 운행이 사라지고 추위와 더위가 뒤바뀌어 나타나서 害가 되는 바람이 사람들을 덮치고 비어 있는 사악함(虛邪)이 새벽에 나타납니다. 이것들이 체내의 五臟과 골수에 침입하고 외부의 구멍(감각기관)들과 근육, 피부를 침범합니다. 그래서 가벼운 병들이 불가피하게 심해지고, 심한 병이 죽음으로 이끌기 때문에 그 원인을 몰아내는 것이 가능하지가 않습니다.[535]

우주론 내지 본체론적 전제조건들(예를 들어 陰氣가 강한 상태), 개개인의 심리적 조건들(예를 들어 과도한 흥분이나 걱정들) 그리고 여기에서 기인하는 사람들의 행동방식과 같은 여러 가지 다양한 요소들이 통합되는 추세가 이 인용문에 확연히 드러나고 있다.

---

535) 黃帝內經 素問 in HDNJSY 1987:41 ZGQGS 1988:37.

생명 연장방법에 대한 이론적 연관성들을 문화 내재적인 총체적 개념으로 이해하기 위해서는, 이것들이 단순히 기술적인 측면으로만 기술될 수 있는 것이 아니라 이념적 내지 세계관적 기준으로 평가되어야 한다는 것은 의심할 여지가 없다.

氣를 조작하는 방법에 의한 양생법에서 최초로 적용된 기술들은 앞에서 알아본 바와 같은 방법들, 즉 제물을 바친다거나 귀신을 쫓는다거나(정신을 비우거나 통일하는 등) 정신적 안정을 시키는 방법들이었다. 여기에다 순수한 氣를 흡수하는 食氣法, 호흡조절법, 또한 동물의 특성적인 힘을 얻고자 하는 마음에서 다양한 동물들의 흉내 내는 법 등이 추가되었다.[536)]

이 기술들은 4가지 원칙을 따르고 있는데, 이것들은 모두 『黃帝內經』에 설명되어 있고 이론적으로나 실제적으로 통용되고 있었다. 이 원칙들은 다음과 같다.[537)]

1. 육체와 삶과 운명을 완전하게 채우는 것
2. 육체에서의 意識의 주도, 이에 따라 정신 내지 의식을 밝게 하려는 노력을 다하는 것
3. 인체 장부 상호간의 氣가 교환되는 12經脈, 기경 8맥, 24絡脈에 관한 인체 지형
4. 인체 내부는 물론 외부에서 陰陽 균형의 조절, 해당 장부의 陰陽과 氣의 균형조절

이와 같은 전제 조건들을 배경으로 생명을 연장하거나 생명을

536) ZGQGS 1988:39-41 & 78-80.

537) ZGQGS 1988:2 & 59-64.

보전하기 위한 氣 조작과 관련하여 개발된 이론 및 실제적 추진방향들을 아래와 같이 크게 나누어 볼 수가 있다.

1. 內丹法(연단법)
2. 存思法(現存化法과 視覺化法)
3. 導引法
4. 인체 내 行氣法

물론 대부분의 학파는 4가지 원칙들을 모두 자신들의 책자에 하나로 통합하여 포함시키면서도 다만 한두 가지 용법만을 강조하였을 뿐이다. 무엇을 선호했느냐는 주창자의 개인적 생각이나 그 학파가 속해 있는 종교, 사회적 이념들로부터 기인된 것이다. 여기에서 한마디 언급해야 할 사항은 서기 2세기 이후부터 佛敎가 중국의 여러 학설들에 대해 점점 더 큰 영향을 미쳤고, 그 내용의 일부가 技法에 통합되었다는 점이다. 즉 그 이전 수세기 동안 道家의 발전과정에 보아 온 바와 같은 학문의 混合主義가 나타난다는 점이다. 생명연장기법 차원에서 道敎와 佛敎가 혼합된 가장 유명한 사례는 上淸學派이다. 上淸學派는 종교적 색채가 짙은 영상법을 실시하였다.

6.3.1. 內丹(體內의 靈液)의 발전사적 배경

內丹術(內的인 鍊金術)의 발전은 이론뿐만 아니라 실행방법에 있어서 다양한 과학적 발전과 보조를 같이하고 있다. 즉 이것들은 한편으로는 의술(한의학) 이론의 인식론적 발전과 그에 따른 관련 서적의 증가와 다른 한편으로는 鍊金術의 발전과 그에 따른 물리적 현상에 대한 경험 축적들이다. 이 두 종류의 자연과학적 학문은 각각 자체적인 개념과 전문용어들을 발전시켰다. 의술의 경우 생명 있는 소재를 다루는 학문이었고, 연금술의 경우 생명 없는 소재를 다루는 학문이었다. 연금술의 관찰 가능한 과정과 관찰 불가능한 체내 기능들, 특히 생명력의 생성과정을 서로 크게 유추하지는 않았지만, 그런 맥락에서 꾸준히 추진되었다. 연금술은 不死藥을 발견하는 데 열중이었으며, 道家의 의술에서는 체내에 내재하는 생명 유지 靈液(丹)에 대한 개념을 만들어 냈다. 이 영액(丹)은 인체에서 지속적으로 생성되며, 육체가 이 영액을 더 이상 생성해 낼 수 없을 때 그 효과, 즉 활동하는 생명이 끝난다는 것이다. 연금술적인 생각과 생리학적인 개념이 합성되어 內丹(체내의 영액)이라 불리는 기술이 탄생하였고, Needham은 이것을 생리학적 연금술이라고 불렀다. 道教를 중심으로 발생한 생리학적 연금술학에서는 무생물의 금속 연금술이 체내의 과정을 설명해야 하는 도구가 되었다. 道教的 윤리는 인체의 氣에 대한 철학적 전형으로 잘 알려져 있는 생리학적, 심리학적 개념들의 형성을 촉진하였다.[538] 이 사실을 더욱 확실하게 증명해 주는 것은 연금술은 道教 서적의 특별한 전문분야에 속하며, 연금술서의 대부분의 저자들도 道教學派에 속한다는 점이다. 두 전문분야의 구조적 연관성을 보여주는 또 다른 사실은 연금술을 外丹(外的 辰砂[539])이라 부르고 養生技法인 생리학적 연금술을 內丹(內的 辰砂)이라고 부른다는 점이다. 수은 화합물로서 유일하게 독성이 없는 辰砂라는 이름에서 알 수 있듯이 이 물질이 가지는 의미는 內, 外丹 공히 매우 큰데, 그 이유는 辰砂가 무독성

538) Needham 1983:Vol.Ⅴ. 5:22-23.

539) 辰砂는 적색황화수은으로 필자는 丹을 辰砂 또는 靈液으로 번역함.

의 붉은 화합물에서 열을 가하면 급속하게 독성의 은색 수은 화합물로 변한다는 사실에 있다. 바로 이 변화 내지 용해 과정이 養生技法의 수련자들이 몸속에서 실현시키려는 과정이다. 여기에서 심리적인 변수는 어느 정도 배제되는데, 그 이유는 이 변화를 순수한 육체적인 것으로 파악하기 때문이다. 이 기법을 깊이 연구한 Needham은 이와 관련하여 생리학적 연금술의 과정을 이렇게 정리하고 있다.

> Thus if the Western companion of metallurgical－chemical alchemy was psychological, is Chinese companion (*neidan*) was essentially physiological. The Chinese adept of the inner elixir did not seek psycho－analytic peace and integration directly, he believed that by doing things with one's own body a physiological medicine of longevity and even immortality (material immortality, for no other was conceivable) could be prepared within it.540)

이 견해를 완전히 받아들이기는 어려운데, 그 이유는 지금까지의 모든 양생법에 대한 견해는 항상 인격을 수양하는 생각들을 수반하고 있어서, 이와 연관된 모든 전형들이 생리적 차원뿐만 아니라 심리적 차원에서도 적용되기 때문이다. 이러한 이중적 의미는 虛와 一(비어 있음과 單一性)의 전형에 매우 잘 나타나고 있다. 氣를 본체론적, 생리학적 차원에서 어떤 비어 있는 것이라고 봤을 때는 심리적 차원에서 정신을 비워야 했었던 것이고, 반면에 오직 하나의 氣가 있다고 봤을 때는 精神의 單一性, 더 나아가서 정신을 포함한 모든 인체 내 과정의 총체적 결과물을 보존하는 것에 가치를 두었던 것이다. 外丹과 內丹 사이에서도 이와 유사한 유추가 이루어

540) Needham 1983:Vol.Ⅴ. 5:23: 서양의 영적인 연금술과 내단의 생리학적인 연금술을 구별함.

졌다. 그러나 이것은 패러다임 차원보다는 실제 기술 차원에서 이루어졌다. 內丹의 생명 연장기술을 外丹의 연금술로 기술적 포장을 함으로써 양 학문 간에 용어가 크게 합치되어 하나의 문장을 外丹의 맥락이나 內丹의 맥락에서 읽어 갈 수가 있다. Needham은 다음과 같이 적고 있다.

> While it is possible, therefore, to categorize without hesitation certain particular texts as *waidan* and others as *neidan,* there are a good many where it is sometimes very difficult to be sure whether the writer is talking laboratory operations or physiological techniques.541)

이와 같이 의미가 겹치는 하나의 예로 金液이란 개념이 있는데, 이것은 外丹의 연금술에서는 녹아 있는 金을 의미하고, 內丹의 수련법에서는 금속성의 액체라고 할 수가 있다. 內丹 術書에서는 五行의 金의 體液을 의미할 수도 있고, 보다 특수하게는 五行의 金에 해당하는 肺가 생성한 체액이 될 수도 있다.542) 언뜻 보기에 너무 번역을 위한 번역으로 보이지만, 液이라는 개념이 중국전통의학의 생리학 전문용어의 하나이며, 체액은 陰에 속하고, 臟은 陰의 기관으로 肺臟이 陰에 속하기 때문에 그렇게 번역해 볼 수도 있는 것이다.543)

그러나 內丹術을 수련한 사람들이 체내에서 생성해 내려고 했던 것이 무엇이었는지는 말하기가 어렵다. Isabelle Robinet는 外丹과

541) Needham 1983:Vol.Ⅴ. 5:24.

542) Needham 1983:Vol.Ⅴ. 5:24.

543) FOCM 1988:8－12.

內丹의 중요한 차이는 外丹은 여러 물질들을 합성하여 새로운 물질적 소재를 만들려고 하는 것이고, 內丹에서는 체내에 특수물질 생성을 시도한 적이 없다고 적고 있다. 오히려 우주와 개개인의 인체를 점유하고 있는 질서를 보존하고 안정시키려고 했던 것이다.[544]

그러나 Needham은 중국의 저술가들이 이 기법과 관련하여 '진짜 수은' 또는 '진짜 납'으로 표현한 것이 실제에 있어서는 여러 인체기관의 분비물을 의미하고 있다고 주장하였다.

> But when a Chinese writer speaks of 'true mercury' or 'true lead' he is likely to be speaking about the secretion, Qi or emanation of some physiological organ or tissue.[545]

이상의 두 견해는 모두 한 측면만을 강조하고 있는 것으로서, 당시 그들은 한편으로는 특정한 법칙하에서 이루어지는 변화의 과정을 생각하였고, 또 다른 한편으로는 체내에서 이러한 과정이 이루어짐으로써 생리물질에 영향을 미칠 수가 있고, 이것들이 혼합되고 승화된 결과로 생명 물질을 생산할 수도 있기 때문이다. 이 과정에서 氣의 속성을 이루고 있는 다양한 公理들이 전면에 나타난다.

그 첫 번째 법칙은 순환 또는 반복의 원칙으로서, 생물학적으로 작용하는 순환과 생명력 발전과정의 지속적인 반복으로 표현되며, 자연에서는 하루나 한 해가 반복되는 양상으로 나타난다.

---

544) Robinet 1989:299.

545) Needham 1983:Vol.Ⅴ. 5:25.

두 번째 법칙은 환원의 원칙으로, 개체의 생리학적 최초의 발전 단계로 환원되는 것이다.

그림 7[546] 內丹 수련자의 수련방법 상상도

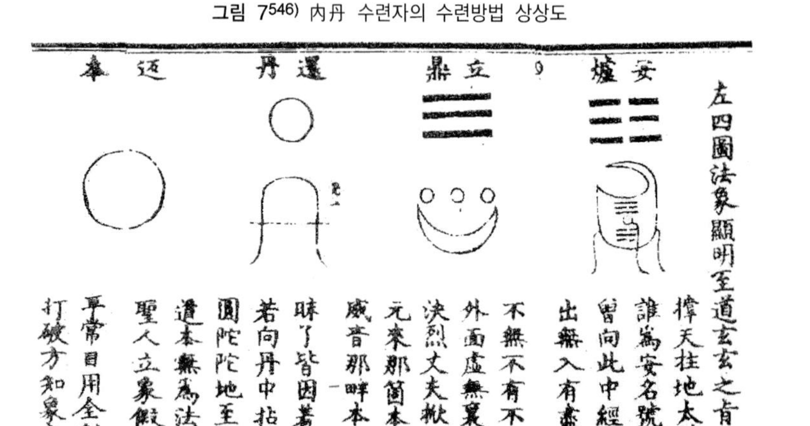

두 개의 과정은 연금술에서 실제로 적용되었는데, 즉 사람은 반복되는 화학 실험을 통해 물질을 정화하고, 그것을 본질로 환원시켰다. 이 과정을 還丹(辰砂로 還元)이라 하였다. 이와 똑같은 표현이 內丹書에도 나오는데, 육체의 순환과정 속에서 나이를 되돌려 어린이로 돌아가는 과정(返老還童)을 완성한다는 내용을 서술하고 있다. 다시 말해서 육체가 점진적으로 붕괴되어 죽음으로 향하는 노화의 과정을 포함한 자연적인 생리과정을 거꾸로 돌리려 했던 것이다. 이 일을 해내고자 사람들은 과학적 이론을 찾는 데 매우

546) 中和集 2.Kap.:1a-b in DZ 118-119:249(그림설명: 1. 화로를 안치시키고 2. 가마솥을 설치하고 3. 仙丹을 되돌려 놓고 4. 뿌리로 돌아간다).

실용적으로 접근하였다. 생리학적인 內丹術 이론 속에 本草學의 약학적 지식과 內丹書의 해부학적 견해와 연금술의 경험을 결합시켰다.[547]

이 과정들의 진행 순서는 五行과 三陰, 三陽의 틀에 기초하고 있고 또한 易經 64卦의 개념에 근거를 하고 있다. 이것의 이중적 상징성은 外丹의 연금술에서 서로 다른 물질들 간에 화합하고 분열하는 과정들을 서술한 내용을 추상적, 사변적 차원으로 끌어올려, 內丹術의 용어로 정립할 수가 있었다. 大成卦의 논리적 상관관계를 통해서 무생물 차원의 과정과 생물 차원의 과정 사이를 유추하여 大成卦도 생물학적으로 적용되는 의미를 갖게 되었다. 小成卦 坎과 離를 통해 그 연관관계를 간단히 설명할 수가 있다. 이 두 小成卦는 인체 내에서의 전통적인 상반관계를 대변하고 있는데, 우리는 그것을 육체와 정신의 문제라고도 말할 수가 있다.

小成卦 坎은 五行의 水에 속하며 장부로서는 水에 속하는 腎臟이며, 精과 血을 상징하고 있다. 外丹의 용어에서는 이것은 龍과 水銀을 상징한다. 게다가 신장은 병원학적으로 肝과 긴밀한 관계에 있다. 이것은 肝이 木에 배열되어 있어서, 五行 체계에 따라 水에 의해 생성되기 때문이다. 즉 肝을 腎의 아들로 표현되고, 腎은 어머니로 작용한다.

小成卦 離는 五行의 火에 속하며 장부로서는 心臟이며, 심장에 저장되어 있는 神을 상징한다. 外丹의 용어에서는 이것은 호랑이와 납을 상징한다. 神과 心은 가슴에 있고, 그래서 위치적으로 金

547) Needham 1983:Vol.Ⅴ.5:224-225.

에 속하는 肺臟과 긴밀한 관계에 있다. 肺는 호흡을 통해 자연의 氣를 받아들인다. 五行의 金은 그러나 火에 의해 극복되므로, 이는 곧 火가 金을 조절 통제함을 의미한다. 신체 기관의 차원에서 心이 肺를 통제하는데, 이 관계를 보다 격상시켜 보면 精神이 肺로 흡입한 氣를 통제하는 것이다. 蘇東坡(1100년경)의 『龍虎鉛汞說』과 같은 전통적 수련서에는 이 관계가 잘 설명되어 있다.

> 龍은 辰砂라 한다. 이것은 정자이며 혈액이다. 이것은 腎臟에서 나와 肝에 저장된다. 그 小成卦는 坎이다. 호랑이는 납이다. 이것은 호흡이며 육체의 힘이다. 이것은 心에서 나오고, 肺가 이것을 저장한다. 그 小成卦는 離이다. 만약 神이 움직이면 호흡과 힘이 그와 함께 작동한다. 만약 腎의 氣가 넘치면 精과 血이 함께 흐른다.[548)]

五行과 그에 배속된 장부 상호간의 관계는 일차적으로 순수한 육체적 관계이며, 다음으로 육체-정신적 관계이고, 또한 마지막으로 정신-육체적 관계이기도 하다.

외부 자연의 氣와 인체 내부의 氣 내지 精에서 다음으로 넘어가는 것을 金液(금속성 액체)이란 개념으로 표현하는 것 같다. 五行체계에 따라 肺는 金에 배속되므로, 金液은 肺臟과 관계있는 그 무엇임에 틀림이 없음이 확실하다. 이것이 육체적으로 직접 나타나고 있는 형태는 침이며, 침은 肺에서 만들어졌다고 보았다.[549)] 체외에서 몸 안으로 들어오는 것들이 이런 방식에 따라 인체 장부의 전변과정을 통해 체내의 생리과정과 직접 연관관계에 서게 되었다.

---

548) Needham 1983:Vol.Ⅴ.5:22.

549) Needham 1983:Vol.Ⅴ.5:24.

반면에 가장 아랫단계의 생리에서는 인체가 자연으로부터 받은 3개의 실체가 있다고 보았다. 이것을 三元, 三眞이라고 불렀으며, 일부는 생명을 유지하기 위해 꼭 보존하여야 할 三寶라고도 하였다. 이것은 모든 육체적 발달, 즉 신체적, 정신적, 심리적 차원의 모든 발달과 형성의 기본 틀을 이루고 있다. 이 세 가지 요소들은 실제에 있어서는 앞에서 거론한 바 있는 精, 氣, 神에 해당한다. 인간 존재의 가장 근본적 단계에서 이것들은 元精, 元氣, 元神이라 불린다. 이것은 고전에서 身, 心, 意로 표현되는 인간의 존재 현상에 해당된다. 전체적으로 '3개의 실체'와 '인간의 세 가지 존재 현상' 간에는 다음과 같은 관계가 형성된다.[550]

元精(원초의 정미물질)	신체(身)
元氣(원초의 기)	心
元神(원초의 신)	생각(意)

이 도표를 통해 알 수 있는 것은 인간의 생명, 그리고 그것을 연장하고 가능한 한 오래 유지하려고 하는 노력은 육체적은 물론 정신적이며 또한 마지막으로 지성적인 속성이 있다는 것이다. 특히 지성적인 측면은 세계관에 따라 좌우되는데, 그 이유는 생명에 대한 정의, 특히 인간 생명과 육체적 건강을 보는 관점, 또한 대우주에서의 인간 개인의 위치를 보는 관점이 생물학적 생명을 유지하고 장수를 하는 것에 대한 견해를 정립하는 데 본질적인 요소가 되기 때문이다.

아무튼 內丹의 모든 학파들은 그 실행 지침서에 다음과 같은 방법적인 측면을 가지고 있다고 Robinet는 정리하고 있다.[551]

550) Needham 1983:Vol.Ⅴ.5:26.

1. a concern for training the mind as much as the body, with the mental aspect usually predominant:
2. a tendency to synthesize various Daoist currents, certain Buddhist speculations, and specific Confucian lines of thought;
3. references to the Yijing; and
4. references to chemical practices.

그림 8[552] (인체의 회로도) 外丹과 內丹의 작용계통도

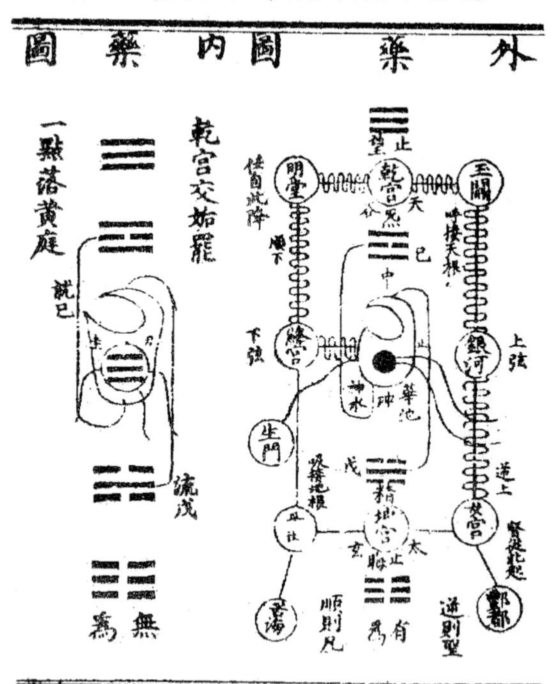

그림의 설명은 다음과 같다.

551) Robinet 1989:301.

552) 中和集 2.Kap.:3a-b in DZ 118-119:249.

오른쪽의 外藥圖 속에는 內藥圖가 들어 있다. 두 그림의 기능들은 서로 마주 흐르는 의존관계 아래에 있다. 수련자의 관점에서는 內丹을 얻기 위해 먼저 外丹을 자신 안에서 만들어 내고 그 다음에 內丹에 접근하여야 한다. 본체론적 관점에서는 外丹의 생성은 內丹의 존재여부에 의존하며, 內丹은 아무런 전 단계가 필요 없는 바, 즉 無에서 생성된다. 이러한 이유에서 오른쪽 그림에는 有爲(존재)가 있고 왼쪽 그림에는 無爲(무존재)가 전제조건으로 되어 있다.

오른쪽의 外藥圖는 시계반대방향으로 흐르는 순환으로서, 內丹에서의 육체적 작용과정을 보여준다. 이 그림의 오른쪽은 인체의 뒤쪽이고, 왼쪽은 앞쪽이다. 순환은 3단계를 통과하는데, 아래 단계는 下丹田으로서 동그라미가 3개가 있다. 이 3개의 원은 각각 다른 장소를 표시하는 것이 아니고 下丹田의 세 가지 다른 측면을 나타낸다. 즉 왼쪽은 '血',[553] 중앙은 '精',[554] 오른쪽은 '몸 안으로 들어감'[555]을 의미하고 있다. 순환은 오른쪽 아래 원에서 시작하여 오른쪽 중앙의 督脈[556]을 거쳐 上丹田에 도달하는데, 上丹田은 세 가지 측면, 즉 '정신의 빛을 발하는 곳'[557](우상), '정신의 집'[558](상중앙)과 생각하는 장소인 '환하게 밝은 홀'[559](좌상)로 구성되어 있다. 거기에서 작용과정은 아래로 내려가서 심장 부근의 中丹田[560]

553) ZGZTQ 1989:402의 번역을 따름.
554) ZGZTQ 1989:400의 번역을 따름.
555) ZGZTQ 1989:682의 번역을 따름.
556) ZGZTQ 1989:600.
557) ZGZTQ 1989:215의 번역을 따름.
558) ZGZTQ 1989:582의 번역을 따름.
559) ZGZTQ 1989:410의 번역을 따름. 양 눈썹 사이에 있음.
560) ZGZTQ 1989:543의 번역을 따름.

(좌 중앙)에 도달하여 '火爐'(그림의 정중앙)에 도달한다. 그림의 정중앙은 內丹과 外丹이 겹치는 곳이다. 겹치는 바로 이 부위가 검은 점으로 표시된 單一性의 중심이기도 하다. '화로'가 있는 중앙 부위는 생명의 문(生門)과 연결되어 있다. 이것은 아마도 知覺 機能[561]을 말하고 있는 것 같다. 내적인 單一性은 외적인 삶의 조건인 음식과 공기와도 연관되어 있다.

外藥圖의 아래쪽에는 다음과 같은 설명이 있다. 정상적인 방향에 역행하는 것은 영생을 낳고, 정상적인 방향으로 진행하는 것은 죽을 수밖에 없는 결과를 낳는다.

왼쪽의 內藥圖는 위쪽의 氣와 아래쪽의 精이 통합하는 과정을 보여준다.[562] 융합은 그림의 중앙, 즉 화로에서 이루어진다. 이것은 오행의 토의 결과물인 금의 상징으로서, 화로 주위를 깍지 끼고 있는 모양으로 표시하고 있다. 그림 좌우의 설명은 다음과 같다. 上丹田에서 시작하여 끝까지 계속적으로 氣를 배합한다. 움직이지 않는 점은 황색 홀(黃庭)[563]이다.

이 그림에 이어서 아래의 각주와 같은 설명이 계속 이어진다.[564]

---

561) ZGZTQ 1989:250: 生門은 命門穴과는 다르다. 생문은 신체부위로서 배꼽이나 하단전 또는 지각기능을 의미할 수가 있는데, 여기에서는 원을 밖으로 끌어내어 그린 것으로 보아 지각기능으로 번역하는 것이 가장 타당할 것임.

562) 오른쪽의 外藥圖를 보면, 아래쪽에 精이 있고 위쪽에 氣가 있다. 중앙에는 外丹과 內丹이 겹치는 결과물, 또한 精과 氣가 합치는 결과물로서의 神을 발견할 수가 있다.

563) ZGZTQ 1989:586: 黃庭은 중심의 상징이다.

564) 外丹으로는 병을 치료하고 장수하게 할 수가 있다. 內丹으로는 현존재에서 벗어나 無의 경지로 들어갈 수가 있다. 모든 수련자들은 먼저 外丹으로부터 시작하여야 하며 그 다음에 內丹을 스스로 알게 된다. 최고 경지의 수련자는 현존재 이전의 상태에서 작용력을 발휘하

이러한 몸의 구성하에서는 氣가 더 이상 우리가 血氣 개념 등으로 알아본 바와 같은 우선적인 지위를 갖는 것이 아니라, 소위 삼요소 중의 한 가지로 평가 절하되었다. 이제 생명을 통째로 주관하는 것이 단지 氣만이 아니라 精, 氣, 神의 화합체이며, 이 세 가지는 생체 구조 안에서 동등하게 작용을 한다.

그림 9[565] 생명의 세 가지 실체가 內丹 수련의 대상이다

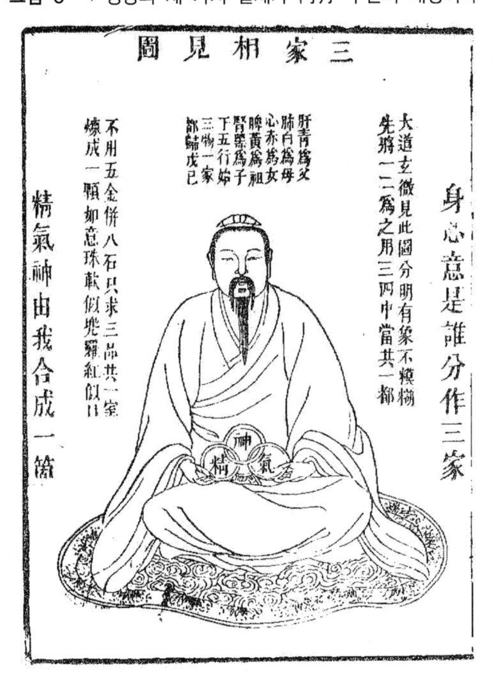

고 생명을 이루어 낸다. 왜냐하면 그들은 內丹을 알기 때문에 外丹을 만들 필요가 없고 內丹을 융합해 내기 때문이다. 內丹은 절대적으로 無에서 생성된다. 外丹이 생성되기 위해서는 존재물이 필요하다. 內丹은 형체와 실체가 없이 본질적인 것을 생성해 낸다. 外丹은 형체와 기능이 있고 본질이 없는 것을 생성한다. 外丹의 최고 목표는 육체를 생기가 있게 하는 것이다. 內丹의 최고의 목표는 육체의 구조를 모사해 내는 것이다. 外丹은 土가 죽지 않는 道이고 內丹은 水가 죽지 않는 道이다.

565) 性命圭旨 1. Kap.:36b.

그런데 여기에서 말하는 氣는 체내에서 작용하는 본체론적인 氣가 아니라, 육체의 존속에만 연관되어 있어 육체와 氣의 상호 의존적인 관계가 발생하는 그러한 氣를 의미한다고 볼 수도 있다. 이 이론에서는 육체적 장수 문제는 세 요소 합성의 견고성과 지속성에 점점 더 의존하고 있다. 세 요소의 합성 자체는 內丹[566]이라고 불린다. 생명 연장의 모든 기술적 분파들이 모두 이 개념에서 나왔다. 생명을 생명으로 만들어 주는 요소는 이 세 가지 요소들의 생산품이다. 이것들은 생체 안에서 다른 두 개와 떨어져서 홀로 존재할 수가 없다. 그 이유는 이 세 가지 요소들이 혼합된 정수만이 생명체 안에 내재하는 추진력을 주고 생명이 진행되도록 하기 때문이다. 內丹이 이루어지는 것은 실상은 이 세 가지 요소들이 하나의 생산품으로 통합되는 과정이다. 비록 內丹이 우리가 언급해 왔던 氣와는 달리 살아 있는 동안에 精, 氣, 神 3요소의 융합을 통해서만 인위적으로 만들어 낼 수 있는 '사이비 물질'이지만, 그 생성은 역시 單一化하는 과정의 결과로서, 氣의 속성인 單一性의 패러다임하에 놓여 있다. 單一化하는 과정은 『太平經』에 이렇게 적혀 있다.

> 하나는 精이고, 하나는 神이고, 하나는 氣이다. 이 세 개를 하나의 위치로 모은다.[567]

이 물질의 單一性을 확증해 주는 것은 內丹이라는 개념이 일부 서적에는 一氣(단일화된 氣)라고 표현되고 있다는 점이다. 內丹으

---

566) Needham은 이 부분에서 內丹을 히포크라테스의 전문용어인 enchymoma로 번역하였다. (the infusion of vital humours into the solid oarts, such as take place in the anger, shame, joy, etc., also sudden injection of blood into the cutaneous vessels, as in blushing): Needham 1983:Vol.Ⅴ.:5:27-28.

567) 太平經 in ZGQGCD 1991:27.

로서의 一氣의 前身(精, 氣, 神)들은 세 개의 單一性(三一)[568]이라고 불리는데, 이것은 單一性의 패러다임이 생명요소들의 구조를 지배하고 있음을 지적해 주고 있다.

單一性(하나)을 연금술적인 방법으로 녹임으로써 內丹이 생성되는데, 이 과정이 內丹의 용어로 이렇게 되어 있다.

> 三一의 의미는 세 개에서 하나의 氣가 생성된다는 것이다. 상위의 것은 神을 용해하는 神仙의 비법이다. 중간의 것은 氣를 용해하여 국가를 부유하게 하고 국민을 평안하게 하는 방법이다. 하위의 것은 精을 용해하여 군사력을 강하게 하는 기술이다. 이 방법은 세 가지로 나뉘지만 單一性의 一氣를 벗어나지는 않는다.[569]

이 비유법적 화법은 국가의 통치와 인체의 기능을 유추하여 설명하고 있는데, 여기서 수련자의 입장과 수련의 질과 관련하여 계층구조가 말하고 있는 것은 실제에 있어서는 체내 승화과정의 단계를 설명하고 있는 것이다. 즉 여기에서 세 개의 單一性(三一)이라고 하는 것은 상위를 대변하고 있는 뇌수(泥丸)와 중위를 대변하고 있는 심장(絳宮)[570]과 하위를 대변하고 있는 배꼽 아래 3寸, 배 안으로 3寸 부위인 丹田 내지 下丹田을 말하고 있다.[571]

---

568) ZGZTQ 1989:47: 三一은 內丹術의 전문용어로서, 氣를 녹이기, 神을 녹이고, 精을 녹이는 세 가지 방법을 하나의 氣 안으로 통합하는 것을 말한다. 三一은 또한 생명의 三 실체를 의미하기도 한다.

569) 太上九要心印妙經 in ZGZTQ 1989:47.

570) ZGQGCD 1991:365 太平經에서 심장을 강궁으로 표현하고 있다.

571) ZGQGCD 1991:27 삼일의 의미는 1) 三丹田, 2) 精, 氣, 神, 3) 뇌, 가슴, 丹田으로 해석된다.

사람들은 생체의 활성화 과정을 五行의 火와 水, 小成卦의 坎과 離의 관계보다 더 복잡하게 설명되는 두 과정으로 나누기 시작했다. 이것은 先天之氣의 질서와 後天之氣의 질서로서, 본체론적인 동시에 생물학적으로 작용하는 氣의 두 범주에 해당된다. 內丹術의 경우 이 두 개의 용어를 가지고 인체의 기능을 추상적, 때로는 매우 수학적으로 설명하고 있는데, 그 방식이 『易經』의 변천과정의 논리와 똑같다. 先天之氣 내지 後天之氣와 비슷하게 內丹術의 용어에도 先天神, 先天三寶 또는 先天的生, 先天的精이란 용어가 있고 後天의 질서에도 마찬가지이다.[572] 후자는 생리적, 정신적 형태가 완전히 갖추어져서 개별적이고 자연적인 변천의 질서하에 살고 있는 인간 존재에 관계된 것이다. 반면에 先天之氣의 小成卦 체계는 인간 생성 이전의 진화 형태, 즉 인체가 형성되고 생명이 생성되려는 과정의 진화형태를 설명하고 있다.

先天之氣와 後天之氣는 본체론을 연관시키지 않고는 설명하기가 매우 어렵다. 직역을 하면 '이른 하늘의 氣', '뒤늦은 하늘의 氣'로 번역된다. 하늘 天이란 개념은 養生書와의 연관하에서는 별 의미를 갖고 있지 않기 때문에 다루기가 어려운 말이다. 그렇지만 天은 하늘이란 고전적 의미 이외에도 시간단위로서의 날, 태양이란 의미로서의 日, 수명의 주기, 육체 또는 품성의 의미로서의 身이란 뜻들을 가지고 있다.[573] 일부 중국사전은 天을 태생 이전에 정해지는 '자연적으로 갖추어진 것'으로도 해석하고 있는데, 그와 같은 해석의 근거를 『漢書』에서 찾고 있다.

---

572) ZGZTQ 1989:296-297, 307-308.

573) ZW 5961:(9, 10, 14, 16).

왕은 인민을 天처럼 생각하고, 인민은 음식을 天처럼 생각한다.[574]

이것은 중국어 사전 저자의 해석에 따르면, 인민이 왕에게 자연적으로 갖추어진 것, 다시 말해서 선물로 주어진 것이라는 뜻이고, 음식은 인민들에게 자연적으로 선물로 주어진 것임을 말하고 있다. 養生書에 말하는 개체발생론과 연관하여서, 필자는 天이란 포괄적 의미를 인간의 경험세계와 가장 가까운 의미로 해석하였다. 養生書에서는 인간의 생명은 두 단계로 진행된다.

a) 제1단계로 자궁 안에서 생명이 형성되고(태생 이전)
b) 제2단계로 자궁 밖에서 생명이 소모된다(태생 이후).

필자는 제1단계를 先天의 단계로 표현하고, 제2단계를 後天의 단계로 표현하며, 天의 개념을 인간 생명에서 시간적으로 정확히 규정된 특정한 자연적 단계로 해석하고 있다. 이 해석방법에 의하면 육체/인격체로서의 身을 해석하는 데 있어서도 先天의 경우 '이른 육체/인격체', 그리고 後天의 경우 '뒤늦은 육체/인격체'로 이해할 수가 있다. 이와 같이 '이른 하늘'(先天)과 '뒤늦은 하늘'(後天)의 개념을 '이른 날'과 '뒤늦은 날'로 해석할 수 있는 것은 양생서의 내용으로도 뒷받침되고 있는데, 이는 수련자가 자신의 몸속에 추상적 태아 형성을 추구함으로써 '이른 하늘' 내지 '이른 날'로 돌아가려고 한다는 점이다.

생물학적 존재로서의 인간과 관련된 선천과 후천의 질서들을 그림으로 그려 놓은 것들이 있다.

---

574) 古漢字典 675:(7): 王者爲民以天 民者爲食以天.

그림 10[575]) 伏羲 황제의 '이른 날의 氣'(先天之氣)

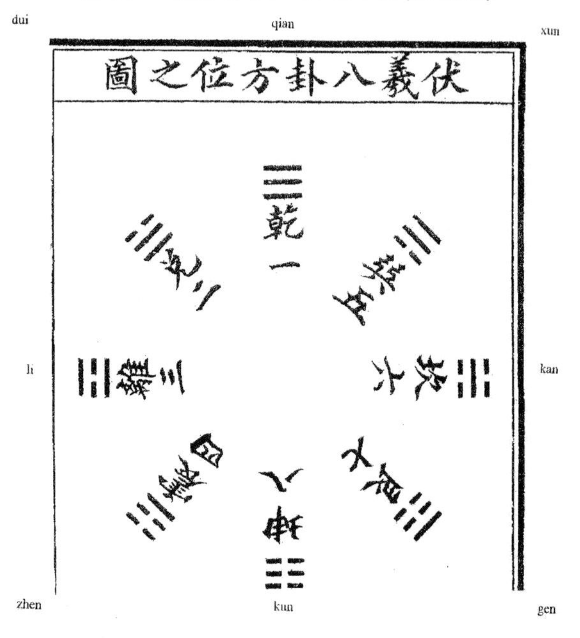

'이른 날의 氣'(先天之氣) 그림은 '본체론적으로 작용하는 氣'로 구성된 세계를 분류하여 놓은 것이다. 이것은 소위 세 개의 본체론적 실체인 三才(필자는 여기에서 이것을 天, 地, 人으로 규정함)에 접근하는 관념적 형상도이다. 그림의 위 꼭대기에는 하늘을 의미하는 小成卦 乾이 있다. 맨 아래 꼭대기에는 땅을 의미하는 小成卦 坤이 있다. 그림 중간의 양쪽에는 水와 火를 상징하는 매우 중요한 小成卦 坎과 離가 있다. 이 네 개의 卦가 가시세계 이전의 상태와 과정을 서술하는 추상적 이상세계를 지탱하는 기둥들이다. 이것들은 순수한 陽(乾), 순수한 陰(坤) 그리고 陰陽의 혼합, 즉 陽中陰(坎), 陰中陽(離)이라는 質을 표현하는 것에 불과하며, 坎과 離는

575) YJLZ 1984:25 복희팔괘방위지도.

결국 天과 地 사이에 살아 있는 실체를 표현한다. 위와 아래, 꼭대기 사이에는 신비한 숫자로 설명되고 있는 움직임이 전개되고 있는데, 그렇지만 이것은 그림 전체의 운동 방향과 회전 상태를 말해 줄 뿐, 생명력을 주는 요소로서 인체에 내재하고 있는 氣의 質이나 위상을 설명하고 있지는 않다. 여기에서 나타나는 중요한 관점은, 道敎 사상에 있어서 가시세계 차원의 모든 것은 陰과 陽의 혼합이라는 것이며, 이 사물들은 그것들의 元氣의 순수성과 陰氣와 陽氣의 量的 배합상태에 따라 구분된다는 것이다. 陰陽의 두 요소는 육체 안에 다양한 배합상태로 존재하며, 대우주 차원에서는 지속적이고 영원한 교환이 이루어지지만 소우주 차원에서는 한시적인 교환만이 이루어져 죽음으로 끝난다.

그림 11[576] 文王 황제의 '뒤늦은 날의 氣'(後天之氣)

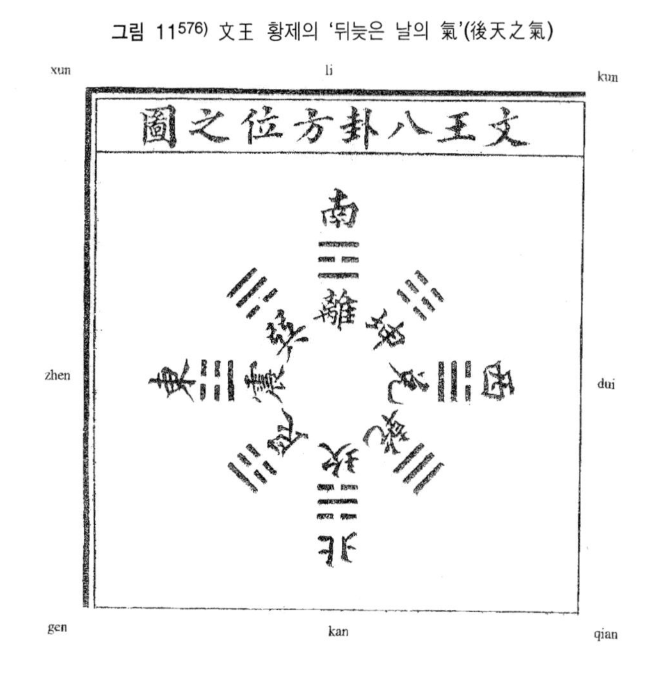

반면에 '뒤늦은 날의 氣'(後天之氣) 그림은 출생 이후의 육체와 가시세계의 질서를 설명하고 있다. '뒤늦은 날의 氣'(後天之氣) 그림에는 하늘의 방향과 하루의 시간적 진행 과정이 포함되어 있다. 이로써 이 그림은 시간의 통제하에 있는 생물학적 존재의 진행과정을 보여주고 있다. 이 그림의 특징은 8卦를 5行으로 분류하여 배속함으로써 상징적 의미를 보완하였다는 점이다. 8卦와 5行의 불균형한 관계는 일부 五行에는 두 개의 卦가 배속되었다.[577]

배열의 兩極은 본체론적인 것에서 현상론적인 것으로 바뀌었고, '자연에서 작용하는 氣'의 형상이 되었다. 兩極은 이제 天과 地에 의해 지배를 받는 것이 아니고 하늘의 방향인 북과 남, 또는 생체 내에서 온열과 습기로 작용하는 水와 火가 생명을 지배하는 요소로서 兩極을 지배한다. 後天의 질서에서는 생명을 형성하는 한 쌍의 대립적 요소들의 배합관계가 나타나는데, 이것은 '3개의 본체론적 실체'들의 상호 관계로 표현된다. 즉 인간은 天과 地의 중간자로서 兩者의 혼합체이다.

木氣와 金氣의 혼합체, 즉 木液(나무의 분비물)이라 표현되는 肝氣와, 金精(금속성 정미물질)이라 표현되는 肺氣의 혼합으로 소위 外丹이 생성된다. 이 外丹이 內丹 형성의 전제조건이다.[578] 반면에

---

576) YJLZ 1984:26 문왕팔괘방위지도.

577) 8卦와 五行의 배속관계에는 다양한 이론이 있으나, Needham 1983 Vol.Ⅴ.5.:56:에서는 아래와 같다.
金 - 乾卦, 兌卦, 土 - 艮卦, 坤卦, 水 - 坎卦, 震卦, 火 - 離卦, 木 - 巽卦.
Chen Ping Yuan 1985:162:에서는 震卦가 水가 아닌 木에 배속되어 巽卦와 震卦가 木이 되었다.

578) 이 주장에 대한 근거는 Peng Xiao(서기 947 사망)의 金丹大要에 대한 Needham의 분석에 따른 것임(1983:Vol.Ⅴ.5.:57). 上楊子金丹大要 in DZ 736-738:1067, 738:1068-1070: 인체에서 작용하는 외단과 내단의 관계는 서적에 따라 의견이 다른데, 확실한 것은

內丹은 五行의 火, 즉 심장에 거처하는 神, 그리고 五行의 水, 즉 신장에 저장된 精, 그리고 여기에서 더 논의하게 되는 氣의 복합으로 이루어진다. 이렇게 해서 『易經』의 법칙에 따른 五行 전체의 개체발생사적 교차배열이 생기는데, 유일하게 五行의 土는 상반관계를 만들지 않고, 다만 만물의 형체를 갖게 하는 전제조건이자 존재의 중심이며 그 한계선이다. 土는 이 그림에서 동일한 土와 맞보고 있으며, 이것의 위치적 성격은 傾斜軸으로서의 가치를 갖고 있다.[579]

그림 12[580] 상반관계가 생명의 기초임: 文王八卦에서의 교차도

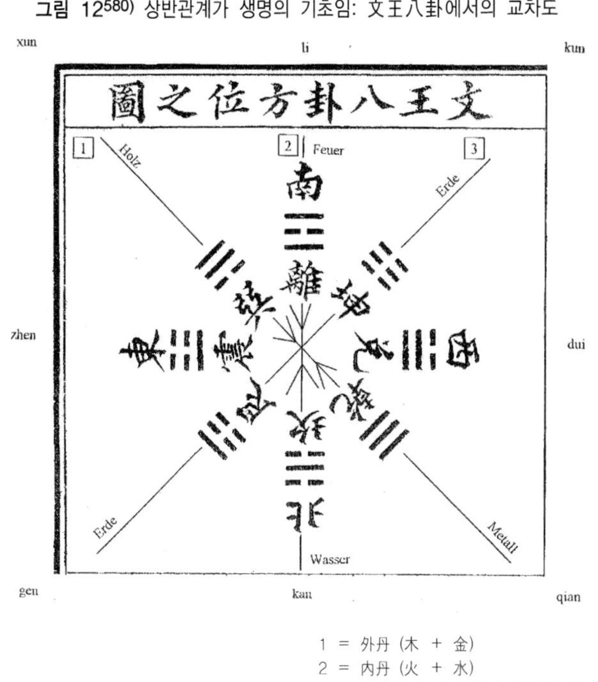

1 = 外丹 (木 + 金)
2 = 內丹 (火 + 水)
3 = 형체를 만드는 작용인자로서의 土

外丹은 天과 地의 元氣에 의해 형성되는 仙丹이라는 점이며, 따라서 인체에 개별적으로 형성되는 氣의 대우주적 기초가 된다는 점이다. ZGZTQ 1989:244-245.

579) Needham 1983:Vol.Ⅴ.5:56-59: 토가 존재의 중심 및 한계선으로 해석되는 이유는 5가 1-9의 중앙이며 10이 가장 외곽에 있고, 연속되는 숫자의 순서가 토의 숫자로 끝나기 때문임. 또한 토는 태극도의 중앙임.

두 그림의 또 다른 차이점은 사물들을 陰과 陽으로 구분하는 기준들이 다르다는 것이다.

先天之圖에서는 지리적 위치에 따라 구분되며, 陰과 陽의 교환은 상승하는 추세와 하강하는 추세로 나타나고 있다. 後天之圖에서는 陰陽의 분포가 개체발생사적으로 이루어져 있다. 이것의 변형이론은 小成卦에 내포되어 있는 상징성, 그리고 그 바탕에 깔려 있는 현상의 천연적 원인, 그리고 五行체계 내에서 발전적으로 진행되는 변화의 추세에 기초하고 있다. 이것은 '과도한 陰(太陰)', '과도한 陽(太陽)', '적은 陽(少陽)', '적은 陰(少陰)'을 설명하고 있다.

小成卦에서의 개체발생과정은 소위 Chao Komplex라 불리는 방식으로 전개된다.

도표 7[581] 小成卦의 Chao Komplex

	⚌ 태양(순수한 양)
☲離 ⇒ ☳震 ⇒ ☰乾 ⇒ ☴巽	⚏ 태음(순수한 음)
☵坎 ⇒ ☱兌 ⇒ ☷坤 ⇒ ☶艮	⚎ 소양(양중음)
	⚍ 소음(음중양)

⇒는 변환의 진행 방향임

陰陽의 두 부호가 조합되어 추상적인 4개의 형상(四象)으로 나타나는데 이것들이 바로 太陽, 太陰, 少陽, 少陰이다. 3개의 爻로 구성된 小成 8卦가 두 개로 구성된 四象 4卦의 陰陽성분에 따라 陰陽의 범주가 결정된다.[582] 이 분류에 따르면 평상의 세계질서와

580) YJLZ 1984:26.

581) 陳炳元 1985:157의 내용을 도표화한 것임.

는 거꾸로 五行의 火가 陽이 아닌 陰에 속하고, 五行의 水가 陰이 아닌 陽에 속하게 되어 있다.

'뒤늦은 날의 氣'(後天之氣)의 도표에서 陰陽의 분포에 대한 추가 설명은 五行의 관계를 서로 연관시키고 있다. 예를 들어 小成卦 離는 五行의 火인데, 이것이 빛을 발하려면 五行의 木에 속해야만 한다. 五行의 木(불타는 화목)이 다 소진되면, 火도 소멸된다. 火는 그래서 陰에 속하는데, 그 이유는 그 불빛은 식물의 파멸을 의미하기 때문이며, 또한 火는 혼자 있게 되면 소멸되는 경향을 내포하고 있기 때문이다. 따라서 火는 陰의 속성을 속에 감추고 있다. 반면에 小成卦 坎으로 표현되는 五行의 水에 있어서는 정반대이다. 水는 陽의 속성을 내포하고 있으므로, 날씨에 따라 열기가 발생하면 상승할 수가 있고 거기에서 다시 본질로 돌아올 수가 있다. 水는 五行의 木을 적셔 주고 성장을 촉진하는데, 이것은 분명히 陽의 속성에 속하는 것이다. 이런 이유에서 水는 陽의 성향을 내포하고 있고 五行의 木이 성장하도록 하고, 이것이 다시금 火를 생성한다. 五行의 木을 성장시키는 이러한 작용에 근거하여 五行의 水는 後天之氣의 그림에서 陽에 배속되어 있다. 또한 木의 번

582) 八卦의 先天과 後天에서의 의미.

팔괘	명칭	선천의 형상	후천의 오행	범주
☰	건	하늘	금	양
☱	태	수증기	금	양
☲	이	불	화	음
☳	진	천둥	목	음
☴	손	바람	목	양
☵	감	물	수	양
☶	간	산	토	음
☷	곤	땅	토	음

성은 일 년 24節氣의 변천에서 관찰할 수 있는 자연현상의 본질적 변수이기도 하다.

'이른 날의 氣'와 '뒤늦은 날의 氣'의 그림 사이에는 상관관계가 있는데, 이것은 시간적으로 선행하는 본체론적 先天之氣와 시간적으로 그 후에 오는 後天之氣의 그림에서 小成卦의 변화가 일어난다는 것이다.

이 과정에서 현상적 관계론인 體用理論(本體와 機能)이 적용되는데, 체용론은 중국철학에서 매우 중요한 위치를 차지하고 있다. 이 이론은 하나의 사물이 작용을 하려면 우선 그 사물본체의 質이 있어야 한다는 것이다. 달리 표현하면 본체가 없이는 본체의 기능이 있을 수 없다는 것인데, 이것이 말하고 있는 것은, 현 상황에 대해 어떤 종류이든지 간에 선행하는 상황의 작용과 같은 하나의 과정적 질서가 있어야 한다는 것이다. 이런 방식에 따라 선행하는 상황은 그 용도가 있게 마련이고, 그래서 그 상황이 일어난다. 물론 선행하는 상황은 보다 본질적이다. 이것을 중국식 용어로 표현하자면 보다 원천적이다. 따라서 뒤따라 일어나는 것보다는 상위에 있다. 바로 이런 구조적 체계가 先天之氣에서 後天之氣의 그림으로 진전되는 과정에도 적용되고 있다. 우주의 본질이 '이른 날의 氣' 그림 속에 표현되어 있는데, 이것은 전 세계의 좌표와 그 설계 원칙과, 그리고 그 모든 변화 등을 의미한다. 따라서 이것은 자연세계의 방법론적 形象이며, 後天之氣의 그림으로 변화하면서 체용이론이 두 번 적용(본체의 본체와 기능)되어 나타나는 상징이다. 이런 상황들은 五行의 火와 水가 질적으로 양면적인 의미를 갖고 있다는 예에서 잘 드러나고 있다. '이른 날의 氣' 그림에는 小成卦 사이에 모두 4개의 변화가 일어나서 '뒤늦은 날의 氣' 그림으로 넘어간다. 즉 小成卦 乾이 坤을 만나서 변화할 수 있는 형태 2개가 생성되는데, 그 형태는 가운데 爻가 어떻게 변화하느냐하는 것이다. 天과 陽을 상징하는 乾卦가 변화하면 火인 離가 생성된다. 이것이 말하고 있는 것은 변화의 본질(體)이 地와 陰을 상징하는 坤卦에서 나왔다는 것이며, 그러나 변화의 기능(用)은 乾卦의 범주 내에서 일어났다는 것이다. 이런 이유에서 변화과정의 본질(體)는 陰에 뿌리하고 있고 그 기능(用)은 陽에서 실현된다.

五行의 水인 坎卦가 형성되는 것은 그 반대로 이루어진다. 여기에서는 坤卦의 가운데 爻가 乾卦의 영향을 받아 변해서 五行의 水의 상징이 생성된다. 변화의 본질(體)은 陽인 乾卦에 있으나 坤卦 차원에서 실현되었다. 이것은 水의 본질(體)은 陽의 범위 내에 있고 그 기능(用)은 陰의 범위 내에서 실현되었다는 것이다.

'이른 날의 氣'에서 '뒤늦은 날의 氣'의 관계로 격상되는 과정에서 오로지 4개의 卦, 乾卦(天, 陽, 男), 坤卦(地, 陰, 女), 離卦(火), 坎卦(水)만이 우주의 생명을 생성하고, 창조과정을 절대적으로 주관하는 상징으로서의 역할이 부여되어 있다. 고전에는 다음과 같이 적혀 있다.

창조가 이루어지게 하는 것은 天, 地, 火, 水이다. 8卦가 있는데도 현실은 4卦로만 이루어진 것은 무엇 때문인가? 바람은 天氣가 뱉어내는 것이다. 그것은 내려와서 땅과 혼합된다. 산은 땅의 형체로서, 위로 솟아올라 위에서 하늘과 혼합된다. 천둥은 불의 덩어리이며, 땅에 부딪쳐서 황폐화시키고 파괴한다. 늪지는 땅 위에 물이 고인 것으로 확산되어 연결망을 이룬다. 道敎에서는 天, 地, 해(火), 달(水)을 말하고, 어떤 사람들은 地, 火, 水, 風을 말하며, 또 다른 사람들은 水, 火, 地, 氣를 말하고 있는 것에서 우리는 단지 4개의 요소만이 관여되어 있음을 알 수가 있다. 先天(의 그림)에 남북으로 난 수직좌표(經度)가 있고, 天과 地가 그것을 향해 있음으로 해서 본질(體)이 존재한다. (선천의 그림에) 동서로 난 수평좌표(緯度)가 있고, 火와 水가 그것을 향해 있음으로 해서 기능(用)이 있다. 後天(의 그림)에서 天과 地가 본질(體)로 간주됨으로써 (대각선으로) 4개의 위치가 채워진다. 火와 水가 기능(用)이 되므로 (직각선으로) 4개의 위치가 채워진다. 천둥은 火의 방법이다. 그래서 이것은 봄에 활동하는데, 火가 그 氣를 조작 운행하여 여름에 빛날 때까지 운행한다. 늪지는 완성되지 않은 물이다. 그래서 이것은 가을에 확산되는데, 水가 그 뿌리까지 도달하여 겨울에 빛날 때까지 확산된다. 水와 火는 天과 地의 기능(用)이다. 그러므로 이것들이 (후천에서) 4개의 직선을 점유하고 계절을 지배한다. 巽卦와 乾卦는 대각선으로 맞보고 있으면서 하늘 網을 형성한다. 坤卦와 艮卦는 (대각선으로) 맞보고 있으면서 땅의 지형을 만든다. 天과 地가 火와 水의 본질(體)이기 때문에 이것들이 4개의 (대각선) 좌표를 점하면서 순환의 축을 이룬다. 天, 地, 水, 火는 體用의 공식에 서로 뿌리를 두고 있고 이것들이 만물을 생성한다. 이것이 선천과 후천의 (그림 속에 있는) 경이로움이다.

이것을 先天과 後天의 그림에 따라서 논해 본다면 이러하다.

> 離卦와 震卦의 관계는 離卦의 상단 爻가 陰을 포함하고 있어서 震卦로 변화한다.
> 兌卦와 坤卦의 관계는 坤卦의 하단 爻가 陽을 예비하고 있어서 兌卦로 변화한다.
> 巽卦와 乾卦의 관계는 乾卦의 하단 爻가 陰으로 가기 때문에 巽卦가 생성한다.
> 艮卦와 坎卦의 관계는 坎卦의 상단 爻가 陽으로 돌아가기 때문에 艮卦가 생성한다.

이것이 의미하는 것은, 64卦가 乾卦와 坎卦에서 시작하고, 坤卦와 離卦에서 중간이 되고 大成卦의 水火旣濟와 火水未濟에서 끝난다는 것으로, 그 이유는 이것이 바로 天, 地, 水, 火가 만들어 내는 창조의 道이기 때문이다.[583]

시간적으로 앞서는 '이른 날의 氣'의 그림과 시간적으로 늦은 '뒤늦은 날의 氣'의 그림의 관계에 대한 검토를 통해 생명의 생성에 있어서 乾卦, 坤卦, 離卦, 坎卦가 가장 중요시된다는 것을 알 수가 있다. 이것들은 탄생 이전뿐만 아니라 탄생 이후에도 작용하지만, 그 순서, 즉 그 구조가 바뀌는데, 그 이유는 이것들이 완전히 다른 두 개의 창조 상황을 설명하고 있기 때문이다. 이런 이유에서 이것들은 內丹術에서는 상당히 높은 위치적 가치를 가지고 있다. 이것들은 생명연장을 위한 생명원인의 조작방법을 서술하는 데 사용되는 이 기술의 핵심적 상징들이다. 『周易參同契』는 이 4개의 卦에 대해 이렇게 적고 있다.

> 乾卦와 坤卦는 변화의 문이며, 모든 小成卦의 부모이다. 離卦와

583) 陳炳元 1985:157.

坎卦는 외부의 성곽이며 모든 것이 회전하는 축이다.[584]

그런데 內丹書의 견해에서는 乾卦와 離卦가 생물학적 육체라고 말할 수 있는 그릇으로 표현된다. 또한 坤卦와 坎卦는 몸에서 생성되는 妙藥들, 즉 精과 氣로 표현되는 것들의 상징들이다.[585]

內丹 수련자들이 수련을 통해 바라는 것은 가시세계의 질서를 완전히 뒤돌리는 것이다. 즉 '뒤늦은 날의 氣'의 상태에서 '이른 날의 氣'의 그림으로 되돌려 놓는 것이다. 수련자들이 세상을 陰陽의 두 범주로 분류하는 것도 당연히 태생 이전의 상태로 되돌아간 상태에서 분류되었다. 즉 그들은 세계를 창조적 변화 이전의 상태를 서술하는 근원적 표준에 따라 분류했다. 따라서 그들의 세계에서는 水는 陽에 속하고 火는 陰에 속하며, 이와 연관된 현상들 역시 그 질서에 따라 배속되었다. 수련하는 동안, 세계는 그 역방향으로 움직였다. 여기에는 합당한 이유가 있었다. 즉 수련은 체내에서 자연의 올바른 진행에 반하는 현상을 유발시켜야 하기 때문이었다. 이것을 逆이라고 표현하였는데, 이 逆 개념은 통상은 체내에서의 병의 원인 중 하나로 설명되는 것이다. 세계를 거꾸로 되돌림으로 해서, 한편으로는 先天眞一之水(이른 날의 진정한 單一性의 水)를 다시금 생성하려고 노력하고, 다른 한편으로는 先天眞一之氣(이른 날의 진정한 單一性의 氣)를 다시 되돌리려고 노력한다. 따라서 이들은 완전히 다른 개념들을 가지고 표현하였다. 시간적으로 앞에 있는 세계의 陰陽을 시간적으로 뒤에 오는, 그래서 이미 완전하게 형성되어

584) 周易參同契 in ZGQGS 1988:45.

585) ZGQGS 1988:45.

개별적인 사망을 향해 변해 가는 세계에서의 陰陽과 구별하기 위해, 앞서 있는 세계에서의 경우에 眞陰과 眞陽으로 표현하고 小成卦의 경우 離卦를 眞汞(순수 수은), 坎卦를 眞鉛(순수 납)으로 불렀다.[586) 眞陽과 眞陰은 현상세계가 형성되기 전에 있었던 陽과 陰으로 정의되었다. 인체 내에 眞汞과 眞鉛이 존재한다는 징후로는 離卦와 坎卦의 가운데 爻를 들었다. 離卦의 갈라진 중간 爻가 眞汞의 존재를 나타내고 坎卦의 중간 爻가 眞鉛의 존재를 나타내었다.[587)]

內丹 수련에서 수련자는 자연 상태의 완전한 뒤돌림(顚倒) 상태에 처해진다. 천연적인 진행과정은 죽음으로 이끌기 때문에, 자연에서의 천연적 진행을 극렬히 거부하고 자연에 항거하며 그 법칙에 반하여 행동하는 것을 이상적인 방법이라고 설명하였다.

> 사람이 자연의 진행을 따라가면 정상적인 탄생과 죽음으로 이어진다. 반면에 이것에 역행하면 영원히 죽지 않음으로 이어진다.[588)]

小成卦 離와 坎을 통해 이것이 의미하는 것은 변화가 거꾸로 진행되어야 한다는 것이다. 출생 이후의 가시세계에서는 陽은 상승하는 속성을 갖고 있고, 陰은 하강하는 속성을 갖고 있는데, 이것이 여기에서 거꾸로 일어나야 한다는 것이다. 거꾸로 역행하는 과정이 실현되는 것은 사람의 몸속에 있는 수은과 납으로 대변되는 陰과 陽의 두 가지 종류의 氣에 달려 있다. 이 두 종류의 氣는 虎之弦氣(호랑이의 증가하는 氣)와 龍之弦氣(용의 증가하는 氣)라 불리는

586) Needham 1983:Vol.Ⅴ.5:61.

587) Needham 1983:Vol.Ⅴ.5:61.

588) 金丹大要 in DZ 736-738 & Needham 1983:Vol.Ⅴ.5:61.

데, 이것들은 離卦와 坎卦가 뒤엉켜 있는 차원에서의 陽的인 氣와 陰的인 氣의 생체 내재적 흐름의 방향을 말해 주고 있다. '뒤늦은 날의 氣' 그림 체계하에서는 전자는 陽에 후자는 陰에 배속된다. 그런데 이 두 종류의 氣를 뒤로 돌려놓으면 배열이 거꾸로 되어서 전자가 陰이 되고 후자가 陽이 된다. 여기에서 목적하는 바는, 자연 질서에 반하여 陽이 상승하는 대신 하강하도록 하고 陰이 하강하는 대신 상승하도록 하는 것이다. 이렇게 하면 陰이 陽의 위에 오게 되는데, 이것은 땅이 하늘 위에 오고 하늘이 땅 아래로 오는 형상이다. 이것으로써 가시세계가 그 이전의 상태로 되돌아가게 되고, 그 되돌아간 상태에서 세계가 창조될 수 있음을 설명하려는 것이다. 氣는 다시 새로운 시작을 할 수 있는 상태로 분포된다.

그렇지만 인체 내에 있는 氣 자원은 점차 소진되어 가는 것을 전제하고 있기 때문에 언젠가는 체내에 상승하는 陽이 다 없어지고 하강하는 陰이 다 없어진다. 兩 요소들을 되돌리는 것은 생명에 필수 불가결한 자원을 공급하는 형태가 되는 것이므로, 內丹으로 변환하는 것이 결코 중단되지 않는다. 이 과정을 小成卦의 추상적인 의미로 표현하면 다음과 같다.

도표 8[589] 小成卦와 大成卦에서의 변화 과정

(小成卦에서의 변화)				
☵坎	⇒	☳震	⇒	☷坤
☲離	⇒	☱兌	⇒	☰乾

(大成卦에서의 변화)				
䷾ 旣濟	⇒	䷵ 歸嫫	⇒	䷊ 泰

수련자들이 이 과정들을 어떻게 연상했었는지는 분명치가 않다. 목적은 陰이었던 것으로부터 陽을 분리해 내고, 陽이었던 것으로부터 陰을 분리해 내는 것이었다. 이것을 하는 목적은 영원히 죽지 않는 '진정한 單一性'(眞一)을 정제해 내기 위한 것이었으며, 이것은 즉 보다 높은 차원에서 자연의 과정을 거꾸로 돌려 '이른 날의 氣'의 태생 이전의 질서를 추구하려는 것이었다.[590]

『易經』 大成卦의 추상적 차원에서 일어나는 체내의 복잡한 상황들이 인체의 해부학적 현실, 특히 체내 생리과정의 기능적 질서에 대한 적용성이 확립되려면 몸에 적용할 수가 있는 것이어야 한다. 여기에서 체내에 있는 丹田(辰砂의 밭)에 관한 문제가 생명을 설명하는 이론적 공론에서 점점 더 전면에 부상하게 되었다. '진사의 밭'(丹田)은 內丹(辰砂)에 관한 이론과 긴밀히 연관되어 있다는 점은 그 명칭에도 잘 나타나 있다. 內丹(辰砂)은 '생명의 소재'를 나타내는 반면, '진사의 밭'은 '생명의 소재'가 축적되는 신체 부위이다. 이것을 三丹田(三田)[591]이라고 말하는데, 下丹田, 中丹田, 上丹田으로 분리되어 있다.

---

589) Needham 1983: Vol.Ⅴ.5:63.

590) Needham 1983: Vol.Ⅴ.5:63.

591) ZGQGCD 1991:28: 三田은 삼단전이며, 周易參同契에서는 三元이라고도 하였음.

그림 13[592]) 小成卦의 의미가 인체 기능에 포함되어 있음

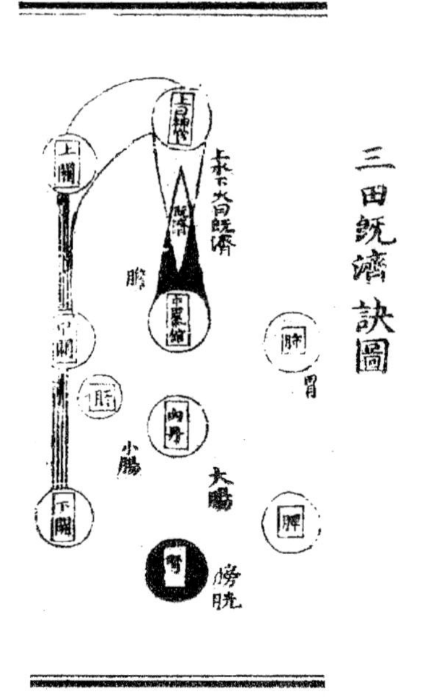

이 三丹田의 인체 분포도는 고전에서도 통일되어 있지가 않다. 일부 저자들은 복부(下丹田), 가슴(中丹田), 경혈 印堂에 해당하는 양 눈썹 중앙(上丹田)이라고 말하였고, 일부는 복부(하), 심장(중), 뇌수(상)라고 말했으며, 어떤 이들은 복부(하), 가슴(중), 뇌수(상)라고 말했다. 그러나 최소한 三丹田은 經穴들과 연관되어 있다.

학설에 따라 구조적 차이가 있음에도 불구하고, 생물체의 원초적 힘이 작용하는 장소이기 때문에 가장 중요해 보이는 下丹田에 대해서는 견해가 통일적이었다. 下丹田은 下丹田 부위를 둘러싸고 있는 두 쪽의 腎臟과 언제나 연관되어 있다. 신장 사이의 부위를

592) 修眞太極混元指玄圖 1. Kap.:6a－b in DZ 168:150.

'氣의 바다'(氣海)라고 하고, 그 중심이 下丹田이다. 腎臟 사이의 氣를 '움직이는 氣'(動氣)라고 하는데, 생명의 動的 측면이 결국 여기에 귀착된다. 이에 대해 『難經』은 제66難에서 이렇게 설명하고 있다.

> 腎間動氣(신장 사이의 움직이는 氣)는 인간의 생명을 만들어 내는 것이고, 12經脈의 뿌리이다. 그래서 原(원천)이라고 한다.[593)]

『難經』의 또 다른 곳에는 腎間動氣가 인체의 모든 현상들을 지배하는 중심적 기능을 하는 것에 대해 보다 명확하게 강조하고 있다.

> 사람들은 '氣를 생성하는 원천'(生氣之源)을 12經脈의 뿌리라고도 하고, 腎間動氣라고도 한다. 이것은 五臟의 뿌리이며, 12경맥의 박동의 뿌리이며, 호흡의 문이며, 三焦의 원천이다. 또 다르게는 '神이 충만하여 얻어지는 것'이라고도 한다. 이런 이유에서 氣는 인간의 뿌리이다.[594)]

兩 腎臟 사이의 공간과, 그리고 下丹田으로서 그 속에 있는 氣의 큰 의미는 의술서적이나 道家서적에서 누구도 부정하지 않는 사실로서, 이것은 道敎 고유의 생체적 실체라고 이해할 수가 있는데, 그 이유는 이것을 생명의 활력을 만드는 원초적 요소로 다루고 있기 때문이다.

『難經』의 해석가인 楊玄操(서기 7~8세기)는 이와 관련하여 이 인체 부위의 기능 및 인체 전체와의 관계에 대해 광범위한 설명을

---

593) 難經 66難 in Unschuld 1986(2):560-561 & ZGQGS 1988:69.

594) 難經 8難 in Unschuld 1986(2):130 & ZGZTQ 1989:408.

하고 있다.

배꼽 아래 腎臟 사이의 움직이는 氣는 '辰砂의 밭'이다. '辰砂의 밭'은 인간의 뿌리이다. 이것은 精神(의식)[595]이 저장되어 있는 곳이며 (인체) 5氣[596]의 원천이다. 이것은 '순수 陽氣'(太子)[597]의 궁전이며, 남자가 정자를 저축하는 곳이며, 여자의 '달물'(월경)이 머무는 곳이며, 그것으로 '태생 이후의 세계'가 생성되고 자양되며, 陰과 陽의 문이 연결된다. 이것은 배꼽 아래 3寸에 있고, 약 4寸의 지름을 가지는 원이다. 이것은 양 신장과 督脈[598]의 뿌리에 고착되어 있다. 그 중앙은 황색이고 좌측은 청/녹색, 우측은 백색, 상측은 적색, 하측은 흑색이다. (배꼽 아래) 3촌은 3개의 본체론적 실체를 의미하며, (직경) 4촌은 4계절을 상징한다. (단전의) 5색은 五行을 의미한다. 양 腎臟 사이의 공간은 '大海'라 불린다. 또 다른 이름은 溺水이다. 여기에는 호흡의 元氣인 神龜가 있다. 이것이 흐르면 풍우와 같이 움직이며 氣가 사지말단에 침투하여 그것이 도달하지 않는 곳은 아무곳도 없다. 腎臟은 태양과 달의 精(陰陽의 精)으로 나뉘어서, 虛無之氣로서 인간의 뿌리를 생성한다. 배꼽은 인간의 생명이다. 그 이름은 太中極, '흐릿한 소용돌이', '감싸여 있는 軸', '5都市' 등으로 다양하다. 5都市는 眞人을 규정하고 있으므로, 이것은 5개의 지침이다. 5都市 밖에는 8개의 도움이가 있는데, 이것이 (역경) 8卦의 神이다. 8개의 도움이(8卦)가 합쳐서 太一(극단의 單一性)을 만들고 (인체의) 9개 부분을 형성한다. 8卦 밖에는 (인체의) 12층이 있다. 한 개의 층은 地支로 분류되는 12개 단위(十二子)[599]가 있다. 이것들이 합쳐서 三焦의 神을 만들고, 이것이 27 大夫[600]를 형성한다. 이것들이 합쳐서 81개의 감시근무자(yuanshi)[601]가 생겨난다. 배꼽의 중앙은 (인체의)

---

595) 여기에서 말하는 정신은 정과 신이 기를 매개로 혼합된 것이 아니라, 단순히 인간의 의식이라는 의미로 쓰인 복합명사이다. 복합명사 정신은 인체의 영기를 나타내며 혼과 백의 표현이다.

596) ZGYX 1989:396: 五臟의 氣.

597) ZGZTQ 1989:124 & ZGQGCD 1988:272: 太子는 尾骨 또는 그 부위를 의미함.

598) ZGQGCD 382에 의하면 脊脈은 督脈을 의미함.

599) ZGZTQ 1989:85 & ZW 2741.20: 地支에 따라 배열된 원형의 부분으로 하늘의 방향을 나타냄.

600) DOTIC 5939: 大夫는 장관 아래에 있는 고위 직명.

城主에 솔선하여 앞에 가는 王 같은 하늘의 장군, 또는 극단의 단일성(太一)의 왕족이라고 불린다.

인체에는 12,000神이 깃들어 산다. 그 邊方이 머리 위 뇌수에 있다. 그 寺院은 머리 꼭대기와 뒷머리에 있다. 그 社會는 脾臟의 왼쪽 부위에 있다. 果實의 神은 大腸 끝에 있고, 바람의 동반자는 배꼽 옆에 있는 八門[602]에 있다. 두 개의 軍隊[603]는 小腸의 끝에 있다. 元氣의 바다는 (辰砂 밭의) '흐릿한 소용돌이'에 있고, 흐르는 물은 복부의 중앙에 있다.

간단히 말해서 腎臟은 인간 생명의 뿌리라고 할 수가 있다. 그러므로 사람은 丹田을 생명과 천부적 기질의 뿌리로 인식하여야 한다. 道家 수련자들의 정신적 통제를 선불교의 무념좌선과 비교해 보면 이렇다. 즉 兩者가 氣와 心(의식)을 배꼽 (아래로) 끌어들인다는 것인데, 그 이유는 이것이 몸에 유익하기 때문이다.[604]

인체를 보는 그러한 시각은 인체의 여러 부분이 협동한다는 생각을 내포하고 있다. 이것은 精, 氣, 神의 융합 뒤에는 기능을 수행하는 인체기관들로 구성된 계층구조가 있다는 것이고, 그 원천이자 핵심이 복부에 있다는 것이다.

'움직이는 氣'(動氣)는 결국 '생명력 있게 하는 氣'를 의미하는 것으로, 腎臟 사이의 공간은 '움직이는 氣'를 생산하고 저장하는 일 이외에 精, 氣, 神의 융합을 위한 대부분의 기술이 시작되는 곳이자 귀결되는 곳이다.

---

601) DOTIC 8237: yuanshi는 감시사무소의 고위 직명.

602) ZW 1475.189: 八門은 군사의 계급구조를 비유한 것으로, 왕의 거처에 군사 경호용으로 세워 놓은 8개의 문을 의미하며, ZGZTQ 1980:30에서 문은 머리의 두정부분을 의미하기도 함.

603) ZW 9129.1 丹田은 모든 군사력으로 보호되는 통치자로 여겨지고 있고, 周代의 군사개념으로 군대단위는 2,500명이다. 따라서 여기서는 5,000의 군사를 의미함.

604) 難經集註 2. Band, 5. Kap.:3b–4b & ZGQGS 1988:69–70.

丹田과 仙丹 생성에 대한 이론에서 腎臟은 매우 중요한 역할을 한다. 우리는 이것이 五行의 水에 속하며, 小成卦의 坎卦이며, 腎臟 속에 정미물질(精)이 저장되어 있다고 알고 있다. 이러한 배열로 인해, 腎臟은 체내 연금술의 반응으로 얻어지는 精, 氣, 神의 융합물인 內丹(辰砂) 생성에 직접 연관되어 있다. 內丹과 한 쌍을 이루는 外丹은 五行의 木과 金이 결합하여 생성된다. 따라서 內丹의 생성에는 心臟과 腎臟이 서로 결합되는데, 外丹의 생성에는 肝과 肺가 결합된다. 이때 상반된 두 요소가 서로 융합되는데, 內丹의 경우 五行의 火와 水가 결합(水가 火를 극복함)하고 外丹의 경우 五行의 木과 金이 결합(金이 木을 극복함)한다.

그림 14[605] 腎臟이 생명의 원천

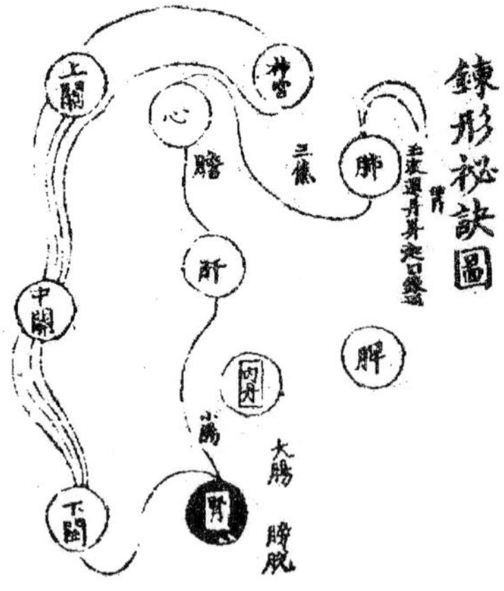

605) 修眞太極混元指玄圖 1. Kap.:5b in DZ 168:150.

外丹과 內丹의 생성에는 호흡과정이 또한 부가되는데, 『難經』의 설명에 따르면 이 호흡과정은 內丹과 外丹이 교차로 배열되어 있다.

> 숨을 내쉴 때 心臟(火, 離卦)에서 (氣가) 나오고 肺(金, 兌卦)로 전달된다. 숨을 들이마실 때는 氣가 腎臟(水, 坎卦)으로 들어가고 肝(木, 巽卦)으로 전달된다. 숨을 내쉬고 들이마시는 동안 脾臟이 영양분의 향기를 흡수한다.606)

이로써 心臟과 腎臟은 內丹으로, 肝과 肺는 外丹으로 뭉쳐짐으로써, 생명을 생성하는 몸 안의 중요한 과정에 관여하고 있다. 그런데 흥미롭게도 外丹과 內丹에 관련된 모든 요소들이 다 함께 작용한다는 것이다. 『難經』에는 다음과 같은 글도 있다.

> 숨을 들이마실 때 (氣가) 心臟에서 肺(金, 兌卦)로 빠져나간다.

陰陽의 자연현상적 분포와 관련하여, 호흡이란:

> 들이쉬는 것은 陰이 들어오는 것이고, 내쉬는 것은 陽이 나가는 것이다.607)

호흡을 통해 外丹과 內丹 사이에 끊임없는 교환이 일어나는데, 그 과정은 陰과 陽의 범주로 구분되며, 또한 內, 外丹 사이에는 교차배열이 형성되어 있다. 호흡을 조절하는 곳도 역시 下丹田으로서 신장 사이의 공간 전체에서 命門(생명의 문)이 생성된다. 命門은 內丹 형성에 관여하는 모든 세력들이 만나는 장소이다.

---

606) 難經 4難 in Unschuld 1986(2):101 & ZGQGS 1988:69.

607) 難經 8難 in Unschuld 1986(2):130 & ZGQGS 1988:69.

命門은 모든 神과 精이 거처하는 곳이고, 元氣가 딸려 있는 곳이다.[608]

命門의 인체 기관으로서의 형태는 腎臟이며, 두 개의 신장은 命門의 양쪽에 서 있는 보초와도 같은 연상을 하게 된다. 이런 의미에서 신장의 氣는 결국 命門의 氣이다.

命門은 精과 神이 거처하는 곳이며, 남자에게는 정자가 저장되고, 여자에게는 자궁이 달려 있다. 그 氣는 신장의 氣와 같은 것이다.[609]

內丹術의 이론적 기초는 생명이 얽히고설킨 협력 작용의 결과로 생긴 것이라는 가정에 근거하고 있다. 이 협력 작용은 先天과 後天의 질서로 알려진 두 가지 시간적 범주로 구분되는 본체론적 측면이 있고, 또한 이것들이 서로 협동하여 생명으로 발현되는 인체 내 생물학적인 측면도 있다. 인체 내부기관의 협력효과는 인간이 숙명적으로 내던져진 대단위 협력 작용과 상통한다. 따라서 이 기술을 수련하는 자는 한편으로는 육체가 오랫동안 유지될 수 있도록 육체를 관리하고 단련하는 육체적 수련과 함께, 다른 한편으로는 先天과 後天의 질서를 전부 망라하여, 이들 간의 전환 및 그 중간에 있는 시간의 격차를 모두 현실화할 수 있는 상상력을 얻기 위한 정신적 수련도 병행하지 않으면 안 된다.

內丹術과 관련한 중요한 자료로는 『易經』과 『黃帝內經』 외에 『周易參同契』와 『黃庭經』이 있다.

---

608) 難經 36難 in Unschuld 1986(2):382 & ZGQGS 1988:70.

609) 難經 39難 in Unschuld 1986(2):399 & ZGQGS 1988:71.

6.3.2. 철학자 葛洪의 『抱樸子 內篇』에서의 氣

道敎 전통에 따르는 생명연장 기술과 氣 과학의 역사에서 철학자 葛洪이 차지하는 위치는 크다. 그는 서기 284~364년간 東晋 시대에 살았다. 그의 자서전에 의하면 葛洪은 가난한 집에서 태어나서 비교적 늦게 16세에 『論語』와 『易經』과 같은 고전을 공부하기 시작하였으며, 그의 관심은 점차 生命延長術書 쪽을 향하였다. 이와 관련된 서적들이 한편으로는 얼마나 다양하며, 다른 한편으로는 얼마나 희귀하게 전국에 분산되어 있었던가를 잘 보여주고 있는 것은 그가 자료들을 필사하거나 수집하고 읽기 위해 했던 기나긴 여행에 잘 나타나 있다. 그는 여행 중에 자료에 접근하기 위해 아주 많은 수련자와 道敎의 魔術師 또는 方士들과 접촉을 하였다. 그는 『抱樸子 外篇』의 서문에 그가 알고 있는 道士들이 수백 명이 넘는다고 적고 있다. 여기에서 葛洪은 다음과 같이 확언하고 있다. 즉 그가 만난 道士 중에 거의 아무도 그 명성만큼 능력이 있는 사람이 없었으며, 그들의 지식은 대부분 당시 널리 읽히던 서적들, 예를 들어 『道機經』[610]과 같은 책에 나오는 당시 의술과 신화적 일반상식에 근거하는 것으로 확인되었다는 것이다. 葛洪은, 그 자신의 말에 의하면, 金이라는 물질에 매우 강한 친화감을 갖고 있었다고 한다. 이것은 그가 부자가 되기 위해서가 아니라 金은 여러 번 녹여도 변치 않으며 무게나 양에도 변화가 없기 때문이었다. 그래서 그는 통상의 內丹 수련과 명상에다 약물 복용을 가미하여 생명연장을 시도하였다. 그래서 그는 外丹을 앞에서 설명한 것과는

610) Ware 1966:382.

달리 체내가 아닌 체외의 연금술이라는 의미에서 체외에서 흡수하는 처방약의 의미로 정의하였고, 그 주요 성분은 辰砂(丹)와 金이었다. 이 문제를 토의할 수 있는 상대자를 찾다가 그는 실망을 토로하였다.

> 내가 『三皇內問』[611]에 나오는 眞丹과 마시는 金, 그리고 하늘의 신과 땅의 귀신들을 불러오는 방법들에 대해 수련자들에게 물었을 때, 단 한 사람도 그것에 대해 아는 사람이 없었다. 그럼에도 불구하고 그들 대다수가 자신을 찬양하고 경탄해 마지않았으며, 마치 자신들이 수호신과 접촉을 하고 있는 것같이, 그리고 자신이 대단한 수명을 누린다는 의미로 사람들을 기만하고 있었다.[612]

이 인용문이 내재적 문화 풍토에 어울리지 않는 점이 있지만, 이 설명내용은 생명연장술의 발전이 어떤 상황에서 진행되어 왔는지 확실하게 보여주고 있다. 道家 전문가들 사이에서의 갑론을박에다가 비전문가인 대다수 일반 백성들이 언급했을 법한 수련 효과에 대한 의심들이 보태졌을 것임이 틀림없다. 葛洪은 이렇게 적고 있다.

> 세상에는 신성한 방법의 위대성을 믿는 사람이 거의 없다. 만약 누군가가 그 특별한 일에 관심을 갖는 있을 수 없는 일이 벌어진다고 해도, 그는 그 방법을 터득할 수가 없을 것이다. 만약 그가 해탈한 스승을 발견하지 못한다면, 세상에 그런 기적이 있음을 경험할 수 있는 가능성이 전혀 없다.[613]

葛洪 자신도 세계 발전의 결정적 발걸음을 우주론적 변화가 아

611) 三皇은 伏羲, 神農, 祝融임: Ware 1966:382.

612) 抱樸子 內篇 1985, 4.Kap.:70－71 & Ware 1966:69.

613) 抱樸子 內篇 1985, 4.Kap.:46 & Ware 1966:71.

니라 개인적인 품성의 개발에서 찾고 있는 道家 세계관의 전통 속에서 스스로를 바라보고 있는 것 같다. 그래서 그는 생명연장술을 개인의 생활태도와 무의미한 환락세계를 전적으로 외면하는 것과 연결시키고 있다. 그의 자서전에서 그가 자신의 호를 왜 抱樸子(단순함을 포옹하는 자)라고 했는지를 밝히고 있다.

> 나는 복잡한 사람이 아니고, 본래가 멍청하고 말더듬이다. 나의 육체적 외모는 아름다워 보이지가 않고, 남의 잘못을 비판하고 자신을 자랑할 만큼 사리에도 그리 밝지가 못하다. 내 모자와 신발은 더럽고 옷도 입기에 나쁠 때가 많고 기운 자리가 있다. 그러나 이것이 나를 방해하지는 않는다. 옷의 유행은 빨리 자주 바뀐다. 한번은 옷깃이 넓고, 허리띠가 넓으며, 어떤 때는 꼭 끼게 입으면서 소매가 넓다. 또 다시 옷이 길어져 바닥에 끌리거나 아니면 짧아져서 발등을 덮지 못한다. 나는 규칙적인 것을 유지하고 시대의 변덕을 따르려 하지 않는다. 나의 말은 진지하고 농담으로 허비하지 않는다. 내가 올바른 사람을 만나지 않으면 하루 종일 말없이 지낼 수가 있다. 이러 이유에서 나의 이웃은 나를 抱樸子란 별명으로 불렀으며, 이것을 내 호로 사용한다.[614)]

이 표현은, 물론 자신의 검소함을 의도적으로 알리려 했던 것이지만, 몸을 화려하게 감싸지 않고 스스로 만족하는 道家 수련자들의 상을 표현하고 있다. 진정한 생명연장술 수련자는 축하도 하지 않고 그렇다고 스스로로부터 멀리하는 것도 아니며, 다만 스스로 만족하고 투박하고 단순하게 걸친다. 氣가 올바로 실현되는 단순함의 전형은 앞에서 설명한 바 있다. 抱樸子가 단순함을 공개적으로 요구하면서도 그가 처방으로 제시한 물질은 비싸고 희귀한 辰砂와 金이다. 이것들을 가지고 그는 外丹을 만들 수 있기를 바란 것이

614) 抱樸子 外篇 50.Kap.:3b & Ware 1966:11.

다. 이것은 그의 학설이 내용적으로 자가당착에 빠진 것인데, 그 이유는 이러한 물질들을 구하는 것이 인간사회에서 매우 힘든 일이어서 단순하지가 않기 때문에, 단순함을 요구하는 학설은 불가피하게 파기되어야 하기 때문이다. 葛洪은 물론 이 모순은 거론하지 않았으며, 오히려 더 나아가서 이 비싼 처방이 없이는 영생을 추구하는 노력이 가능성이 없다는 식으로까지 말했는데, 즉 수명을 연장할 수 있을지는 몰라도 영생으로 이끌 수는 없다는 것이다. 그래서 그는 氣를 통제하고 조절하는 기술, 체내에서 氣를 움직이는 기술(行氣)을 저급한 기술(小術)이라고 했다.

> 金과 辰砂를 취하지 않고 대신 약초를 취하면서 小術을 익히는 사람은 그의 수명을 연장하고 죽음을 미룰 수가 있지만 죽지 않음에는 이를 수가 없다.[615)]

물론 그는 값비싼 생명연장 仙丹의 섭취에 대한 行氣의 보완적 효과도 토로하고 있다. 즉 氣 수련이 없으면 약물의 섭취도 단지 죽음을 미루는 효과밖에 얻을 수 없다고 말한다. 葛洪은 서로 상반되는 세계관을 모두 자신의 것으로 만들 수 있었던 사람으로서, 그는 이것을 內와 外로 구분하였고, 그리하여 그는 氣의 법칙성의 효과를 사회분야는 물론 생물학적 분야에서도 설명할 수가 있었다. 抱樸子는 그의 저서 『抱樸子 外篇』과 『抱樸子 內篇』에서 外篇에는 유교와 사회질서를, 內篇에는 道敎와 인간의 생리를 다루었다. 이와 같은 당시의 사상사적 일반론 외에 그는 그의 저서에서 氣의 單一性에 대한 개념을 다양한 차원에서 정의하였다.

---

615) 抱樸子 內篇 1985, 13.Kap.:424 & ZGQGS 1988:126.

1. 그에게 알려진 모든 세계관을 하나의 세계관으로 묶는 일반적인 차원에서
2. 外丹과 內丹이 單一性으로 연결되는 仙丹 복용의 특수한 차원에서
3. 인간사회의 기능과 인체의 기능이 우주의 일반적 질서요소로서 동일하다는 차원에서

이와 관련하여 葛洪은 인체에서 작용하는 氣를 은유적으로 정의하고 있다.

> 인체는 국가와 같이 설명될 수 있다. 횡격막은 궁전과 비유할 수 있고, 팔 다리는 변방의 소도시에 비유된다. 뼈와 관절은 관료와 같다. 몸 안의 신들은 통치자다. 혈액은 각료와 같다. 그래서 각자는 국가를 조정하듯이 자신의 몸을 조정할 수 있다. 氣는 백성과 같다. 국가를 지키려면 백성들을 보살펴주는 것이 최상이다. 우리가 (몸에) 이것을 똑같이 적용할 때, 몸을 유지하려면 氣를 관리하는 것이 최상이다. 그 이유는 국가가 망하면 백성이 흩어지고 氣가 소진되면 육체가 죽기 때문이다.[616]

氣에 대한 이 설명에서는 3가지 다른 측면이 하나로 통합되는데, 즉 사회적 계층구조와 인체 심리적 계층구조 및 인체기관의 계층구조가 그것이다. 氣는 바르고 정당한 통치 아래로 모이는 백성을 의미하고 있고, 국가를 의미하는 육체를 살아 있게 한다. 국가 기관들 간의 소통이 불량하고 관료들이 자신의 권위만 주장하거나 사회적 재앙이 닥치면 백성은 국가 조직을 무너뜨리고 다른 방도를 찾거나 반란을 일으킨다. 백성, 즉 氣는 따라서 기초적인 구성요소로서 모든 것에 선행한다. 백성이 없으면 국가 조직이 없고, 氣가 없으면 육체와 그 기능들이 없다. 葛洪은 정신적 虛無에서의

616) 抱樸子 內篇 1985, 18.Kap.:326 & Ware 1966:307－308.

不動心과 생활양식과 행동에서의 단순함 이외에 특히 '單一性을 지키는 일'(守一)을 추구하는 엄격한 체계를 구축하였다. 여기에서 그가 『太平經』에 상당히 의존하고 있음이 확실히 나타나는데, 그 이유는 그도 육체의 생물학적 내지 사회적 평형을 추구하기 때문이며, 거기에서 육체를 상징하는 국가를 결속할 수 있는 유일한 가능성을 보고 있기 때문이다.

그림 15[617] 사람은 天과 地의 氣 속에서 산다

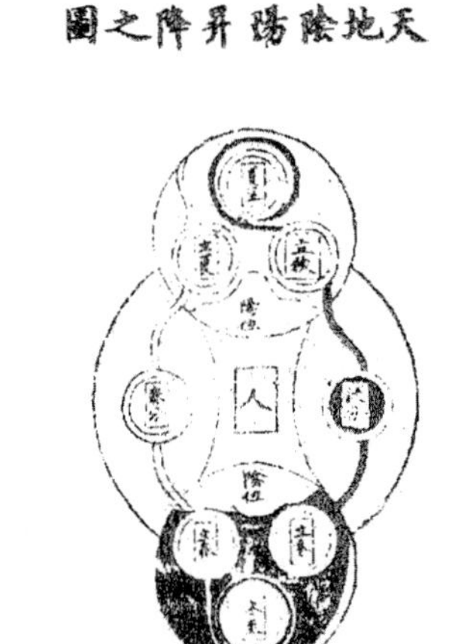

葛洪의 사상을 지배하는 그의 이론 속에는 세 가지 숫자가 있다. 一, 三, 九. 一은 葛洪이 몸의 활력의 중심이라고 생각하는 육체

617) 修眞太極混元指玄圖 1. Kap.:3b in DZ 168:150.

부분의 상징이다. 이것은 3丹田으로서 그는 이것을 하나로 보고 三一(세 개의 單一性)이라고 표현했다. 그의 설명에서 인체 丹田의 크기와 장소가 최초로 정확히 언급된다.

> 그 單一性(丹田)들은 명칭과 색깔을 갖고 있다. 남자는 9分 크기이고 여자는 6分 크기이다. 하나는 下丹田으로서 배꼽 아래 2寸 4分에 있다. 다른 하나는 자줏빛 궁전(紫宮) 또는 금색 궁전으로 심장 아래에 있는 中丹田이다. 세 번째는 양 눈썹 사이에 있는데, 1寸 깊이에 明堂(불 밝힌 전당), 2寸 깊이에 洞房(깊숙한 안방), 3寸 깊이에 上丹田이 있다.[618]

3개의 주요 단위로 나눈 것은 3개의 본체론적 실체, 즉 天, 地, 人의 三才를 모방한 것이다. 여기에서 人은 天과 地의 가장 정교한 혼합이다. 창조의 과정이 3개로 나눠고 사람의 구성이 3부분으로 나눠는 것에는 陰과 陽이 규칙적으로 변화하는 동일한 법칙이 적용된다. 이것은 氣의 창조형태를 표현하는 것으로 자연이나 사람에게 있어서 동일하다. 세상에는 단지 하나의 氣만이 존재하고 작용하므로 어디서나 같은 법칙하에 놓여 있다. 葛洪은 이렇게 적고 있다.

> 사람은 氣 속에 존재하며, 氣는 사람 속에 있는 것이다. 天과 地 사이에는 생성되고 존재하기 위해 하늘을 필요로 하지 않는 존재는 없다. 氣를 움직이려고 노력하는 사람은 체내의 생명을 자양하고 체외의 사악한 것을 예방한다. 대중들은 이것을 모르면서도 (氣를) 사용하고 있다.[619]

사람의 몸 안을 3부분, 즉 3丹田으로 나누고 이것들을 3개의 單

618) 抱樸子 內篇 1985, 18.Kap.:323.

619) 抱樸子 內篇 1985, 5.Kap.:114 & ZHQGF 1989:111 & Ware 1966:105.

一性이라고 표현한 것은 소위 三一九라는 이론으로 이어진다. 이 숫자의 배열은 다음을 말해 주고 있다. 몸 안에는 3개의 單一性이 있고 이것이 9개의 생성상태를 만든다. 그런데 여기에서 말하는 3개의 單一性이 3丹田을 의미하는지 아니면 3丹田에서 결합되는 精, 氣, 神이라는 3개의 체내에서 작용하는 실체를 말하는 것인지는 확실히 밝혀지지 않고 있다. 아무튼 이들 세 개가 몸 안에서 작용으로 나타날 수 있는 것은 9가지 종류이다. 『抱樸子 內篇』의 이 부분과 관련하여 현대 중국의 氣功 역사서에는 아래와 같이 분류하고 있다.

생명을 위해 필요한 인체 내 3가지 單一性은:

1. 精
2. 氣
3. 神

이것들은 질적으로 다음과 같이 연관된다.

1. 精: 육체의 원래 상태
2. 氣: 육체의 기능적, 소통적 속성
3. 神: 육체의 활력과 균형의 상징으로서, 육체 조정 능력에는 어느 정도 한계가 있음

이 3개의 실체들은 다음과 같은 속성과 연관된다.

現象	개체발생적 속성	본체론적 속성
神	덮어 누르는 듯한	비어 있는
氣	미세한	텅 빈
精	균형을 유지하는	존재하지 않는

그림 16[620] 氣와 神의 움직임으로 혼합되어 육체가 생명을 얻음

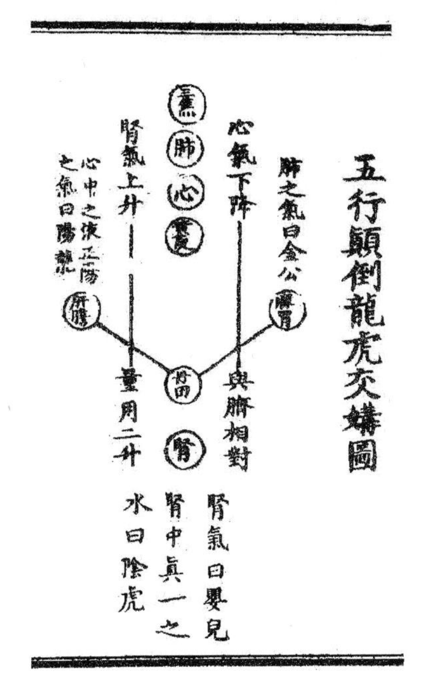

몸 안에 있는 이 3개의 실체, 그리고 이와 연관된 6개의 속성이 葛洪으로 하여금 身-神의 문제에 봉착하게 만들었다. 身과 神의 생성을 구분하는 과정에서 그는 존재로서의 생성과 비존재로서의 생성을 구분하게 되었다. 그래서 그는 神, 氣와 육체와의 관계를 아주 상세하게 설명하였고, 그가 이것을 생명연장술이 던지고 있는 중요한 문제 중의 하나로 보고 있는 것 같다. 인간의 내적 수련이론에 대한 설명에서 그는 자신의 견해를 자세히 적고 있다.

> 사람은 無에서 생성되고 그것으로 살아가는 것이다. 육체는 자신을 발현하기 위해 神이 필요하다. 존재하는 것은 존재하지 않는 것

620) 大丹眞指 1. Kap.:3a in DZ 115:244.

의 궁전이다. 육체는 정신의 집이다. 우리는 (육체를) 하나의 도랑으로 설명할 수가 있다. 도랑에서 퇴적 쓰레기를 제거하면 물이 부패할 수가 없다. 우리는 이것을 촛불로 비유할 수가 있다. 초가 다 소모되면 불도 존재할 수가 없다. 육체가 쓰러지면 정신이 흐트러지고, 氣가 소모되면 생명이 끝이 난다. 나무의 뿌리가 고갈되고 가지가 과도하게 많으면 푸른 색깔이 나무를 떠난다. 氣를 탕진하면 몸 전체에 만연되어 精과 神이 육체를 떠난다. 이것이 끊어지면 돌이킬 수 있는 가능성이 더 이상 없고 생명의 구조(生理)가 녹이 슨다. 이것이 道에 접근하고 있는 사람들이 가장 아쉽게 생각하는 바다.621)

체내에서 精, 氣, 神의 單一性을 유지하기 위해 葛洪도 역시 취침 전 식사와 술을 상복하는 것을 금하는 등 생활양식에서 많은 것을 절제하고 식이조절 방법을 사용한다. 그에게 있어서 가장 중요한 새로운 방법은 생명연장술을 수련함에 있어서도 자연 상태에 순응해야 한다는 점으로서, 氣가 생명력을 주고 있는 동안에만 수련을 해야 한다는 점이다.

만약 氣를 운행하려고 한다면, 생성하는 氣(生氣)가 있는 동안에만 해야 하고, 죽어 가는 氣(死氣)가 있을 때 해서는 안 된다. 그래서 죽지 않는 선인들은 6氣를 먹는다. 밤과 낮은 12시진으로 나뉜다. 자정부터 여섯째 시진까지는 생명을 주는 氣(生氣)가 지배하고, 정오에서 자정까지는 죽어 가는 氣(死氣)가 지배한다. 死氣가 있는 시간에는 氣를 움직이는 것이 아무런 장점이 없다.622)

또 다른 절제사항은 이렇다.

氣를 움직임(行氣)에 있어 중요한 것은 많이 먹지 않는 것이다. 그

621) 抱樸子 內篇 1985, 5.Kap.:110 & Ware 1966:99.

622) 抱樸子 內篇 1985, 8.Kap.:149-150 & ZGQGS 1988:127.

> 이유는 생채와 기름과 짐승을 먹는 것은 사람의 氣를 급하고 무겁게 만들고 닫히게 만든다. 또한 격노하는 것도 해서는 안 되는데, 화가 나면 氣가 혼란해져서 충전이 될 수가 없고 사람을 헐떡거리게 한다. 그래서 그는 (이런 상태에서) 행동할 능력이 거의 없어진다.[623]

자연현상의 질서가 內丹 수련의 수련시간을 지배하고 있는데, 葛洪은 生氣가 있는 밤 11시부터 오전 11시까지로 수련 시간을 근본적으로 제한하고 있다.[624]

그의 수련방법에서도 감정을 비우는 不動心에 대한 요구가 확실하게 드러난다. 이것은 격한 감정적 흥분 과정에 빠지지 않는 의식 상태들로서, 과도한 즐거움이나 슬픔, 우울함 또한 과도한 명예욕, 수다스러움, 나태함과 육체적 피로 등도 內丹 수련에 근본적으로 역행한다는 것이다.[625]

葛洪은 식이조절 방법 외에 심리위생뿐만 아니라 사회적 행동규범까지도 수련의 핵심으로 삼고 있는 두 종류의 생명연장기법의 주창자였다. 이 두 종류의 기법은 다음에 간단히 소개할 行氣(氣의 의도적 운행)와 胎息(태아의 호흡)이다.

6.3.2.1. 인체 내에서의 行氣(氣의 의도적 운행)

인체 내에서의 의도적인 氣 운행은 內丹術의 한 변형으로서, 이

---

623) 抱樸子 內篇 1985, 8.Kap.:150 & ZGQGS 1988:128.

624) 이 견해는 黃庭經의 이론과는 배치된다. 黃庭經에서는 하루의 전반과 일 년의 전반은 進陽火를 수련하는 기간이고 하루의 후반과 일 년의 후반은 退陰符를 수련하는 시간이라고 하고 있다.

625) 抱樸子 內篇 1985, 8.Kap.:153 & ZHQGF 1989:113.

것은 인체 내에서의 氣 움직임의 시각화를 추구하는 것이다. 內丹 기술이 본래 三寶인 精, 氣, 神의 융합을 목적으로 하고 있고, 따라서 氣의 운행은 그 도구로서 포함되어 있는 반면에, '氣의 의도적 운행'(行氣)은 그 자체가 이 기술의 핵심이며, 정신적으로 인체를 완전히 포착하는 것을 추구하고 있다. 이 기술의 특징은 內丹術과, 인체 내 다양한 神的 존재들에 대한 상상과, 그리고 인체의 상태를 정신적으로 현실화(存)시키고, 이에 대해 神的 존재들로부터 다시금 칭송을 받는 기술들을 합성한 결과의 산물이다. 인체 내 行氣의 조건에 대해 葛洪은 아래와 같이 적고 있다.

> 만약 行氣를 배우기 시작한다면, 氣(공기)를 코로 들이마시고 (호흡을) 닫는다. (호흡을) 120회 박동 동안 멈추고, 그 다음 조금씩 코로 빠져나가게 한다. 호흡하는 동안 공기의 드나드는 소리가 들려서는 안 된다. 들이마시고 내쉬는 양은 아주 적어서 입 앞에 있는 거위털이 움직이지 않을 정도가 되어야 한다. 수련이 지속됨에 따라 박동수를 높여서 1,000회에 달할 때가지 계속 높여 간다.[626]

여기에서도 환원의 원칙이 지배하는데, 즉 호흡을 청각적으로도 생체구조적으로도 알아차릴 수 없을 때까지 줄여 나간다는 것이다. 알아차릴 수 없을 정도까지 양을 줄이는 것이 氣에 접근하는 방식이고, 수련 중에 그 氣를 인체 내에서 움직여야 하는 것이다. 이 과정에서 공기와 같은 '자연에서 작용하는 氣' 개념과 '인체에서 작용하는 氣' 개념이 뒤섞여서 모호해진다. 즉 여기에서는 공기는 '인체에서 작용하는 氣'의 일부에 해당될 뿐이다. 호흡을 가능한 한 오랫동안 죽이고 있는 동안에 인체에서는 다음과 같이 일이 벌

626) 抱樸子 內篇 1985, 8.Kap.:149 & Ware 1966:139.

어진다고 葛洪은 적고 있다.

그것은 이러하다. 즉 귀한 것을 들이쉬고 내쉬는 것은 神을 가장 크게 맑은 목욕물에 잠수시키는 것이다. 밖으로는 5惑星을 무시하면서, 이것이 안으로는 九精627)을 지킨다. 이것은 命門의 옥쇄를 단단하게 굳히고 黃庭(황색 정원은 下丹田의 중심을 상징)에서 북극(水의 상징)을 연결한다. 이것은 3星(해, 달, 별)을 '불 밝힌 전당'(明堂, 이마부위)으로 이끌고 원천의 원천을 소용돌이치게 하여 그 형체를 精華롭게한다. 이때 이것은 침을 이빨 사이에 모으고, 年齡의 깊은 곳으로 파고 들어가 젊음을 지킨다. 이것은 丹田에서 샘을 강하게 하고 깨끗하게 하며, 진주를 '5都市' 밑으로 끌어 내린다. 옥으로 된 솥(玉鼎, 머리의 上丹田)을 화로 위에 올려놓고, 그 사이에 '색깔 있는 새들'이 솟아올라 지저귀고, 귀한 꽃이 (머리) 꼭대기로 솟아오르며, '하늘의 사슴'이 침을 뱉는다. 가슴이 무거워지고 '자줏빛 궁전'(紫宮, 中丹田)을 자극한다. '아홉 光線'을 가슴속 깊은 곳에 감추면, 구름이 푸르러져서 하늘(머리)까지 솟아오르고, 계곡을 가로지르고 물길이 서로 교차한다. 서서히 乾卦와 兌卦를 연결하고 하늘의 6陰을 부른다. 자신의 心에 정주하며, 자신의 침을 들이마신다. (肺)의 금속성 광채를 흡입하고 가을의 채소들을 (자신의 속에서) 꽃피워, 진홍빛 꽃과 푸른 줄기가 생기도록 하고, 귀중한 기름이 하얗게 빛나게 하며, 구름이 가볍고 풍성하게 밀려들게 한다. 그래서 배고픔이 정복되고, 소모됨이 정지되면, 百病이 움을 틀 수가 없다. 느긋함과 자유로움이 脾臟의 궁전을 지배하고, 넘쳐흐르는 평화가 육체의 균형(平)을 적신다. 육체의 영혼(魄)을 단단히 움켜쥐고 정신의 영혼(魂)을 통제하면 골수가 가득 차고, 그럼에도 몸은 가볍다. 따라서 이것은 (체내의) 바람과 구름을 조정할 수 있게 되어, 虛에서 떠다니며 (태생 이전의) 회오리바람을 수레로 사용하며, 영원히 살 수가 있다.628)

'行氣'를 하는 동안의 체내 현상은 그 형상이 자연현상 속에 있

627) 확인되지 않고 있는 용어임.

628) 抱樸子 內篇 1985, 5.Kap.:111 & ZGQGS 1988:129.

는 것과 같은 내적인 감흥이다. 수련자는 외부 자연의 순환 질서에서 자신을 완전히 차단하고 호흡을 통해 내면을 지향하는 상태에 몰입한다. 체내에서의 정신집중은 머리에 있는 上丹田에서 시작하며, 서서히 中丹田과 下丹田으로 가라앉힌다. 이때 葛洪이 지저귀는 '색깔 있는 새'로 표현한 것과 같은 시각적, 청각적 감흥이 일어난다. 3丹田을 정신적으로 점한 다음에 수련자는 인체 내부기관으로 향하여 인체에서 생성되거나 분비된 잠재에너지를 다시 머리쪽으로 돌려보낸다. 여기에서 흥미로운 표현은 체내의 생성과정을 피어오르는 구름으로 비유했다는 점이다. 이 비유는 氣라는 문자의 어원과 직접 연관되는데, 氣는 원래 '자양분이 되는 증기'를 표현하는 것으로, 산속에서 식물들의 활력이 되는 요소로서 하늘의 구름 형태로 나타나는 것이다. 따라서 '바람과 구름을 조정'한다는 표현은 자연현상의 형상을 빌려서 체내의 氣를 조정한다는 의미로 쓰인 것이 확실하며, 이것은 자연현상에서의 氣라는 문자의 어원과 같은 의미에서 사용한 것이다. 또한 바람은 '氣의 움직임'으로 표현되고 있다는 점에서 이러한 해석이 더욱 뒷받침이 된다.

葛洪은 그의 저서에서 체내 색채감응의 종류를 분류하고 있는데, 이것 또한 인체 내에서의 氣를 설명하고 있음이 거의 확실하다고 말할 수가 있다.

> 우리는 육체가 5개의 玉으로 구성되어 있다고 생각한다. 5개의 옥은 4계절의 색깔을 따른다. 봄의 색은 푸르고, 여름의 색은 붉고, 매 계절의 마지막 달은 노랗고, 가을의 색은 하얗고, 겨울의 색은 검다. 다른 방법으로 상상해 보면, 사람이 금으로 짠 모자를 쓰고 있고, 心이 그 부피가 한 말(斗)이나 되는 화염과 같다면, 사람은 두려움을 느끼지 않는다.

또 다른 방법으로 상상해 보면, 그의 머리카락이 내려뜨려져서 몸을 덮고 있으며 머리를 따서 내려뜨린 끄트머리는 큰 별로 끝난다. 또 다른 방법으로, 사람은 큰 수레의 7개의 별을 상상할 수가 있는데, 4개의 주된 별은 머리를 덮고 있고 7개의 보조별은 (머리의) 전면을 가리킨다. 또 다른 방법으로는, 사람은 五臟의 氣가 어떻게 두 눈에서 나오는가를 상상할 수가 있다. 이때 몸 전체는 마치 구름과 같다. 간은 녹색의 氣를 갖고 있고 폐는 흰색, 비장은 황색, 신장은 검은색, 심장은 적색을 갖는다. 이 색깔들이 서로 혼합된다. (그것을 상상할 수 있으면) 사람은 천연두를 앓으면서도 (병에 걸리지 않고) 침상에서 잠을 잘 수가 있다.[629]

이 인용문에서 설명하는 색채감응은 중국적 세계관의 본체론적 범주에 따라 五行으로 분류되었으며 인체의 五臟을 표현하고 있다. 이 문장에서 새로운 것은 머리에서부터 몸 전체를 완전히 뒤덮고 있는 일종의 아우라(Aura)와 같은 모종의 베일을 시각화한 것이다.

6.3.2.2. 태아의 호흡(胎息)

'行氣'의 방법론적 전제조건으로서 둘째로 중요한 것은 胎息이다. 이 방법은 어머니 인체 안에서 태아가 숨을 쉴 수 있는 상황이 아니어서, 호흡기관을 통해 자연의 氣 내지 五行의 金과 직접 접촉하여 인체의 外丹을 생성할 수 있는 가능성이 없음에도 불구하고, 태아가 살아남는 것에 초점을 맞추고 있다. 따라서 태아는 호흡하는 형태와 氣를 활용하는 형태가 특수할 것이라는 것과, 이 氣와 이 氣를 관리하는 기술이 생명 유지에 굉장히 중요할 수밖에 없을 것이라는 전제에서 출발하였다. 이런 방식의 호흡이 생명이 생성될 때 나타나는 것이기 때문에, 사람들은 이것을 인체의 상태를 개선하고

629) 抱樸子 內篇 1985, 15.Kap.:275 & ZGQGS 1988:129－130 & Ware 1966:259－260.

또는 육체가 생성되던 시기의 상태로 되돌려 놓는 데 아주 효과적인 것으로 보았다. 따라서 육체는 태아들이 모태 안에 있을 때 처해 있었던 '이른 날의 질서'를 따른다. 胎息의 개념은 '行氣'의 개념과 긴밀히 연관되어 있다. 즉 현대 중국 氣功史에는 두 가지 방법의 동일성에 대해 언급하고 있다.[630] 그렇지만 여러 가지 방법들을 정확히 구분하는 것은 매우 어려운데, 그 이유는 이것들이 다양한 이론들을 함께 추종하고 있고, 서로서로 얽혀 있기 때문이다.

葛洪이 비록 이 방법을 주장한 유일한 사람은 아니고, 또 이 胎息을 부수적으로 잠시 언급했을 뿐이지만, 胎息을 그와 연관시켜 설명하고 있는 이유는 그가 『胎息經』[631]이란 책이 포함된 道家서적 목록을 남겼기 때문이다. 그는 아마도 胎息의 방법을 잘 알고 있었을 것으로 보이는바, 이에 대해 그는 이렇게 적고 있다.

> 胎息을 하고자 하면, 코나 입으로 호흡을 해서는 안 되고 사람이 자궁에 있는 것같이 호흡을 해야 한다.[632]

『胎息經』은 육체 관리에 효과적이고 생명을 생성하는 氣를 유익하게 하는 胎息의 방법에 대해 다음과 같은 조건을 서술하고 있다.

> 태아는 '잠복한 氣'(伏氣) 안에서 매듭지어져서 생성되므로, 氣가 거기서 오고 태아에게는 호흡이 있는 것이다. 氣가 육체에 침투하면,

630) ZGQGS 1988:166-130.

631) 서기 4세기부터 나타난 胎息의 개념을 가장 잘 설명한 사람은 명대 Wang Wenlu(1550년경)이며, 그의 정의에 의하면 胎息을 하는 동안 기가 승화되어 태아가 자궁에 감싸여 있듯이 氣가 精神을 감싼다는 것이다.

632) 抱樸子 內篇 1985, 8.Kap.:149 & ZGQGCD 1988:342.

그것이 생명을 생성한다. 神이 육체를 떠나면 죽음이 온다. 神과 氣가 생명을 연장할 수 있다는 것을 아는 사람은 神과 氣를 자양하기 위해 虛에 단단히 매달린다. 神이 움직이면 氣가 움직인다. 神이 머무는 곳에 氣도 역시 머문다. 사람이 자기 생명을 연장하고자 하면 정신과 육체를 서로 고정해야 한다. 心(의식)은 주의력이 동요하여서는 안 되며, 나왔다 들어갔다 해서도 안 되며, 장시간 한곳에 머물러야 한다. 그렇게 하려고 노력하고 그것을 움직이면, 이것이 바로 진정한 道의 길이다.[633]

胎息은 그 당시에 이미 道教 術士(道士)들의 고정 항목에 속했었으며, 대부분의 생명연장술의 기법들을 지배하고 있었다. 이 기술을 실행함에 있어 정신적 능력을 적극 투입하는 것을 매우 중요하게 생각하고 있다는 점이 다음의 그림에서 나타나고 있다.

그림 17[634] 胎息의 기능도(음양이 교합하는 胎息圖)

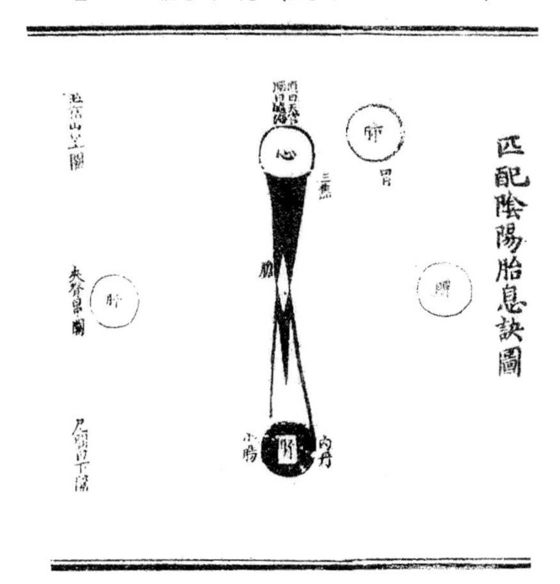

633) 胎息經 1. Kap.:1a-2a in DZ 568:819.

여기에서는 氣와 神이 비록 인간존재의 두 가지 독립적 요소이어야 하지만, 그래도 동일한 것이 아닌가 하는 생각이 날 정도로 가까이 근접되어 있다. 생명연장을 위한 氣수련에서의 심인성적 측면이 강한점이 여기에서 확실하게 드러나고 있으며, 이것은 不動心의 기초적 전제조건으로서 존재의 결정적 구성요소들이 되고 있다. 이리하여 인체의 氣에 접근하는 첫 단계로서의 '호흡조절'은 필연적으로 심리의 조절로 귀결되는데, 이 심리조절은 氣의 움직임이나 변화를 상상하는 고도로 주관적이며 유일한 변수에 해당된다. 이 설명은 앞에 설명한 바 있는 氣의 육체 내 현상으로서의 체내의 시각적, 청각적 감응들과 잘 부합된다. 이유는 이 감응들도 오직 주관적으로만 검증할 수 있는 각 개인의 심리적 현상에 해당하기 때문이다.

6.3.3. 『養生延命綠』으로 본 陶弘景에게 있어서의 氣

六朝 시대 생명연장술의 또 한 명의 중요한 道士는 道家 의술서의 저자인 陶弘景(서기 456～536)이다. 그의 주요 활동 시기는 齊(서기 479～502)나라와 梁(서기 502～557)나라 시대이다. 그는 氣功의 발전사에서 葛洪의 직계 후계자로 여겨지고 있는데, 그는 10세 때부터 葛洪의 『神仙傳』을 접했었다 하므로 그의 사상으로부터 결정적인 영향을 받았다.[635] 陶弘景은 다양한 道家학파 중에서도 소위 남방파로 분류되는 분파에 속하며, 그가 남방파의 대가 陸

634) 修眞太極混元指玄圖 1.Kap.:15a-16b in DZ 16:150.

635) ZHQGF 1989:114 & ZGQGX 1989:141.

修靜(서기 420~477)[636]의 제자였다고 한다. 陸修靜은 '물질을 흡수하면 氣를 정화하는 과정이 폐쇄된다.'(服食閉練)[637]는 학설의 대변자로서, 따라서 영양분 섭취를 피할 것을 주장하였다. 그가 이렇게 주장한 근거는 '氣는 몸이 가벼울 때 가장 강하게 전개되며, 이것은 아주 기분 좋은 얼굴에 나타난다.'는 것이다.[638] 그는 陶弘景에게 『五芽導引元精經』을 남겼다.[639] 陶弘景은 일생 동안 道家의 생명연장술에 종사하였으며 40년간 은둔 생활을 하였다고 한다. 그는 다양한 분야의 책들을 후세에 남겼다. 그중 하나가 『神衣本草經』[640]이며, 그의 저서 중 남아 있는 것으로는 『養生延命錄』과 『眞誥』로 알려져 있다. 陶弘景의 저서는 기존 기술들에 대한 개선이라기보다는 그때까지 존재하던 기술들의 종합이다. 그는 사람을 하늘의 氣에 의해 직접 자양되는 존재라고 보았다. 그래서 그는 이렇게 적고 있다.

> 하늘은 五氣로 사람을 자양한다. 이것들은 코를 통해 들어가서 심장을 거쳐 五臟으로 들어간다. 五氣의 맑은 것은 정신(의식)의 지능을 형성하고, (오장의) 5특성을 형성하고 그에 소속되는 소리를 만든다……. 땅은 五味로 사람을 자양한다. 이것들은 입을 통하고 위를 거쳐서 五臟으로 들어간다. 五味의 탁한 것은 외형을 형성하고 뼈와 근육, 脈과 6感情을 만든다.[641]

사람은 氣의 특별한 생성작용, 즉 인간 존재의 육체뿐만 아니라

636) Yamada 1989:106.

637) ZGQGS 1988:132.

638) ZGQGS 1988:132.

639) Maspero 1981:506: 五芽는 五行의 五氣를 의미함.

640) ZGQGX 1989:141.

641) 養生延命錄 1.Teil, 1.Kap.:1a in DZ 572:838 & ZHQGF 1989:116.

정신을 생성해 내는 특별한 작용으로 구성되어 있다. 인체에서 작용하는 氣의 행동은 사람의 습관에 달려 있다. 그래서 예를 들어 크게 기뻐하면 氣가 흩어지고, 크게 슬퍼하면 적체되어 통하지 않는다.[642]

陶弘景의 저서에서는 인체에서 작용하는 氣가 질병을 치료하는 도구로 보는 경향이 확실하게 나타난다. 『養生延命錄』의 한 부분인 <服氣療病篇>에서 그는 인체 내의 다양한 氣의 특성들을 구분하기 위한 여러 가지 방법들을 서술하고 있다. 氣의 특성들을 구분하기 위해서 그는 氣를 청각으로 표시하는 방법을 사용했다. 葛洪이 인체 기관의 氣를 구분하는 데에는 五色이 주를 이루었지만, 陶弘景은 중국어를 발음할 때는 형성되는 바람소리에 따라 六音으로 구분하는 법을 개발하였다. 사람의 말소리와 氣의 긴밀한 관계는 그의 말 속에 다양한 인간의 氣가 표현되고 있음을 이미 설명한 바가 있다. 중국전통의학에서도 목소리의 氣가 臟腑가 만들어 내는 氣의 상징이라고 말하고 있다. 아마도 이와 같은 생각에 근거하여 소리로 구분되는 氣를 치료 목적으로 사용하고자 한 것 같다. 陶弘景은 다음과 같이 구분하고 있다.

> 氣를 움직이는 데는 氣가 코를 통해 흡입되어 입으로 토출되어야 하는 것이다. 만약 이 과정을 약하고 길게 연장하면, 이것을 '긴 호흡'이라고 한다. 氣를 흡입(納氣)하는 방법은 하나다. 氣를 내뱉는(吐氣) 법은 6가지이다. 흡입하는 하나의 방법은 吸(xi)이라 한다. 내뱉는 6가지 吐氣法은 吹(chui), 呼(hu), 唏(xi), 呵(he), 嘘(xu), 呬(si)이며, 모두 빠져나가는 기(出氣)이다.

---

642) ZHQGF 1989:11.

> 모든 사람의 호흡은 呼(hu)와 吸(xi)으로 되어 있고 본래는 두 단계밖에 없었다. 만약 '긴 호흡'의 氣를 내뱉는 방법을 실행하려면 추울 때는 吹(chui)를, 더울 때는 呼(hu)의 방법으로 하여야 한다.
>
> 병을 치료하기 위해 바람을 몰아내기 위해서는 吹(chui)를, 더위를 몰아내려면 呼(hu)를, 불편함을 몰아내려면 唏(xi)를, 氣를 저하시키려면 呵(he)를, 적체를 해소하려면 嘘(xu)를, 극단적인 상황에서 벗어나려면 呬(si)를 취해야 한다.[643]

이 설명에는 숨을 내뱉는 동안에 청각상으로 나타나는 음성적 특징을 호흡의 형태별로 구분함으로써 氣의 특성이 내용적으로 확대되어 있다. 내쉬는 방법을 구분함으로써 수련자는 인체 기관의 氣에 접근할 수 있는 도구를 얻게 되어, 직접적으로 그것에 대해 작용을 할 수가 있게 되었다. 이때 숨을 '내쉬는' 것은 관념적으로 '몰아내는' 것과 연관되어 있다. 陶弘景은 이때 일어나는 인체 내부적 상황을 이렇게 설명하고 있다.

> 모든 질병의 원천은 五臟과 분리될 수가 없다. 사람은 문제의 뿌리를 알아야 한다. 만약 그 뿌리를 알지 못하면 아무것도 시도할 수가 없다.
>
> 心臟에 병이 있으면 몸이 춥기도 하고 덥기도 한데, 이것을 吹(chui)와 呼(hu)의 氣로 몰아낸다. 肺에 병이 있으면 가슴의 등 쪽 부분이 붓고 적체가 있는데, 이것은 嘘(xu)의 氣로 몰아낸다.
>
> 脾臟에 병이 있으면 몸이 가렵고 통증이 있고 눌리는 기분이다. 이것은 唏(xi)의 氣로 몰아낸다. 肝에 병이 있으면 눈이 아프고 침울하고 우울해지는데, 이것은 呵(he)의 氣로 몰아낸다.
>
> 이상에서 언급한 흡입한 氣의 12가지 조절방법에서 氣는 코를 통해 정상적으로 흡입하고 입을 통해 토출한다. 숨을 내쉴 때 吹(chui), 呼(hu), 唏(xi), 呵(he), 嘘(xu), 呬(si)의 6가지 단어로 氣의 소리(氣聲)를 내면서 토출한다. 환자가 이 방법을 따라 행할 때는 어떤 경우에

643) 養生延命錄 2.Teil, 4.Kap.: 2b-3a in DZ 572: 838 & ZGQGS 1988: 133.

도 경건하고 존중하는 마음을 가져야 하며, 자신의 心(의식)을 집중하여 잘못이 없도록 한다. 이것이 생명연장과 질병치료 기술을 위해 필요한 것들이다.[644)]

이런 조작법은 몸 전체가 몸의 안팎에서 위아래로 순환하는 氣의 소용돌이에 휘말려 있다고 보는 陶弘景의 독특한 견해에 기초하고 있다. 이렇기 때문에 통증을 경감시키기 위해서는 아픈 신체 부위에 정신을 집중하고 이것을 관조할 필요가 있는 것이다.[645)] 신체 부위 통증이 개인에 따라 달리 나타남과 같이 陶弘景에게 있어서는 당사자들의 개인적 책임도 강조되고 있다. 그의 견해로는 장수나 단명은 오직 하늘의 운명에만 달려 있는 것이 아니라, 개인의 손에도 달려 있다는 것이다. 개인은 몸에 유익하게 행동하여야 하며, 과도한 생활습관으로 손상을 입혀서는 안 될 의무를 가지고 있다. 인간 행동을 규정하는 그의 금지목록은 현대 氣功에서 五不應, 八不可, 十二不로 알려져 있다.[646)] 주로 斷食과 원만한 행동규칙으로 구성된 이 금기사항의 중심에는 장수를 누리려면 '자기의 氣를 사랑'해야 한다는 그의 의견이 담겨 있다.

생명을 자양할 필요성 중에 제일 첫째가 검소한 정신이고, 둘째가 氣를 사랑하는 것이고, 셋째가 외형을 관리하는 것이고, 넷째가 氣를 운행하고 몸을 펴는 것이며(導引), 다섯째가 언어의 표현이며, 여섯째가 식음을 자제하는 것이고, 일곱째가 성생활의 위생을 지키는 것이며, 여덟째가 세상을 외면하는 것이고, 아홉째가 의술과 약초를 아는 것이고, 열째가 금기와 금지 사항들이다. 그러나 이것을 과장하여 실시하면 오히려 그 의미에 손상을 입는다.[647)]

---

644) 養生延命錄2.Teil, 4.Kap.:3b-4a in DZ 572:838 & ZGQGS 1988:134.

645) ZGQGX 1989:142.

646) ZHQGF 1989:120.

'자기의 氣를 사랑'한다고 하는 말은 인격관리의 아주 주관적인 형태로서, 이것은 (氣 개념의) 핵심인 생명력이 고대 중국에서부터 이미 개인적인 어떤 것으로 간주되어 왔음을 보여주고 있는데, 즉 그 어떤 것은 이상적인 주위환경 속에서 자기평가를 통해 개개인에 의해 인지되는 개별적 존재의 주관적이고 격리된 소유물이라는 것이다. 氣의 객관적인 카테고리는 質에 대해서만 그 수준이 구분되는데, 이것은 만물에 대해 절대적인 것으로 적용된다. 예를 들어 陶弘景은 차분함(靜)은 장수를, 조급함(躁)은 단명을 의미한다고 말하는데,[648] 이것은 존재의 모든 차원을 아우르는 패러다임으로서 氣에 대해서도 똑같이 적용된다. 그 이유는 사람의 행동과 기분상태는 인체에서 작용하는 氣의 형상들이기 때문이다. 차분함(靜)의 패러다임이 얼마나 실행하기가 어려운 것인지, 또한 이에 대한 현실은 얼마나 상반되는지는 陶弘景의 또 다른 언급 내용이 말해 주고 있다. 즉 그는 '관리할 능력이 없이 차분한 것'은 장수를 줄어들게 하고, '관리할 능력이 있는 조급한 것'은 수명을 연장할 수 있다고 말했다.[649]

陶弘景은 육체적, 정신적 건강을 정의함에 있어 조용한 기분상태를 의미하는 평안한 氣(平氣)를 가지고 있는 사람은 근본적으로 오래 살 수 있는 가능성을 가지고 있다고 전제하고 있다. 그래서 無感情을 養生術의 가장 중요한 계율 중의 하나로 꼽고 있다.

---

647) 養生延命錄 1.Teil, 1.Kap.:9b in DZ 572:838 & ZGQGX 1989:142.

648) ZGQGX 1989:143.

649) 養生延命錄 1.Teil, 1.Kap.:6b in DZ 572:838 & ZGQGX 1989:143.

장수를 하고 병치레를 줄이고자 하면,
사정을 해서는 안 되는데, 그 이유는 생명을 죽이고 죽음을 빨리 불러오기 때문이다.
골과 골수를 더위로 고갈시켜서는 안 된다.
기육을 추위로 상하게 해서는 안 된다.
침을 뱉어서는 안 되는데, 이것은 그의 기름과 진액이 줄어든다.
魂과 魄을 놀래게 해서는 안 된다.
오랫동안 슬픔에 잠기거나 울어서는 안 된다.
화나 성을 내면서 그의 神을 불행하게 해서는 안 된다.
마음속에 교만을 품어서는 안 된다.
이렇게 하면 장수를 할 수 있다.[650]

그림 18[651] 조율되지 않은 感情의 傷害 작용

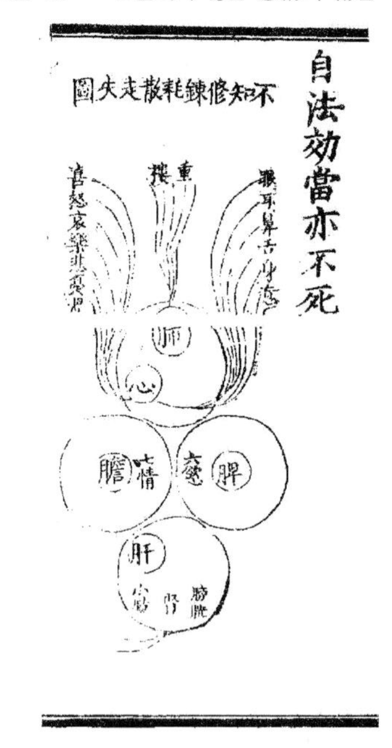

650) 養生延命錄 1.Teil, 1.Kap.:11a in DZ 572:838.
651) 修眞太極混元指玄圖 1.Kap.:6a－b in DZ 168:150.

『養生延命錄』은 전반적으로 道家의 대세에 따른 수련법 내지 치유법 관점에서 쓰인 것이지만, 여기에는 陶弘景이 氣에 대해 정의를 내리려고 한 구절도 발견된다. 그는 『服氣經』을 인용하여 인간 생명의 3실체로서의 精, 氣, 神을 설명하고 있다.

> 道가 관계하는 것이 氣이다. 氣를 지키면 道를 지키는 것이다. 道를 얻으면 사람은 오래 생존할 수가 있다. 神이 관계하는 것은 精이다. 精을 지키면 神이 밝아진다. 神이 밝아지면 사람은 오래 살 수가 있다. 精이 관계하는 것은 혈액의 흐름과 뼈를 지켜 주는 영적인 것이다. 精이 고갈되면 뼈가 부실해진다. 뼈가 부실해지면 죽음이 찾아온다. 따라서 이것은 道에 있으며, 사람은 精을 귀중히 생각해야 한다.[652]

陶弘景에게 있어서 氣는 道의 직접적 표현이며, 그것은 세상의 변화들을 통해서만 서술될 수가 있다. 이 두 개념을 동등시하는 것이 어떤 면에서는 비논리적인 것도 아니다. 그 이유는, 두 경우 모두 가시적 차원에서 주장할 수 있는 것이 아니라, 열기, 한기, 바람과 같은 물리적 현상들, 즉 생성되는 상태들만을 비교에 인용할 수밖에 없기 때문이다. 陶弘景은 그가 볼 수 없는 것을 그가 설명할 수 없는 것에 비유함으로써 설명의 궁지에서 빠져나갔다.

652) 養生延命錄2.Teil, 4.Kap.:2a－2b in DZ 572:838 & ZGQGX 1989:143.

7. 隋(서기 581～618)初와 唐(서기 618～959)末 간 양생법에서의 氣 개념

隋와 唐, 두 왕조의 시기는 중국이 다시금 통합되어 어느 정도 안정된 사회구조가 도입된 시기이다. 중국은 이 시기에 불교의 전성기를 맞이하였었으며, 道敎의 발전도 최고조에 달했었다. 두 세계관이 부분적으로 혼합되었는데, 특히 실용적인 부분에서 더욱 그랬다. 이리하여 중국에는 특히 天台宗으로 대변되는 불교의 영향을 받은 養生法들이 개발되었다. 불교가 인간의 정신세계와 국가정사에 지대한 영향력을 행사하게 됨으로써 6~8세기 동안에 중국의 가장 풍요로운 조직으로 발전할 수 있었고, 국세를 면제받고, 중국에서 귀금속을 가장 많이 소유할 수 있게 되었다. 그러나 이러한 상황으로 국가재정이 점점 큰 타격을 받게 되고, 불교의 정신적 영향력이 계속해서 집단히스테리를 야기함에 따라 그 영향력을 감소시키고자 몇 차례의 세속화 조치가 감행되었다.

道敎 역시 귀족들로부터 높은 평가와 지원을 받을 수 있어서 많은 서적들이 출판될 수 있었던 시기를 맞이하였다. 宋代에 편집 출판된 道敎의 총서인 『道藏』의 수많은 기초자료들은 이미 唐代에 만들어졌다. 도교의 핵심 인물 중 하나인 司馬承禎은 太上學派의 12대 大祖이었는데, 그는 氣를 흡입하는 방법을 기술한 다양한 서적을 남겼다.

여기에서 언급해 둬야 할 것은 여러 학설들이 풀 수 없을 정도로 복잡하게 얽히기 시작하였다는 점이다. 의학서적 부분에서도 마찬가지여서, 정통의 방법은 물론 각종 秘法들을 받아들였다. 현대 氣功史書에서 隋, 唐 시기는 道敎 양생법과 전통의학 이론이 개념적으로 혼합된 시기로 기술되고 있고, 그 대표적인 인물로 孫思邈을 꼽고 있다.

또한 현대 氣功史書에서는 이 시기에 이미 약물요법의 대체요법으로 등장하는 '외부로 발산하는 氣'(外氣)에 대한 접근이 있어 왔다고 기술하고 있다. 이런 방법들이 불교가 만연된 분위기에서 발생하였다는 것은 충분히 상상할 수 있는 일이다. 왜냐하면 보이지 않게 방출한 氣로 치료하는 것은 그것을 실행할 수 있는 스승을 모시고 있는 단체에는 대단한 권위를 가져다줄 것이 확실하기 때문이다. 우리는 이 개념 속에 주술적인 것과 의료적인 것이 종교적 교리와 함께 섞여 있을 것이라고 생각할 수가 있다.

이 시기의 서적들은 매우 방대하다. 따라서 氣 개념에 대한 대표적인 사례들을 아래와 같이 분류하여 검토하고자 한다.[653]

1. 불교적 氣 개념과 道敎사상과의 불합치성, 天台宗을 중심으로
2. 道敎와 전통의술이 연계된 氣 개념, 孫思邈의 견해를 중심으로
3. 종교로서의 道敎的 氣 개념, 司馬承禎의 저서를 중심으로
4. 치료에 응용되는 몸에서 방출되는 氣의 개념
5. 唐代 末 道敎의 세계관에 따른 氣 개념

1970년대 이후부터 현대 氣功書에 나타나고 있는 外氣(몸에서

653) ZGQGS 1988:215-221.

방출하는 氣)와 관련해서는, 현대 氣功書에서의 주장대로 唐代에 그 기초가 만들어졌다고 하는 최초의 外氣 개념에 대한 내용을 간단히 소개하고자 한다.

7.1. 불교 서적에 나타난 氣 개념

일부 불교적 개념들이 內丹學派의 이론에 흡수되었는데, 이것들은 주로 天台宗과 禪佛教의 명상법들이다. 이것들은 Yoga와 같은 육체적 단련법이나 육체의 내부를 시각화하는 탄트리즘(密教)의 명상법들과 같은 것들이었다. 실제로 道教와 불교는 외면적으로 유사성을 보이고 있었다. 두 교파는 오랜 역사를 갖고 있다. 불교는 서기전 6세기에 고타마 석가무니의 해탈로부터 시작되었다. 그는 어마어마한 부를 누리던 귀족으로서 가난한 사람들을 보고 불교 교리의 기초를 만들었다. 道家의 이론은 비참하고 잔인한 생활환경이 세상 사람들로 하여금 세상을 등지게 만들었던 戰國時代(서기전 403~221)에 시작되었다. 또한 의학적인 면에서도 두 사상은 최소한 한 측면에서는 서로 닮았었다.

> But like the medicine of systematic correspondences, for instance, Buddhist medicine also combined a primarily non normative science, that is, the doctrine of Four Elements[654) – which, at least superficially, resembled the Chinese doctrine of the Five Phases – with ideas that derived directly from the normative moral system of Buddhist religion.[655)]

---

654) 4 요소는 土, 水, 火, 風 & Unschuld 1985:142.

게다가 불교는 Karma라는 개념을 갖고 있었는데, 이 개념은 부분적으로 『孟子』의 '광범위하게 흐르는 氣'(浩然之氣)와 거의 비슷하다. Karma도 浩然之氣와 마찬가지로 도덕적 어법으로 활용되어 사회적 정의를 요구하고 있다. Karma도 浩然之氣와 마찬가지로 도덕적으로 결함이 없는 행동을 지속함으로써 모아질 수가 있고, 인간의 운명을 상당히 좌우할 수가 있다. 물론 Karma는 행위, 행동이란 뜻을 가지고 있으며, 孟子의 浩然之氣라는 개념 말고는 氣와는 전혀 다른 것이다. 즉 氣는 Karma와는 달리 실체적, 물리적 속성을 가지고 있다.

반면에 Prana라는 개념은 氣와 상당히 가깝다. Prana는 호흡, 생명, 활력, 바람, 에너지, 힘 등의 의미이며, 사람의 영혼과도 연계된 개념이다.[656] 이것은 우주 만유의 힘으로서의 개념은 물론 인체의 개인적인 고유한 생명력으로서의 개념인 Pinda Prana를 함께 포함하고 있다. 우주적 Prana는 공기 내지 바람 프라나(Prana Vayu)로 인체에 침투하여 만유의 Prana와 개체의 Prana를 연결하는 고리가 된다. Yoga의 호흡법 중에서 가장 높은 수준인 제4단계는 율동적 호흡조절(Prana Yama)[657]이라 불린다. 이 호흡법은 道家에서 調息이라고 부르는 호흡조절법과 비슷하여, 呼氣와 吸氣 단계를 정확히 구분하고, 養生書에서 閉氣라고 하여 胎息(태아의 뱃속에서의 호흡)의 기초가 되고 있는 숨을 멈추는 기술도 포함하고 있다.

655) Unschuld 1985:134.

656) Librecht 1990:43-50.

657) Iyengar 1989:527 & 43-45.

Prana는 일부 학자들에 의해 氣와 비슷하게 그리스어의 Pneuma에 비견됨으로써 인도, 중국, 서양 간의 문화를 이어 주는 번역상의 일치선상에 서 있다.[658] 여기에는 예를 들어 침과 같이 육체가 생산한 액체의 가치를 평가하는 데 있어서의 공통점도 포함되는데, 침은 道家의 생리적 개념으로는 金液으로서, 인도의 Hatha Yoga에서는 생명수(amrta)로서 특별히 중요한 위치를 점하고 있다.[659]

두 사상 간에 또 다른 하나의 유사점은 인간의 육체에 신령들이 깃들어 있다는 것으로, 道教에서는 神이라고 표시하고 불교에서는 '가장 순수한 공허한 존재(siddha)'로 표현하고 있다. 생리학적 차원에서는 생명의 과정을 유지하기 위해 각각의 체계 내재적인 기술들을 이용하여 상반된 것들을 해소하려고 한다. 道教에서는 火와 水를 함께 융합시키는 방법을 이용하는데, 몸속의 腎臟에 배속된 정미물질(精)을 水의 상징으로 삼고 있고, 心臟에 배속된 神을 火의 상징으로 삼고 있다. 인도의 密教에서도 '불과 물의 결혼'으로 생명과정이 유지된다고 한다.[660] 이런 측면에서 Prana의 개념은 Samana라고 하는 하나의 낮은 차원에서 氣와 비슷하다고 할 수 있는데, 그 이유는 Samana는 '배꼽 주위를 돌면서 소화와 관련된 여러 가지 의미를 갖고 있는'[661] 그 무엇을 표현하는 말이기 때문이다.

인도의 불교와 중국의 道教 모두에서 運河와 같은 것들을 말하고 있는데, 중국어로는 經脈이고 인도어로는 Nadi로서, 이것들은

658) Needham 1983 Vol.Ⅴ.5:259.

659) Needham 1983 Vol.Ⅴ.5:261.

660) Needham 1983 Vol.Ⅴ.5:260-263.

661) Librecht 1990:45.

생명력이 체내를 운행하고 순환할 수 있게 하거나 몸의 어느 중심에 모이도록 하는데, 예를 들어 道敎에서는 3丹田과 密敎에서는 7Chakra라는 중심이 있다.[662] Needham은 아랫배에 있는 Manipura Chakra를 下丹田과, 가슴 부위에 있는 Chakra는 中丹田과, 이마에 있는 Chakra는 上丹田과 같다고 규정하고 있다.[663] 더 나아가서 Needham은 중국의 인체개념상으로 체내에 존재하는 소위 三寶 내지 三一, 즉 精, 氣, 神을 인도 Sanskrit語에서의 동등한 개념으로 아래와 같이 나열하고 있다.

> First, it is rather striking that three primary vitalities, the san yuan (三元), have rather similar analogues in India. That Qi means more or less prana is obvious, but clearly also jing(精) is paralled by bindu and shen(神) by citta.[664]

양 체계를 뒷받침하고 있는 개념들은 대략적인 차원에서는 비교가 가능하지만 각각의 독특한 속성들이 있기 때문에 두 개의 세계관 사이에는 상이점들이 있음을 지적해 두지 않을 수가 없다. 그렇지만 놀라운 것은 생명을 관리하는 문제와 관련하여 두 세계관 모두가 공히 자연적인 생물학적 과정을 되돌리려고 노력한다는 사실이다.[665]

두 세계관의 구조가 부분적으로 유사성을 보이고 있는 것은 불교와 함께 2세기부터 중국으로 전파되어 들어온 Yoga 기술이, 중

---

662) Iyengar 1989:525－526.

663) Needham 1983 Vol.Ⅴ.5:264.

664) Needham 1983 Vol.Ⅴ.5:276.

665) Needham 1983 Vol.Ⅴ.5:276.

국 道敎의 이론적 바탕 위에서 불교 전파를 위한 하나의 방법으로 유용하게 사용되었었다고 말할 수 있게끔 하고 있다.

두 체계의 생리적 개념이 유사함에도 불구하고 치료에 대한 기대치는 아주 다르다. 佛敎에서는 생명은 절망과 늙음과 실망의 연쇄고리이기 때문에, 사람은 장기적으로는 윤회를 거듭하다가 열반(無)으로 들어가 생명을 떠나려고 했던 반면, 道敎에서는 생명에 매달려 개개인의 품성의 틀 안에서 물질적, 정신적 불멸을 추구하려고 했다. 윤회의 개념도 이와 비슷하게 차이가 있다. 불교에서는 환생, 즉 개인의 도덕적 행동 다시 말해서 Karma에 따라 결정되어 다른 개체로 다시 태어나도록 되어 있는 반면에, 道敎에서는 도덕적으로나 물질적으로 환생을 전혀 인정하지 않고, 사람이 한번 죽으면 그 개인의 인격체도 영원히 분해되어 버린다. 이와 관련하여 『壯子』에는 孔子의 제자 Ziyu가 죽음에 직면하여 어떤 기대와 감정으로 세상을 떠나려 하는지에 대해 다음과 같이 기록하고 있다.

> '두렵습니까?' 하고 Zisi가 물었다. '아니요' 하고 Ziyu가 대답했다. '두려워할 게 뭐가 있나요? 나는 곧 해체될 것입니다. 내 왼쪽 어깨는 아침을 알리는 닭이 될 것이고, 오른쪽 어깨는 내가 오리를 사냥하여 구워 먹을 수 있는 활이 될 것입니다. 내 궁둥이는 바퀴가 되어 말이 된 내 영혼을 앞세워 내 마차를 타고 달릴 텐데, 내가 또 다른 마차가 필요할 이유가 무엇이겠습니까? 나는 내 시대였기 때문에 생명을 얻었고, 이제 같은 법칙에 따라 작별을 합니다. 이런 상황이 자연적으로 이어지는 것에 대해 만족하며 즐거움이나 슬픔을 느끼지 않습니다. 옛말대로 나는 허공에 그냥 떠 있고, 사물의 연줄에 묶여나 스스로를 자유롭게 할 수가 없습니다. 그러나 사물은 예나 지금이나 하늘 아래에 있습니다. 어째서 내가 (죽어야 함을) 두려워할 이유가 있겠습니까?'[666]

道教에서의 還生은 그야말로 제멋대로여서 사람이 다시 사람 또는 그와 비슷한 형태로 환생할 가능성은 없는 반면에, 불교에서는 사람이 현생에서의 행동에 따라 더 높은 또는 더 낮은 모습으로 환생을 할 수가 있다.

그러나 심리적 차원에서는 이들 학설들이 모두 비슷한 양상을 보이고 있는데, 예를 들어 釋迦의 말로 전해 내려오는 불교의 윤리, 즉 Karma를 모아서 품성을 도야하라는 아래의 구절은 老子나 壯子의 입에도 올랐을 만한 말이다.

> 악을 행하지 말고, 선행을 하고 정신을 정화하라.[667]

6세기 말경에는 두 학설의 유사성이 병리학에서 부분적으로 나타나고 있는데, 악령의 침범이나 神의 작용으로 인한 발병 외에 특히 불교에서는 4요소의 불균형, 道教에서는 五行 원칙하에서의 불균형과 무절제한 식습관 등을 병의 원인으로 보고 있었다.[668] 흥미로운 것은 病因으로서의 바람에 대한 불교적 생각으로서, 중국전통의학에도 바람은 邪氣의 개념과 긴밀한 관계에 있다. 이런 측면에서 바람은 불교의 의학 이론에서도 열기와 한기 외에 몸 밖에서 침투하는 중요한 病邪에 속한다.[669]

위에서 아주 간단하게 언급한 불교의학의 이론적, 구조적 배경에

---

666) 壯子, 6. Kap. in SISS 1956:Vol.20:17.

667) Unschuld 1985:135.

668) Unschuld 1985:143.

669) Unschuld 1985:142.

근거하여 중국전통의학의 육체지형도에 기초하는 道家의 內丹法과 養生法이 불교 세계관과 근접하기 시작하였다. 그런데 일부 지식인 그룹들은 氣 개념을 논박의 근거로 삼아 불교의 교리에 반대하고 부처의 존재를 강하게 부정하였다. 道家와 불교이론 간의 현격한 차이는 慧遠(서기 334~416) 스님이 두 사상을 비교 설명한 내용에 드러나고 있는데, 그는 불교의 입장에서 道教를 거부하는 입장으로 다음과 같이 기술하였으며, 이때 氣가 두 개념을 구분하는 중요한 열쇠가 되고 있다.

> (道教의 견해로는) 품수한 氣는 한 생명에만 국한되어 있다. 생명이 끝나면 氣도 녹아 없어져 無 이외에 아무것도 남는 것이 없다. 정신은 陰陽 변화의 산물이다. 陰陽이 변하면 생명을 생성하고, 그것들이 다시 변하면 죽음을 만들어 낸다. 氣가 모이면 (생명이) 시작되고 흩어지면 끝난다. 만약 이 법칙을 한 단계 더 높여 보면, 정신과 육체가 서로 맞바꾸어 변한다는 생각을 할 수가 있으므로, 그것들은 처음부터 서로 다른 발전단계를 형성할 수가 없다. 정미함(神)과 조악함(肉)이 처음부터 끝까지 같은 몸체를 공유한다. 이 몸체가 존재하는 동안은 氣가 모여 있어서 정신 또한 존재한다. 몸체가 부서지면 氣가 흩어지고 인식도 파괴된다. 흩어지는 과정에서 인간이 얻었던 것들이 대본원으로 돌아간다. 없어지는 과정에서 無로 회귀한다. 無로 돌아가고 회귀하는 것은 자연적인 과정이다. 사물을 그렇게 만든 것이 무엇이란 말인가?[670]

불교인들은 생명현상에 대한 道教의 설명이 맞을 수 없다는 관점에서 출발하고 있다. 慧遠의 주장의 핵심은 정신이 육체에 정박하고 있는 것이 마치 불이 아직 푸르른 생나무에 정박하고 있는 것과 같다는 것으로서, 나무가 불을 통합 정박시킬 수 있는 능력을

670) 弘明集, 5. Kap. 形盡神不滅 : 65a-b & 馮友蘭 1952 Vol. II : 286.

상실할 때 불이 나무에서 나오는데, 즉 나무가 죽음으로 해서 두 개의 변화 과정이 분리되면 불이 나무에서 화염으로 나타난다는 것이다. 그러나 나무 한 토막이 불타 없어졌다고 해서 세상에는 불이 더 이상 없다고는 말할 수 없을 것이다. 결국 이 결론은 빠져나간 불이 다시금 새로운 푸른 생나무토막 속으로 거처를 옮길 것이라는 근거가 될 것이다. 불로 추상화한 것이 사람의 몸속에서 죽어 없어지지 않는 인간의 佛性을 의미하고 있는 것은 당연하다. 정신은 육체의 정미물질의 靈的인 것이므로 『易經』의 大成卦로는 표현될 수가 없을 것이다. 즉 64卦는 가시세계의 모든 변화의 내용들을 포함하고 있지만 불가시한 영적 현상들을 상징화할 수는 없다. 따라서 道家 養生法 주창자들의 오류는 그들이 인간의 육체가 마치 생나무와 마른나무가 다르듯이 생명의 처음과 끝이 같은 것이 아니라는 것을 인식하지 못하고 있다는 점이다. 그래서 그들은 정신이 육체의 죽음과 함께 소멸된다고 추측하고 있다. 이는 마치 한 토막의 나무가 불타 없어지면 불이 영원히 없어진다고 하는 주장과 같다.[671]

불교의 이런 비판에 대해 道教 측에서는 '실체와 기능'(體用) 이원론을 들고 나와서 몸이라는 동일한 용기 속에 있는 정신과 육체와의 관계에 적용하였다. 範縝(서기 450~515)은 <重難神滅論>이란 논문에서 다음과 같이 반박하고 있다.

> 육체는 정신의 실체이고, 정신은 육체의 기능이다……. 정신이 자신의 실체에 대한 관계는 날카로움이 칼에 대한 관계와 같고, 육체가

671) 馮友蘭 1952 Vol.Ⅱ:286-288.

자신의 기능에 대한 관계는 칼이 날카로움에 대한 관계와 같다. 날카로움이라고 하는 것은 칼이라고 하는 것과는 같은 것이 아니며, 칼이라고 하는 것은 날카로움이라 하는 것과는 같은 것이 아니다. 그렇지만 날카롭지 않으면 칼이 될 수 없고 칼이 녹슬면 날카로움이 없다. 나는 칼이 파괴되었는데 날카로움이 살아남았다는 소리를 들은 적이 없다. 따라서 육체가 사라져도 정신이 계속 존속할 수 있다고 어떻게 말할 수 있겠는가.[672]

範縝은 죽어 있는 육체와 살아 있는 육체의 구별은 산 육체는 意識을 생성할 수가 있고 죽은 육체는 그런 능력이 더 이상 없다는 점에 있다고 주장을 계속 이어 나갔다. 道家의 일반적인 견해에 의하면 의식은 생명을 보전하는 승화과정 중에서 精, 氣, 神을 녹이고 변화시킴으로써 작용하게 한다. 그러나 죽은 자에게서는 가능하지 않은 것이 죽은 자는 氣가 없으므로 승화과정에 필요한 요소가 결합되어 있기 때문이다. 이러한 상황은 範縝으로 하여금 육체가 곧 정신인 만큼 육체의 모든 부분이 정신의 일부분들이라고 주장하는 물질주의적 견해를 대변하기에 이르도록 하였다.

이상에서 언급한 불교와 道敎의 차이들은 단지 氣의 존재와 관련한 이념적 견해만을 고려한 것이다. 인체의 생리에 대한 견해에 있어서는 몇 가지 개념적인 유사성이 있기는 하지만, 양자의 세계관적 견해 차이로 인해 불교와 道敎에 있어서의 氣 개념은 생명보전이란 측면에서는 완전히 다른 의미를 갖고 있다. 이와 관련하여 Libbrecht는 Prana, Pneuma, 氣의 개념들을 비교하여 아래와 같이 정리하고 있다.

---

672) 弘明集 9.Kap. 重難神滅論 : 118a-b & 馮友蘭 1952 Vol.Ⅱ : 290.

…… although there much to say for the identity prana = pneuma – qi, this is only valid for the initial, archaic period. In the classical periods of the three philosophical traditions, these concepts took on their own individual paradigmatical meaning, and became almost incomparable.[673]

비록 불교의 영향을 받은 양생서의 문장들이 道敎의 양생법의 그것과 아주 비슷한 전문용어들을 사용하고 있지만, 그렇지만 그것들은 다른 목적을 갖고 있으며, 생명현상과 氣의 관계에서 다른 의미를 내포하고 있다. 따라서 불교적 양생서들의 대부분의 문장에 나오는 氣는 앞에 언급한 Prana Yama의 의미, 즉 흡입한 공기 또는 호흡 자체를 의미하는 것으로 이해된다. 智凱(서기 538～597) 스님의 저서에서는 氣 개념이 오로지 호흡 내지 호흡하는 공기의 의미로 쓰이고 있음이 확실하게 드러나고 있다. 그는 陶弘景의 개념과 비슷하게 呼氣法을 사용하였고, 그는 이것을 '6氣'라고 칭하고 치료효과가 있다고 하였다. 따라서 불교가 이미 존재하던 道敎의 양생법 개념들을 사용하고 언어적으로는 상당부분 그대로 놓아두면서도 내용적으로는 불교적 세계관에 유리하게 氣를 포함한 총체적 개념을 왜곡함으로써, 본래의 道敎的 의미가 축소되고, 불교의 소위 Prana Yama로 한정되었음을 보여주고 있다.[674]

673) Libbrecht 1990:61 – 62.

674) ZGQGS 1988:189 – 197& ZGQGX 1989:167 – 174.

7.2. 隋, 唐代 전통중국의학과 道家양생서가 융합된 氣 개념

隋, 唐 시대는 의학 사상들과 양생서의 氣 개념들이 하나의 고유한 의학 전문분야로 통합되어 의학서로 출판된 최초의 시기로 서술되고 있다.[675] 이 시기에는 2개의 의학서, 즉 巢元方의 『諸病源候論』과 孫思邈(서기 581~682)의 『千金要方』과 『千金翼方』이 주종을 이루었다. 또한 『黃帝內經』 주석서인 『黃帝內經 太素』를 편찬한 楊上善(서기 585~670)과 『外台秘要』를 저술한 王燾(서기 670~755)와 같은 중국전통의학의 역사적 인물들도 현대 氣功史書에서 氣 科學과 전통중국의학을 긴밀하게 연관시킨 사례로 인용되고 있다.[676]

전통중국의학과 道家 양생술에서의 氣 개념을 긴밀히 연관시킨 것은 孫思邈이 상기 의학서 외에 별도로 저술한 생명연장 技術書들에도 잘 나와 있다. 그는 道家의 양생서로 분류할 수 있는 책들, 즉 『攝生眞緣』, 『太淸丹精要訣』, 『氣訣』, 『眞氣銘』을 편찬하였다고 한다.[677] 이 책들을 다 그가 저술하였는가 하는 것은 아직 확실히 밝혀지지는 않았지만, 일부는 그의 명성 때문인 것으로 보이기도 한다. 아쉬운 것은 대부분의 책이 망실되었다는 것이다. 그렇지만 孫思邈이 당시 모든 분파를 자신의 책자에 수용하여 전체적인 그림을 그리려고 했었다는 것은 일반적으로 인정되고 있다. 그

675) ZGQGS 1988:157.

676) ZGQGS 1988:172-176& ZGQGX 1989:174-186.

677) ZGQGS 1988:162.

는 道教와 주술적 요소 외에 불교적 요소들도 함께 전통중국의학의 이론 속에 혼합시키는 것을 주저하지 않았다. 氣 개념을 자신의 저서 속에 활용한 가장 의미 있는 사례로는 『攝生眞緣』과 『千金要方』의 養性篇을 들 수 있다.

孫思邈은 『諸病源候論』을 자신의 의서 저술의 기초로 삼았던 것 같다. 그는 이 책의 병리학적 이론을 토대로 하고 자신의 경험을 추가하였다. 『諸病源候論』에서도 이미 '기를 움직이는'(行氣) 방법을 질병치료의 한 방법으로 간주하고 있다. 孫思邈은 앞에서 알아본 바 있는 葛洪과 陶弘景의 개념들을 활용하여 의학에 접목시켰다. 그가 行氣를 자세히 설명하고 있다는 점에서 行氣를 의료적 관점에서 동등한 가치를 갖는 치료방법으로 전통중국의학에 접목시켰음이 잘 나타나고 있다. 巢元方은 氣의 특성을 이렇게 설명하고 있다.

> 사람은 心(의식)을 안정시키고, 생각을 고정시키며, 호흡의 氣를 조절하여 안정시킨다. 사람이 잡다한 일들을 더 이상 생각하지 않고 생각을 집중하면 氣를 부르는(念氣) 것이다.[678]

---

678) 諸病源候論 1. Kap. 17절 1984:4a.

그림 19[679]) 생각의 聯想力이 인체기능의 중심이다

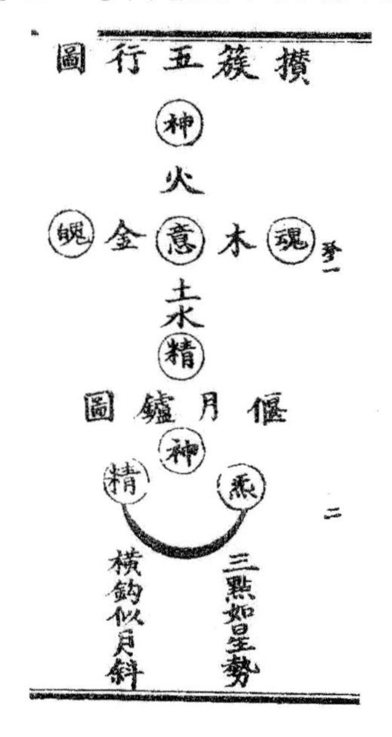

생각을 집중하는 것은 주로 복부의 氣를 집중하는 것(腹內積氣)[680])에서부터 시작하거나, 또는 그와 동시에 정신을 집중시킴으로써 어느 단계에서는 정신적 움직임을 잠재우는 것이라고 말할 수가 있다.

巢元方은 그의 책 속에서 "위대한 行氣 학설은 모든 병을 치료할 수 있는 위치에 있다."[681])고 자신의 신념을 강조하였다. 그는 行氣를 동물의 행동을 흉내 내는 식으로 나누어, 龍行氣, 蛇行氣, 龜行氣, 鳶行氣 등으로 구분하였는데, 이것의 원형은 『抱樸子 內篇』

---

679) 修眞十書 1. Kap.:2b in DZ 122-131:263.

680) ZGQGX 1989:176.

681) ZHQGF 1989:132.

에 있다.[682]

『諸病源候論』에는 색깔의 시각화도 포함하고 있는데, 이것은 유기적으로 생산해 낸 氣를 시각화하는 것과 같다. 氣를 직접 거론하지는 않았지만 (巢元方은 대부분의 경우 氣를 호흡과 동일시하고 있다), 內丹학파의 전형적인 방법을 아래와 같이 설명하고 있다.

> 만약 배꼽 아래에 병이 있으면 배꼽 아래에 빨간 빛을 세워 놓고 (몸의) 내외를 하나로 연결하여 (한정된) 자신의 육체를 사라지게 한다. 배꼽 위에 병이 있으면 비장 부근에 노란 빛을 세워 놓는다. 옆구리에서 머리 부분 사이가 아프면 心臟 부근에 붉은 빛을 세워 놓는다. 피부에 한기와 열기를 느끼면 간 부위에 녹색 빛을 세워 놓는다. 사람이 이러한 빛들을 세워 놓으면 (육체의) 내외가 서로 연결되어 자신의 육체가 없어진다. 빛이 비치는 동안 氣(호흡)를 멈춘다. 이렇게 하면 병을 몰아내고 邪氣가 없어진다. 이것은 매우 효과가 있으며, 사람이 생각으로 이 氣(빛)를 운행한다고 굳게 믿는다면 모든 병이 나을 수 있다.[683]

이 설명 내용은 20세기 중국의 현대 氣功法의 전형적인 특징과도 같다. 색깔을 시각화하는 것 외에 육체의 외형적 감각을 없애고, 체내의 氣와 체외의 자연의 氣를 통제하는 의미로 육체를 투명하게 하는 것이 중심이 되고 있다. 색깔의 시각화는 체내의 氣를 조절하는 방법 중의 하나일 뿐이다. 『諸病源候論』에는 총 233종의 다양한 氣 조절법이 소개되어 있는데, 이것들이 양생법의 다양한 기술들을 대변하고 있다.[684] 이 방법은 병에 걸렸을 때에도 적용할 수 있는 방법이라는 점에서 대부분의 양생법들이 질병이 생기기

---

682) ZGQGS 1988:158-159.

683) 諸病源候論 1984:15. Kap. 12절 & ZGQGS 1988:160-161.

684) ZGQGX 1989:175.

전에 실시하는 예방 조치라는 점과는 근본적으로 다르다고 할 수가 있다. 『諸病源候論』이 밝히고 있는 치료법은 크게 3가지로 구분된다.

a) 몸의 운동성 조절 (調身)
b) 호흡의 조절 (調息)
c) 心(의식)의 조절 (調心)

이들 3가지 요소들은 氣를 조작하는 치료방법의 본질적 구성요소들로서, 存想(연상법)이나 導引(이끌어서 유도하는 법), 吐呐(나쁜 것을 내뱉고 좋은 것은 흡수하는 법)과 같은 각종 전통적 유형의 모든 수련법에 언제나 기본적 구성요소로 대두되고 있다.

巢元方은 호흡을 말하고자 할 때 주로 氣로 표현하였으나, 육체적 반응이나 변화과정을 서술함에 있어서는 전통중국의학의 개념들을 사용하였다. 예를 들어 그가, '생각으로 粘液들을 조절한다.'[685]고 말하는 부분이 있는데, 이것은 보통은 약물의 작용으로 일어나는 육체적 반응이다.

685) ZGQGX 1989:178.

그림 20[686] 心이 인체조절의 중심이다

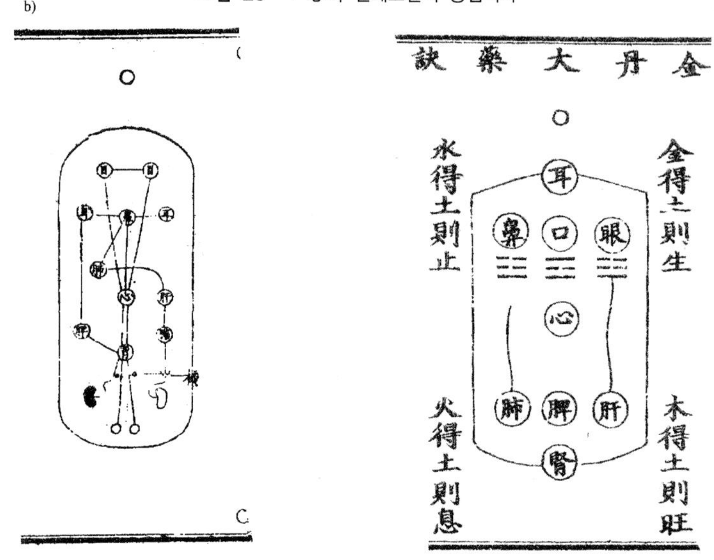

결국 인체 내에서의 行氣에 대한 3가지 견해가 지배하였는데, 이것들이 모두 생각으로 현실화(聯想法)시키는 방식이라는 점에서 유리하게 받아들였다.

첫째는 氣가 두뇌를 뚫고 들어와 머리에서부터 발바닥까지 쏟아져 내려가는 氣의 흐름이 긍정적인 작용을 한다는 견해이다. 둘째는 사람이 생각으로 氣를 환부로 유도함으로써 병에 대해 유리한 영향을 미칠 수 있다는 점이다. 이 방법은 환부에 血氣가 허한 병증에도 해당되는 것으로서, 이때에 병인으로서의 風邪가 그 부위에 침투하여 거기서부터 몸 전체를 이동하면서 파괴하는 경우이다. 이 방법은 영향력의 종류를 동물이름으로 구분한 葛洪의 치료법에서

686) 修眞十書 1. Kap.:1a in DZ 122－131:263 & 玉淸金笥靑華秘文金寶內練丹訣 2. Kap.:9b in DZ 114:240.

그 기원을 찾을 수가 있다.[687]

氣에 대한 세 번째 견해는 자기암시에 기초하고 있다. 이 방법은 현대 최면술이나 자율훈련법에서 사용하는 방법으로 사물을 느끼고자 하는 바대로 그렇게 연상하는 것이다. 즉 불빛의 빨간색을 시각화함으로써 덥혀 주는 효과를 기대하였고, 금속의 하얀색을 시각화함으로써 차갑게 하는 효과를 기대하였으며, 어떤 경우에는 五行의 원칙에 반하여 청색을 五行의 水에 배정하고 청색을 통해 차갑게 하는 효과를 얻고자 했다. 이것이 심리의 자기조작에 해당하는 것이기 때문에 心이 이 실행법의 전면에 등장하였다. 心과 氣의 관계에 대해 唐代의 저서 『關尹子』는 다음과 같이 표현하고 있다.

> 모든 것이 氣로 인해 발생한다. 氣가 心(의식)을 생성하는 경우에는, 몸 안에 큰 불이 있는 것같이 상상하여 열기가 느껴지는 것과 같다. 반대로 큰물을 상상하면 추위를 느낀다.[688]

육체적 감응으로 나타나는 다양한 모습들을 생각으로 현실화시키는 것은 인체기관으로서의 心 또는 추상적 상층구조로서의 心에 한정되어 있는 것이 아니고, 다른 인체기관들들 통해서도 五行의 색깔로 구분하여 나타날 수가 있다. 이것은 이미 설명한 바와 같이 색깔을 사용하여 인체기관의 氣를 가시화하는 방법이다. 發光이라고 표현되는 자기조작법으로 사람들은 心과 연관된 붉은 빛을 몸 전체에 퍼뜨리고, 그리하여 육체 전반 내지 품성을 포함하는 정신적, 육체적 조작을 하고자 노력했다.[689]

---

687) ZGQGX 1989:178.

688) 關尹子 3. Kap. 1936:16－17 & ZGQGX 1989:177.

『諸病源候論』이 전통중국의학 문헌 안에 양생법을 받아들인 최초의 기록문서가 되는 반면, 孫思邈의 저서들은 이 분야에서 이미 훨씬 발전된 단계에 해당된다. 공공연한 실리주의자였던 孫思邈은 모든 가능한 차원에서 '단일성을 유지'하는 것에 매료되어 있었던 것 같다. 그는 3개의 종교를 하나로 묶으려고(三教歸一) 했다.[690] 그래서 그는 養生書에 있는 치유법들을 전통중국의학으로 통합하여 방대한 처방들을 개발하였다. 이전에는 아무도 자신의 건강에 대한 개인의 책임을 그처럼 명확하게 언급한 사람이 없다. 『千金要方』의 <養性篇>에서 그는 자신의 행동조절을 강조하면서, 꾸준하게 지키지 않으면 장수하려는 어떠한 노력도 성공할 수 없다고 했다. 생명 연장을 위한 그의 권고들은 타고난 性(稟性)을 앞에 내세우고 있는데, 性은 자연으로부터 부여받은 氣이다.

> 자연으로부터 부여받은 性(稟性)을 양생하려는 사람은 자신의 性을 완벽하게 하기 위해 단련을 하고자 하는 사람들이다. 性은 본래 좋은 것이고 단련으로 더 좋게 할 수 있는 것이 아니다. '性의 養生'을 주장하는 이론은, 性 자체가 본래 좋은 상태라면(自善), 병이 밖에서도 안에서도 발생할 수가 없을 것이고 불행의 원인이나 (정치적) 혼란이나 재앙도 발생치 않음을 말하고 있다. 性을 양생하려는 사람들은 아직 발병하지 않은 병을 치료하려는 것과 같다. 옛날에 性을 양생했던 사람들은 藥과 안개만을 먹은 것이 아니라 100가지의 동작들도 수련했던 것이다. 만약 우리가 이 모든 동작들을 깊이 생각한다면, 藥을 먹지 않고도 충분히 장수에 도달할 수가 있다. 도덕과 행위는 어쩔 수 없는 것이고, 사람이 정미한 액체로 金丹을 만들어 먹어도 그것으로 생명을 연장할 수는 없다.[691]

---

689) ZGQGX 1989:177.

690) ZHQGF 1989:134.

691) 千金要方 27. Kap.1절 1982:476a & ZGQGX 1989:180-181.

孟子의 사상에서 알아본 바대로 禀性이 본래 좋은 것과 마찬가지로 性을 양생하려는 사람은 본래 신중한(自愼) 사람이다. 양생법 전문서인 『攝養枕中方』에서 孫思邈은 다음과 같이 적고 있다.

> 性을 양생하면서 신중함(自愼)을 모르는 수련자는 性의 양생법을 논할 자격이 없다. 왜냐하면 그 제1조가 自愼이기 때문이다.[692]

자신의 생명에 대해 自愼하는 수련과 관련하여 孫思邈은 다음과 같이 적고 있다.

> 自愼하고자 하는 자는 아주 섬세한 것에서까지 조심해야 한다.[693]

陶弘景과 비슷하게 孫思邈도 氣를 받아들일 수 있도록 하는 생활방식의 여러 절제사항들과 氣를 받아들이는 것을 방해하는 다양한 과다함에 대해 설명하고 있다. 절제사항은 '十二少'라는 용어로 표현되고 있는데 그 내용의 陶弘景의 그것과 비슷한 것들이다.[694] 과다함으로는 '十二多'로 표현되는 것들이 있다.[695] 특별히 흥미로운 점은 孫思邈이 '말이 많으면 氣를 손상시킨다고(多語則傷氣)'

692) 千金要方 27. Kap.1절 1982:476b & ZGQGX 1989:181.

693) Chen Zhong Ji, 1. Kap.:2a in DZ 572:837.

694) Chen Zhong Ji, 1. Kap.:2b in DZ 572:837(양생을 하고자 하는 자는 고민을 적게 하고, 기억을 적게 하고, 바라는 것을 적게 하고, 일을 적게 하고, 말을 적게 하고, 웃기를 적게 하고 슬퍼하기를 적게 하고, 즐기는 것을 적게 하고, 기뻐하기를 적게 하고, 화내는 것을 적게 하고, 착한 것도 적게 하고 악한 것도 적게 하여야 한다).

695) Chen Zhong Ji, 1. Kap.:2b in DZ 572:837(고민을 많이 하는 자는 심장을 해롭게 하고, 기억을 많이 하는 자는 의지를 분산시킨다. 탐욕이 많은 자는 지성을 잃어버리고, 많이 웃는 자는 내장을 손상시킨다. 많이 슬퍼하는 자는 심장을 놀라게 하고, 많이 즐기는 자는 욕구에 넘쳐난다. 많이 즐거워하는 자는 잘 잊어먹고 잘못을 저질러 혼란에 빠진다. 성을 많이 내는 자는 맥박이 불안정하다. 선하기만 하는 자는 잘못된 길을 가면서 정돈할 처지가 못 된다. 악하기만 하는 자는 기쁨이 없이 초췌해진다. 이상의 12가지 과다함은 생명을 잃는 원인이다).

하는 관점에서 출발하고 있다는 점이다. 그는 다양한 행동들이 과다함에 따른 작용을 아래와 같이 적고 있다.

> 만약 12가지 과다함이 제거되지 않으면 營衛(營氣와 衛氣)가 적정량에서 벗어나서 血氣가 거꾸로 움직인다. 이것이 생명을 잃는 원인이다.[696]

양생법과 氣를 다루는 문제는 孫思邈에게는 순수한 행동심리학적인 문제가 되고 있는데, 여기에서는 평형의 원칙이 지배하고 있다. 그 이유는 孫思邈은 행동을 무조건 모두 제한하는 것이 아니라 단지 과도함을 비판하고 있으며, 또한 장기간에 걸쳐 계속된 습관이나 또는 만성적 악습에 의해 나타날 수 있는 편파적 치우침을 금지하고 있기 때문이다. 그의 견해에 의하면 오랫동안 보거나 들으면 血을 해치고, 오래 누워 있으면 氣를 해치고, 오래 서 있으면 뼈를 해치고, 오래 앉아 있으면 살을 해치고, 오래 걸으면 힘줄을 해친다.[697] 그의 관점은 『諸病源候論』 외에도 『抱樸子』의 견해를 상당히 따르고 있는데, 그는 三丹田에 관한 내용을 전면 수용하고 있고, 그 세계관이 그것에 아주 근접해 있었던 것 같아 보인다. 孫思邈은 또한 內丹 이론과 똑같이 身-心的 차원에서 神을 고요히 하고 氣를 융해시킨 상태에서 정좌하여 정신을 통일하는 과정을 주장하였다.

> 만약 神을 안정시키려면 元氣를 녹여야 한다. 氣가 몸 안에 있으면, 神은 氣海(하복부의 腎臟 사이)에서 안정한다. 氣海가 가득 차면

---

696) ZGQGX 1989:181.

697) ZGQGX 1989:181.

心(의식)이 안정되고 신이 강화된다. 神과 氣가 분산되지 않으면 품성과 心(의식)이 단단하고 고요하다. 그것들이 극도로 고요하고 전체가 강화가 되면 육체는 영원히 지속될 수가 있다.[698]

節制사항에 따라 행동하고 氣海를 전 육체로 확산할 수 있는 사람만이 장수하는 방법으로 결실을 얻을 수가 있다.

이 기술을 배우고자 하는 자는, 먼저 쌀(곡기)을 포기해야 하고, 氣海에 있는 心을 안정시키고, 丹田에 神을 느끼고, 心(의식)을 고정시키고 생각을 안정시켜야 한다. 만약 氣海가 온몸에 퍼지면 스스로 배가 부르게 된다. 이것을 집중적으로 수련하는 자는 100일 후에는 작은 것을 이루고 3년 후에는 큰 것을 완성한다.[699]

孫思邈은 상기와 같은 양생법의 일반론 외에도 단계별로 나타나는 결과에 대해서도 상세히 기술하고 있다. 그는 수련자가 몸 안에서 氣를 조작함에 있어서 반드시 거쳐야 하는 기술의 단계를 개발하였다. 이 기술체계는 수련자가 氣를 경험하여 감응을 느끼는 정신적 차원의 성숙도가 위주로 되어 있다. 그는 수련자가 거쳐야 하는 다섯 단계(五時)를 말하고 있다.

五時(5단계)에 해당하는 것은:

제1단계에서는 心이 강하게 움직이고 고요하지가 못하다. 생각이 만 가지에 미치며, 자세가 안정되지 못하고, 기억과 잡념들이 무수하며 마치 놀란 말과 같다. 이것이 보통 사람의 心이다.

제2단계에서는 心이 약간 안정되기는 하지만 아직도 매우 움직인

698) ZGQGX 1989:182.

699) ZGQGX 1989:182.

다. 사람은 그 동요하는 마음을 가라앉히고 흥분상태를 털어 버리고 진정한다. (감정의) 움직임의 틀을 고정(통일)시켜서, 어려움을 조절할 수가 있다. 이것이 道로 들어가는 시작 단계이다.

제3단계는 心의 움직임과 고요함이 균형을 이룬다. 心의 고요함이 완전히 잡히고 조절 가능한 것 같아 보이지만, 아직은 不動을 항상 유지할 수 있는 상태는 아니고 반쯤은 분산되어 있다. 몸에 틀을 만들기 위해 心을 이용하면 성숙함이 이루어지는 것을 서서히 느낀다. 제4단계에서는 心의 不動이 커지고 움직임이 적어진다. 하나의 지점에 집중할 수 있도록 心이 성숙하고 움직임이 하나가 될 때까지 心을 同和시킨다. 이 상태를 잠시 잃어버리더라도 갑자기 다시 회복한다.

제5단계에서는 心이 마치 항상 그랬던 것같이, 또한 무슨 일이 일어나더라도 움직이지 않을 것같이 절대 부동이다. 心이 성숙하여 同和되고 통일되었으므로 확고하고 단단하고 정형화되었으며 고정되었다.

이 순간부터 7단계(七候)로 들어갈 수 있는 전제조건이 갖추어진다. 만족한 상태로 자신의 운명에 머무르며, 어떤 행동에도 영향을 받지 않는다.[700]

孫思邈에게 있어서도 氣를 접근하는 것은 사람의 정신의 문제이다. 육체와 의식이 완전히 고요하고 정적인 상태에서만이 삶을 가능하게 하고 계속 진행되게 하는 성장과정이 진행되는 생물학적 상태에 접근할 수가 있다. 이 단계로 가는 길은 자기 자신을 안정시키는 여러 단계를 거치는데, 이것들은 전적으로 심리적인 것들이다. 그 속에는 老子에서 壯子까지의 道敎의 모든 전형들이 포함되어 있는데, 이것들은 감정과 육신의 不動性, 외부 사건이나 영향에 대한 생각의 단절, 그리고 감정이나 육체적 움직임의 피동성들로 나타나고 있다. 이런 상태하에서 氣의 접근이 이루어지고, 七候로 표현되는 감응들이 나타난다.

---

700) ZGQGS 1989:170.

일곱 단계(七候)에 해당하는 것은:

제1단계는 만성병이 녹아 없어진다. 육체가 가벼워지고 心이 자유롭다. 내부의 마음의 감응이 끝나고(停心), 神이 고요하고 氣가 평화롭다. 4요소(四大: 土, 火, 水, 風)[701]가 바르게 서고 6감정이 사라져서 고요하다. 심리가 평화로우면 하나(통합)가 뭉치고 중앙이 보존되며 나날이 즐거워지는 상태에 도달한다. 이것이 道이다.

제2단계는 보통의 한계를 넘어선다. 얼굴 표정이 어린아이의 그것으로 변하고 육체적 외형이 듬직해지고 心이 안정되며, 영적인 것이 침투하는 것을 느낀다. 사람이 거처를 바꾸고 다른 지역으로 이동하여 땅덩어리를 선택하고 그곳이 정착한다. 이웃에 대해서는 아무런 소문을 야기하기 않는다.

제3단계는 천 가지의 수명연장 방법을 얻게 된다. (이 단계에 들어 있는 사람들의) 이름은 仙人(산속의 不死人)이다. 그는 유명한 산들을 배회하며 공중에 떠 있는 것 같다. '肝과 五行의 木'[702] 기운이 그의 수호신이 되며, 옥녀의 노랫소리가 울려 퍼지고 햇빛을 받은 안개가 떠올라 영롱한 구름으로 가득 찬다.

제4단계는 육체가 응축하여 氣가 형성된다. 氣가 회돌이 치면 육체가 빛난다. 이 단계가 眞人이라 불린다. 자신을 망각하여 자유롭고 어려움이 없다. 빛이 스스로 발하여 밤낮으로 밝다. 그는 비밀 궁전을 배회하며 모든 不死人들이 그를 보좌한다.

제5단계는 氣를 응축하여 神을 만든다. 이 단계를 神人이라 부른다. 그는 자유자재로 변화하고 침투하며 아무리 써도 고갈됨이 없다. 그의 힘은 天卦와 地卦를 바꾸고 산을 옮기며 바다를 마르게 한다.

제6단계는 神을 응축하여 색채로 통합한다. 이 단계를 至人이라 한다. 神은 모든 것을 꿰뚫는 靈이 된다. 그의 색채 형상은 고정된 것이 아니고, 스스로의 힘으로 원을 회전하며 사물의 형상에 맞게 호응한다.

제7단계는 사물의 외형을 뛰어넘어 자연의 법칙이 휘몰아쳐 나오게 한다. 大道와 玉帝가 '신비한 지역'에서 함께 사는데, 그곳에는

---

701) 4요소는 불교의 4요소를 의미한다.

702) 원문에는 靑童으로 나와 있지만, ZGZTQ 1989:398의 해석에 간과 목으로 표현되어 있다.

德과 智가 모이고, 진실을 향하며, 피조물이 神性에 침투하여 모든 것에 도달할 수 있다. 修行[703]이 이 정도에 달하면 '道의 원천'에 도달한 시점이며, 방법이 끝이 난다. 이 단계를 究竟(끝)이라 한다.[704]

그림 21[705] 내면의 인식은 외부세계의 不認識을 필요로 한다

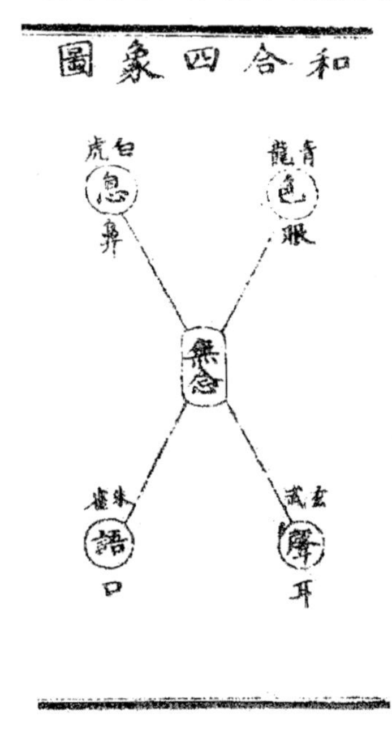

孫思邈의 자기수련기술에는 불교의 개념도 나타나고 道敎의 內丹 이론의 요소들도 나타난다. 또한 여기에는 氣가 모이기 전이나 모이는 과정에서 자연현상으로 나타나는 시각적, 청각적 감응들이 서술되어 있다. 孫思邈의 설명에서 새로운 점은 수련의 단계를 구분하는 정확한 범주를 정하고 있다는 것이다. 자연현상의 사례가

703) FXDCD 1990:1778 修行은 불교 용어로서 불교 수련의 4가지 방법 중의 하나이다.

704) ZGQGS 1988:170-171.

705) 修眞十書 1. Kap.:3a in DZ 122-131:263.

수련 중에 나타나는 체내의 현상들을 연상하는 방편으로 사용되고 있다는 것이 다음의 문장에 잘 나타나 있다.

> 눈을 감고 생각을 현재에 집중하면, 허공중에 太和之氣(극도로 조화로운 원천의 氣)를 보는 것이 떠오른다. 그것은 마치 천정을 덮고 있는 보랏빛 안개와 같으며, 거기에는 5가지 색이 제각각 빛난다. 그것이 아래로 내려와 머리 꼭대기로 침투한다. 비가 개기 시작하여 구름을 산속으로 밀어 넣듯이 피부를 침투하여 살로 들어가고 뼈와 가슴에 다다르고, 아랫배까지 점점 내려간다. 四肢와 五臟이 그 촉촉함을 모두 받는 것이 땅으로 스며드는 물의 그것과 같다. 다 적셔지면 아랫배에 꿈틀거리는 소리가 들린다. 만약 사람이 의식을 현재의 정신통일에 집중하고 외부의 사안들을 잊어버리면, 元氣가 氣海를 지나가는 것을 잠깐 동안 느낄 수가 있다. 얼마 후에 소용돌이치는 원천 자체에 도달하면 몸이 심하게 흔들리고 요동하는 것과 양 다리가 구부러지고 앉아 있는 침상이 흔들리는 것을 느낀다. 이것을 一通(하나로 통일되어 침투함)이라 한다.[706)]

색깔의 시각화는 인체의 氣를 인식하는 방식이다. 첫째 몸의 상체를 상징하는 의미로서의 산에서 형성되는 구름과 같이 자줏빛 구름으로 서술되고 있고, 그것은 정상 내지 머리에 걸쳐 있으면서 그 촉촉한 생명의 물질들로 땅 내지 전신을 적셔 주고 있다. 元氣에 대한 이러한 견해는 氣라는 상형문자가 어원학적으로 증기가 형성되는 모습을 표현한 것으로서 그 모습을 육체의 내면으로 그대로 복사하는 것이다. 색깔을 눈으로 인식하고 몸이 진동하여 통제할 수 없는 정도로까지 진전되는 감응의 다양한 단계는 氣를 성공적으로 접근하고 있다는 징후이다. 여기에서도 그 전제조건은 육체적 감각을 완전히 차단하며 더 나아가서는 외부의 자극에 대한

---

706) 千金要方 27. Kap.5절 1982:483a & ZGQGX 1989:183.

정신적인 인식도 차단하는 것이다.

孫思邈의 저서 속에는 이렇게 높은 생활태도를 설명하고 있는 반면에 氣에 합당하지 못하게 생명을 영위하고 있다는 반대의 설명도 있다. 이는 사람이 본래 필요로 하는 질서대로 행동하지 않고 그래서 육체를 조기에 고사시킨다고 하는 그의 인식에서 비롯되고 있다. 아래 인용문에서는 唐代의 道敎 관점에서 사람의 행위에 대한 사회적 비판을 하고 있는데, 이는 내용적으로는 20세기 말 공업사회의 소비행동까지도 다 포함할 수도 있는 것으로서, 인간 생명이 생물학적으로 유아의 상태에서 불가피하게 죽음으로 향하는 이유는 단지 사람이 자기의 필요한 욕구를 판단하거나 측정하는 감각을 상실하기 때문이라는 것이다.

> 仲長統이 말했다. 왕과 성주들의 궁전에는 예쁜 여자들이 수천이다. 재상의 집에는 하녀들이 수천이다. 낮에는 그들이 좋은 술로 골수를 약하게 하고 밤에는 血氣를 고갈시킨다. 그들의 귀는 음악 소리가 넘치고 눈은 넘실대는 색깔들을 즐긴다. 그들이 한번 즐기러 가면 파티에 계속 둘러앉아 (직무하러) 돌아가지 않는다. 왕과 성주들이 꼭대기에서 하는 일을 하층계급 사람들이 본보기로 삼아서, 그들의 자녀를 너무 일찍 결혼시키고 너무 빨리 아이를 갖게 하여 시간에 맞지 않게 생명을 생산한다. 유아나 소아의 나이에서는 氣(의 필요)에 따라 행동을 해야 한다. 사람이 아프면 자신의 정미물질(精)을 온전하게 해야 한다. 精과 氣가 약하고 고갈되면 혈맥이 가득 차지 않는다. 이것은 그가 자궁을 떠난 다음 지키고 관리해야 하는 방법을 올바로 하지 않았기 때문이다. (생명은) 그것이 자궁에서 비단 줄에 달려 있기 때문에 응축된다. 보석은 다섯 향기(5氣)에서 만들어진다. 태아 때 손상을 당하면 아이가 아프고 생명이 손상당하기 쉽다. 그가 아직 강건함과 굳건함에 이르지 않았는데, 감정과 욕망으로 사로잡힌다. 두 가지 어려움(선천의 손상과 후천의 미숙)이 서로 번갈아 가면서 병이 병을 낳는다.[707]

孫思邈은 생명이 생물학적 사회체제의 결과물이라는 생각이었다. 이 사회체제는 올바르고 정선된 방법으로 이끈다는 조건하에서만 제대로 작동하고, 그 반대로 행동할 경우에는 왕국이 민중의 충성심을 상실하여 붕괴되듯이 붕괴된다. 孫思邈이 『抱樸子』에서 인용하여 자신의 책에서 밝혀 놓은 아래 문장을 끝으로 唐代 치유사들이 가지고 있었던 氣 개념에 대한 검토를 마치고자 한다.

> 抱樸子가 말했다. 사람의 몸은 왕국과 같다. 폐와 복부가 있는 곳은 궁전들이다. 四肢는 변방이다. 뼈와 관절은 행정기구와 같다. 神이 통치자이다. 血이 관료들이다. 氣는 민중과 같다. 사람이 몸을 관리하는 법을 알면, 나라를 어떻게 다스려야 하는지도 알게 된다. 민중을 사랑하면 나라가 평안하다. 자신의 氣를 보전하면, 육체를 잘 지킨다. 민중이 흩어져 방황하면 나라가 망한다. 氣가 고갈되면 육체가 죽는다. 죽는 것이 살 수도 있을 것이다. 붕괴되는 것이 존속할 수도 있을 것이다. 그러므로 사람은 고통이 시작되기 전에 그것을 경감해야 하고, 병으로 되기 전에 병을 고쳐야 한다. 의사는 아프기 전에 할 수 있는 방법을 갖고 있지 않다. 만약 사람이 죽음의 후유증과 관련하여 (자신의 행동을) 반성하지 않으면, 그는 부양하기는 어렵고 손상시키기는 쉬우며, 자신의 氣를 깨끗하게 하기는 어렵고 더럽히기는 쉽다. 따라서 국가를 보존하기 위해서는 자신의 권위와 민중의 도덕을 판단할 줄 알아야 한다. 血과 氣를 강화하려면 쾌락과 욕망을 근절해야 한다. 이렇게 함으로써 眞一(진정한 하나의 통일체)이 계속 유지되고 三一(세 개의 통일체)이 100가지 병을 예방하며 수명을 연장할 수가 있다.[708]

707) 千金要方 27. Kap.1절 1982:477a－b.

708) 千金要方 27. Kap.1절 1982:487b.

7.3. 종교적 道敎에서의 氣 개념 – 道敎 宗正 司馬承禎 (서기 647-735년)을 중심으로

司馬承禎은 4./5.세기에 결성이 되어 종교 분야는 물론 과학과 의학 분야에서 그때까지의 氣 과학을 통합하는 중요한 융합인자로 발전한 上淸學派의 가장 중요한 종정이다. 上淸學派는 江蘇省 江南(Jiangnan)지방에 거주하면서 도가의 세계관에 깊이 연계되어 있었던 여러 주요한 가문들의 결합으로 생겨난 것 같다. 陶弘景(서기 456-536년)이 소속된 陶씨 일가와 葛洪(서기 283-343년)이 소속된 葛씨 일가도 인척관계를 맺는 것으로 상청학파의 발전과정에 함께 합류하였다. 또한 道士 Xu Mi가 소속된 Xu씨 일가와도 인척관계들이 형성되었다. 司馬씨 일가는 晋 代부터 귀족에 속했던 관계로 일찍부터 귀족들과 긴밀한 관계를 유지하고 있었다.[709] 司馬씨 일가는 고위관료 직들에 종사하고 있었으므로, 도교의 성직자들이 황실의 권력층들과 함께 이 일가의 영향력 하에 집결하였다. 이 사실은 훗날 唐의 則天武后(재위 :서기684-704), 황제 中宗(재위: 서기705-709), 睿宗(재위: 서기710-712), 玄宗 (재위: 서기713-755)이 사마승정을 높이 평가한 것으로 증명이 되고 있다. 게다가 그의 저서에는 불교의 영향이 확실하게 드러나고 있으므로, 우리는 이것으로 제반 학설들을 융합한 학파라고 말할 수가 있다. 이 사실은 수세기에 걸친 선행의 누적으로 이 일가의 명성이 사마승정에 이르러 정점에 이르렀다는 사마 일가의 설화에 의해서도 확실해지는데, 이 내용은 곧바로 불교의 Karma를 연상시켜준다.[710] 또한 上淸

709) Engelhardt 1987:37

學派가 탄생한 지방의 지리적 위치도 모든 것을 포함하는 융합주의 세계관이 발생하는데 유리하였다고 사마승정은 적고 있다. 이와 관련하여 Engelhardt는 아래와 같이 설명한다.

> '이로써 江南지방은 다양한 종교와 철학의 각종 학파들의 도가니가 되었으며, 그 속에서 한 대의 옛 전통이 남방문화와 혼합되고, 상청선언에 의해 강력한 도교의 상청학파가 탄생하였다.'[711]

상청학파의 직접적인 창시자는 楊羲(서기 330- ?년)라고 알려져 있는데, 그는 영적매개자(무당)로 일했다. 서기 364-370년 사이에 楊羲는 여러 번의 영적 감응을 받아 그의 앞에 소위 眞人들이 나타나서 높고 맑은 하늘(上淸天)에 대해 이야기 해주었다는 것이다. 그 진인들은 그에게 眞人들의 내력이 담긴 신성한 서책들을 하사하고 학파의 기법을 구두로 전수해주었다 한다.[712] 上淸道家는 이미 4세기부터 전해 내려오고 있었던 것이 확실하며, 양생 분야에서 이론을 정립함에 있어 상당히 큰 영향력을 갖고 있었다. 이미 언급한바 있는 陶弘景(서기 456-536년)은 이 학파의 9대 종정이었으며, 이는 앞에 언급한 가문들과의 인척관계에 기인한 점도 없지 않다. 司馬承禎(서기 647-735년)은 전임자에 의해 12대 종정으로 임명되었으며, 당대의 황제들로부터도 섬김을 받는 유명세를 누렸다. 사마승정은 서기 647년에서 727년 내지 735년간 89 내지 96세까지 살았다고 하는바,[713] 이것은 당시로서는 드문 일로서 그는 자신의

710) Engelhardt 1987:38

711) Engelhardt 1987:39

712) Strickmann 1972:126

713) ICTCL 1986:719-720

학설을 몸소 실현한 것이다. 玄宗황제 치하에서는 上淸道敎와 황실과의 권력유착이 최고조에 달했다. 서기 724년 황제는 사마승정에게 사원을 건립하여주고, 황제의 자문으로 임명하였다. 이런 상황은 그에게 그가 "사이비 道敎"라고 지적한 도가의 다른 경쟁단체들에 대해 조치를 가할 수 있는 가능성을 제공해 주었다.[714] 그는 여러 권의 저서를 남겼는데, 여기에는 특히 養生 문제가 중점적으로 다루어졌으며, 또한 자기 종파의 사원들의 지리적 상황, 예식의 절차, 자기학파의 세계관과 이론, 자신이 수행했던 양생기술의 실행지침 등이 담겨있다. 그의 작품 중 총 9권이 도교 백과사전에 수록되어 있다.[715] 저자는 그의 氣 개념을 검토하기 위해서 『服氣精義論』[716]과 『天隱子』의 내용들을 참고하였다.

司馬承禎은 특별히 도홍경의 견해에 치우쳐있었다. 그의 실행지침에는 이미 잘 알려져 있던 호흡법과 체조법, 기후 조건에 적응하기, 성생활의 기술, 약물을 丹藥으로 만들어 복용하기, 식이조절법 등이 포함되어 있다. 이 기술들은 내용적으로 일상생활에서의 금지사항을 법적으로 규제하는 면도 있고, 잘 알려져 있던 부동과 정숙의 패러다임 차원에서 심리적 안정을 취하는 면도 있는바, 결국 도덕적, 종교적 성격은 물론 퇴마론적, 악령론적 성격의 기술들을 다 포함하고 있다. 이 기술들의 진행순서는 5단계로 구성되어있는데, 주로 수련자들에게 다음단계를 준비할 수 있는 정신순화의 조치들로 되어 있다.

---

714) Engelhardt 1987:58 사마승정은 중국 5대 영산에 도교의 신이 아닌 다른 산신령들이 살고 있으므로, 여기에 새로운 사원을 건립할 것을 황제에게 건의하였다.

715) Engelhardt 1987:62-77 참조

716) Engelhardt 1987에 완역되어 있음

제 1단계에서는 육체적 차원으로서 음식섭취를 자제(齋戒)하거나 절대적인 단식 내지 일상생활에서의 총체적 자제를 요구하고 있다. 제 2단계에서는 심리적 자기암시 차원으로 평온한 상태(安處)에서 명상에 잠기는 것인데, "정신을 비우라"고 하는 심리 위생적 구호에 따라 자신을 진정시키는 것이다. 제 3단계는 집중적인 자기암시 단계로서, 그 목적은 생각으로 현실화시키는 것(存想), 그리고 신체의 모든 부위를 시각화하는 것이다. 제 4단계는 모든 것을 잊고 앉아있는 기술(坐忘)로서 육체와 자신을 완전히 놓아버리는 것이다. 마지막 제 5단계에서 추구하는 것은, 전 단계들이 합성하여 정신을 침투하고, 이러한 정신이 다시금 육체를 벗어나는 상태이다. 제 1단계를 벗어나는 것을 身解(육체에서의 해방), 제 2단계를 벗어나는 것을 閑解(폐쇄에서의 해방), 제 3단계를 벗어나는 것을 慧解(지성에서의 해방), 제 4단계를 벗어나는 것을 定解(고정에서의 해방), 제 5단계를 벗어나는 것을 神解(정신에서의 해방)라 한다.[717]

이 모든 과정들은 기를 환원해가는 단계를 설명하고 있는바, 즉 인간 문화에 억매인 상태에서 떨어져 나와 그 반대로 돌아감으로서 소박성, 단일성, 유통성, 유연성, 비어있음이라는 기의 전형적 속성을 찾아가려는 것이다. 이것이 의미하는 바는 육체의 상태에서 기로 돌아간다는 것으로서, 폐쇄에서 기의 침투성으로 돌아가고, 지성에서 소박함으로 돌아가고, 단단함의 의미로서의 고정에서 기의 유통성과 유연성으로 돌아가는 것이다. 이 4가지 형태의 벗어남을 통해 한 단계 높아지는 것이 결국 의식으로부터 멀어져가는 것이다.

---

717) ZGZTQ 1989:537

도교와 불교 세계관의 불일치요소들이 사마승정의 저서에서 하나의 고유한 복합체로 융합되어 더 이상 분별할 수 없을 만큼 얼마나 융합되었는지는 여기에서 무어라 말할 수가 없다. 그렇지만 확실한 것은 사마승정이 제 2단계에서부터 氣 훈련의 심리적 요소들을 전면에 내세웠다는 것으로서, 그런 이유에서 그는 坐忘論에서 당시 道家 세계에서는 육체적 형체를 버리는 것만을 이야기하고 인격전체는 그 과정에서 제외되었었다고 비판하였다.[718)]

사마승정은 그가 자신 속에 받아들이고 조작하려고 했던 것이 어떤 종류의 것이었는지에 대해 정확한 생각을 갖고 있었던 것 같다. 그의 저서 『服氣精義論』의 서두에 氣를 다음과 같이 정의하고 있다.

> 氣는 道의 가장 정미한 것(幾微)[719)]이며 "잠재적 초기 생장동력"이다. 氣는 생장동력으로서 道를 움직이고, 가장 정미한 것으로서 氣가 道를 활용하므로, 그 속에서 단일성(하나)을 생성해내는 것이다. 따라서 混元(혼탁한 시초)이 太易(큰 변화) 안에서 완전하게 된다. 단일성은 道가 용해되어 엉겨 붙은 것이다. 그것이 용해되면, 변화하고, 그것이 엉겨 붙으면 (세상을) 창조한다. 그리하여 그 속에 둘(二元性)이 생긴다. 그래서 하늘(天)과 땅(地)이 태극 안에서 나뉘고, 육체적 형체가 그 속에서 모습을 드러낸다.[720)]

사마승정에 의하면 氣는 두 가지 속성을 내포하고 있다. 그 하나는 氣의 원천적 의미로서의 단일성(세상에는 하나의 氣만 존재한다)이며, 다른 하나는 한 사물을 변화시키거나 복사해내는 창조적

718) Engelhardt 1987:77

719) ZW 9418.70, Engelhardt 1987:77 : 기미는 극도로 작은 것 또는 발아작용으로 번역되기도 하였고, 역경에서는 미세한 성장 동력의 의미임.

720) DZYJ Vol.I:394.C

변화의 가능성이다. 氣는 한편으로는 "작용력"이며, 다른 한편으로는 가장 정미한 본질적 속성을 갖는 "실체"이기도 하다. 이리하여 氣는 道를 대신하여 작용력으로서 道의 법칙성이며, 정미한 물질로서 道가 야기해낸 실체이다. 이러한 "본체론적으로 작용하는 기"로서의 정의 외에 사마승정은 자신의 저서 제 2장 서두에 "인체에서 작용하는 기"와 관련된 氣의 정의를 내리고 있다.

> 氣는 태아의 원천이고 육체적 형체의 뿌리이다. 태아가 태어나면 (부모의) "원천적 정미물질"(原精)이 분산되고, 육체적 형체가 움직이면 "원천적 물질"(原質)이 점차 못쓰게 된다. 이것이 바로 사람이 정미물질(精)을 공고히 하기 위해서 氣를 흡수해야하는 이유이고 육체적 형체를 용해시키기 위해서 氣를 보존(내지 자양)해야 하는 이유이다. 精이 가득차면 神이 완전하고, 육체적 형체가 융합되어있는 한, "생명의 진행"(命)이 계속된다. 원천과 뿌리가 가득차면, 현존재를 견고하게 할 수 있다. 만물을 관찰해보면, 육체적 형체가 없이 氣를 가지고 있는 것이 없고, 氣를 가지고 있지 않는 육체적 형체가 없다는 것이다. 생명을 동화시키려고 하는 사람이 氣를 집중시키지 않고서 어떻게 유연함을 달성할 수 있겠는가.[721]

司馬承禎은 이 문장에서, 태어난 것은 이미 죽음을 선고받은 것이고, 그리고 그 진행과정은 사물의 근저에 깔려있는 불가피한 변화와 일종의 물질적 발효과정과 같은 것에서 발생하는 동력을 갖고 있다는 숙명적 사실을 설명하고 있다. 여기에서 사마승정은 생물체의 움직임에 대해 대립되는 두 가지의 견해를 가지고 있는 것 같다. 즉, 한편으로는 움직임이 육체의 파멸로 이끈다는 것이고, 다른 한편으로는 고여 있는 물은 썩기 시작하고 움직이지 않는 돌쩌

721) DZYJ Vol.I:396.A

귀는 녹슬기 시작한다는 원리를 전적으로 인정하고 있다.[722] 그는 도인법 수련은, 이것이 육체의 조화를 촉진하기 때문에, 근본적으로 다른 것 이라는 입장에서 출발하고 있는 것이 확실하다.[723] 중국전통의학의 전문용어에 근거하여 인체를 생리적으로 서술하는 방법으로, 사마승정은 氣의 도움으로 생명을 생성해내고 서로 교통하는 인체의 여러 요소들과 이들의 체내에서의 연관관계를 그려내고 있다.

> 인간의 혈, 氣, 정(정미물질), 神(정신)은, 사람이 그것을 통해 생명을 얻고, 자신의 천부적 품성을 완전하게 하는 것이다. 혈맥 속의 맥동은 혈과 氣가 움직이게 하는 것이다. 따라서 營氣(건설적인 氣)는 陰液과 혈을 채우는 것이고 근골이 강화되는 것이고 관절을 움직이게 하고 감각기관을 예리하게 하는 것이다. 衛氣(방호하는 기)는 근육을 따뜻하게 하고, 피부를 채우는 것이며, 피부의 숨구멍을 기름지게하며 그것의 개폐를 관장하는 것이다. 또한 "표면으로 흐르는 기"(浮氣)가 경맥을 따라 순환하는 것은 衛氣(방호하는 기)에 달려있는 것이다. 陰과 陽이 상호 뒤따르면서 (몸의) 안과 밖이 서로 연결되어있다. 이것은 끊임없는 순환과 같다.[724]

이 언급내용은 우리가 이미 여타의 다양한 설명을 통해 알고 있는 사실을 지적해주고 있다. 여기에서 생명은, 그가 인간을 통해 보여주는 바와 같이, 단일성의 이상적 상태에서 이탈하는 것으로 나타나고 있고, 그래서 본래 하나이었던 것이 계속적으로 이질화 내지 특수화하는 진행과정으로 구성되어있다는 것이다. 단일성 보존을 향한 요구는 여기에서는 오직 "물질적 단일성"으로만 간접적

---

722) DZYJ Vol.I:399.A

723) 導引而治和

724) DZYJ Vol.I:399.A

으로 이해할 수가 있는 것이고, 이와 같은 복합체계하에서의 육체 전반의 기능적 통합성(단일성)을 의미하고 있다. 그러나 이것들이 상호 연관체계를 유지하는 것은, 그 기능의 물질적 기초가 하나의 동일한 소재 내지 원동력, 소위 본체론적으로 작용하는 氣에서 나왔기 때문이다.

"본체론적으로 작용하는 氣"와 "인체에서 작용하는 氣"의 가장 직접적인 연결은 호흡하는 공기이므로, 그는 폐에 대해 육체에서의 중요한 역할을 부여하였다. 그의 해부학적 개념은 많은 부분이 중국전통의학과 동일한데, 거기에서 그는 氣를 두 가지로 확연히 구분하고 있다. "호흡하는 氣"와 "생명의 氣" 또는 "살아있게 하는 氣"(生氣)이다. 후자의 것은 항상 신장과 양 신장 사이 공간에 저장되어 있다는 것이 보편적인 생각이었다. 폐의 특별한 위치를 부각하기 위해 그는 저서에 이렇게 적고 있다.

> 폐를 氣의 뿌리이다. (인체 내에 있는) 모든 氣는 폐에 의존한다. 그 이유는 하늘의 氣가 폐로 침투하기 때문이다. 이것은 4지와 8관절의 아침이자 저녁이다.725)
>
> 다른 장부의 배열들은 중국전통의학과는 약간 다른데, 그는 神을 心에 배속하고, 氣를 肺에, 血을 肝에, 肉을 脾에, 의지(의식)을 腎에 배속하고 있다. 이 배열방법은 보편적인 것이 아닌바, 그의 개인적인 배열방식의 특징인 것 같다.726)

"살아있게 하는 氣"를 腎에 배속한 것은 자연 속에서 물의 생명력 효과에 대한 생각과 연관이 있고, 腎은 五行의 水에 배속되어

---

725) DZYJ Vol.I:399.B

726) DZYJ Vol.I:401.B, ZGQGS 1989:186

있다. 물을 모든 것을 감싸고 침투하는 단일체로서의 형상으로 보고 있었던 것이다. 사마승정도 역시 물과 氣 양 개념의 은유적 동질성을 근거로 하는 직접적인 연관성을 확립하였다. 따라서 글자의 모양으로 氣뿐만 아니라 물을 표현하는 요술그림, 즉 그 글자의 형상이 물을 표현하는 부적들도 그의 이러한 조치 중에 속한다. 이 부적들은, 몸을 氣에 적응시키기 위해, 태워서 물과 함께 마셨다. 사마승정은 이와 관련하여 다음과 같이 적고 있다.

> 물은 "원초적 氣"의 (침과 같은) 진액이며, 잠복하고 있는 陽의 축축함이다. 그것이 비록 육체적 형체의 속성을 보이고 있지만, 그것에 의존하지 않는 것은 하나도 없다. 그래서 물은 氣의 어머니이다. 물이 순수하면, 氣도 역시 깨끗하다. 氣는 만물의 뿌리이다. 氣가 조화로우면, 육체적 형체는 풍성해진다.[727]

맑은 물이 깨끗한 氣의 상징이라는 점이 식이조절 규칙들을 주도하고 있었다. 그 이유는 곡물은 육체를 더럽히고 손상시키는 혼탁한 물질로서 물의 정반대 위치에 서있기 때문이다. 그렇지만 육체의 생명은 음식물과 그 향기를 흡수하는 것에 직접적으로 좌우되고, 그리고 음식물을 제한하면 몸의 氣도 줄어들기 때문에, 수련자는 우선 금식에 의한 음식물의 손실을 약물의 복용으로 보충해야만 한다. 복용의 분량은 몸속에 氣의 함유량이 증가함에 따라 계속 감소시켜가면서 수련자가 氣만 흡수해도 될 때까지 한다.[728] 사마승정은 그와 함께 세계를 兩分狀態로 설명하고 있는데, 거기에서는 "본체론적으로 작용하는 氣"와 "인체에서 작용하는 氣"가 동

727) DZYJ Vol.I:399.C

728) Engelhardt 1987:153

등하게 통용되고 있다.

> 맑은 陽이 하늘을 만들고 혼탁한 陰이 땅을 만든다. 淸陽은 상체의 구멍들(내지 감각)을 통해 발산하고, 濁陰은 하체의 구멍을 통해 나온다. 청양은 숨구멍들을 열고, 탁음은 五臟으로 간다. 청양은 사지를 채우고, 탁음은 六腑를 채운다. 청양은 (신체의) 氣를 형성하고, 탁음은 (신체가 흡수하는) 향기를 형성한다. 향기는 신체로 돌아가고, 신체는 氣로 되돌려야 하며, 氣는 (신체의) 정미물질(精)로 돌아간다. 정미물질은 氣를 소모하고, 신체는 향기를 소모한다. 氣는 (신체의) 陽을 형성하고, 향기는 陰을 형성한다. 음이 너무 강하면 양이 병들고, 양이 너무 강하면 음이 병든다. 사람은 氣를 조화롭게 하여 침투성이 있게 하고, 향기를 조화롭게 하여 (몸을) 채운다. 만약 (氣가 몸으로) 침투하면, 더 이상 고갈되지 않으며, 사람이 (몸을) 가득 채우면 가늘어지지 않는다.[729]

司馬承禎은 체내의 현상을 위와 같이 설명함에 있어 『黃庭內景經』을 따른 것이 분명하다. 이 책은 이미 곡물의 섭취를 몸에 아주 나쁜 행위로 배척하였고, 그것을 땅의 정미물질(地精)로 표현하였으며, 그 향기가 악취와 악령들을 부른다고 했다. 게다가 이것이 몸에서 악취를 풍기기 시작하면, 몸의 신령들을 혼란하게하고 태아의 氣를 파괴시킨다.[730]

사마승정에게 있어서는 인체의 氣는 극도로 취약한 것으로서, 몸의 현재 상태에 대해 항상 정신적인 반응을 하여 계속 평형을 유지하여야만 하는 것이다. 몸의 상태는 자연에서 볼 수 있는 질서에 의해 지배를 받는데, 인체의 질서는 의식을 통해 사람이 알게 된다.

---

729) DZYJ Vol.I:399.C

730) Engelhardt 1987:166

氣의 작용은 광범위하고 경이롭다. 하늘의 氣가 내려와서, 추위와 더위 그리고 4계절의 변화가 생겨난다. 땅의 氣는 올라가서, 바람과 구름이 8방의 모든 차원에 퍼진다. 양 요소(陰陽)가 하나의 통일된 육체를 만들어내고, 육체와 氣가 가족과 같이 총체적으로 연결되어 사람이 살아남게 하므로, 자신을 자제하기위해 정신적인 군주를 활용하는 것이 고귀한 임무이다. 게다가 우리는 의식적으로 우리의 氣가 병에 작용토록하기 위해 육체를 지배하게끔 한다. 그러면 어떻게 이 병들이 치료되지 않고 더 진전될 수 있겠는가?[731]

이 마지막 문장이 바로 司馬承禎이 氣와 양생기술을 이해하는 핵심요소이다: 그는 자기 신체의 건강상태를 변화시키고, 성장발육 상태를 개선시키기 위해 의식을 이용한다. 취할 수 있는 최적의 상태는 모든 신체 요소들 상호간의 평형인바, 그 내용을 다음의 인용문에서 확인할 수가 있다.

생명은 "운명에 따라 진행(命)"되어 간다. 그것은 육체적 형체와 정신과 氣의 평형에 달려있다. 그것은 臟腑와 정신과 육체의 정상적인 작용에 뿌리를 두고 있다. 그리하면 생명이 완전해지고 장수를 누릴 수 있다. 臟과 腑가 맑고 고요하면, 氣가 풍부해지고 병이 없어진다.[732]

氣의 전형적 속성인 고요함으로서의 不動性이 여기에서는, 살아있는 생체의 기능들을 조절하여 생겨나는 정신적 상태가 육체적 형상으로 발현되는 성장발육의 품질로도 묘사되고 있다. 따라서 사마승정이 수련을 통해 氣를 조작하는 방법들은 身-心-身적이라고 말할 수가 있는 것들로서, 그 복합체 안에서 氣는 자양의 의미뿐만

731) DZYJ Vol.I:402.A

732) DZYJ Vol.I:403.A

이 아니라 정보의 의미를 갖는다. 그러나 이것은 심리적 자기조작과의 연관 하에서만 일어난다. 반면에 그의 해부학적 견해 상으로는 氣가 우선적으로 폐에 배속되어 있는바, 그것이 Prana의 개념과 매우 유사하다는 점에서 사마승정에 대한 불교의 영향이 상당하다는 것을 말해주고 있고, 그의 이론과 실제가 도교와 불교를 혼합한 하이브리드체계라는 인상을 불러일으킨다.

7.4. 인체가 방출하는 外氣의 존재에 대한 최초의 고찰

오늘날 현대 氣功學에서 사용하는 外氣라는 용어는 唐代와 宋代에서는 분산되는 布氣라 불렸으며, 육체에서 떨어져 나오는 內氣를 의미하였다. 外氣, 布氣, 內氣라는 개념들은 外丹이나 內丹이라는 개념과는 구분되는데, 外丹이나 內丹은 선천지기, 후천지기, 하루 중의 특정한 일시 등과 같은 다양한 변수를 이용하여 체내에서 다양한 요소들을 합성하여 만들어지는 개념들이다. 체외로 방출되는 氣에 대한 언급들은 중국 자료의 도처에서 발견되는데, 예를 들어 宋代 蘇軾이 편집한 『東坡志林』의 <書李若之事>편에 布氣에 대해 다음과 같이 기록되어 있다.

> 道를 공부하고 氣를 자양(養氣)할 수 있는 사람들은 氣를 받아들여 다른 사람에게 줄 수가 있다. 道教術士인 李若은 이렇게 할 수 있는데, 그가 이것을 布氣라 부른다.[733]

---

733) 東坡志林 1983:63-64.

이 글은 蘇軾의 둘째 아들인 蘇迨曾이 李若으로부터 치료를 받았다는 사실에 기초하고 있는 것 같은바, 그 아들의 말은 다음과 같다.

> 나는 어린 시절까지는 병약하여 자주 아팠다. 나는 李若의 앞에 앉아 있었고, 그는 내가 아랫배에 무엇인가를 느낄 때까지 布氣를 작용하자, 마치 솟아오르는 해가 비치는 것 같았고 내 몸이 뜨거워졌다.[734]

宋代의 이런 자료들은 隋, 唐 시대에 이미 방출되는 氣에 대한 개념이 있었음을 말해 주고 있다. 『黃帝內經』에도 이와 유사한 방법들이 거론되고 있는데, 여기에서는 자연현상과의 연관하에서 '분산되는 布氣'라는 표현이 등장한다.

> 太虛는 무한하다. 이것이 元氣를 이루고 있고 만물이 배태되는 시작이다. 五行은 하늘의 전부이다. 분산되는 布氣는 진정으로 신령한 것이다.[735]

여기에서 말하고 있는 布氣라는 개념은 대기 중에서 작용하는 五氣를 의미하고 있다.[736]

『晉書』(서기 265～420)에도 氣의 전파에 대해 다음과 같이 적고 있다.

> Xing Ling은 Yuzhang(江西省)의 Jianchang 사람이다……. 수녀 Mu Huang은 30년 이상을 마비되어 있었다. Ling이 그녀를 치료했다. 그는 그녀에게서 몇 치 떨어져 마주 보고 앉았다. 갑자기 그의 눈이

734) 東坡志林 1983:64.

735) 황제내경 소문 HDNJSY 1987:183.

736) ZGQGCD 1991:150.

빛났다. 그가 그 수녀에게 먼저 말했다. '내가 당신을 부축하고 일어서라고 명령하노라.' 수녀가 대답했다. '늙은 사람들은 나이가 들면 병이 든다. 내가 어떻게 갑자기 일어날 수가 있겠는가?' Ling이 대답했다. '일어서려고 노력해 봐라.' 이때 두 사람이 와서 그녀를 도왔다. 잠시 후에 Ling이 도움을 중지하라고 명령했다. 그러자 수녀가 일어날 수가 있었고 치료가 되었다. 그 후 수백 명의 사람들이 차와 배를 타고 찾아와서 그의 처방대로 따랐다.[737]

일반적으로 唐代에서의 布氣 개념은 氣를 받아들인다는 개념의 필수 부분으로서 두 가지 이론으로 나뉘고 있다. 그 하나는 자연에 분산되어 있는 氣, 즉 공기를 받아들이려는 것이고, 다른 하나는 몸속에 내재하는 元氣를 받아들이려는 것이다. 布氣를 발산하는 조건들은 양생기법에서 자기암시를 하는 조건들과 비슷하다. 당시에 이런 실행방법들이 퍼져 있었다는 것은 일련의 관련 서적들이 매우 유사하다는 점에서 알 수가 있다. 이 모든 서적들은 氣를 방출하기 위해서는 최우선적으로 服內元氣를 흡수하는 것과 긴밀히 연관시키고 있다. 唐代의 서적으로는 『服內元氣訣』, 『太無先生生氣訣』, 『氣訣』 등이 대표적인 예이다. 『太無先生生氣訣』의 <布氣訣> 편에 다음과 같이 기록하고 있다.

사람들의 병을 치료하고자 氣를 사용하려면, 대상자가 고통을 받고 있는 五臟의 병을 먼저 확인하여야 한다. 다음에 氣를 방출하여 대상자의 몸속에 뿌려 넣는다. 환자로 하여금 치료자와 정면으로 향하게 하고, 그에게 氣를 넣어 줄 수 있도록 육체와 정신을 안정토록 한다. 이제 환자 스스로 氣를 확장하고 氣를 호흡으로 들이마시며, 정신을 집중하고 邪氣가 영영 사라지도록 몰아낸다(芻)는 생각을 품는다. 正氣가 널리 퍼져 자리를 잡으면 邪氣는 저절로 사라진다.[738]

---

737) ZGQGX 1989:296 이 사례는 현대기공 서적에서 外氣로 치료한 확실한 증거로 인용되고 있다.

氣를 입에서 입으로 전달하는 방법도 많이 퍼져 있었던 것으로 보이는데, 그 이유는 일부 문장에서는 이 방법을 선호하고 있기 때문이다. 이와 관련하여 『春渚記文』에 나오는 宋代의 일화는 유명하다. 道家의 어느 道士가 여승의 몸에 입으로 氣를 전달하자 그 수녀가 창자에 뜨거운 액체를 느끼고 즉시 오줌을 배설했다는 이야기가 적혀 있다. 이 외에도 연대를 알 수 없는 책자인 『布氣經』에는 아랫배를 손으로 만지는 기술이 적혀 있다고 한다.[739]

氣를 전달하기 위한 집중적인 육체 훈련에 대해 『胎息秘要歌訣』은 다음과 같이 적고 있다.

> 道를 오랫동안 수련하면 정미물질이 모아지고 몸속에 胎息이 형성된다. 다른 사람이 병에 걸린 경우에는 臟腑를 검사하여 그 이름을 알아낸다. 환자가 氣를 통제할 수 있도록 하기 위해서는 그의 心을 정화하여 생각이 흩어지지 않게 한다. 眞氣를 전달하여 환자로 하여금 삼키도록 하며 그가 계속하여 여러 번 흡수할 수 있도록 (제공자와) 연결한다. 이 조치가 작용을 하면 환자가 쓰러지도록 놓아두며, 그러면 그는 갑자기 통증을 더 이상 느끼지 않게 된다. 악령과 귀신이 스스로 멀리 가고 병마의 매듭이 스스로 풀린다.[740]

특히 이 사례에서는 外氣 치료의 정신적 정화(카타르시스) 효과가 확연히 드러나고 있다. 환자는 우선 생명력을 받아들일 수 있는 상태로 들어가서 다음에 치료자가 마음대로 할 수 있도록 하여야 한다. 환자가 자신의 몸에 대한 통제력을 상실하는 것에 중점을 두는 것 같은데, 그 이유는 환자가 통증을 잃어버리도록 자신을 놓아

---

738) 太無先生生氣訣. in DZ 823 1장:8b & ZGQGS 1988:1566.

739) Kunio Miura 1989:344.

740) 胎息秘要歌訣 in DZ 131, 2장:1a-1b & ZGQGX 1989:297.

야 하기 때문이다. 이와 비슷한 방법이 1980년대 이후 중국에서 실행되고 있다. 그간 상당히 유명해진 鶴 氣功法에서는 육체에 대한 통제력 상실을 의도적으로 추구함으로써 대상자들이 히스테리 상태에서 난폭하게 행동하거나 자신을 놓아 버리는 사례가 많았다. 이런 치료법은 여러 가지 이유에서 중국의 일반 대중들로부터 낙인찍히게 되었고, 수련자들이 정신 착란을 일으키는 경우도 발생하였다.[741]

7.5. 『元氣論』으로 본 唐末 道教의 세계관과 氣 접근법

氣에 있어서 가장 중요한 개념 중의 하나는 만물에 선행하는 元氣에 대한 견해이다. 元氣라는 개념은 道教는 물론 유교의 본체론뿐만 아니라 중국전통의학과 氣 科學 또는 氣功과학에서 두루 쓰이는 전문용어이다.

복합명사 元氣 속에 포함된 元이란 문자의 의미는 매우 다양하여 그 내용이 매우 광범위하다.[742] 道家의 양생 전문서는 元氣를 이렇게 설명하고 있다.

> 元氣는 養生의 한 개념이다. 이것은 眞氣라고도 한다. 이것은 元陰과 元陽을 포괄한다. 그것의 천부적 품성(性)은 先天에서 얻는다.

---

741) Ots 1990: 학 기공법에서 自發動이라 불리는 다양한 황홀경에 대한 사례들이 보고되고 있다.

742) ZW 1356: 『中言大辭典』에 열거된 의미: 시작, 시초, 머리, 뿌리, 단일, 지도자, 지배자, 황제의 본처, 큰, 위대함, 아름다움, 좋음, 상위에 있는 것, 하늘, 귀한 것, 천지의 작용력, 원천, 원인, 왕조의 원년, 등등.

선천의 정미물질(精)을 통해 생명으로 변화한다. 그 다음 後天의 정미물질의 자양에 의존하여 생명이 계속된다. 이것은 근원을 말하는 것이다. 이것이 腎臟 사이의 샘을 만들어 낸다. 이것은 丹田에 저장되어 있고, 三焦를 따라 분산되며 온몸에 퍼져서 臟과 腑의 기능체계가 살아 작동하도록 자극하고 유지되게 한다. 이것은 생명이 변화하는 원초적 동력의 샘이며 인체 생명활동의 원인적 동력이다.[743]

이것이 가지고 있는 의미의 다양성을 밝혀 보고, 그와 관련되어 연상되는 모든 형상들을 완전하게 그려 보기 위해 이것이 가지고 있는 사전적 의미를 다양한 범주별로 분류하여 보았다.[744]

1. 이것은 '대변천을 시작하는 氣'로서, 이것은 3요소로 구성되어 단일성을 이루고 있는 太極圖의 元氣이다. 이 3요소는 陰과 陽과 陰陽의 평형이다.
2. 이것은 인체의 정미한 氣(精氣)이다.
3. 이것은 하늘의 氣(天氣)이다.
4. 힘과 영향력, 건강, 용기, 의식이란 의미도 가지고 있다.
5. 드물게는 국가의 경제적 잠재력을 나타내는 경우도 있다.

이상은 元氣 개념을 다소 일상용어적인 범주로 분류하여 본 것이지만, 전통적 養生書를 분석한 다양한 사전들은 元氣에 대해 보다 많은 특수한 의미들을 부여하고 있다.

1. '자연에서 작용하는 氣'로서 인간이 호흡으로 흡수하는 것으로 공기를 의미한다.
2. 天과 地가 혼합된 氣로서 생명의 기초가 된다.
3. 天과 地의 정미한 것의 가장 정미한 것으로서 가장 필수적인 부분에서만 작용을 한다.

743) ZGDJ 1991:102.

744) ZW 1356.394.

4. 陰과 陽의 통일된 氣
5. 평형의 상징으로서, 『太平經』에서 말하고 있는 의미에서의 생명의 제3의 요소로서 眞陰과 眞陽의 평형을 추구하는 것
6. 인체의 복부에 모여 있는 氣로서, 경혈 命門과 下丹田의 의식과 연관되어 있는 것
7. 육체적인 것과 상반되는 정신적인 것
8. 성격적 내지 정서적 천성
9. 양쪽 신장 사이에서 움직이는 氣(腎間動氣)로서 생명의 뿌리로도 이해됨
10. 드물게는 우측 腎臟을 의미함
11. 일부 출처에서는 인체의 陽의 복합체로 분류하기도 한다. 여기에서 陰의 복합체는 본체를 자양하는 반면 陽의 복합체는 인체의 설계도에 해당된다. 환언하면 陽의 복합체는 조직구성에 필요한 氣(營氣)로 표현되는 한편, 陰의 복합체는 방어하는 氣(衛氣)가 된다.[745]

양생 기법에 관한 道家의 서적에 나오는 다양한 의미는 唐代 서적인 『元氣論』에서 찾아볼 수가 있다. 이 논문은 『雲笈七簽(宋代 운급칠첨)』의 제56편 <諸家氣法>에 나오는데, 이것은 이 논문 뒤에 수록된 자료들, 즉 道家의 양생 수련기법 지침서들의 이론적 바탕이 되고 있다. 『元氣論』과 이것을 추종하는 다양한 수련기법들과의 긴밀한 주제적 연관성은 『元氣論』 바로 뒤에 나오는 자료가 중요한 양생서중의 하나인 司馬承禎의 『服氣精義論』이라는 사실에서 증명되고 있다.

『元氣論』의 저자는 알려져 있지 않다. Needham에 따르면 이 책은 8세기 후반에 발간되었다고 한다.[746] 『元氣論』은 內丹 이론에 관한 것들을 모아 놓은 글로서 모든 養生 학파들의 주장이 반영되

745) ZGQGCD 1991:64 & QGZTCD 1988:207－208.

746) Needham V.5:122 & ZGDJ 1991:1792.

어 있다. 『元氣論』의 문장이 매우 방대하기 때문에 전체 문장을 상세하게 거론하는 것은 매우 어렵고 그것을 다양한 관점별로 조명해 보는 것이 바람직하다. 『元氣論』에 대한 연구는 氣의 單一性이란 전형적 속성 측면에서, 그리고 氣와 접촉함에 있어서의 정신적 측면에 관한 저자의 견해를 중심으로 조사 분석되어야 할 것이다. 이러한 선별적인 접근법을 택한 이유는 첫째, 單一性이 氣의 근본적이고 가장 중요한 속성이라는 점이며, 둘째, 氣와 접촉하는 방법을 고전의 자료로써 증명할 수 있는 것은 오직 정신적 내지 심리적인 自己感應 내지 他律感應으로만 할 수 있다는 점 때문이다.

『元氣論』은 먼저 본체론과 元氣 사이의 세계관적 상관관계를 다루고 있으며, 그 다음으로 인간의 행동에 대한 氣의 도덕적, 문화적, 심리적 작용을 다루고, 마지막으로 인체에서의 氣의 생리적 역할을 다루었다. 더 나아가서는 인간정신의 형성에 대해 언급하고 있으며 아울러 氣를 수련하는 다양한 기술을 소개하고 있다. 『元氣論』은 일정한 수련법을 소개하는 책이라기보다는 생명연장 방법의 이론적 기초개념에 관한 책이다. 『元氣論』을 통해서 알 수 있는 것은 모든 역사적 양생수련법들과 현대 氣功이 순수하게 기계론적으로만 이해될 수가 있는 것이 아니라, 이 수련법의 배후에는 수련자가 自己感應을 통해 氣에 접촉할 수 있는 단계로 들어가는 어떤 상태들이 있다는 점이다. 『元氣論』에서 우리는 이 상태들이 심리적인 것일 뿐만 아니라 의학적인 것, 또한 일반 문화적인 것일 수가 있다는 점을 확실하게 확인할 수가 있고, 또한 이 상태들은 이것들이 모두 함께 작용할 수 있도록 모든 요소가 동등한 상태로 제고되었을 때에만 본연의 기능을 발휘한다는 점을 알 수가 있다. 생물학적 생명에 대해 작용을 미치기 위해 정신 심리적인 상태와 과정들을 동시에 조절하여야 한다는 이와 같은 요건은 육체적, 정신적 존재의 다양한 측면을 합성하려는 양생기법들의 전형적인 요건이다. 이런 상태가 완성되어 건강한 형태로 나타나는 것이 바로 통일(單一性)이다. 본문에 나와 있는 견해들을 분석하기 위해 테마별로 '본체론적으로 작용하는 氣', '자연에서 작용하는 氣', '인간의 육체에서 작용하는 氣'로 문장들을 나누어 보았다. 『元氣論』에서는 氣의 이러한 작용 범위가 서로 긴밀하게 연관되어 있고, 다른 차원의 동일한 것으로 배열됨으로써, 元氣가 살아 있는 생물 안에서 물리적, 정신적, 심리적으로 진화하는 것에 대해 우리는 이것들이 다른 차원의 동일한 것이라고 충분히 말할 수가 있다.

특히 '본체론적으로 작용하는 氣'와 '인체 내에서 생물학적으로 작용하는 氣'는 매우 밀접한 관계로 항시 동등하게 마주 보는 관계로 배열되고 있다.

『元氣論』에서는 계층구조로 된 우주 생성의 역사적 단계를 발견할 수가 있다. 이 발생과정의 계층구조를 통해 道教 본체론에서의 본체론적 氣 개념을 알아볼 수가 있다. 우주의 생성은 5단계로 완성되는데, 그 속에서 사물들이 無 혹은 氣로부터 생성된다.[747]

제1단계: 混沌의 과정으로 虛의 상태이며 절대적 존재 이전의 상태이다.
제2단계: 방향이 있지도 없지도 않는 우주의 요소들이 생성된다. 이 과정에는 아무런 차원도 없고, 아무런 동기도 없다. 우주의 구성요소들은 三寶(해, 달, 지구) 또는 공간을 구성하는 3차원이 될 수 있다.

747) 『元氣論』.

제3단계:

a) 太一(극단의 單一性)[748]의 상태이다. 여기에는 흐릿한 것이 널리 퍼져 있고 元氣는 아직 형성되어 있지 않다.

b) 太始(극단의 시작)가 전개되고, 元氣가 싹트기 시작한다.

제4단계: 太素(큰 순수함)의 과정으로 像氣(形象의 氣)가 구조를 갖추기 시작한다.

제5단계: 이 과정에서 인식 세계가 시작되고 元素(원초적 單子) 또는 분화된 것(太極)의 법칙인 二元論이 지배한다. 여기에서 비로소 形氣(육체를 형성하는 氣)가 인식된다.[749]

이러한 본체론적 상황을 생물학적 생명의 발생에도 적용시켜서 생명의 생성역사를 말할 수가 있다. 『元氣論』에 이와 관련된 내용들이 있다.

그것은 이러하다. 즉 元氣가 흐릿한 안개 속에서 피어나기 시작한다. 바로 이것이 (우주 내지 생명의) 시작이다.[750] 다음 天과 地의 분리가 뒤따르고, 이것은 乾卦(남자, 하늘 등을 의미함)와 坤卦(여자, 땅 등을 의미함)로 兩儀로 나뉜다. 이것들은 陰을 정돈하고 陽을 움직이며, 元氣를 나누어 퍼뜨리는데, 이것이 자궁에 모여 사람을 만든다.[751]

748) ZW 5965.9:(1) 太一은 통상적으로 '모든 생명의 근원적 元神'으로 번역되고 있다.

749) 필자는 太極圖를 형체를 갖춘 세계의 상징으로 보기 때문에, 太極을 개체로 분화된 것의 의미로 번역하였다.

750) 이 부분은 본체론 측면은 물론 개체발생론 측면에서도 이해할 수가 있다.

751) 『元氣論』.

그림 22[752] (單一性의 태생 이전의 상태) 先天八卦對待之圖

先天八卦對待之圖

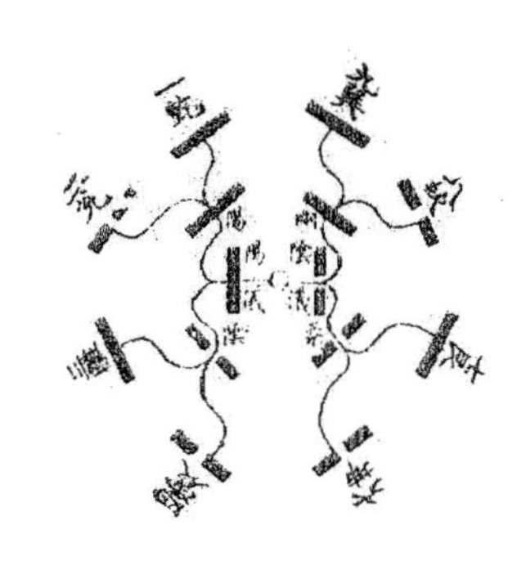

사물의 발생사적 질서체계 내에서 생명의 시작은 앞에 구분해 놓은 다섯 단계 중 제3단계 b)에 속한다. 이들 설명 중에서 흥미로운 것은 單一性이 항시 무엇인가가 생성되거나 시작되기 위한 필수 불가결한 전제조건으로 서술된다는 점이다. 『元氣論』에는 다음과 같이 적고 있다.

> 道는 극단적인 虛와 無의 과정에 이미 내재적으로 생성되었다. 그것은 탄생되지 않고 그 뿌리는 그 자체 안에 있어서 명칭을 붙일 수가 없다. 따라서 우리는 그 자체가 道의 아버지와 어머니이며 氣의 뿌리라고 알고 있다. 그 자체는 單一性(하나, 一)에 뿌리를 박고 있다. 만

752) 易象圖說內篇 in DZ 71-71:161.

약 道가 單一性에 뿌리를 내리고 있다면, 元氣 역시 單一性에 뿌리를 두고 있다. 그러므로 單一性이 진정한 太始(극단의 시작)이다.[753]

그림 23[754] 나(我)란 무엇인가

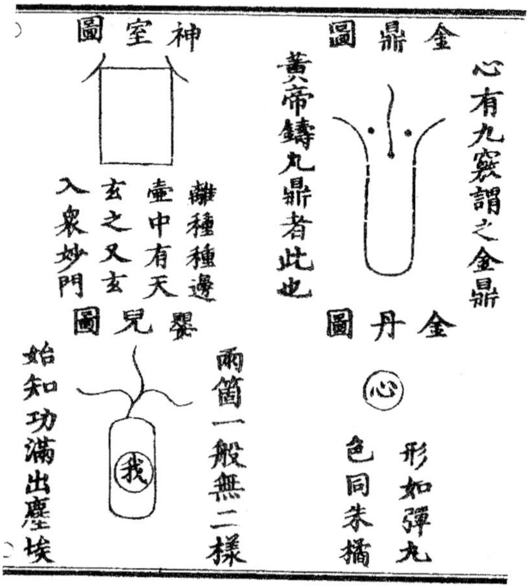

이런 상황이 생물학적 생명체에도 똑같이 적용되므로 그 시작은 역시 單一性이다.

그것이 태아로 뭉쳐지면 달걀 크기의 형상을 갖는다. 氣가 공의 형태를 갖추어 (육체적 형태의) 전 단계가 되면 우리는 그것을 太一(극단의 單一性)이라고 부른다.[755]

---

753) 『元氣論』.

754) 修眞十書 1. Kap.: 2a in DZ 122-131:263.

755) 『元氣論』.

單一性의 패러다임은 또 다른 문장을 통해 더욱 명확하게 설명되고 있는데, 즉 單一性이 생명발생의 직접적 전제조건일 뿐만 아니라 생명유지의 조건으로도 간주된다는 것이다.

> 元氣는 單一性에 뿌리를 두고 있고, 생명의 변화는 다양성을 가지고 있다. 그러나 생명을 유지하고, 만물이 완성되려면 單一性이 유지되어야 한다. 單一性을 잃으면 죽어서 땅으로 돌아간다. 따라서 사람은 결코 單一性을 잃어서는 안 된다.[756)]

처음에 單一性이 존재를 가능하게 하지만, 이 존재의 진화는 單一性으로부터의 진전을 의미하며, 마치 점점 복잡해지는 분열과정과도 같은 것으로서, 이것이 점점 확산되면서 변화무쌍하여지지만 대신에 점점 불안정하고 손상되기 쉬운 상태가 된다. 이 분열과정은 『易經』의 小成卦와 大成卦의 형태로 표현된다. 인류의 문화적 업적들도 元氣의 진화적 분열에 해당되며, 마찬가지로 인간의 운명은 물론 심리적, 생물학적 상태의 변화도 이에 해당된다.

> 道가 陰과 陽을 낳는다. 陰과 陽은 天과 地를 낳고, 天과 地는 부와 모를 낳는다. 부모는 나의 몸(我身)을 낳는다. 감정(情)과 천부의 품성(性), 육체적 형태(形), 생명의 진행(命)은 모두 元氣로부터 섭취한다.[757)]

『元氣論』에서 氣의 분열과 분산은 생물/해부학적인 것일 뿐만 아니라 사회적인 것으로도 간주되고 있는데, 그 이유는 인류문화나 문명의 발전 자체도 氣의 계속적인 분화과정으로 나타나고 있기

---

756) 『元氣論』.

757) 『元氣論』.

때문이다. 여기에서 單一性이란 모든 피조물들이 같은 원천에서 나오기 때문에 이 모든 것들의 결합성을 의미하고 있다. 이 과정에서 전통적으로 사람은 氣 분화의 최고의 형태로 항상 서술되고 있다.

모든 것은 같은 하나의 사물이다. 사람과 각종 물건이나 존재들은 하나의 동일한 元氣를 받아서 생성되고 생명을 이룬다. 생명이 한번 생성되면 양육되고 유지되어야 하는데, 이것이야말로 가장 존귀하고 가치 있는 것이다. 그렇지만 아무것도 인간의 氣를 능가하지는 못한다.[758]

모든 사물의 單一性에 대한 생각은 단순히 氣의 單一性에 의한 것이다. 이 생각은 '본체론적으로 작용하는 氣'뿐만 아니라, '자연에서 작용하는 氣' 그리고 '생물학적으로 체내에서 작용하는 氣' 모두에 적용된다. 그러므로 자연에서의 물리적 현상들도 모두 동일한 것의 표현으로 간주된다.

單一性(一)이 五氣를 내포하고 있다. 軟氣는 물을 생성한다. 물의 숫자는 一이다. 溫氣는 불을 생성한다. 불의 숫자는 二이다. 柔氣는 나무를 생성한다. 나무의 숫자는 三이다. 剛氣는 철을 생성한다. 철의 숫자는 四이다. 風氣는 흙을 생성한다. 흙의 숫자는 五이다. 만약 이 五氣가 아직 육체적 형태를 갖추지 않고, 본체론적 三寶가 아직 나뉘지 않고, 또한 兩儀가 아직 모습을 드러내지 않으면, 이것이 混沌 또는 混塊라고 부른다. 이것은 얼음의 형태이다. 五氣는 여기서 혼탁한 單一性으로 섞여 있다. 만약 이 單一性이 분화하면, 五氣로 나뉘어 원천이 된다. 거기에서 나오는 氣가 모습을 취하는데, 이것을 氣의 모습(氣象)[759]이라고 부른다.[760]

---

758) 『元氣論』.

759) 氣象은 일상용어로는 기후, 주변상황 등을 의미함.

760) 『元氣論』.

그림 24[761] 자연 형상으로서의 인간(元氣體象圖)

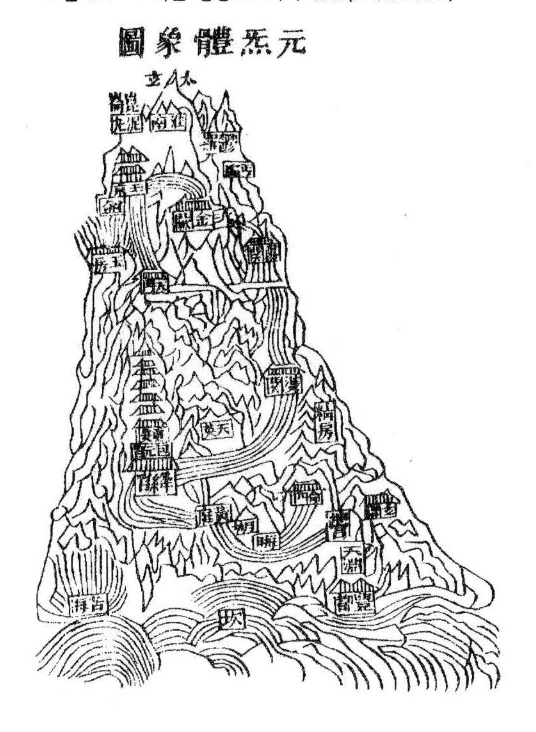

『元氣論』에서는 氣가 체계적으로 분화한다고 하는 생각이 인식 가능하게 분화된 세계가 형성되는 기초를 이루고 있다. 분화된 세계에서 氣는 그의 單一性을 상실한 것같이 보임으로써 사물들이 서로 구별될 수가 있다.

元氣는 이름을 가지고 있지 않다. 그것이 생명으로 화하면(化生),[762] 그때에 이름을 갖게 된다. 元氣는 모든 것을 똑같이 감싸고 있는 것이며, 생명으로 화하는 것은 그 종류를 구분하는 것이다. 모든 것을

761) 上楊子金丹大要圖 1. Kap.:3a in DZ 736:1068.

762) '생명으로 화하면'을 '생성되는 변화를 거치면'으로 번역할 수도 있음.

감싸고 있는 것은 형체가 없기 때문에, 원천적이라고 말할 수 있는 氣만 존재하는 것이다. 구분지어지는 것은 육체적 형태가 있고, 만물의 이름으로 모습을 드러내며 그 외양을 형성한다. 따라서 이름이 없는 것은 天과 地의 시작이며, 이름이 있는 것은 만물의 어머니이다.[763]

인식세계는 單一性에서 多樣性에로 화한 과정으로 표현되는 이러한 본체론하에서도 또 다른 패러다임의 틀 아래에 놓여 있다. 이 인식세계는 항상 氣에 의존적인 관계에 있는데, 생명체의 생명의 진행이나 천부적 품성 등이 그러하다.

감정(情)과 천부의 품성(性), 육체적 형태(形), 생명의 진행(命)[764]은 모두 동일한 元氣로부터 섭취한다. 性은 모든 것을 똑같이 감싸고 있는 것이며, 命은 종류들을 구분하는 것이다. 천부적 품성은 元氣와 떨어질 수가 없다. '생명의 진행'(命)은 종류에 따라 그 생명을 변화시킨다.[765]

이러한 이론적 바탕 위에서 생명과 氣가 동일한 것이라고 규정해도 틀린 것은 없다. 이는 생리학적 차원에서도 그렇다. 생명은 육체의 전체 시스템을 결속시켜 주는 완전한 氣가 존재할 때만 가능한 것이다.

인간의 생명은 天과 地의 元氣로 설계되었다. 그것은 정신을 형성하고 육체의 형태를 만든다. '원천적이고 單一的인 氣'(元一之氣)를 받아서 液과 精(정미물질)이 만들어진다.[766] …… 그러므로 '皇帝的 單一性'(帝一)[767]은 소용돌이 바람의 원칙을 가지고 있다. 이것은 百

763) 『元氣論』.

764) 命은 운명이라고도 번역되지만, '생명의 진행'으로 번역한 것은 문맥을 고려한 것임.

765) 『元氣論』.

766) 『元氣論』.

器(구체적 사물) 속의 폭풍과 함께, 또한 이것에 거슬러 움직인다. 위로는 뇌수를 채우고 아래로는 元氣를 강화시킨다. 뇌수가 가득 채워지면 정신이 완전해진다. 정신이 완전하면, 氣가 완전해진다. 氣가 완전해지면 육체적 형체가 완전해진다. 육체적 형체가 완전해지면 체내의 100가지 器官들 간의 관계가 조절되고 체외의 八邪가 소멸된다.[768)]

『元氣論』에 따라 장수를 누리기 위해서는 육체와 정신적 측면에서 동시에 관리를 해야 하며, 이것은 氣의 典型的 속성으로서의 單一性의 지배하에서 완성된다. 육체(精), 氣, 神의 관계를 충분히 설명하기 위해서는 한두 가지 특수성을 더 언급할 필요가 있다. 『元氣論』에 따르면 인체는 창조적 질서의 복사판이다. 인간은 그 질서를 유지하고, 인체 내의 질서를 상징하고 있는 器官들이 기능을 발휘하도록 관리하는 상황하에서만 살아갈 수가 있다. 잘 알려져 있는 바와 같이 오장육부와 經絡은 陰陽의 본체론적 범주와 五行의 현상론적 범주로 분류되어 있는데, 『元氣論』에는 또 하나의 內仙丹 기술체계가 수록되어 있다. 즉 三丹田이라고 하는 것으로서, 이것들은 육체의 중심으로 간주되며 인체의 우주적 질서를 상징한다. 『元氣論』에서는 이 3개의 인체 氣의 중심을 三焦라고 하는 가상의 기관과 동일시하고 있다. 이 가상기관의 존재여부를 판단하기는 매우 어렵다. 서양에서는 이것을 여러 가지로 번역하고 있는데, '내분비 체계'에서부터 '체외의 기관'이라는 데까지 미치고 있으며, 중국의 현대 서적에서조차도 三焦의 의미는 일률적이지가 않다.[769)] 『元氣論』에서는 三焦와 관련하여 해부학적 상태뿐만이

767) ZW 9064.[6] & M 5943.[b]1: 帝一은 여기에서는 大一을 의미한다. Mathews에 의하면 '두 개의 힘으로 분리되기 전의 만물의 선천적 상태'를 의미한다. ZGZTQ 1989:495: 內鍛 서적에서는 眞意로 표현되며, 三一 학설에서는 '암놈의 단일성', '수놈의 단일성'에 이은 제3의 요소로서의 단일성을 의미한다.

768) 『元氣論』.

아니라 물리적, 심리적 기능에 대해서도 언급하고 있다.

> 흐릿한 무질서가 분리되고 '3개의 원천의 氣'(三元之氣)가 하늘과 땅과 물을 만든다. 이것들이 인간의 질서를 만들고 만물이 자라도록 자양한다. 인간도 이 질서를 자신 속에 복사하는데, 이것이 三焦[770]로 상징된다. 육체를 자양하고 神氣를 생성하기 위해 3丹田은 몸의 세 곳에 위치하지만 정상적인 臟腑器官을 갖지는 않는다. 이것들은 체내에 있으면서 3가지(三物)[771]를 통제한다. 上焦는 하늘을 닮았고 上丹田으로 상징된다. 체내에서의 아래 경계는 위의 들문과 심장의 아래쪽이다. 위쪽으로는 뇌수에까지 이르는데, 그곳이 上丹田의 위치이다. 이것은 하늘의 元陽의 氣(天元陽氣)를 받아들이고, 가슴에 있는 경혈 膻中을 통해 통제한다. 이것은 피부와 근육 사이의 온기를 지배한다. 이것은 (산속의) 안개가 움직이는 것과 같다. 中焦는 땅의 원천을 모방하고 체내에서 中丹田으로 상징된다. 그 경계는 심장 아래에서 배꼽까지 이른다. 이것이 中丹田의 위치이다. 이것은 땅의 元陰의 氣(地元陰氣)를 받아들여 심장 밑에 있는 경혈 胃管을 통해 조절한다. 이것은 영양소를 소화하고 물을 끓이는 일을 지배하는데, 위 속에 있는 물과 영양소들의 향기(水穀之氣)를 변화시켜 혈액 속으로 보내져서 臟과 腑를 만든다. 육체적 형체는 地氣의 증기와 같은 것이다. 下焦는 물의 원천을 닮았고 下丹田으로 상징된다. 그 경계는 배꼽 중앙에서 아래로 방광에까지 이른다. 물이 스미는 샘이 下丹田의 위치이다. 이것은 '물의 元陽의 氣'(水元陽氣)를 받으며 경혈 氣海를 통해 조절된다.[772]

三焦는 육체적인 면을 가지고 있지만, 또한 정신적인 면도 가지고 있어서 이 측면들이 서로 기능적으로 연결되어 통합되어 있다. 三焦의 중요성은 특히 인체의 氣를 통제하는 속성에 있다.

---

769) Porkert 1979:158-162 &FOCM 91.

770) 三焦는 '세 개의 溫器'로 번역되고 있다.

771) 三物은 세 개의 물건으로 번역되지만 ZGZTQ 1991:53에서 元精, 元氣, 元神으로 설명되고 있다.

772) 『元氣論』.

> 삼초는 움직이는 氣의 지배자이다. 그래서 이것은 氣 통로의 관리인이다. 氣 통로는 모든 방향으로 뚫고 들어가는 큰길이다. 下焦가 순환을 지배한다. 氣와 血이 경맥과 혈맥으로 흐르고 침투하는 것을 지배하며, 神이 농축되는 것과, 精이 모이는 것과, 陰과 陽의 動과 靜을 지배한다. 氣와 血이 물같이 흘러서 모든 것을 적시게 한다.773)

丹田 내에서 인간의 육체적 측면과 정신적 측면이 서로 연결되어 하나로 승화되는데, 그 일치하는 정도가 생명의 상태를 결정한다. 『元氣論』에서는 육체와 정신의 관계를 다음과 같이 적고 있다.

> 육체와 정신은 서로 사랑하고 서로 보호해 주는 둘이다. 이것은 즉 육체가 道를 얻으면 神을 얻게 되고, 또한 神이 죽지 않으면 육체도 죽지 않게 된다는 것이다. 육체와 정신은 서로 제약하며, 그것의 경계는 경계가 없는 그곳에 있다.774)

이제 생명 연장의 효과를 얻기 위한 氣 수련기술의 접점은 정확하게 三丹田의 작용을 單一性으로 함께 이끄는 데 있는 것이다. 이 수련법을 三一 기법이라고 한다. 이것은 사람이 무슨 수련법으로 단련하든지 간에 생명연장의 기초적 방법으로 간주된다.

> 만약 장수를 하고 싶으면 三一 기법을 이해하여야 한다.775)

三一 기법은 행동심리적인 동시에 생리적인 기법이다. 이 기법은 인격의 내면적이고 근본적인 바탕으로 돌아가는 것을 요구하고 있는데, 수련자는 천천히 단계적으로 여기로 접근해야 하는 것이다.

773) 『元氣論』.

774) 『元氣論』.

775) 『元氣論』.

三一 기법은 다음과 같다.

三一의 비법은 다음과 같다. 즉 元氣와 眞神을 三(요소: 精, 氣, 神)에서 一(單一性)의 존재로 승화시키는바, 연단하는 사람은 精을 神으로 변화시키고, 神을 小兒로 변화시키며, 小兒를 진정한 사람으로 변화시키고, 진정한 사람을 乳兒로 변화시키며 乳兒를 眞一(진정한 單一性)로 변화시킨다. 單一性은 황제와 같은 지배자(帝君)이다. 그는 육체를 통째로 하나(單一性)로 묶을 수 있으며, 그는 36,000개의 神을 지배하는 황제로서 36,000 神이 몸에 모두 존재하도록 만든다. 그리하여 사람이 자기 몸을 움직일 수가 있고, 인격이 황제의 홀에서 머물 수가 있다.[776]

그림 25[777] 帝君品命

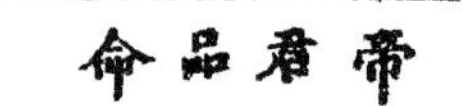

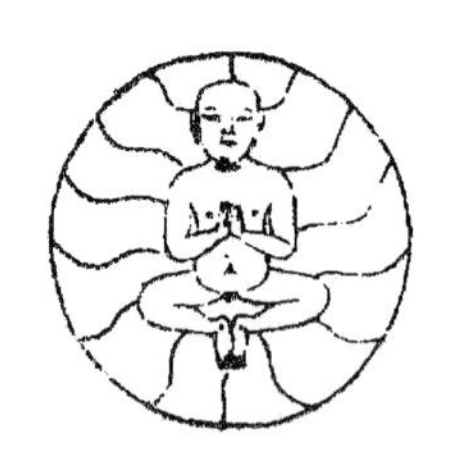

776) 『元氣論』.

777) 無上黃綠大齊立成儀 41. Kap.:15a in DZ 278－290:508.

위에 언급된 목표를 달성하기 위해서는 神, 氣, 意識은 물론 육체 器官의 기능들을 총망라하는 인체의 모든 현상을 초월하는 실체로서의 훈련을 필요로 한다. 몸의 이러한 실체를 바로 心이라고 표현하고 있는데, 『元氣論』에는 다음과 같이 정의하고 있다.

> 心은 물체성과 함께 태어나고 그것과 함께 죽는다. 그 원동력은 '정신적이며 시각적인 지각'(心目)에 바탕을 둔다. 天地의 萬가지 원동력으로 인해 생성되고 사멸하며, 꽃이 피고 죽고, 유지되거나 손실된다. 그렇지만 없어진다거나 남아 있는다거나 하는 것은 반드시 '정신적이며 시각적인 지각'(心目)으로부터 온다.[778]

心의 존재는 실체 안에서의 氣의 농축과 직접 연계된다. 이 心은 氣와 함께 살아 있는 세상을 만든다. 氣의 單一性에도 불구하고 이 세상은 많은 다양성을 가지고 있다. 다양한 생명의 기초는 氣의 분화이며, 氣는 생명체의 천부적 품성에 알맞게 지속적으로 변형된다.

> 元氣는 이름을 가지고 있지 않다. 그것이 생명으로 화하면(化生),[779] 그때에 이름을 갖게 된다. 元氣는 모든 것을 똑같이 감싸고 있는 것이며, 생명으로 화하는 것은 그 종류를 구분하는 것이다. 모든 것을 감싸고 있는 것은 형체가 없기 때문에, 원천적이라고 말할 수 있는 氣만 존재하는 것이다. 구분지어지는 것은 육체적 형태가 있고, 만물의 이름으로 모습을 드러내며 그 외양을 형성한다.[780]

氣가 단일한 氣로서 모든 사물과 존재에 포함되어 있기 때문에

---

778) 『元氣論』.

779) '생명으로 화하면'을 '생성되는 변화를 거치면'으로 번역할 수도 있음.

780) 『元氣論』.

『元氣論』은 氣의 변화에 대해 다음과 같이 정의하고 있다.

> 이런 이유로 인해 그 변화는 '산포되는 정신의 영혼'(遊魂)이라고 한다.[781]

한 생명체의 발생에서 사멸까지의 다양한 발전단계를 陰陽二元論으로 다음과 같이 설명하고 있다.

> 죽음, 이것은 陰(이 지배하는 단계)이다. 생명, 이것은 陽(이 지배하는 단계)이다.[782]

陰陽二元論은 동일한 사물의 동적 상태와 정적 상태의 모든 가능성을 다 포함하고 있는 것으로 이해할 수가 있다. 『元氣論』은 單一性의 氣에 대해 이렇게 말하고 있다.

> 그러므로 이러하다. 즉 혼돈을 생성하는 것이 있는데, 이것이 비록 같은 氣를 생성한다고 해도 인지할 수가 없고 형체를 가질 수가 없다. 그러나 빠름과 느림 사이에 숫자적 차이는 있다.

陽氣와 陰氣로 분리된 元氣는 전변원칙에 기초하여 물리적 현상을 유발하며 변화시스템에 따라 변화한다. 전변을 지각하고, 그 진행과정을 조절하며, 그 결과를 조작해 내는 것은 육체의 내면에서 내적으로 이루어지는 정신적 능력이다.

> 道를 배우는 것은 내적인 학습(內學)이라 부른다. 內學은 육체 내

781) 『元氣論』.

782) 『元氣論』.

> 의 心(심리, 의식)의 문제를 다룬다. 이것은 三丹田이며 그 (삼단전의) 三元氣이다.[783]

心을 형성하기 위한 전제조건은 역시 여기에서도 존재의 진정성으로 귀결되는 單一性이다.[784] 이 상태에 도달하려면 정신위생적 조건들을 유리하게 조성할 필요가 있다. 이 조건들 역시도 일부분 氣의 전형적 속성으로 파악되고 있지만, 든든한 육체적 건강을 위한 單一性의 조건에는 선험적인 다양한 心理 위생적 전제조건들이 함께 포함되는 것 같아 보인다. 다음 문장의 예에서 보듯이, 본체론적 單一性의 전제조건들은 氣를 접근할 수 있게 해 주는 심리위생적 전제조건들과 동일하다.

> 大純粹함 이전에는 고독함, 순수함, 흑암과 적막이 있었다. 아무런 형상을 가질 수 없었던 靜寂이었다. 거기에는 虛밖에는 아무것도 없었다.[785] 영원함도 이와 같은 상태이다. 이것을 넓게 흐르는 氣(溟涬)[786]라고 한다. 이것이 道의 뿌리이다.[787]

고독함, 순수함, 흑암, 정적과 虛는 氣를 다루고, 自己感應을 통해 單一性으로 환원하여 인체 내에 心을 형성하는 수련에 있어서 기본이 되는 전제조건이다. 이 전제조건의 필요성은 다른 저술가들도 마찬가지이지만, 『元氣論』에서는 더욱 특별히 강하게 표현하고 있다. 시기, 성냄, 증오, 사랑, 욕망, 과시욕 등 기타 외부를 지향하

---

783) 『元氣論』.

784) 『元氣論』.

785) 道家에 있어서 虛와 無는 다른 의미임이 여기에서 확실히 드러난다.

786) 필자는 溟涬과 浩然之氣를 똑같이 '넓게 흐르는 기'로 번역하였음 M2767.1.

787) 『元氣論』.

거나, 외적으로 표현되는 사회참여와 같은 통제되지 않은 감정을 자제하는 것 또한 여기에 포함되며, 생명의 뿌리에 자신을 맡기고 자기존재의 완전한 자족상태를 의식하도록 끊임없이 노력하는 것도 여기에 포함된다. 특히 마지막 부분은 養生 기법에서 근본적인 의미를 가지고 있다.

> 통상적으로 사람은 道를 잃지만, 道는 사람을 잃지 않는다. 통상적으로 사람이 생명을 떠나지 생명이 사람을 떠나지 않는다. 사람이 생명과 道를 잃지 않고 끊임없이 정신을 자양하면, 장기간에 걸쳐 道와 생명이 서로 보호해 주고 정신과 생명이 서로 보호하게 되어 육체적 형체와 정신이 지속될 수가 있다.[788]

또 하나의 문장에서는 생명보존을 위한 진지한 노력과 이를 위한 지속적인 정신적 노력 간의 상호 관계를 극명하게 설명하고 있다.

> 생명이 변해 가는 곳은 죽음이다. 죽음이 변해 가는 곳은 생명이다. 생명과 죽음의 뿌리는 지속적으로 환원하고 있다. 생명을 잘 다루는 자는 죽음의 동력이 일어나지 않게 한다. 생명을 잘 다루지 않는 자는 죽음의 동력이 일어나게 한다. 죽음의 동력을 허용하는 자는 죽음을 불러오고, 생명의 동력을 일으키는 자는 자신이 살아 있게 할 수 있다. 그러므로 생명을 가능하게 하는 것은 氣에 의해 이루어진다. 氣가 생명으로 변하면 생명이 존재하고, 氣가 죽음으로 변하면 죽음이 존재한다. 따라서 다음과 같다. (생명을) 직시하고 氣를 조절하는 자는 氣의 흥분으로 그렇게 할 수가 있다. 氣의 흥분은 물리적인 힘으로 도달할 수가 있는 것이 아니고, 虛無 속에서 스스로 일어나므로 모든 사물 안에서 통제될 수가 있다.[789]

---

788) 『元氣論』.

789) 『元氣論』.

정신적 수련에 대한 요구의 절박성에 대해 『元氣論』은 또다시 독자들에게 명확하게 언급하고 있는데, 아래에 인용한 문구는 감정적인 스트레스를 병인의 큰 요소로 지적함으로써 고전적 의미의 정신, 신경, 내분비학에 해당된다고 말할 수가 있다.

> 사람과 존재에 대한 자선행동은 恩이다. 사람과 존재를 파괴하고 쳐들어가는 것은 害다. 恩을 활성화시키는 것은 행복한 삶이고 害를 활성화시키는 것은 불행의 도래를 의미한다. 모든 시기와 증오는 거울 속에 형상을 불러오며, 그것은 흥분을 하게 하고 의심과 의혹을 만들어 낸다. 그것은 비합리적 범주에 속하는 광기와 천치의 귀신이다. 그가 혼란스러워지면, 六寸[790]을 진정시키기가 어렵고, 百神이 내팽개쳐진다. 짧은 시간 내에 (의식의) 뿌리가 파괴된다. 이 진실은 심각하게 우리를 경고해 준다.[791]

인체의 건강에 대해 인간의 행동이 작용한다는 도덕철학적인 사고방식의 바탕 위에 氣를 조작하는 기술이 구성되어 있다. 이것을 가능하게 하려면 心의 고차원적인 실제를 만들어 내야만 한다. 이것을 달성하기 위해, 자신의 육체에 대한 감각을 계속 예민하게 강화하면서 최대한의 不動心 상태에서 생명의 근본으로 환원하려는 노력이 추구된다. 이 과정에서 單一性의 상태가 생성되는데, 이것이 장수의 근본적인 전제조건이다.

> 즉 心(심리, 의식)을 양육하는 것이 三一 기법의 기초이며, 氣를 녹여 단련하는 것이 道가 번성하는 나무이다. 心이 있으면, 氣도 역시 있듯이, 나무가 있으면 뿌리가 있어야 한다. 사람이 心을 실현시키는 바로 그때 氣가 실현된다. 氣를 실현시키는 그때, 單一性이 실

790) 六寸은 『元氣論』에서 元氣와 동의어로 사용되고 있음.

791) 『元氣論』.

현된다. 單一性이 道이다. 道를 실현시키는 바로 그때 36,000 神이 실현되고 '모든 현상의 萬 가지 원인'[792]들이 멈춘다. 모든 현상의 萬 가지 원인들이 멈추면 '절대적 실재'(無不爲)가 존속한다. 無不爲가 존속하면 至丹(極端의 仙丹)을 지각하게 된다. 만약 사람이 至丹을 느끼면 天과 地의 세월과 같다. 至丹이 무엇인가? 極端의 仙丹은 '丹田의 진정한 神'이고 '진정한 單一性의 제왕적 지배자'이다. 사람이 인격을 실현시키면 (육체의) 모든 神을 지배하는 것을 실현시킨다. 사람이 육체를 현실화하면 元氣가 분산되지 않는다.[793]

필자는 氣를 접근함에 있어 환원적 自己感應의 큰 의미를 다시 한 번 강조하고자 한다. 氣를 접근하는 것이 오로지 정신적인 차원이라는 것을 확인해 두는 것이 중요하다. 『元氣論』에서도 이런 내용을 계속 강조하고 독자들에게 끊임없이 예를 들어 보여주려고 하고 있다.

하나의 陰과 하나의 陽이 道를 생성한다. 三元[794](세 가지 원천)과 二合[795](두 개의 연결)을 사람들은 丹이라고 한다. 만약 사람이 이것을 거꾸로 돌아가게 만들어 뇌수를 자양하면, 이것을 사람들은 還精(정으로 돌아가게 함)이라고 하고, 그것이 氣로 변하는 것을 사람들은 轉一(單一性으로 되돌아감)이라고 한다. 轉一(昇華)이 易一(單一性의 변화)이다.[796]

만약 수련자가 정신적인 방법으로 자신의 인체기관의 기능들을 조절할 수 있게 되면, 自己感應의 최고 단계에 도달하는 것이다.

---

792) '모든 현상의 만 가지 원인'으로 번역된 萬機는 '만물의 동력'이라고 직역할 수 있다.

793) 『元氣論』.

794) 三丹田을 의미함.

795) 陰과 陽을 의미함.

796) 『元氣論』.

이러한 자기조작으로 생명의 원천에 대해 의식적이고 정신적인 힘을 행사하는 단계에 도달하게 되는 것이다.

> 氣와 神이 道의 도움으로 지배자가 되는 것이다. 道가 心으로부터 오고 心이 생각으로부터 오기 때문에 지식과 생각은 道이다. 생각을 억제하는 것을 또한 神이라고 말할 수가 있다. 총체적으로 보아 神이 氣를 활용하는 것은 생각에 달려 있는 것이다.[797]

정신 또는 생각을 활용함에 있어서 單一性의 패러다임은 氣를 접근하는 데 있어 모든 것을 결정하는 기본적 전제조건이다. 單一性과 관련하여 인간의 정신현상은 두 가지 상이한 측면을 갖는다. 정신은 일면 도구이면서, 일면 인간 생명의 실체이기도 하다. 이것의 도구적 측면은 心의 상위적 실제와의 관계에서 나타나는데, 그 이유는 心이 정신을 통해 작용을 하기 때문이다.

> 정신은 靈性을 통해 單一性에 도달하므로, 心(의식, 심리)이 정신을 지배할 수가 있다. 心은 황제이고 정신의 변화를 지배한다. 心은 거기에 있지도 않고 없지도 않으며, 비어 있지도 않고 색깔을 가지고 있지도 않다. 조악한 것에서 정밀한 것이 되고, 평범한 것에서 지혜로운 것으로 들어간다.[798]

單一性을 이루기 위해 정신적 능력을 필요로 한다는 것은 사람의 몸속에 心을 형성함에 있어서 정신에 의존하고 있음을 뒷받침해 주고 있다. 왜냐하면 사람이 三一 기법에 따라 생명연장 수련을 준비하고자 할 바로 그때 心의 單一性이 요구되는 것이다.

---

797)『元氣論』.

798)『元氣論』.

만약 사람이 그의 의식을 元氣 받아들이는 일에 집중하면, 그는 자신의 주의력을 單一性에 집중하여야 하고, 그것을 현실화시켜야 하며, 그것을 간절히 바람으로써, 그가 해와 달같이 빛난다.[799)]

이러한 사고의 과정은 神을 유지하는 조건으로 다시금 매듭지어지는데, 神은 三丹田이 單一性으로 통합한 것에서 생성되는 하나의 육체적 실체이다.

개개인의 생명 진행과정에서의 神은 三丹田의 單一性의 神이다.[800)]

이런 관점에서 보면, 『元氣論』에서 말하는 인간의 정신에 대한 아래 내용을 이해할 수가 있다.

즉 腎臟이 神이 거처하는 곳이다. 神이 거처가 없다면, 그것은 평안하지가 않을 것이다. 腎臟이 정신을 깃들게 하지 않으면, 사람이 어떻게 그 거소가 든든하다고 밝힐 수가 있을까? 만약 神이 그 거소에 고요하게 머무르면 몸 안의 모든 것이 지혜로움으로 변화하고 神이 스스로 영적인 것으로 스며든다. 정신이 비록 생명을 사랑하더라도, 만약 그 거소가 든든하지 않으면, 정신이 고요하게 그 거소에 머무를 수가 없게 되고, 거소의 공간이 텅 비어 붕괴되기까지 하여, 죽음으로 희생될 수가 있게 된다.[801)]

『元氣論』의 이러한 설명들은 생명에너지에 접근하는 것은 오로지 정신적 차원에서만 완성될 수가 있다는 것을 인상 깊게 말해 주고 있다. 육체 안의 기능들을 정신적으로 알아차리게 할 수 있는 상위의 실제를 만들려는 노력은 결국 개인 성격의 관리와 일반적

799) 『元氣論』.

800) 『元氣論』.

801) 『元氣論』.

인 생활태도를 통해서도 함께 이루어진다. 생명력을 얻어 보존하려는 노력은 이런 이유에서 총체적이라 할 수가 있는데, 그 이유는 이 노력 속에는 도덕과 심리위생적 측면은 물론 생활환경, 문화적 조건 등과 같은 외적인 조건들, 더 나아가서는 강도 높은 체력단련과 호흡훈련, 엄격한 규율에 따라 생활하는 육체적 수련이 포함되어 있기 때문이다.

다음의 두 그림은 『元氣論』에서 말하는 內丹의 생성을 잘 요약해 주고 있다.

그림 26[802] 乳兒 속의 胎兒는 상반된 것으로 구성된 육체 기능의 통합

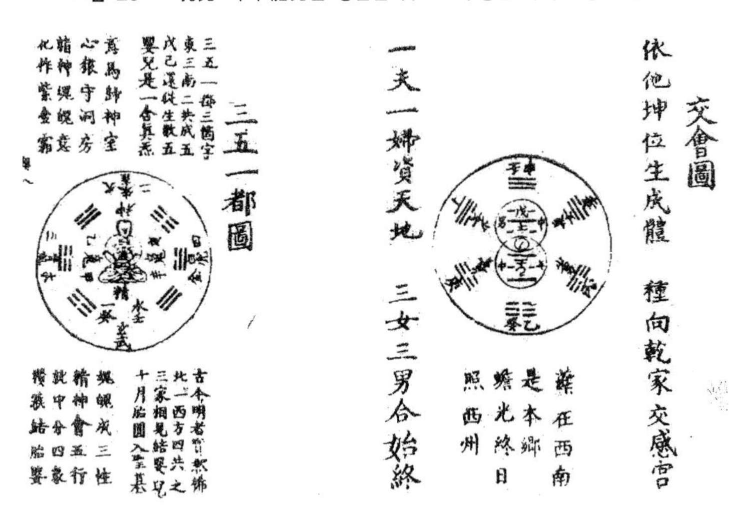

오른쪽의 그림은 『交會圖』로서 좌우측에 큰 글씨로 이렇게 설명하고 있다.

802) DZ 115:245.

坤卦(下丹田)의 위치를 따라가서, 살아 있는 몸을 만들어라. 乾卦(上丹田) 가족의 방향으로 씨를 뿌려서, 궁전(丹田)과 교감을 가져라.
남편(陽, 乾卦)과 아내(陰, 坤卦)는 天과 地의 싹이다. 세 개의 여성(巽卦, 離卦, 兌卦)과 세 개의 남성(震卦, 坎卦, 艮卦)이 합하여 처음과 끝으로 된다.

중앙에는 이렇게 쓰여 있다.

藥은 南西(下丹田)에 있다. 이것이 고향이다. 달빛(腎間動氣)은 매일 서쪽 지역(丹田)을 비추고 있다.

왼쪽 그림은 『三五一都圖』(三五一의 首都圖)이며 다음과 같이 설명하고 있다.

세 개의 숫자 三, 五, 一[803]은 解脫者들이 매우 중요하게 생각하는 것이다. 東(木, 肝)은 三, 南(火, 心)은 二이며 여기에서 五가 생겨난다. 北(水, 腎臟)은 一, 西(金, 肺)는 四이며, 이로써 이것(다섯)이 생긴다. 서로 마주 보고 있는 土, 戊己(바른 생각)가 되돌려지며, 숫자 五가 생성된다. 이것은 세 개의 그룹(元神, 元氣, 바른 생각)이 마주 보는 위치에 서서 乳兒로 결속되는 것에 따른 것이다. 乳兒는 '眞氣의 單一性의 거처'(一舍眞炁)이다. 胎兒의 둥근 것은 (元神, 元氣, 바른 생각으로 구성됨) 지혜의 근원으로 들어간다.
말같이 (뛰어다니는) 생각은 정신의 집으로 돌아온다. 魂과 魄이 제3의 특성(신장 사이에서 움직이는 기: 腎間動氣)을 형성한다. 원숭이같이 흥분한 心은 깊은 방 안에 (눈과 눈 사이) 웅크리고 있다. 정신(정미한 신)은 五行의 (모든 장부 기관들을) 결합한다. 精, 神, 魂(정신의 영혼), 魄(육체의 영혼), 意가 중앙(선천의 토대)으로 향하고, 네 개의 형상으로 나뉜다. 이 변화는 자줏빛 金 안개(內丹)를 생성한다. 이것이 모이고 농축되어 胎兒와 乳兒로 된다.

---

803) 三五一에 대한 해석은 ZGZTQ 1991:47, 57 참조(元神 =三, 元氣 =五, 바른 생각 =一).

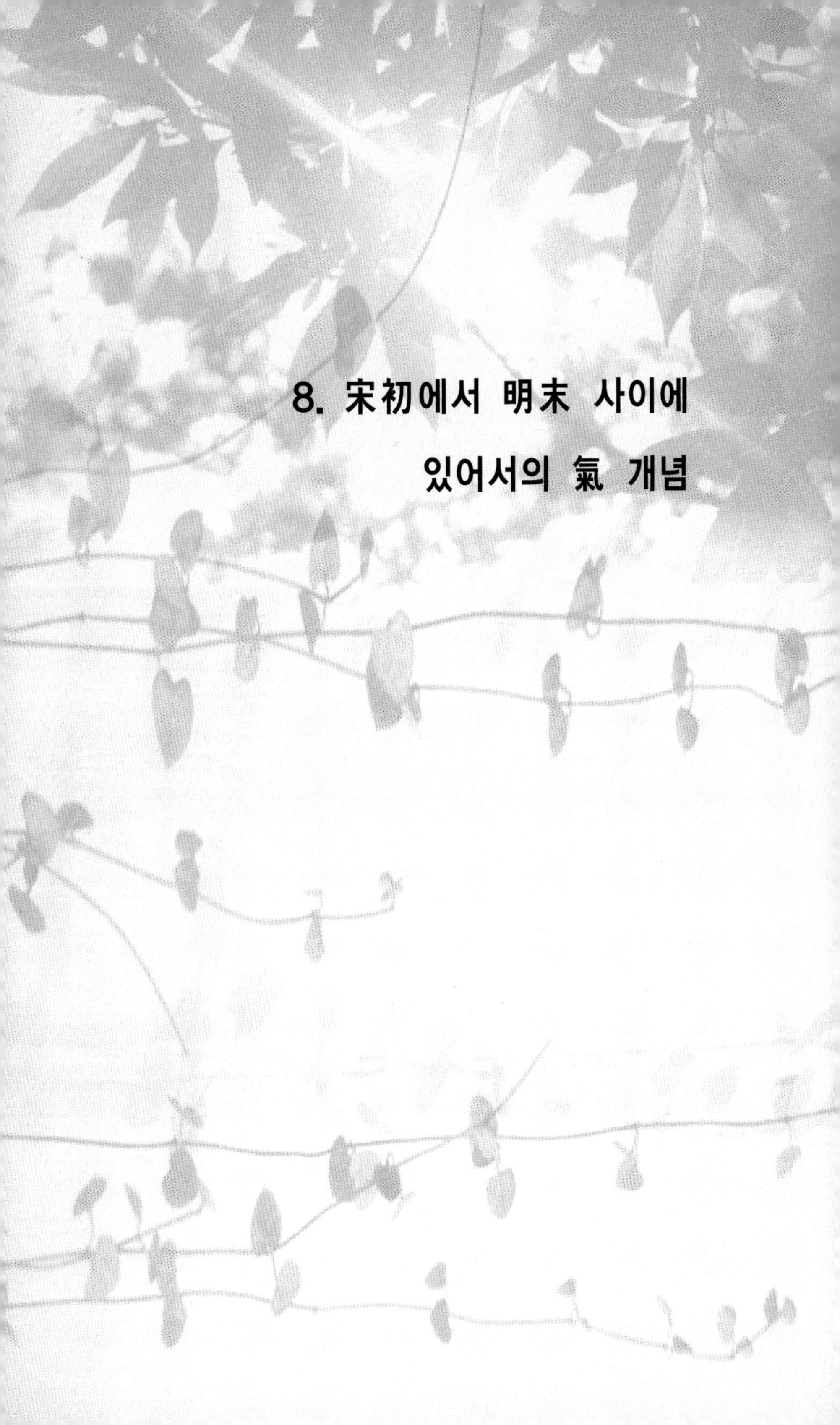

8. 宋初에서 明末 사이에 있어서의 氣 개념

宋(서기 960～1279)代는 중국철학사와 의학사에 있어서 중요한 전환점이 되고 있다. 唐代는 종교 활동들이 강해지고 유교적 세계관에서 거리를 둠으로써 道敎와 佛敎가 꽃을 피웠던 시대였다. 宋代에는 유교의 지성적 문예부흥이 일어나, 유교가 신유교학파(性理學)로 새로 태어나 역사의 한쪽을 장식하였다. 신유교학파는 17세기 明末까지 중국철학과 과학사상을 지배하였다. 유교의 새로운 인식론적 접근법과 해석들이 중국의 모든 과학 분야를 철저하게 지배하였으며, 세상의 모든 것을 설명할 수 있는 전대미문의 지위에까지 오르게 되었다. 이 신유교학파의 사상가들은 중국철학의 모든 분파에서 사용하여 왔던 잘 알려진 철학적 개념들에 의존하였다. 유교와 불교와 道敎 간의 모순 속에서 그들은 유교 사상의 새로운 체계를 창조한 것이 아니라 옛 체계를 새로이 해석하였을 뿐이고, 이때 道敎와 불교의 설명모형들을 이용하였다. 이로써 신유교학파의 철학은 생명의 모든 문제에 대해 입장을 정리한 다양한 색채의 사상체계가 되었다. 宋代 신유교학파의 대표적 인물들은 周敦頤(서기 1017～1073), 張載(서기 1020～1078), 程顥(서기 1032～1085), 程頤(서기 1033～1107)에 이어 비중이 아주 큰 철학자 朱熹(서기 1130～1200), 그의 의견에 반대 입장을 대변했던 陸九淵(서기 1139～1193) 등이 있다. 또한 魏나라(서기 220～265) 新道教學派 王弼의 서적과 唐나라의 유학자 韓愈(서기 768～824)의 서적에서도 신유교학파적 사조를 찾아볼 수가 있다. 신유교학파에서는 중국

철학의 중심개념들의 위치에 변동이 일어났다. 그들의 사고에는 불교와 道教에서 사용하던 개념들이었던 太極,[804] 理(구조적 원리, 우주의 질서, 이성), 心(의식), 性(천부의 품성, 고유한 천성)과 같은 용어들이 중심을 이루었다. 비록 道教와 불교가 의미를 많이 상실하였지만, 신유교학파의 개념을 정립하는 데 미친 영향은 간과할 수가 없다. 道教가 비록 唐代末부터는 영향력 있는 대표 인물들을 상실하였지만, 역사적 의미는 상실한 것이 아니었다. 오히려 道教는 宋代에 들어와서 지난 수백 년간의 결실들을 풍성하게 거두게 되었는데, 즉 이때에 道教의 2대 叢書가 편집되었던 것이다. 그 하나가 張君房이 편집한 『雲笈七籤』이고 다른 하나는 王欽若(서기 962～1025)이 편집한 거대한 총서인 『道藏』이다. 『道藏』에는 『운급칠첨』도 포함되어 있다. 이런 총서가 만들어질 수 있었던 것은 宋朝 初 황제 일가의 道教에 대한 호의적 태도가 유리하게 작용하였다. 이 총서에는 철학으로서의 道教的 본체론과 종교 내지 과학으로서의 道教的 수행법들이 포함되어 있다. 그렇지만 宋代에 氣 개념이 결정적인 변혁을 한 것은 道教라기보다는 道教의 영향을 받은 신유교학파에 의한 것임을 확실히 해 두어야 한다. 신유교학파가 기존의 철학을 재해석하여 세상을 새로이 창조한 반면에, 道家 서적들의 관심의 중점은 양생수련과 관련한 기법들을 상세히 설명하는 것에 치중하였다. 이 수련법들의 이론들은 宋代 이후부터는 신유교학파를 포함한 모든 학파들의 기본목록이 되었다. 그래서

---

804) 태극에 대한 번역은 다양하다. supreme ultimate(Fung Yulan 1952), supreme pole (Pokert 1979), great ultimate(Wing Tsit Chan 1973), great summit(Maestro 1971), Urmonade(Forke 1925). 저자는 태극이 형상을 갖춘 세계의 시작이기 때문에, 개별화된 형상이 없는 無極(Undiffernzierte)의 반대 개념으로 형상으로 분화되었다는 의미로 Differe-nzierte라고 번역하였음.

현대 氣功史書에서도 신유교학파의 대표적 인물들이 모두 양생법과 관련한 그들의 이론들을 중요하게 인정받고 있는 것이다.[805)]

신유교학파는 2단계로 발전하였다. 첫 번째 단계는 유교적 패러다임과의 연관하에 道敎와 유교의 이론적 기초 위에서 생성하여, 세계 질서를 재편하려는 宋代 철학자들의 시도가 포함된다. 이 단계에서는 합리주의적 해석모델이 주를 이루었고, 철학자 朱熹의 필생의 저작에서 꽃을 피웠다. 朱熹는 선배 학자들의 방법론들을 종합하여 하나의 고유한 이론체계를 구성하는 데 성공하였다. 그렇지만 당시에는 이미 이상주의적 세계관을 대변하는 학자들의 강한 반대이론도 있었다. 朱熹의 합리주의는 세계를 지배하는 理(원리)를 알기 위해서는 모든 사물을 조사해 봐야 한다는 입장이었고, 理想主義的 접근론자들은 자기 자신을 우선 조사하면 세상만사에 동등하게 적용되는 원리를 알 수 있다는 입장이었다. 신유교학파의 이상주의적 접근법은 宋代 이후에 가서 더욱 인정을 받았으며 明(서기 1368~1644)代의 철학을 지배하였다. 이상주의적 분파의 대표적 인물은 宋代 陸九淵(서기 1139~1193)과 明代 王陽明(서기 1472~1529)이 있다.

두 학파의 근본적 차이는 역사적으로 부여된 그 명칭에 잘 나타나 있다. 합리주의적 분파는 理學이라 불렸고, 이상주의적 분파는 心學이라 불렸다. 두 분파가 모두 氣에 대한 이론이 근본적인 역할을 하였다.

---

805) ZGQGX 1989:273-284 & ZGQGS 1988:360-390.

중국철학에서 생명력으로서의 氣 개념을 연구함에 있어 중요한 사실은 신유교학파의 합리주의 분파나 이상주의 분파 모두에서 不動의 상태가 아주 중요한 의미를 갖고 있다는 점이다. 신유교학파에서도 道教에서와 마찬가지로 不動의 패러다임이 氣를 접근할 수 있는 직접적인 조건으로 간주되고 있다. 그 不動을 인간적 無慾과 긴밀히 연관시킴으로써 無慾을 不動의 척도로 간주하였다. 周敦頤는 '無慾이 사람의 不動의 天性의 근본을 이루며', 그에 따라 '사람의 외면이' 형성된다고 주장했다.[806] 程顥와 程頤 형제는 靜的인 존재만이 (고전을) 공부할 수 있다고 하였다.[807] 반면에 朱熹는 그의 二元論的 사고에 따라 動과 不動을 상호 의존적 관계로 보고, 不動은 動에 접근하는 요소이고 動은 그 반대라는 입장이었다.[808] 그러나 朱熹도 靜에 머무는 것이 理를 연구할 수 있는 전제조건이며, 理를 정신적으로 통찰하는 것과 靜에 머무르는 것이 서로 상승작용을 불러일으킬 것이라고 강조하고 있다.[809] 唐代末 道家 서적들이 묘사한 바와 같이 朱熹도 無動의 상태와 정신적 고정(定)을 연계시켰으며, 이와 관련하여 근본적인 면에서 정신의 靜的 상태를 가능케 하는 '하나(單一性)의 패러다임'을 수시로 언급하였다. 그는 하나(單一性)에 통달하는 것은 하나에 집중하는 것이라고 강조했다. 宋代 이전의 道家 서적에서는 '하나(單一性)의 패러다임'과 '不動의 패러다임'이 육체와 정신적인 것이 상호 구속하는 모습으로 모두 관여되어 있지만, 宋代 신유교학파 논리에서는 도덕적 의무를 동반하는 심리위생적 관점이 주를 이루고 있다. 이것들

806) ZGQGX 1989:275.

807) ZGQGX 1989:278.

808) ZGQGX 1989:281.

809) ZGQGX 1989:281.

은 道家 서적들의 기존 설명에서 한 치도 벗어나지 않고 있으며, 인간의 육체와 인간의 정신 사이의 상호 작용을 身－心 관계로 해석해 내고 있음을 확인해 주고 있는 것이다.

그림 27[810] 河圖와 洛書(수학적 진행 발전)

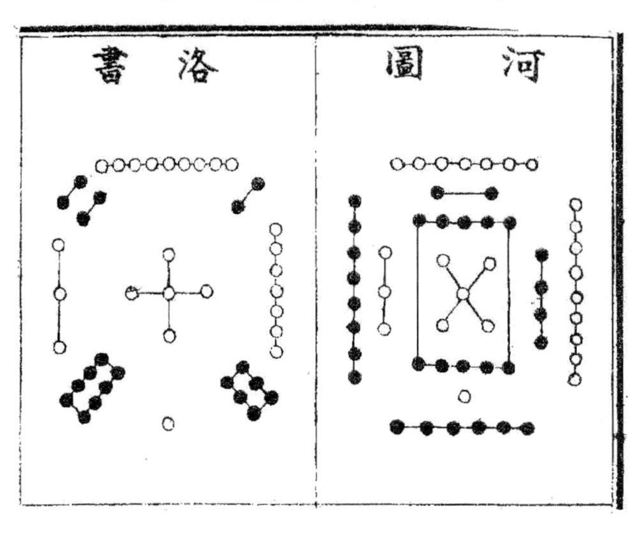

道家 서적들을 도구로 하여 신유교학파의 세계관을 내용적으로 확장하는 것 외에, 얻어진 지식들을 개념화시켜 圖案으로 표현해 내는 경향이 나타나기 시작하였다. 그 최초의 도안이 河圖와 洛書로서 숫자의 천문학을 나타내고 있는 숫자의 도안이다. 周敦頤의 太極圖는 宋代 이후 중국사상의 개념화를 이끌었다.[811] 宋代 이후 중국철학의 모든 상세한 문제들에 관한 도안들이 만들어졌으며, 생각을 도안으로 표현해 내는 기술이 모든 학문 분야에 걸쳐 도입되었다.

810) 皇極經世緒言 7b. Kap.:2a.

811) Lackner 1990:133－156.

그림 28[812] 周敦頤의 太極圖

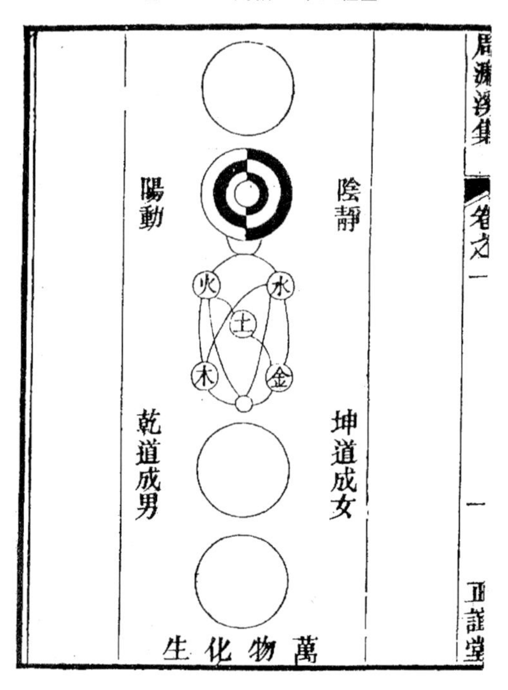

8.1. 합리주의적 신유교학파의 二元論的 세계관에서의 氣: 氣에 대한 認識論的 접근형태

중국의 사상체계를 근본적으로 바꾸어 놓은 宋代 철학의 위치로 보아, 氣와 氣功의 이론에 있어서도 이 시대를 주목할 필요가 있다. 신유교학파는 漢代 이후 처음으로 유교의 가르침을 다시 받아들이는 것으로서, 유교는 南北朝(서기 479～581), 隋(서기 581～

812) 周濂溪先生全集 1. Kap.: 1a.

618) 唐(서기 618~906)대에 걸치는 동안에는 뒷전으로 내몰려 있었다. 신유교학파는 접근법에 있어서 유교의 사상들을 사람의 지식으로 재해석하는 것이라고 말할 수 있는데, 그 노력은 12세기 대표적 주창자인 朱熹에 이르기까지 이어졌다. 그 발전과정은 단계적으로 이루어졌으며, 11세기부터 여러 철학자들을 이어져 내려왔다. 그들은 11세기에는 周敦頤(서기 1017~1073), 邵雍(서기 1011~1077), 張載(서기 1020~1077), 程頤(서기 1033~1108), 程顥(서기 1032~1085) 형제가 있고, 12세기에는 朱熹(서기 1130~1200), 陸九淵(서기 1139~1193)이 있다. 신유교학파의 이론적 기초로는 주돈이의 태극도 해설, 邵雍의 數理철학, 장재의 氣의 宇宙學을 들 수 있다. 정호, 정이 형제의 이론은 신유교학파를 程頤의 합리주의적 분파와 程顥의 이상주의적 분파로 나누어 놓았다. 합리주의적 차원에서 신유교학파의 사상체계를 완성시킨 것은 朱熹로서, 그는 중국철학사에 있어서 가장 중요한 인물이라 말할 수가 있다. 이상주의적 접근법을 주장하였던 陸九淵은 朱熹에 극렬히 반대하였다. 신유교학파(性理學)의 중요성은 이 사상이 20세기까지 근 8세기에 걸쳐 중국의 사상을 지배하였다는 것이다. 宋代에서는 객관적 합리주의가 지배적이었고 明代에는 주관적 이상주의가 지배적이었지만, 아무튼 性理學은 明(서기 1368~1643)末까지 올바른 학문으로 인정을 받았다. 淸(서기 1644~1908)代에는 성리학이 일반적으로 부정적인 것으로 낙인이 찍혔는데, 그 이유는 그 체제하에서 만주족의 정복을 막아 낼 수가 없었기 때문이다. 역사적으로 큰 영향을 미친 性理學의 내용은 氣와 연관된 생명력 개념을 연구하는 데 있어서도 큰 의미를 가지고 있다. 그 이유는 신유교학파가 세계의 작동원리를 설명함에 있어서 道敎에서 빌려 온 氣의 개념에 상당히

의존하고 있기 때문이다. 그렇지만 그 개념들은 唐末까지의 지배적 개념으로서의 氣 개념과는 완전히 다른 내용을 내포하고 있다.

이미 唐代에도 고문을 숭상하는 韓愈(서기 768~824)와 같은 훈고학파들이 신유교학파의 전신으로서 불교의 교리와 道教의 사상들을 격렬히 공격하였다. 訓詁學은 중국문명의 진면목은 오로지 유교에 의해서만 대변될 수 있다는 것으로서 이러한 견해는 당시 황제의 정책과 공식적인 사상에 반하는 위험한 것이었다. 韓愈의 사망 20년 후에 불교에 대한 대대적인 박해가 일어나 수천 개의 사찰이 파괴되었다. 이 사건의 배경들은 학문적이라기보다는 경제적인 것이었는바, 그 이유는 국민들의 대다수에게는 불교의 믿음생활이 직업에 종사하는 것에서 벗어나 수도원에 살면서 자신을 명상하는 것으로 보였기 때문이었던 것 같다. 이것은 결국 생산활동을 하지 않는 상당수의 국민들이 점점 줄어드는 생업종사자들의 많은 기부금으로 생활하면서, 제도적으로 보장된 강제조세로 엄청난 부를 축적하는 결과를 가져왔다. 唐末까지 또한 정치적, 사상적 차원에서도 외국문화의 확산을 허용했던 다원주의에서 지성의 중심화 내지 국수주의화로 변천되어 나감으로써, 생각할 수 있는 모든 존재들을 망라하면서, 다른 많은 세계관들과 나란히 공존하지 않는 어떤 하나의 통일된 정신적 개념을 찾아야 한다는 사조가 일어났다.[813] 통일을 향한 갈망은 唐朝에서 宋朝로 넘어가는 시기에 출간된 서적들, 즉 불교, 도교, 유교의 3대 세계관을 유교적 관점으로 통합 설명하려는 많은 서적들 속에 확연히 나타나고 있다. 이러한 상황하에서 佛教는 비중국적 종교로 간주되었고, 道教도 앞에

813) Bauer 1971:286.

서 알아본 바와 같이 양생법의 발전과정에서 불교적 치유효과를 응용하고 불교의 테두리 안에서 움직여 왔던 바에 따라 미신과 같은 것으로 취급되었다.

거꾸로 신유교학파의 대변자들은 불교와 道教의 세계관적 요소들을 받아들여, 시대 상황에 맞게 세상의 모든 이론적 측면들을 다 포괄할 수 있는 하나의 세계관으로 통합하는 것을 꺼리지 않았다. 또한 새로 축적되어 얻어진 지식들은 道教와 불교의 세계관을 반박하는 자료로 거꾸로 사용되었다. 유교로부터 물려받은 것으로서의 한 사례는, 그때까지는 그리 중요하게 여겨지지 않았었던 유교의 體用이란 패러다임을 새로이 강조한 것이다. 唐代 불교에서는 體用과 비슷한 개념의 용어를 흔히 강조하여 사용하고 있었다. 즉 불교에서는 因果라는 법칙으로 세상의 모든 현상들 간의 관계를 설명하였다. 불교의 因果論에서는 바람을 원인으로, 파도를 그 작용으로 보았던 반면, 신유교학파의 體用論은 물을 실체로, 파도를 기능으로 정의하였다.[814] 唐朝 이전의 유교에서는 거의 언급되지 않았던 한 쌍의 개념으로서의 이 패러다임은 신유교학파에 의해 내용적으로 왜곡되었고, 결국 불교적 개념에도 반하는 것이 되었다. 그 이유는 불교에서는 원인과 작용효과가 서로 연계된 두 가지의 다른 사안에 관한 것인 반면에, 신유교학파에서는 體와 用이 한 가지 사물에 관련된 것이기 때문이다. 이는 곧 유형의 세계에서 서로 의존적인 두 개의 다른 창조로 나타난다. 이때 물론 실체가 기능보다는 더 중요하고 독립적인 위치를 점하게 된다. 왜냐하면 실체가 없으면 기능이 없기 때문이다. 하나의 실체의 기능은 다양할

814) Hakeda 1967:41 & Keiji 1979:4.

수 있는 반면에, 실체는 기능에 비해 항상 동일한 것으로 머무르는데, 이로써 두 요소는 다양한 형태를 취하면서도 하나의 통일체를 이루고 있다.[815]

신유교학파의 다른 주요 개념들은 道敎의 사상적 산물들을 수용하여 신유교학파의 세계관으로 통합시킨 흔적을 보이고 있다. 아주 중요한 개념인 太極 이론이 그러한데, 이것은 宋代 학자 周敦頤의 세계관에서 가장 중요한 부분으로 이후 신유교학파의 이론에서 만물의 근원 또는 원초적 單子로 간주되었다. 周敦頤이는 우주의 법칙에 대한 신유교학파적 사고를 도입한 최초의 사상가로 알려져 있고, 이것은 13세기 朱熹의 저술에서 최고의 전성기를 맞이하였다. 周敦頤는 우주의 고도로 기능화된 구조를 연구하는 사고의 틀을 열어 놓았다. 그의 유명한 저서 『太極圖說』에는 우주체계의 도형과 그 기능들을 설명해 놓고 있다.

太極圖 해설의 첫머리에 있는 無極而太極[816]이란 말이 신유교학파의 중심을 이루는 문장으로서, 朱熹는 이것으로부터 理[817](구조의 원리 또는 질서의 원리)의 필요성을 도출해 내고 있다. 신유교학파를 비판한 宋代 당시 반대파들에게는 태극을 설명하는 이 부분이 신유교학파가 道敎와 아주 근접해 있는 것으로 보였고, 또

815) Keiji 1979:5.

816) 저자는 無極而太極을 '무극이 존재하면 태극이 일어난다.'고 번역하였음. 또한 無極은 다른 학자들의 '극단적이 아닌 것'이라는 번역과 달리 '제한적 경계가 없는 것'으로 번역하고, 太極은 기존의 '극단적으로 극단적인 것'이란 번역 대신에 '제한적 경계가 있는 것'으로 번역하였음.

817) 理는 본래 玉에 있는 흠 줄을 의미하였으며, 易經에도 하늘 아래에 구조로서의 理가 있다고 하고 있음. 理는 주희에 이르러 모든 것을 포괄하는 완벽한 구조로서의 철학적 의미를 갖게 되었고 만물을 형성하는 氣와 함께 理氣가 한 쌍의 개념을 이루고 있다.

한 無에서 무엇인가가 자연 발생적으로 생성할 수 있다고 하는 것은 道教 본체론의 중요한 특징이라는 생각을 갖게 해 주었다. 나중에 朱熹는 周敦頤가 無에서 사물이 생성된다고 하는 논제를 대변했을 수 없다고 적극 반박하였다.[818] 그러면서 그는 '無에서 사물이 생성된다.'고 하는 생각은 불교적이거나 道教的일 수밖에 없고, 신유교학파를 탄생시킨 그의 스승으로부터는 나올 수가 없는 것이라고 언급했다. 일본인 학자 Oota Kinjoo(서기 1765～1825)는 朱熹의 이러한 이중적 태도를 지적한 바가 있다. 宋代 철학을 깊이 연구한 Oota는 그의 『質問錄』에서 신유교학파의 주요 개념들이 도교에서 빌려 온 것이라고 증명하고 있다. 신유교학파에서 자주 언급하는 復出(처음으로 돌아감), 萬物一體(만물과 하나가 됨), 無慾, 無極, 虛, 靜과 같은 많은 표현들은 본래 유교적 개념들이 아니었고, 老子나 壯子의 道教 서적에서 나오는 것들이다.[819] 이런 관점에서 보면, 왜 상기의 첫 문장이 뒷날 周敦頤에게 불리하게 해석되었는지 이해할 수가 있다. 즉 그가 無極을 자기 사상의 첫머리에 언급하고 있으므로 그는 유교학파가 아니라 실제로는 道教學派이었다는 비판을 받았다.[820] 道教的 사조는 周敦頤 이후 계속되는 신유교학파들의 저서 속에 더욱 명시적으로 道教의 용어들을 사용하는 형태로 이어지고 있다. 예를 들어 太極에서의 원초적 바탕을 가득 채우고 있는 장소로서의 개념으로서, 張載에게서는 太虛라는 개념과 邵雍에게서는 道라는 개념이 사용되고 있다. 태허는 모든

818) Keiji 1979:35.

819) Keiji 1979:11.

820) Mou 1968:Vol. Ⅰ.:358 & Huang 1974:279: 주희의 철학적 반대파인 陸象山은 주돈이가 유교학자가 아니라 도교학자였음을 주장하면서 주돈이의 이론에 근거한 주희의 사상을 비판하였음.

존재의 바탕으로서의 虛로서, 전형적인 道敎의 氣 개념에 속하는 것이고, 道는 道敎 자체를 명명하고 있는 개념이다.[821]

이렇게 신유교학파는 800여 년간 지속되는 불교와 道敎의 세계관에 대해 지성적인 해답을 찾았다. 이러한 재해석과 신개념의 와중에서 氣를 매개로 하는 생명력에 대한 개념도 완전히 새로운 형태로 나타났다.

중국철학사에 있어서 宋代의 신유교학파는 그 내용적인 면에서 理學(원리의 학문), 性理學(품성과 원리의 학문) 또는 道學(도덕원리의 학문)이라고 불린다.[822] 신유교학파의 중심논제들은 불가피하게 어떤 종류이든지 간에 하나의 생명력에 대한 문제를 유발시킬 수밖에 없었고, 창조의 원리 내지 元素에 대한 개념들의 문제들로 직결되었다. 신유교학파는 인간과 우주의 융합 문제, 인간의 천성과 세계질서와의 동일화 문제들을 다루었다. 그것의 적용범위는 고전의 학문을 새로 해석하는 문헌학에서부터 道敎와 불교의 이론들을 반박할 수 있는 철학, 그리고 唐, 宋 間의 과도기 혼란한 정치정세를 극복하고 새로운 세계질서를 만들어 내고자 하는 정치문제에까지 이르렀다. 宋代의 신유교학파는 明代의 신유교학파와는 근본적인 문제에서 접근방법이 다르므로 정확히 구분되어야 한다. 宋代의 신유교학파는 朱熹의 철학 속에서 경험주의적 학문으로 완성되었는바, '사물을 연구할 것'(格物)을 주장하였고, 性(사물의 품성 내지 고유한 본성)은 理(우주의 질서 원리)에 상응하는 것이라는 관

821) Huang 1974:281.

822) Chan, Wing-tsit 1951, 1957.

점에서 출발하였다.[823] 이러한 생각은 이미 언급한 바 있는 합리주의 세계관으로 이끌었고, 또한 氣 개념도 합리주의적으로 해석하였다. 明代를 대변하는 신유교학파는 宋代에 이미 등장하였는데, 心(인체의 심리와 의식을 포함하는 개념)이 우주의 질서원리에 해당된다는 이론에서 출발함으로써,[824] 세계는 사람이 감지하는 바와 똑같이 되어 있는 것이라는 주관적 이상주의로 귀결하였다. 이리하여 朱熹가 宋代에 창시한 신유교학파의 원리들은 明代의 학자 특히 王陽明에 의해 불합리하다고 논박되었고, 심하게 왜곡됨으로써 두 학파는 완전히 다른 체계라고 말할 수 있을 정도가 되었다. 합리주의적 신유교학파에서는 氣가 우주적 질서원리(理)에 대응하는 요소로서 중요한 역할을 하고 있다. 明代의 신유교학파는 心學이라 불렸는데, 여기에는 이 이론의 주관적인 성격이 잘 나타나 있다. 이 외에 신유교학파의 발전 초기인 11세기에 張載가 氣一元論을 주장한 바 있고, 이것은 明末에 王夫之(서기 1619~1693)가 다시 한 번 주장하고 나왔다.

신유교학파는 다양한 철학적 요소들을 재해석하였고, 여기에는 氣도 포함되었다. 주로 漢代 때부터 이미 알려져 있던 전문용어들을 한데 묶어 주는 틀은 우주적이며, 자연주의적이고, 또한 宋代의 합리주의적인 것이다. 고전에 나오는 중국의 진정한 전통을 다시 찾자는 모토 아래 옛것들을 재해석하여 새로운 관점을 증명할 수 있도록 만들었다. 이 과정에서 理(우주의 질서원리)를 도구로 하여 세계를 비어 있는 구조로 상정하고, 형태가 만들어지려면 그 허공

---

823) 性卽理.

824) 心卽理.

이 소위 氣라고 하는 충전물로 채워져야 한다는 것이다. 宋代 합리주의적 신유교학파의 세계는 물질주의적뿐만 아니라 심령주의적인 철학으로 절정을 이루었다. 이 철학에서 심령주의적인 부분은 形而上(형태를 초월하는 것)으로 표현되며, 이것은 우주의 질서원리인 理에 의해 지배된다. 물질주의적인 부분은 形而下로 표현되며, 이것은 氣의 존재로 형성된다. 또한 宋代 철학의 물질주의적 성향에 근거하여, 현대 氣功理論의 상당 부분이 宋代의 사상에서 그 역사적, 정신사적 원천을 찾고 있음이 드러나고 있다.

8.1.1. 朱熹의 理氣 二元論

철학자 朱熹는 지나간 천 년 중에 가장 중요한 중국인 철학자로 알려져 있다. 그는 당시 모든 사상적 흐름을 집적하여 하나의 총체적 개념으로 만들었다. 朱熹는 어려서부터 고전을 익혔으며 18세에 진시에 합격하였다. 그는 유교는 물론 불교와 道教에 걸쳐 방대한 지식을 쌓았다. 처음에는 불교에 치우치는 듯했으나, 부친의 친구인 李通에 의해 儒教만을 유일한 학문으로 생각하게 됐다. 그는 서기 1163년 황제를 알현하는 자리에서 불교와 道教에 대해 진정서를 올렸고, 이로 인해 그는 오히려 불이익을 받게 되었다. 그의 출중한 능력 덕택에 1189년까지 여러 지방의 수령을 역임하였고, 1191년에는 어린 황제 寧宗(서기 1168～1224)의 스승으로 임명되었다. 그러나 그는 여러 가지 궐내의 음모에 휩싸여 관직을 떠나야 했으며 1197년에는 반역죄에 연계되었다. 1199년에 복권되었으나, 고령으로 인해 관직복귀를 포기하였으며, 다음 해에 죽었다.

朱熹의 학설은 본체론적이며 심리학적인 학설이다. 그의 저서에 周敦頤, 張載, 程顥, 程頤 형제의 사상을 한데 묶었는데, 그중에서도 程頤의 사상체계에 가장 근접해 있다. 程頤가 道氣 二元論에 대해 언급하면서 道를 理(구조적 원리)에 가까운 개념으로 설정했는데, 朱熹는 이 사상을 理氣二元論으로 발전시켜 그 저서의 지배적 개념으로 삼았다.

氣 개념과 관련한 朱熹의 사고방식을 완전하게 이해하려면 우선 그의 저서에 나타나는 氣라는 문자가 가지고 있는 의미의 폭을 분석해야만 하는데, 馮友蘭은 다음과 같이 언급하고 있다.

1. 氣는 전체적으로 물질적 素材를 의미하는 개념이다.
2. 氣는 우주 이전의 가시세계가 형성되기 이전에 존재했었을 혼돈의 상태에서, 無極의 기체와 같은 상태의 素材를 의미하고 있는 부분도 있다.
3. 氣는 天(陽)과 地(陰)의 차이를 가벼운 증기 형태의 氣와 무겁고 단단한 氣로 구분하여 표현해 내고 있으며, 氣는 모든 것에 침투하는 작용인자로서, 氣 속에 존재하는 다양한 성질들이 세계를 만들어 낸다.[825)]

朱熹에게 있어서 氣는 근본적으로 항상 이원론적 관계하에서만 존재하므로, 二元論으로만 설명될 수 있는 것이다. 二元論의 기본 구조는 이미 언급한 바와 같이 2개 차원의 세계로 이루어졌다.

1. 形而上으로 불가시적인 차원
2. 形而下로서 가시적인 차원

---

825) Fung Yulan 1952:6.

존재의 이 두 가지 카테고리는 朱熹의 사상에서 언급하고 있는 모든 본체론적 분류의 상위 개념이 되고 있다. 형태의 위에 있는 것이 道이며, 구조적 원리(理)이며, 그로부터 파생되는 세계의 법칙성이다. 형태의 아래에 있는 것은 氣이며, 본질(質)이며, 道具(器)를 채우고 있는 인식 가능한 세상의 모든 것이다. 이런 구조에서 體用(실체와 작용)의 패러다임이 적용되는데, 形而上인 것이 體이고 形而下인 것이 그것의 用이라고 표현될 수가 있다. 여기에서 陰과 陽은 전통방식대로 두 개의 氣로 나뉘는 氣이며, 五行은 각각 하나의 質(實體)로 표현된다. 朱熹의 세계관의 기본은 다음과 같다.

> 天地에는 구조(理)[826]와 氣가 존재한다. 構造(理)는 형체 위에 있는 道(원리)이다. 이것은 사물이 생성되는 근원이다. 氣는 도구(容器)를 채우는 것으로 형체의 아래에 있는 것이다. 이것이 사물이 만들어지는 수단이다. 따라서 인간과 존재물들이 생성됨에 있어서 고유한 천성(천부적 품성)을 담을 수 있는 構造를 갖추고 있어야 하며, 이것이 육체적 형체를 얻기 위해서는 氣를 획득해야 한다.[827]

理라는 문자는 본래 玉이나 보석의 흠 줄과 같은 파도무늬를 나타내는 말이다. 이것이 고전에서는 여러 가지 의미를 갖게 되었고, 정치적 의미로는 조정과 규율을 의미할 수도 있고, 유교 서적에서는 도덕적 원칙을 의미할 수도 있다. 王弼(서기 220년경)과 郭象(서기 300년경)은 이것을 '절대적 원칙'이라고 불렀다. 불교 내에는 理와 事라고 하는 상반 개념이 있다. 理라는 문자가 유교에서는 그 때까지 그리 중요한 역할을 하지는 못했지만, 유교의 서적에는 나

---

826) 理는 '구조', '구조적 원리', '우주의 질서원리' 등으로 번역될 수 있지만, 필자는 여기에서는 '구조'라고 번역하는 것이 좋다고 언급하고 있음.

827) 朱子全書 59. Kap.:5b & Forke 1964:171 & Fung Yulan 1952:19.

오는 문자이다. 理氣二元論의 형태는 아마도 불교의 因果라고 하는 형태를 본보기로 삼은 것이 아닌가 보인다.[828]

理氣二元論에서는 理와 氣 중의 어느 요소가 결정적 요소 내지 원초에 속한 것이며 둘 중의 어느 요소가 시간적으로나 질적으로 앞선 것이냐 하는 문제가 논쟁의 중심이었다. 朱熹와 다른 여러 학자들 간에 두 요소 중에 우선적인 요소가 무엇이냐에 대해 격렬한 논쟁을 벌였다. 그때까지는 실체나 피조물들이 氣의 지배하에 있었다. 道家의 서적에는 앞에서 소개한 『元氣論』에서 보았듯이 모든 세계가 氣의 單一性(통합성)에서 연쇄반응을 일으켜 생긴 것이라고 주장했었다. 道家 세계관의 근본 요소들을 자신의 사상 속에 받아들인 張載는 氣 單子論을 주장하였는데, 그의 單子論은 그가 일부 논제에서 虛와 氣의 두 요소를 대칭적인 한 쌍으로 보면서도 또한 서로 같은 것으로 표현하고 있다는 점에서는 二元論으로 잘못 비치기도 했다. 程頤는 氣를 理에 대칭하는 공동요소로서, 만물에 제공되어 소모되어 없어지는 물질적 요소로서의 위치로 보았다. 그러나 朱熹에게는 氣는 홀로는 스스로 아무런 작용을 할 수가 없고, 존재를 생성시키거나 사물을 형성하기 위해서는 구조의 원리인 理를 설계도로서 반드시 필요로 하는 하나의 현상적인 존재이었다. 어떤 면으로 봐서는 朱熹의 理氣二元論은 張載의 소위 虛氣二元論을 반영하고 있다고 보이는데, 그 이유는 朱熹 철학에 있어서의 理는 張載 철학에 있어서의 虛의 속성을 똑같이 가지고 있기 때문이다.

---

828) Hatton 1982:2에 의하면 이는 대부분의 경우 서양언어로 번역하지 않고 원어 그대로 사용하였으며, 일부 form으로 번역하기도 하였다. 풍우란과 Needham에게 있어서도 그리스언어의 form과 같은 것이다.

구조(理)는 순수하고, 비어 있고, 한계가 없는 차원이며, 인식할 수 있는 형체가 없고 무엇인가를 생성할 수 있는 상황에 있는 것이 아니다.[829)]

생각할 수 있는 모든 존재와 사물과 사건들의 모두를 포괄하는 구조를 담고 있는 虛 속에는 그것들이 이미 觀念으로 담겨 있으면서 실현되기만을 기다리고 있다. '구조', 아니 여기서는 '구조적 원리'라는 표현이 더 적절한데, 즉 이 '구조적 원리(理)'는 '순수한 陽'의 상징으로서 하늘(天)과 동등시되거나 또는 하늘의 실체로 표현되며, 아니면 天과 地의 설계도를 의미한다. 觀念으로 이미 존재하는 사물을 형상으로 실현시키는 것은 오로지 氣에 의해 이루어지는데, 氣는 구조(理) 속에 집적이 되고, 그로 인해 理가 흐려지고 그것이 形而下의 차원에서 감지할 수 있는 것으로 나타나게 된다. 세계는 理와 氣라는 두 가지 요소의 복합으로만 가능하고 이것들이 혼합되어 나타난다. 朱熹는 사람이 생성되는 예를 아래와 같이 들고 있다.

사람이 만들어지는 것은 理와 氣의 통합으로 이루어진다. 하늘의 理(구조적 원리)는 정말 광범위하고 무한하지만, 비록 理가 있다 할지라도 氣가 없이는 아무것도 정착되지 않는다. 따라서 이 두 가지가 서로 혼합되어 서로 작용하여야 하고, 이렇게 농축되는 가운데 다양한 만물이 생겨난다. 그러면 비로소 구조적 원리(理)가 고착된다. 말하고 움직이고 생각하고 행동하는 모든 인간의 능력이 氣와 理의 연결에 있는 것이다.[830)]

---

829) 朱子全書 49. Kap.:5b & Forke 1964:174 & Fung Yulan 1952:20.
830) 朱子語類 4. Kap.:10 & Fung Yulan 1952:28.

두 가지 요소의 결합으로 지금까지 우리가 천부의 품성(性)이라고 말했던 그것이 만들어진다. 세상의 만물들은 천부의 품성이 없이는 존재할 수가 없다. 따라서 性(천부의 품성)은 존재의 특징이기도 하다. 이와 관련하여 朱熹는 다음과 같이 적고 있다.

> 性(천부의 품성)을 가지고 있지 않는 것은 세상에 단 하나도 없다. 내가 말하고자 하는 것은 사물이 있으면 性이 있어야만 하고, 사물이 없으면 性도 없다는 것이다.[831)]

性은 氣와 理의 원초적 생산과정에서만 생성되는 것이 아니라 인간의 창조성과 같은 부수적 생산과정을 통해서도 생성된다. 인간은 생산되기 전에는 性을 가지고 있지 않은 예술작품이나 물건들을 만들어 내는데, 그것들은 인간의 생산과정에서 性을 얻게 됨으로써 氣와 理가 하나의 구도로 합쳐진다. 예를 들어 붓은 자연에 의해 만들어지는 것이 아니라 당연히 사람에 의해서 만들어진다. 이 붓은 사람에 의해 만들어지자마자 理(구조적 원리)를 갖게 된다. 붓이 氣에 의해 실체와 형태로 나타나게 되는 구조적 원리(理)를 갖게 되는 순간 그것이 존재하게 된다.[832)]

理와 氣 사이에서의 선후 관계는 매우 복잡한 양상으로 교차되고 있음이 확실하다. 理氣二元論에서 가장 까다로운 문제가 바로 이것으로서 둘 중에 어떤 것이 본질적으로 먼저인가 하는 문제이다. 朱熹 역시도 이 문제에 대해 일관적이지 못한데, 세계는 氣와 理로 구성되어 있는 것과 마찬가지로 이 둘은 영구불멸이다. 理와

---

831) 朱子語類 4. Kap.:1 & Fung Yulan 1952:29.

832) Forke 1964:172.

氣의 관계는 복잡하지만, 구조의 원리(理)가 약간 우위에 있다.

> 누군가 물었다. 理가 있는 겁니까 아니면 氣가 있는 겁니까?
> 대답은 이렇다. 理(구조의 원리)는 氣로부터 떨어진 적이 없다. 그러나 理는 비물질적인 것이고 氣는 물질적인 것이다. 만약 이러한 비물질성과 물질성에 대해 언급을 한다면, 결과적으로 사전의 것과 사후의 것이 있어야 한다. 理는 형체가 없는 것이고 氣는 거칠어서 불순한 것이 붙어 있다.[833]

氣가 理와 연결되어 있는 상황에서 朱熹는 理가 시간적으로 氣의 축적 이전의 상태로 보고 있다. 理는 氣에 맞서서 계속 동일한 상태로 존재하는 것이지만 氣는 시간적으로 제한된 한도 내에서 서로 연결되어 理를 현실화시켜 준다.

> 먼저 天理(하늘의 구조)가 있고, 그 다음에 氣가 있다. 氣가 모여서 실체가 생기고, 그 위에 천부의 성품(性)이 생긴다.[834]

구조의 원리(理)는 세계의 모든 현상이 나타나기 전에 하나의 설계로서 존재하는데, 그 속에서 氣에 의해 그 물체들이 창조되어 나타난다. 氣는 서로 축적하여 사물을 만들려는 의도를 전개하는 반면에 구조의 원리(理)는 수동적이고 목적이 없으며 창조적이지가 않다. 理의 유일한 능력은 氣의 품질에 따라 다양한 강도와 색채로 나타나는, 사물 자체 속에 들어 있는 내재성 그 자체이다. 사람이 인식할 수 있는 세계 차원에서의 理와 氣의 상관관계에 대해 朱熹는 아래와 같이 말한다.

---

833) 朱子全書 49. Kap.:1a & Forke 1964:172.

834) 朱子全書 49. Kap.:1a & Forke 1964:173.

> 氣가 모여서 사물을 만들어 낼 수 있는 것이다. 구조의 원리(理)는 아무런 감정과 목적이 없으며 아무것도 만들지 않는다. 氣가 함께 모이는 그곳의 한가운데에 구조의 원리(理)가 있다.[835]

그러나 세상의 모든 차별들은 氣에 의해 생긴다. 氣는 순수도와 용량 면에서 다양한 형태로 존재한다. 이것의 다양한 구성에 따라 구조의 원리(理)가 다양한 형태로 현실화된다. 그럼에도 朱熹는 氣의 單一性이라는 패러다임을 벗어나지는 않는다. 氣는 하나밖에 없지만, 그것이 모이는 형태는 다양하다. 그것이 가장 맑은 형태로 나타나면 理性的으로 가장 순수한 구조(理)가 생성된다. 朱熹는 다음과 같이 말한다.

> 氣는 하나밖에 없다. 그것이 心에 의해 지배되면 志氣가 되고, 육체적 형체에 지배를 받으면 血氣가 된다.[836]

우리가 여기에서 알 수 있는 것은 氣는 근본적으로 질료적 속성의 것으로서 그로부터 세계의 만물이 형성된다는 것이다. 이 元素는 순수성에 있어서도 다양한 형태이며, 量에 있어서도 다양하고 質에 있어서도 다양하다.

氣가 形而下의 차원에 속하고 실체 내지 도구로서의 속성을 지니고 있으므로, 이 차원에서 벌어지는 모든 현상들은 실체와 도구로서의 속성이 있을 수밖에 없다. 이것은 인간의 정신과 감정과 생각에도 적용된다. 이러한 현상들이 형성되는 것은 천부적 품성(性)

---

835) 朱子全書 49. Kap.:2a & Forke 1964:173.

836) 朱子全書 45. Kap.:18a & Forke 1964:175.

이 형성되는 것과 같다. 천부적 품성은 理와 氣가 합하여 그 사물이나 존재로 나타나고 있는 바로 그것이다. 그 차이들은 氣의 다양한 집적도에 따라 나타나는 것이며, 이리하여 언제나 동일한 구조(理)를 다른 형태로 세상에 실현시키고 있다. 朱熹는 다음과 같이 적고 있다.

> 氣의 다양성은 순수성의 크고 작음에 있고, 理의 다양성은 (氣에 의해 형성되는) 완전성의 정도 내지 편파성에 있다.837)

形而下의 차원에서도 존재의 다양한 속성들을 구분하는 데에는 통일성(單一性)이 중요한 의미를 가지고 있다. 이 單一性은 사물을 형성하는 理와 氣에 의해 달성될 수밖에 없다. 가시세계 차원에서 양자의 관계에 대해 朱熹는 다음과 같이 말한다.

> 理라는 것과 氣라는 것은 분명히 두 개의 서로 다른 것이다. 그러나 사물의 입장에서는 이 둘이 하나의 單一性으로 융합되어야만 하고, 서로 떨어져서 각각 다른 장소에 존재할 수가 없다. 만약 이것을 구조의 원리(理)의 입장에서 보면, 理는 사물이 존재하기 전에 이미 존재하고 있었다. 비록 사물이 없다고 하더라도 理는 이미 존재하고 있다.838)

사물이 현실화되는 것은 氣가 모여서 이루어지고 그것의 종말은 氣가 흩어지는 것이다. 이것은 지금까지 알아본 다양한 저자들이 생각했던 사물과 존재의 생성과정에 대한 전통적인 견해 중에 하나이다. 朱熹에게는 程頤와는 반대로 근본적 비파괴성에 대한 견해, 즉 氣의 영속성에 대한 견해가 지배적이었다. 程頤는 근원에

837) 朱子全書 45. Kap.:7a.

838) 朱子全書 49. Kap.:5b.

존재하는 氣에서 하나의 일회성 형태가 나타났다가 하나의 힘에 의해 영원히 소멸되어 없어진다는 입장이었는데, 朱熹는 구조 (理) 안에서의 氣의 혼합의 비율이 일회성이라는 것이다. 만약 氣가 사물로 모였다가 다시 흩어지고 나면 그것이 다시는 동일한 형태로 뭉치지는 않는다는 것이다. 朱熹는 이와 관련하여 세계를 큰 가마솥에 비유하였는데, 그 속에서 氣가 계속 새로이 화합하면서 소용돌이치고 있다는 것이다. 이때 사물이 생성되는 것은 天地에 내재하는 전체를 포괄하는 意識의 恣意에 달려 있다.

> 天과 地의 心이 사물을 만든다. 이것은 솥에서 밥이 익는 것과 같다. 氣는 위아래로 요동친다. 밥솥이 부글거리면 사물들이 제대로 익는다. 天地(하늘과 땅)가 氣를 감싸고 빠져나가지 못하게 한다. 끓을 때마다 사물이 생성된다. 天과 地는 오로지 사물이 끓는 것에만 몰두하고 있다. 그것들은 이 점에서 많은 압력들을 감당해야 하는 인간과 다르다.[839)]

이 가마솥에는 陰氣와 陽氣가 작용하여 다양한 비율에 따라 세계를 만들어 낸다. 이 체계 안에서 氣는 種의 구분만 만들어 내는 것이 아니라 같은 種 내에서도 개체 간의 차이를 만들어 낸다. 朱熹의 철학에서는 인간의 氣는 다음과 같이 구분된다.

839) 朱子語類 53. Kap.: 4a.

도표 9 理氣二元論에서의 인간의 陰陽성분 분류[840]

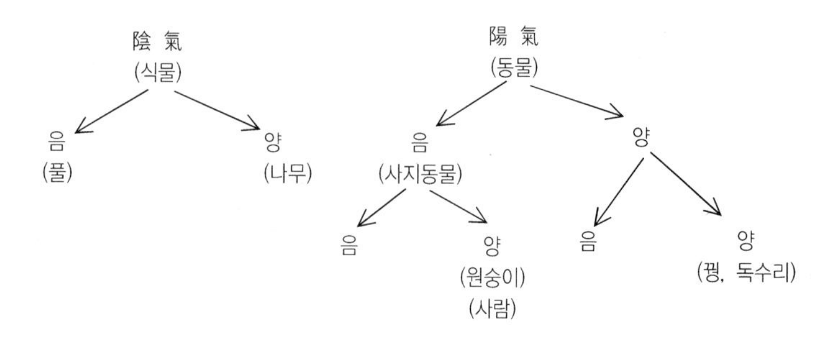

이 도표에서는 사람은 陽氣에 속하되 陽中 陰에 속한다. 존재의 수명은 존재가 받고 태어난 氣의 양에 따라 달라진다. 種은 존재가 생성될 때 받고 태어난 氣의 속성(청탁 여부)에 따라 결정된다. 인간은 올바르고 투명한 氣를 가진 반면에 동물들은 편파적이고 혼탁한 氣를 가지고 있다 한다.[841] 陽氣가 대부분인 존재는 그의 행동에서 하늘과 강하게 연관되어 있으므로 날 수 있다. 반면에 陰氣가 강한 존재들은 오로지 땅에 가까운 생활을 하도록 되어 있다. 인간은 陽의 범주에 속하는 존재이면서도 땅 위에 살기 때문에 陰부분이 강하게 내재되어 있다. 인간은 날지 못해 땅 위에 사는 존재 중에서도 정신을 가지고 있기 때문에 陽에 배속된다. 인간의 氣가 올바른 것은 물론 陽氣와 陰氣가 이상적으로 잘 배분되어 있기 때문인 것이다.

아래로 내려가면서 카테고리가 계속 분화되는 것은 『易經』의 체계와 같다. 다음 그림은 『易經』에 의한 세계의 체계적 분류법이다.

---

840) Hatton 1982:462.

841) Hatton 1982:460.

그림 29[842]) 음과 양의 범주로 분화되는 세계

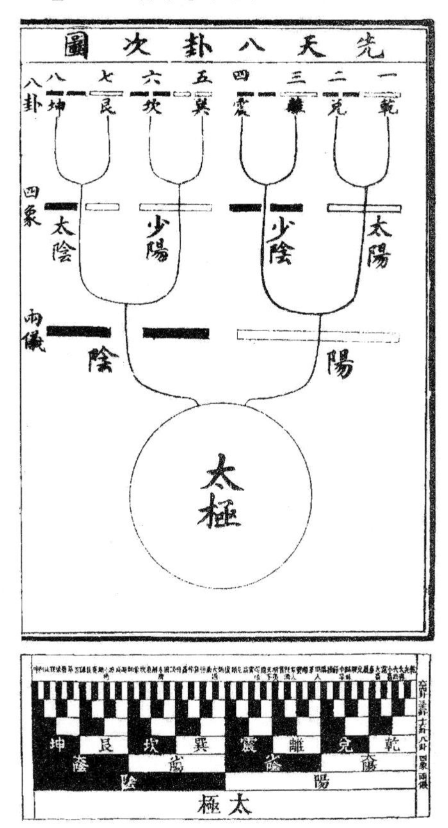

인간의 性(천부적 품성)에 관련하여, 다른 생물들의 세계가 인간과 다른 것은 모두 신체 내에 있는 氣의 陰과 陽의 비율에서 편파적으로 치우치는 데에 있다. 반면에 천부 품성의 완성의 척도는 구조의 원리(理)가 결코 완전하게 현실화되지는 않는다는 사실로 인하여 만들어진다. 朱熹가 오직 하나의 구조적 원리(理)만이 있을 수 있고, 따라서 그 이상형이 單一性으로 추상화될 수 있는 구조는

842) YJLZ 1984:589.

단 하나라고 하는 견지에서 출발하고 있으므로, 존재들 간의 차별성은 단지 다양한 質의 氣가 서로 다른 量으로 모였다고 하는 점에서만 구분이 가능하며, 이것들은 구조(理) 위에 장막처럼 덮어씌워져서 理를 혼탁하게 하고 그것의 일부분만이 현실화되는 것이다. 이 혼탁의 전체적 모습이 육체적 편파성 내지 정신적 총명성 등으로 나타나며, 존재들 간의 서로 다른 특성으로 나타난다.

朱熹 철학 중에서 理氣二元論은 인간의 意識과 氣와의 관계에 관한 그의 설명으로 인해 현대 중국 氣功學界에서 氣를 해석하고 평가함에 있어 중요하게 다루어지고 있다.

朱熹는 집적된 氣의 속성이 생물계 특히 인간의 존재적 특징을 다음과 같이 결정한다고 보았다.[843)]

Ⅰ. 생명의 절대적 속성
 a) 인간의 전체적 운명(이것은 결국 인격에 해당되기 때문에)
 b) 인간의 수명
Ⅱ. 理氣二元論에 따르는 부분적인 차별성
 a) 지적 능력
 b) 인간의 도덕적 행위

朱熹의 사상은 氣에 존재 생성과정에서의 능동적 역할을 부여하였다. 모든 사물은 理와 氣의 합성물인데, 이때 구조적 원리(理)는 항상 동일한 것이기 때문에, 사물들은 실제로는 언제나 氣의 합성물들일 수밖에 없다.[844)] 이 합성물은 사라져 버리는 것들이다. 그

843) Hatton 1982: 441.

러나 氣는 理와 氣의 합성 내에서만 사라져 버릴 수가 있는 것이지 절대적으로는 사라져 없어지는 것이 아니다. 따라서 존재의 특성이 다른 것은 氣에 의한 것이다. 이 특징들은 氣의 작용으로 볼 수는 있으나 직접 氣라고 표현할 수는 없다. 氣가 부분적으로 작용을 미치는 속성들은 아래와 같다.

Ⅲ. 부분적으로 氣에서 기인하는 속성들

a) 지성: 지성과 관련해서는 氣는 맑게 비어 있는 구조적 원리(理)를 더럽히는 인자로만 작용하고 있을 뿐이다. 따라서 순수한 지성은 구조(理) 그 자체라고 말할 수가 있다.

b) 種이나 類로서의 사물이나 존재의 육체적 특성: 이것은 氣의 質과 氣의 量과 理와의 결합에 완전히 좌우된다. 이것과 관련하여 朱熹는 性卽理(천부의 품성이 곧 구조적 원리)라고 말했는데, 이 말은 천부적 품성(性)이 氣가 구조적 원리(理)에서 현실화시킨 것이라는 점에서 맞는 말이다.

Ⅳ. 전적으로 氣에 의해 결정되는 속성들

a) 氣가 능동적으로 영향을 미치는 속성들은 수명, 육체적 모습, 질병, 소멸, 욕망

b) 氣가 수동적으로 영향을 미치는 속성들은 氣의 청정 또는 혼탁 양상으로 표현되어 나타나는 사회적 행동들

朱熹에게 있어서의 氣의 심리학적 측면은 매우 복잡한 것으로 나타나고 있다. 그 이유는 각각의 성격마다 하나의 특정한 氣가 존재해야 하기 때문이다. 따라서 그의 개념 속에는 氣의 변형이 아주 무수히 많으며, 사회적, 규범적 속성은 물론 물리적, 결정론적 속성들을 가지고 있다.

---

844) Hatton 1982: 442.

朱熹 철학의 심리학에서는 구조적 원리(理)와 氣 사이에 4가지 종류의 관계성을 확인할 수가 있다.

a) 理와 氣의 상호 연결관계: 氣가 理에 작용하여 理가 혼탁해질 수밖에 없고 그로 인해 사물이 가시화되는 관계.
b) 理와 氣의 상호 반목관계: 氣가 구조(理)의 논리를 방해하기 때문에, 氣는 자동적으로 개개인의 감정과 동일시된다. 이런 방식에 따라 예를 들어 氣에 의해 유발된 욕망은 (理에 의해 나타나는) 도덕적이고 이상적인 것과는 개념상 서로 상반된 입장에 있다.
c) 理와 氣가 서로 강화시켜 주는 관계: 예를 들어 맑은 氣를 理 위에 분포시켜 줌으로써 결과로 지혜가 생기는 것.
d) 理와 氣가 상호 차별화되는 관계: 이것으로 한 존재의 知的 등급이 결정됨.[845]

구조의 원리(理)는 위와 같은 상호 관계에서 항상 피동적이며 氣를 통제하거나 응집시킬 수 있는 위치가 아니다. 모든 사물은 氣가 응집하는 것에 따라 본래 이미 존재하는 구조(理)를 보이게 할 수가 있다. 따라서 한 존재의 천부적 품성(性)은 하나의 능동적인 非單一性의 氣와 하나의 피동적인 單一性의 구조(理)가 결합된 것이다.

理와 氣의 복잡한 상호 작용으로 인해 朱熹에게는 사람은 좋을 수도 있고 나쁠 수도 있는 것으로 보인다. 朱熹의 理氣二元論적 심리학에서 개인성격의 개념은 그림에서 보는 바와 같이 나타나고 있다.[846]

845) Hatton 1982: 364.
846) Hatton 1982: 456.

도표 10 理氣二元論에서의 인간심리 구조

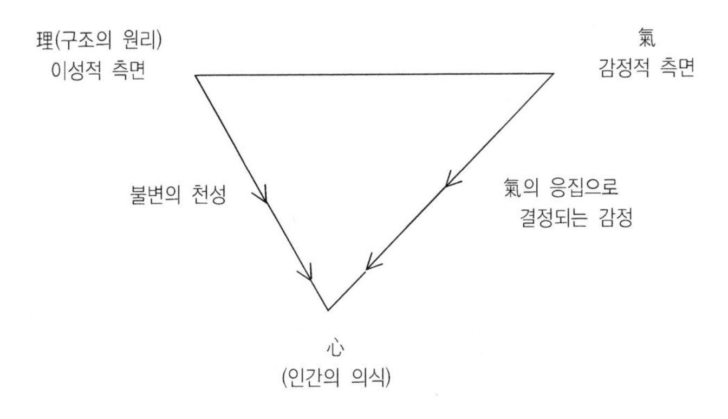

이 도표에 따르면 사람의 감정이나 생각은 언제나 氣의 움직임의 하나이다. 심리세계 전체가 氣 움직임들의 복합체이며, 이것은 그 하부에 항상 단일하게 존재하는 구조(理)를 번갈아 밝게 했다가 어둡게 했다가 한다. 보다 세부적인 심리적, 육체적 카테고리가 五行의 논리에 따라 가시적인 氣가 생성할 수 있는 전형의 형태로서 형성된다. 우리는 여기에서 또다시 인간의 행동에 작용하는 氣의 전형적 속성을 만나게 된다. 즉 한 인간의 氣가 맑거나 또는 비어 있으면 있을수록, 賢人의 단계에 더욱 가까워진다는 것이다. 그 재능이 單一性에 가까울수록 구조의 원리(理)가 더욱 정밀하게 현실화된다는 것이다.

朱熹가 결코 완전하게 설명할 수 없는 문제 중의 하나는 氣가 도대체 왜 혼합하느냐 하는 것이다. 깨끗한 氣도 질적으로 적절하게 어둡게 모이기만 하면 물질적 형체들을 만들어 낼 수 있는데 말이다. 또 다른 하나는 氣에 대한 그의 견해는 유교의 일반적인 견해와는 상충되고 있다는 것인데, 이것은 바로 죽은 사람의 氣가 완전히 해체됨으로써 동일한 사람이 氣에 의해 새로이 형성되지 못하고, 한때 한 인간의 육체와 품성으로 구성되었던 구조(理)와 氣가 완전히 파괴되어야 하기 때문에 유교에서 말하는 조상숭배의 필요성이 더 이상 존재하지 않을 것이기 때문이다.[847]

理氣二元論에서 氣의 역할에 대해 결론적으로 말할 수 있는 것은 氣가 여기에서는 사물을 형성하는 중심요소가 더 이상 아니라는 점이다. 氣는 존재와 사물들의 개별적인 성향이 다르고 또한 다르게 나타나게 하는 요소이다. 따라서 氣는 스스로 분리되고 혼합되어 사물의 차별성들이 나타나게 하는 방식으로 가시적인 세계를 만들어 내고 있다.

8.2. 理想主義的 신유교학파의 一元論的 세계관에서의 氣: 氣에 대한 情緒的 접근 형태

우리는 이미 철학자 程顥의 사례에서 유교의 이상주의적 유형을 접해본 바가 있다. 이 견해의 핵심은 인간의 心(의식)이 구조의 원리(理)와 동일(心卽理)하다는 것인데, 朱熹는 천부적 품성이 구조의 원리와 동일(性卽理)하다는 입장이었다. 이 구호는 宋代 이후 중국 철학을 새로운 방향, 즉 인간의 감정적이고 주관적인 내면세계를 강조하는 방향으로 이끌었다. 인간의 주관적 내면세계는 그 최고의 형태를 心이라고 표현했으며, 心은 주관적으로만 감지할 수 있는

847) Keiji 1979:90-91.

실제로서 인간의 질서를 그 속에 만들어 냄과 동시에 그것을 전체 세계와 연결한다. 내면으로 방향을 설정하는 것은 明代에 특히 두드러졌다. 이것은 불교적 성향이 강하며 자신을 침잠시키는 것은 道教의 그것과 상당히 비슷하다. 그러나 여기에서는 氣 개념은 張載의 철학에서와 같이 뒷전으로 물러나고 인간존재의 정신적 측면이 큰 의미를 갖게 된다. 明代는 지성적 의견들을 생명을 위협할 정도로 탄압하던 시대로서, 학자들로 하여금 대중을 멀리하고 개인의 안전을 찾아 도피하게 만들었던 시기였기 때문에, 세상을 등지는 경향은 상당부분 조직적으로 이루어졌다. 明代末에 가서야 비로소 합리주의적 사고방식이 새로이 추구되었는데, 그러나 宋代의 신유교학파는 부정하고, 유교철학의 고전의 내용들을 어문학적으로 평가하는 것을 중시하였다.

8.2.1. 王陽明과 氣 접근의 전제조건인 良知

철학자 王陽明(서기 1471～1592)의 학파에 이르러 신유교철학의 이상주의적 해석이 절정을 이루었다. 王陽明은 오늘날의 浙江省 지방에서 신분이 높은 집안에서 태어났으며, 어려서 기억력이 출중하여 일찍부터 고서들의 이해가 빨랐다. 그는 유년 시절에 주변에 사는 여러 친족들과 자주 만나면서 말타기와 활쏘기를 배우고 전술도 배웠으며, 후에 장수로서 큰 명예를 얻기도 하였다. 王陽明은 17세부터 朱熹의 철학을 배우고 후에 불교와 道教를 차례로 접했다. 그는 이 사상들 속에 있는 건강법과 심리보건 기술들에도 관심을 갖고 道教의 사원과 불교의 암자에서 이 기술들을 배웠던 것으로 알려져 있다. 그는 3번째 시험에서 陳試를 차석으로 통과하여 고위직으로 나갈 수 있었다. 그는 1500년도까지는 군인의 길을 갔으며, 그 후에 道家의 양생법에 심취하였다. 그는 1506년 황실의 실세 환관의 미움을 사서 귀양을 가게 되었는데, 3년간의 유배 생활에서 득도를 하게 됨으로써 그의 학설이 시작되는 계기가 되었다 한다. 그가 어느 날 밤 갑자기 깨닫기를 朱熹가 그보다 250년 앞서서 주장했던 바와는 달리 세상의 구조적 원리(理)를 발견하기 위해서는 '사물을 조사'(格物)할 필요가 없다는 것이었다. 반대로 자기 자신을 조사하고 인간이 타고난 좋은 지식(良知)을 일깨우면 충분하다는 것이다.[848]

인간의 良知는 구조적 원리(理)의 표현이므로 자신 속에 있는 것을 발견하기만 하면 세상의 모든 것을 이해할 수가 있다는 것이다. 이때 良知라는 개념은 우리가 氣와 긴밀한 연관하에 알고 있는 한 개념과 상충하게 되는데, 이것은 太虛라는 개념으로서 良知와 긴밀한 관계가 있다.

> 道를 터득한 학자만이, 만약 그가 신령한 분별력, 良知의 밝음, 완전한 통찰력과 그의 지평을 인식하고, 太虛와 함께 單一性(하나)이 생겨남을 알게 되면, 진실을 소유하게 된다.[849]

張載는 氣와 太虛의 동일성에 대해 자신의 單子論的 氣 철학에서 서술한 바가 있다. 王陽明은 太虛와 良知의 동일성을 강조하고 있다. 전자는 道의 법칙에 따라 모였다가 다시 흩어지는 물질적 세

---

848) Forke 1964:380 - 383.

849) 陽明先生集要 3. Kap.:78b & Forke 1964:391.

계를 창조하는 반면, 후자는 이상주의적 신령한 세계로서 그 속에서 대상물체들은 항상 동일한 良知의 일부분인 것이다. 그의 單子論的 세계관은 항상 2요소로 구성되는 朱熹의 학설과는 상반된 입장이다. 王陽明은 모든 사물에는 單一性이 존재한다고 이렇게 적고 있다.

> 육체, 心(의식), 생각, 지식 그리고 사물이 모두 하나이며 동일한 것임을 알아야 한다.[850]

陽明學派에서 중요한 역할을 하고 있는 心과 관련하여 王陽明의 제자로서 공직자였던 顧憲成(서기 1550~1612)은 다음과 같이 정의하고 있다.

> 心을 心으로 만드는 것은 살과 피로 (구성된 기관이라) 말할 수 있는 것이 아니다. 거기에는 그것이 뿌리를 내리고 있는 곳이 있다. 이것이 천부적 품성(性)이다. 만약 性을 감안하지 않고 心에 대해 말을 한다면, 감각과 지각에서 혼란을 일으키며 (心을) 조악하게 만들고 정밀하게 만들지 못한다.[851]

이러한 單一性 내에서 良知가 생기며, 시간과 공간적 차원의 것들은 無定形의 덩어리로 사라져 버린다. 單一性의 몸체는 내와 외가 없고, 전과 후가 없는 몸체이다. 그것은 만물의 절대적 균형이다.

> 동요 상태에 있지 않는 것이 良知이다. 그것은 전과 후, 내와 외가 없다. 그것은 單一性의 혼탁한 몸체이다.[852]

---

850) 陽明先生集要 2. Kap.:2a & Forke 1964:385.

851) 明儒學案 58. Kap.:8b & Forke 1964:426.

이 사상에서는 氣는 사물들 사이에서 매개자 역할을 한다. 心(의식)은 항상 동일하며 포괄적이고, 太虛와 같으며, 모든 것을 포괄하는 구조의 원리(理)와 같을 뿐만 아니라, 세계의 單一性은 氣에 의해서 비로소 현실화된다는 것이다. 세계를 인식하는 방법으로 心도 결국은 氣와 비슷하게 매개적 기능을 하게 되고, 그로 인해 비로소 사물의 상호 관계를 균형 있는 大單一性으로 이끌 수가 있다. 王陽明은 이와 관련하여 이렇게 적고 있다.

> 인간의 良知는 초목이나 벽돌이나 돌의 그것과 같다. 인간의 良知가 없이는 초목이나 벽돌이나 돌이 있을 수 없다. 이뿐만이 아니다. 하늘과 땅도 인간의 良知가 없이는 존재할 수가 없다. 그것은 하늘과 땅과 인간이 본래 單一性의 한 몸체를 이루고 있기 때문이다. 이 單一性이 극도로 정밀한 상태로 발전된 지점이 인간정신이 신령하게 單一하게 빛나는 지점이다. 바람, 비, 안개, 천둥, 해와 달과 별, 조류, 네발 달린 짐승, 풀과 나무, 산과 강, 흙과 돌이 인간과 함께 單一性의 몸체를 이룬다. 그 이유는 오곡과 조류, 야생동물들이 모두 사람을 자양할 수가 있고, 약초와 광물들이 사람의 병을 치료할 수가 있기 때문이다. 그들이 모두 동일한 氣를 가지고 있기 때문에 그들은 서로 침투할 수가 있다.[853]

세계의 單一性 사상은 氣가 만물을 생성하는 동일한 기본물질이라는 氣의 單一性 사상에 근거하고 있다. 사물의 單一性과 상호 침투성은 王陽明으로 하여금 생각과 사물이 실제에 있어서는 동일한 것이라는 견해를 갖도록 하는 데까지 미쳤다.

> 내가 말했다. 인간의 心(의식)과 사물들은 단일한 몸체를 만들어 낸

852) 陽明先生集要 3. Kap.:13a & Forke 1964:392.

853) 陽明先生全書 (傳習錄) 3. Kap.:13b & Wing Tsit Chan 1973:685.

다. 血과 氣가 몸체를 순환함으로써 단일한 몸체를 구성한다. 그런데 어떻게 사람이 식물이나 짐승들과 함께 단일한 몸체를 만든다고 말할 수 있는가? 실제로 그 육체는 이것들과 상당히 구분되지 않는가.

선생이 대답했다. 우리는 이 사안을 '정미한 氣'(精氣)의 관점에서 그들 상호간의 흡수와 반향의 관점으로 봐야 한다. 짐승이나 식물뿐만이 아니라 하늘과 땅도 나와 함께 단일한 몸체를 형성하고 있다. 또한 신령한 존재들도 나와 단일한 몸체를 이루고 있다.[854)]

이 單一性 내에 있는 유일한 생명의 징후이자 그 생명의 질의 지표는 仁(동감, 동정 내지 인간성)을 베푸는 능력이며, 仁이라는 요소는 王陽明이 程顥의 철학에서 직접 받아들인 요소이다. 동정심(仁) 속에 내포되어 있는 생명을 베푼다고 하는 개념 속에는 유교적 도덕관이 活力說과 함께 윤리라고 하는 형태로 통합되어 있다. 王陽明은 동감(仁)의 기능을 太虛 가운데에 서로 떨어져서 독립적으로 존재하는 사물들의 세계에서 이들을 서로 통합하는 도구로서의 기능으로 여러 가지 예를 들어 설명했다.

부자간의 사랑과 형제간의 사랑이 생명정신과 인간의식(心)의 시작이다. 거기에서 만인에 대한 동정심(仁)과 만물에 대한 사랑이 퍼져 나온다. 이것은 나무줄기와 가지와 잎사귀가 자라는 것과 같다.[855)]

생명력 개념 속에서도 존재들을 모두 연결하는 감정으로서의 동감(仁)은 세계를 연결하고 통일하는 역할을 하고 있다. 동정심(仁)에 내포되어 있는 모두를 품어 안고 생명력을 주는 작용은 언제 어디서나 존재하는데, 그것은 인간의 여러 행동양식에서 드러나고 있다.

---

854) 陽明先生全書 (傳習錄) 3. Kap.:26a & Wing Tsit Chan 1973:690.

855) 陽明先生全書 (傳習錄) 1. Kap.:19b & Wing Tsit Chan 1973:676.

사람이 아이가 우물에 빠지려는 것을 보면, 사람은 두려움과 동정심(仁)을 억누를 수가 없다. 이것은 동정심(仁)이 아이와 함께 한 몸을 만들고 있음을 보여주고 있다.[856)]

그림 30[857)] 心의 質이 壽命을 결정함

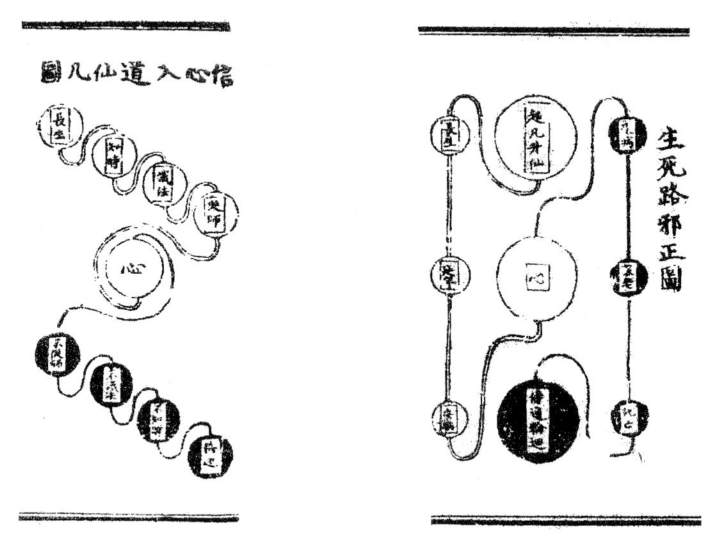

이로써 동감(仁)은 良知의 본질적 구성요소가 된다. 이것은 사람의 의식(心)이 조용하고 더 이상의 욕망이나 필요를 느끼지 않을 때 가장 확실하게 드러난다. 이런 상태는 사람이 살아가는 자연스런 과정, 예를 들어 수면 시와 같이 주변이 대체로 조용하고 육체와 인간의 의식(心)이 정지된 상태에 빠진 상황에서 자동적으로 발생한다.

한밤중에 氣에 의해 만들어지는 良知는 물질적 욕망과 아직 혼합되지 않은 '원초적 본질'이다.[858)]

856) 陽明先生全書 (傳習錄) 26. Kap.: 1b & Wing Tsit Chan 1973: 666.

857) 修眞太極混元指玄圖 1.Kap.: 10a, 11a in DZ 168: 150.

이 상태는 정신의 훈련으로도 도달할 수가 있다. 王陽明의 저서에는 氣를 조작하는 기술의 실행방법에 대한 지침은 별로 없는데, 제자들의 언급내용은 있다. 두 명의 제자가 서술한 바에 의하면 王陽明은 道家의 양생법에 따른 수련을 한 것으로 되어 있다. 그가 선호했던 기술은 靜坐法으로서 현대 氣功에서도 사용하고 있는 방법이다. 그의 제자 Liu Junliang은 다음과 같이 적고 있다.

> 만약 당신이 외적인 일에 탐심을 갖는다면, 不動을 향하는 마음이 사라질 것이다. 이것은 교만하고 나태한 氣를 만들어 낸다. 당신이 외적인 일에 아무 욕망을 갖지 않는다면, 자기를 극복하는 데 좋다.[859]

그의 다른 제자 王龍溪(서기 1498~1583)는 王陽明이 말하는 靜坐法을 아래와 같이 서술하고 있다.

> 靜坐法으로 훈련하려면, 호흡조절로부터 시작한다. 心(의식)을 어떤 것에 정주토록 하고 神과 氣가 서로 껴안으며 법칙성에 영향을 미치도록 한다. 조절된 호흡은 규칙적으로 쉬는 호흡과는 완전히 다르다. 규칙적인 호흡에는 생각이 담겨 있다. 조절된 호흡은 생각이 없는 것이다. 心(의식)을 비워서 그것이 내려앉거나 혼란해지지 않아야 한다. 호흡의 통제가 되면 心이 고정된다. 心이 고정되면 호흡이 더욱 잘 조절된다. 진정한 호흡의 오고 감이란 천지 창조를 느낄 수 있을 정도까지 극도로 조절하여 숨을 쉬는 것이다. 心과 호흡이 상호 의존적이 될 때 우리는 호흡이 뿌리로 돌아가고, 생명의 聖杯에 도달한다고 말한다. 아주 어슴푸레한 상태에서 통상 졸리거나 조용해진다. 내가 속하고 있는 유교의 관점에서는 '호흡을 삼킨다'고 말하며, 불교의 관점에서는 '호흡을 되돌리는 것'이라 하고, 道教의 관점에서는 '발뒤꿈치까지 호흡'을 한다고 표현한다.[860]

---

858) 陽明先生全書 (傳習錄) 3. Kap.:12b & Forke 1964:392.

859) ZGQGS 1988:382.

王陽明의 靜坐法에서 말하는 氣의 의미는 그의 도덕철학적 언급에서 찾아볼 수가 있다. 그의 기법에 있어서는 완성된 도덕으로서의 표현이다. 사람은 氣를 움직여서는 안 되고 반대로 조용히 해야 하는 한편, 氣를 흐리게 해서도 안 되는데 그 이유는 원초적 의식(心)이 하늘의 구름과 같이 흐려지기 때문이다. 氣의 불필요한 움직임에 대해 그는 이렇게 적고 있다.

> 누군가 물었다. 선도 없고 악도 없다는 것이 도대체 무엇인가?
> 王陽明이 대답했다. 선도 없고 악도 없는 것은 구조적 원리(理)의 부동성이다. 선하거나 악한 것은 氣가 움직이는 것이다. 氣가 움직이지 않으면 선도 악도 없다. 그것을 최선이라고 한다.[861]

또 다른 곳에서는 王陽明은 氣의 역할에 대해 다음과 같이 언급하고 있다.

> 누군가 물었다. 그렇다면 선과 악은 사물에 포함되어 있지 않다는 것입니까?
> 대답은 이렇다. 그것은 오로지 당신의 정신에 존재한다. 사람이 구조적 원리(理)를 따르면 그것은 선한 것이다. 氣를 움직이면 그것은 악한 것이다.[862]

구조적 원리(理)와도 같으면서 虛를 가득 채우고 있는 우주정신이란 單子論에서 출발하는 王陽明의 이상주의 철학에 있어서 氣는 세계를 형성하는 데 필요한 소재가 되고 있지만, 구조적 원리

---

860) ZGQGS 1988:382-383.

861) 陽明先生集要 1. Kap.:41a & Forke 1964:395.

862) 陽明先生集要 1. Kap.:41a & Forke 1964:395.

(理)를 실현하는 데에는 방해하는 작용만 할 뿐이다. 전반적으로 王陽明의 의견은 다음과 같다. 즉 인간의 천성(性)은 氣와 동일하며, 氣가 의지를 따르므로 의지에 의해 氣가 움직여지며, 육체의 움직임을 정지하거나 조용하게 함으로써만이 건강하게 유지될 수가 있다는 것이다.[863] 王陽明이 朱熹 학설의 본질적 관점(경험주의적 탐구)을 거부하였지만, 그렇지만 이것은 인간 심리에 대한 朱熹의 氣 작용 학설에서 나온 요소이다. 王陽明의 학설은 氣 개념에 있어서는 결국 道教와 불교, 程顥와 朱熹의 개념들을 혼합한 것으로 나타나고 있다. 그의 학설에서 氣는 구조적 원리(理)에 대해 혼탁하게 하는 역할을 그대로 유지하고 있는 반면, 張載가 말하는 虛와 氣의 대립상황에서는 생명력을 주는 기능을 상실하고 있다. 이 역할은 대신에 모든 것을 포괄하는 우주정신에 의해 대체되는데, 우주정신의 존재는 氣가 창조에 참여할 수 있도록 하고 있으며, 가시세계에서의 그의 작용은 同感(仁)이다.

863) 陽明先生全書 (傳習錄) 1. Kap.: 10b, 17a & 3. Kap.: 9a.

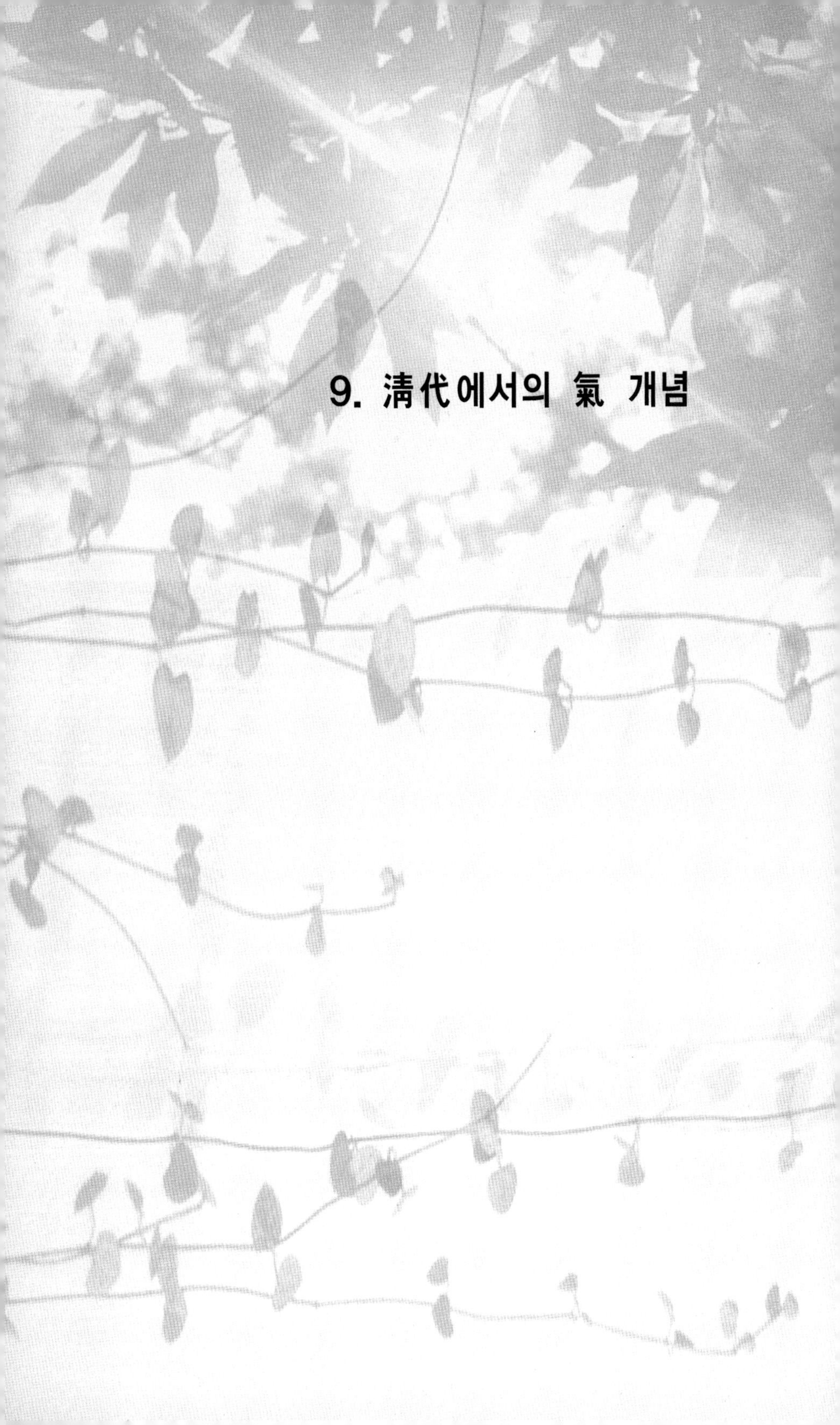

9. 淸代에서의 氣 개념

만주족의 지배하에 들어간 淸나라 시대에서는 중국사상의 세계관이 전환기를 맞았다. 우선 중국문화의 문헌적 원천으로 회귀하는 일이 벌어짐으로써, 많은 학자들이 중국 언어에 대한 어문학적 연구를 하기 시작했다. 이것은 만주족 통치에 대한 일종의 항거이기도 하였다. 신유교학파는 더 이상 나라의 운명을 좌우할 수 있는 이론적 체계를 제공할 수가 없다는 입장에서 출발하고 있다. 문자의 가장 고전적인 의미를 찾고자 하는 희망으로 자기 문화를 연구함으로써 의미 있는 언어사전과 백과사전들이 발간되기에 이르렀는데, 이 일은 왕실에서도 후원하였다. 그 이유 중 하나는 중원을 통치하는 만주족이 그들의 고유한 문화적 방법으로는 17세기 중국과 같은 거대한 제국을 통치할 수 있는 행정체계가 될 수 없다는 점을 간파하였기 때문이다. 중국문화를 기록으로 남기는 일을 추진했던 동기 중 또 다른 이유는 저술을 통해 외부 정복자에 의한 치욕에 항거하는 중국의 지성인들을 이 사업을 통해 왕실에 묶어 두려고 하였던 점이다. 淸代는 유럽과의 관계, 특히 예수회와의 관계가 계속 긴밀하게 이루어졌다. 1644～1662년에 淸나라를 지배했던 황제 順治帝의 비호 아래 독일 쾰른 출신 예수회원 Adam Schall이 수학 지식을 인정받아 궁중 천문학자에 임명되었다. 淸朝 황실의 국정에 외국 세력이 관여하게 됨으로써 1692년 중국인들의 기독교 개종을 허락하는 칙령이 내려졌다. 유럽에 대한 중국의 접근은 장기적으로 결국 황실을 자승자박하는 꼴이 되었다. 17/18세기 중국문화와 세력이 전성기를 맞이하였으나, 19세기에는 유럽에 대해 기술적 열세에 처하게 됨으로써 19세기 중반부터는 외국의 군사적 강제조치도 감수하여야만 했다. 이에 대해 중국은 무기력할 뿐이었고, 이것이 중국 지성인들을 극도로 혼란하게 만들었다. 중국은 아주 오래된 고전으로부터 중국문화의 진수를 찾고자 하는 노력에서 스스로 좌절하게 되었고, 이것은 결국 황제의 나라 중국에 죽음의 일침을 가했다.

氣의 철학적 개념에는 항상 새로운 접근 방법이 생겨났다. 淸代에 氣를 매개로 한 자연과학적 세계관에 대한 최초의 접근사례는 17세기 자연과학자 宋應星의 연구이다. 뒤에서 설명하게 될 그의 저서 『論氣』는 잘 알려져 있는 책은 아니지만 지금까지 저자가 알고 있는 氣 개념 관련 책 중에 가장 폭넓고 자세한 책이다.

氣 개념에 때한 또 다른 견해는 王夫之(서기 1619~1692)의 新-新儒教學派적 氣 철학으로서, 그는 宋代 朱熹의 합리주의적 二元論에 근거하고 있으며, 宋應星과 비슷한 시기에 자신의 이론을 정립하였다. 이와 같은 淸代의 이론들은 순수하게 개인적인 견해에 불과한 것들이었다.

이러한 견해들 외에 유교, 道教, 불교가 혼합된 것들이 사이비儒教의 형태로 나타났는데, 이 이론들은 다양한 세계관들의 개념과 용어들을 받아들여서 아주 개인적인 혼합개념으로 만들어 낸 것들이다. 그 예로서 18세기에 저술된 『元氣』라는 논문은 한때 엄격하게 구분되었던 개념들을 자유롭게 다룸으로 해서, 淸代에 들어서

道敎와 유교의 견해들이 광범위하게 뒤섞여 있음을 잘 보여주고 있다. 반면에 이 논문은 淸代 학자의 관점에서 본 氣의 문제점을 개괄해 볼 수 있는 계기를 제공해 주고 있다.

氣 개념을 새로이 해석하는 것은 氣를 사람의 실수에 대한 핑계로 삼아 주장할 수 있는 정도로까지 다양해졌다. 이런 맥락에서 『古今元氣不甚相原說』의 저자는 漢代 王充이 했던 바와 같이 의사들이 치료 실패에 대한 핑계거리로 氣 이론을 이용하고 있음을 기술하고 있다.

19세기 말에 가서는 개념들이 극도로 복잡하게 뒤섞였으며, 이러한 상태가 오늘날의 氣功書에까지 이어지고 있다. 이와 동시에 전통철학의 중국적 개념들이 서양 전문용어들의 의미에 가까이 접근하였는데, 이것은 결국 서양의 압도적인 기술적 우위에 기인하는 것이다. 중국-서양식 용어로 새로이 만들어지는 과정은 오늘날까지 아직 완료된 것은 아닌데, 이런 경향은 현대 氣功 분야 및 이와 관련된 氣 과학의 부문에서 두드러지게 나타나는 현상이다.

9.1. 17세기 중국 자연과학에서의 氣

자연과학자 宋應星의 氣에 대한 논문은 실용적 자연과학의 관점으로 氣를 논한 중국 최초의 연구서이다. 중국 고전에 전례가 없는 이 연구서는 기계론적 세계관하에서 발생하는 물리적 현상에 따라

氣를 분류하였다.

본 저자가 인용한 자료는 1976년 『宋應星 失著四種』이란 제목으로 상해에서 출판된 책자이다. 이 책의 서문에 의하면, 출간에 사용한 원전은 문화혁명 당시에 江西省의 한 도서관에서 발견되었고, 다행히도 파손을 면한 것이라 한다. 이 책자는 4종의 서로 다른 논문들을 모아 놓은 것으로 아래와 같은 순서로 나열되어 있고 그 내용은 대략 다음과 같다. 이 자료들은 明代 崇禎帝(서기 1628~1644) 기간 중에 발간되었다고 한다.

1. 野意[864]: 여러 가지 테마에 대한 宋應星의 의견을 개진한 것으로 내용상의 특이점은 없음.
2. 論氣[865]: 자연에서 발생하는 다양한 현상들과 氣가 서로 작용하는 관계를 다루고 있는바, 17세기 중국인 자연과학자의 관점에서 氣의 도움으로 세계가 작용하고 있음을 독특한 방식으로 설명하고 있음.
3. 談天[866]: 태양의 기능과 지상의 생물들에 대한 작용이 중심으로 다루어지고 있음. 여기에서도 氣가 중심요소인데, 氣의 속성을 너무 확대 해석하고 있어서 본서에서 다루고 있는 범위를 훨씬 벗어나고 있음.
4. 思憐詩[867]: 宋應星의 七字 漢詩임.

864) 宋應星失著四種 1976:1－48.
865) 宋應星失著四種 1976:49－96.
866) 宋應星失著四種 1976:97－114.
867) 宋應星失著四種 1976:115－140.

위의 논문 속에는 정치와 학문에 대한 宋應星의 견해가 담겨 있는데, 그중에서도 『論氣』와 『談天』이 宋應星 학문의 중심이 되고 있다. 이것을 통해 연금술, 물리학, 생태학, 우주학 등 서양학문 분야에 대한 그의 생각을 알아볼 수가 있다. 1970년대 중국의 사회적, 학문적 분위기에 걸맞게 이 두 편의 논문은 책자의 서문에서 역사적 유물사관(朴素唯物)[868]의 선례로 해석되어 소개되고 있다. 실제로 宋應星의 세계관은 이 논문에 의하면 합리주의적이라고 말할 수가 있다. 그는 天命과 같은 잘 알려진 중국적 세계질서의 다양한 패러다임에 반기를 들고 있다. 天命이란 통치자에게 권력의 합법성을 부여하는 것으로서, 새로운 통치세력이 정착될 때까지 수 세기에 걸쳐 그 의미가 쇠퇴하는 상황이 자연재해나 사회적 소요에 의해 예고된다는 것이다. 宋應星은 宋代나 明代의 선조들이 생각하던 하늘의 조정통제 사상을 거부하고, 그것을 하나의 물리적 현상으로 보았으며, 사람의 운명에 대해 숙명적인 작용을 절대 할 수 없다고 보았다. 따라서 그는 道教나 유교의 원초적 중국식 사고방식, 즉 하늘과 사람이 상호 교통하고 반응한다는 생각도 비판하였다.[869] 이러한 합리주의적 견해는 인간이 대우주에 뿌리를 두고 있다는 중국전통의학적 견해와 상충되는 바도 있지만, 이 책 속에 서술되어 있는 그의 지식들은 계속 더 연구되고, 분석되던 물리적 세계에 대해 당시 수준으로 내다볼 수 있었던 한계이기도 하다. 이러한 이유에서 宋應星의 연구기록들을 서양의 계몽주의 학문적 시대상황과 견주어 볼 수가 있다. 즉 그의 학문은 과거 皇國으로서의 중국의 전통적 사상과 오늘날 중화인민공화국에서 선전되고 있는

868) 宋應星失著四種 1976:2.

869) 宋應星失著四種 1976:3.

학문적 입장과 경향 사이에서 고유한 위치를 점하고 있다.

宋應星은 1600년 江西省에서 태어났다. 그의 집안으로는 고조할아버지 宋景이 1546～1547년에 궁중의 고위관직을 지낸 바 있다. 宋應星의 고향은 양자강 중류에 위치하고 있으며, 수백 년간 다양한 공산품을 생산해 온 공업의 중심지였으므로, 자연과학을 연구할 수 있는 기회를 많이 제공했을 것 같다.

宋應星은 1615년 학사에 해당하는 擧人시험에 합격하였으나, 박사에 해당하는 金室 시험에는 여러 번 응시하였으나 결국 합격하지 못하였다. 1634년 그는 Fenyi에서 훈장에 임명되었는데, 이 기간 중에 그의 저서 『天工開物』(하늘의 은혜로 만물을 창조함)을 썼던 것으로 보이는바, 그의 친구 Tu Boju가 1637년에 이것을 발간하였다. 이 친구는 그 전에 宋應星이 저술한 음운학 책자인 『畵音歸正』을 출판했던 것으로 보인다. 1638년 宋應星은 福建省 汀洲의 경찰직 관료에 임명되고, 1641년 安徽省 亳州로 전보되었으며, 1642～1643년에는 민란을 억누르기 위해 자신의 고향 지방관청에 재정지원을 하였다 하는데, 1644년 이후 淸나라에서의 관직생활 여부는 알려진 바가 없다. 그러나 그의 형은 관직에 계속 머물렀으나, 얼마 안 가서 만주족의 지배에 대한 비통함 때문에 조기에 자결하였다고도 한다.

宋應星의 책자 『天工開物』은 후에 사라져 버렸는데, 아마도 이 책의 많은 부분이 동전 제작과 무기 생산기술을 다루고 있었기 때문인 것으로 보인다. 이 기술은 국가가 독점했던 것으로 세상에 알려지기를 바라지 않았던 기술이다. 그럼에도 그 책의 일부분이 清代 백과사전인 『欽定古今圖書 集成』에 포함되어 있고, 일본 동경의 세이카도 도서관과 파리의 국립도서관에 완전한 사본이 보존되어 있다.

宋應星의 책자는 清朝에서는 대부분 사라졌다가 20세기에 부분적으로 다시 나타났다. 그의 책자 『天工開物』의 한두 문장에서는 그가 당시 외국 선교사들과 관계를 갖고 있음으로 해서 그들로부터 영향을 받았음을 말해 주는 부분이 있다. 宋應星은 明朝에서 清朝로 넘어가는 시대를 경험하였지만, 대부분은 明代에 산 사람이다. 그럼에도 그를 清朝의 학자로 분류한 것은 그의 저서가 합리주의와 물질주의의 성향을 띠고 있기 때문이다. 이 사상은 후에 王夫之(서기 1619～1692), Yan Yuan(서기 1635～1704), 戴震(서기 1723～1777) 등에 의해 더욱 심화되었다. 宋應星이 생명의 물질적 측면을 강조하고 나선 것도, 당시 학자들이 明朝를 멸망케 한 잘못을 이상주의적 신유교학파로 돌렸던 그런 맥락에서 이해할 수가 있다. 宋應星은 그의 사상 면에 있어서는 清朝의 철학사상을 지배했던 지성운동의 선구자에 속하는 것이다.

9.2. 17세기 『論氣』에서 본 氣 개념의 구조적 분석

宋應星은 지난 시대의 학자들과는 달리 氣를 본체론적 요소로만 설명하는 것이 아니라, 모든 사람이 내향적인 명상의 기술을 통하지 않고서도 그대로 경험할 수 있는 자연현상을 통하여 설명하려고 노력하였다. 氣의 속성과 氣의 특수한 형태의 속성에 대한 그의 설명을 분석해 보면, 가시세계에서의 氣의 발생형태의 속성과 비가시 물질로 존재하고 있는 속성 사이에는 명확한 경계가 있다. 宋應星은 氣의 변화로 세계의 모든 것이 만들어졌지만, 그 실질적 성질은 측정이나 관찰로는 파악할 수가 없는 것이라고 주장하고 있다.

다음은 宋應星의 논문에 적용되고 있는 氣 개념을 간략하게 조망해 본 것으로서, 크게 세 가지 특징과 측면으로 구분하여 볼 수가 있다.

a) 氣에 의해 생성되는 존재의 형태
b) 인식 가능한 세계에서의 氣의 기능
c) 氣의 이중적 개념

9.2.1. 氣에 의해 생성되는 존재의 형태

1. 氣는 모두 형체가 없는 것이며, 육체적 형태가 있는 것은 氣가 아니다. 이런 정의에 기초하여 宋應星은 서로 상반되는 形氣로 구성되는 二元論을 구축하였다.[870)]
2. 氣 차원과 형체 차원이 끊임없이 상호 교체하는데,

a) 氣에서 형체로(즉 비가시적인 것에서 가시적인 것으로)

870) 宋應星의 形氣二元論은 氣가 形以下에 속하여 가시적인 세계의 일부분이라고 주장하는 朱熹의 理氣二元論과는 배치되는 것이다.

b) 형체에서 氣로(즉 가시적인 것에서 비가시적인 것으로)

이때 a)의 경우는 先天의 질서에 해당할 수밖에 없고, b)의 경우는 後天의 질서에 해당한다.[871)]

3. 인간 생명의 형태는 b)의 경우에 해당하며, 원칙상 사멸 내지 부패의 과정으로서 氣가 無로 돌아가고 있는 과정이다.[872)]

4. 육체적 존재의 가능한 형태는 다양하게 구분된다.

a) 陰과 陽의 혼합 상태로서 五行의 질서 속에 있는 생명이 없는 육체적 존재

b) 陰과 陽의 혼합 상태로서 五行의 질서 속에 있는 생명이 있는 육체적 존재

c) 가시적인 자연현상으로서 形과 氣의 사이를 왕래하기 때문에 고정된 형태를 갖고 있지 않는 것. 이 조건에 해당하는 것은 불과 물로서, 火와 水는 고정된 형태가 없기 때문에 그 몸체가 점유하는 범위는 비어 있거나 또는 허무의 상태로 보이며, 따라서 이 속성은 또한 氣의 속성이기도 하다. 이 두 개의 현상은 實과 虛의 상반된 한 쌍을 이룸:[873)]

- 五行으로서의 水는 일종의 氣로 가득 찬 공간이며
- 五行으로서의 火는 일종의 氣가 없는 상태로서의 공간임

d) 자연에서 가시적으로 나타난 몸체로서, 이것들은 가시적인 형체와 비가시적인 氣 사이를 왕래할 수 없는 고정된 형체로서

---

871) 이 견해는 중국의 모든 철학이 주장하고 있는 내용이지만, 宋應星의 形氣二元論에서는 氣가 응집상태의 차이에 의해 비가시적인 것에서 가시적인 것으로 변화한다는 것으로 체계화하였다.

872) 宋應星의 氣 개념에서 이 요소는 매우 비관론적인 것으로, 이것은 아마도 삶이 苦海라고 하는 불교적 사상에서 영향을 받은 것일 수가 있으며, 氣가 고갈되어 사라진다는 견해는 양생서의 道家 이론과 같다.

873) 이 견해는 중국철학 사상사에서 아주 특이한 형태이고, 보통은 火와 水는 五行의 일부일 뿐이다.

세계를 구성하는 불변의 요소들임:[874]

○ 태양은 순수한 氣로서, 고정된 형체로 전환되지 않으며 순수한 陽의 精髓이다.

○ 땅은 순수한 몸체로서, 氣로 전환되지 않는 순수한 陰이다.

e) 氣도 形도 아닌 神적인 것

9.2.2. 인식 가능한 세계에서의 氣의 기능

1. 氣는 변화하면서 생명을 형성하고 촉진한다. 氣는 지하에서 생명을 촉진하는데, 예를 들어 한 알의 곡식이 변화를 시작할 수 있도록 한다. 이 변화는 형체가 있는 地氣와 형체가 없는 天氣로 가득 찬 공간에서 일어난다. 인간은 이 세계의 한가운데에서 변화를 하며 살아간다. 따라서 생명은 氣의 변화이다. 거대한 나무도 실제로는 싹을 틔운 하나의 씨앗으로서, 씨앗과는 다른 과정에 있을 뿐이다.

   사물의 소각은 氣 변화의 특별한 과정인데, 宋應星에게 있어서 이것은 신진대사 과정과 거의 유사한 것으로 이해될 수가 있다. 왜냐하면 물질이 노쇠해지는 것도 氣로 전화되어 가는 氣변화 과정 중의 하나이기 때문이다. 氣 변화를 통해 氣가 특수한 성질을 갖게 된다. 수명의 길이와 번식의 수량은 氣 변화의 속도와 빈도에 달려 있다. 기본적으로 생명체의 번식의 수량과 수명의 길이 사이에는 하나의 상수가 존재한다. 즉 빨리 변하면서 번식을 많이 시키는 존재는 수명이 짧은 경향

874) 중국전통 천문학에서는 태양은 양이고 달은 음이다.

을 보이며, 서서히 변하면서 번식의 수량이 적은 것은 수명이 긴 경향이 있다.

2. 몸체의 형태에서 氣로 돌아가는 변화는 모체에서 분리된 이후의 전 생애가 포함된다. 따라서 氣는 볼 수가 없고 다만 몸체의 형태를 계속 변화시키는 전환과정들만을 볼 수가 있다. 氣가 최초에는 생명을 가능하게 했음에도 불구하고, 생명체가 氣에 다시 접근하는 것은 생명이 중단됨을 의미한다. 이때 한 존재의 살아 있는 단계는 물론 죽어 있는 단계도 마찬가지로 모두 氣로 돌아가는 과정에 속한다. 살아 있는 상태에서 氣가 변화하는 기간은 외부 영향을 배제한다는 조건하에서 에너지 불변의 법칙에 따라 동일하여야만 된다.

3. 氣는 자연에서 변화하면서 순환을 반복한다. 이것은 4계절로 이루어지는 기후변화로 나타나거나, 또는 개체 발생사적으로, 땅속에서 물질이 썩는 과정을 통해 黃泉까지 내려갔다가 다시 변화하는 물질로 땅 위로 나와 눈에 보이게 되는 과정으로 나타난다.

4. 氣는 변화하는 종류에 따라 다양한 생명의 공간, 예를 들어 인간이 점유하는 공간이나 물고기로서의 공간을 점유한다.

5. 氣는 먹이사슬을 통해 모든 생명체의 근원을 동일한 것으로 통일시킨다.

6. 氣는 물질을 만드는 요소이다.

7. 모든 것이 氣로 구성되어 있으므로 유형의 세계에서 나타나는 현상은 氣의 산물이다. 여기에는 열 현상과 청각, 시각 현상도 해당된다. 가시세계에서의 氣 움직임의 청각적 효과를 가지고 소리가 존재하지 않는 비가시세계를 발견할 수가 있다. 결국 氣는 정적을 향하고 있기 때문에 스스로 소리를 낼 수가 없다.[875)]

8. 氣는 세상에서 가장 미세한 물질로서 온 우주를 가득 채우고 있다.[876)]

9.2.3. 氣의 이중적 개념

1. 전통적인 天地二元論(陰陽二元論)이 세계의 모든 차원을 형성한다. 생명은 단지 두 가지 질적 요소가 교체하는 범위 내에서만 존재가 가능하다.

2. 宋應星의 논문에도 역시 합리주의적 신유교학파의 理氣二元論이 원용되고 있는데, 여기에서 氣는 소리를 스스로 생산해 낼 수는 없지만 소리의 구조(理)는 가지고 있는 것이다.

3. 가시세계에서의 火水二元論은 火, 水가 氣의 서로 다른 측면

---

875) 자연에서의 물리적 요소로서의 기 개념은 宋應星이 처음으로 정리하였다. 이런 내용은 중국의 어떤 다른 철학서나 의학서에도 찾아볼 수가 없다.

876) 張載도 기를 가장 미세한 물질적 단위라고 표현을 한 바 있다.

으로서 생명을 형성하는 데뿐만 아니라 氣를 정의하는 데 있어서도 상당한 역할을 하고 있다. 이 이론은 養生書에서는 이 두 가지 요소가 혼합되어 생성되는 內丹의 기초가 된다. 宋應星은 氣를 火와 水의 元神이 화합된 것으로 표현하고 있다.

4. 인간 생명과 관련해서는 氣는 서로 다른 요소들의 협력체계 속에 있는 4요소 중의 하나이다. 宋應星에 의하면 인간의 생명은 火, 水, 神, 氣의 화합으로 주도된다.[877]

5. 이와 같은 氣의 이중적 개념 외에도 3가지 개념이 또 있는데, 이것들은 가시세계의 자연 속에서 언제든지 볼 수 있는 것들로서 氣와 유사한 현상들이다.

a) 물과 氣 사이에는 현상적인 동일성이 존재한다. 이것은 예를 들어 소리 형성에서 나타나는데, 그 이유는 움직이는 기(動氣)는 동심원의 형태로 확산되기 때문이며, 또한 無로 사라지는 물의 수증기 형성에서도 나타난다.[878]
b) 바람과 氣 사이에도 현상적인 동일성이 존재한다. 즉 바람은 氣의 움직임으로 정의되고 있다.[879]
c) 물과 바람 사이에도 현상적인 동일성이 존재하는데, 이것들은 가시세계에서는 비록 대칭의 관계로 맞보고 있는 관계이면서도 평행하는 속성을 가지고 있다. 물은 땅과 그 밑을 채우고

---

877) 이 견해는 精, 氣, 神으로 구성되는 내단 개념이 확장된 것이다.
878) 氣와 수증기와의 긴밀한 연계는 周나라 때부터 이미 氣라는 상형문자 속에 내포되어 있다.
879) Unschuld 1982.

있고, 바람은 땅 위를 채우고 있다.

6. 氣는 張載의 철학에서와 비슷하게 허무의 상태와 동일하다. 그 이유는 氣는 형체가 없는 것이고 따라서 虛 또는 無에만 존재하기 때문이다.

氣의 속성에 대한 이상의 분석 내용에서 알 수 있는 것은 宋應星이 상당부분 이미 존재하고 있는 다양한 철학들이 세계의 기능과 구조에 대해 이론적 기초로 삼고 있던 지식과 견해들을 바탕으로 삼고 있다는 것이다. 그에게 있어서 새로운 것은 자연에서 작용하는 氣의 기초 위에서 세계의 구조를 상세하게 서술하고 있다는 점이다. 더 나아가서 그는 氣를 五行의 火와 水에 근접시키고, 형태를 가지는 물체는 氣가 아닌 것이라고 표현함으로써 전통적인 氣 개념을 보완하였다. 宋應星의 논문은 중국의 전통적 자연과학의 수준을 보여주는 사례이기도 하고, 氣를 설명하는 틀 속에서 지식을 획득하는 수준을 보여주고 있다. 그가 氣의 물리적 작용에 대해 언급한 내용 중 일부분은 현대 氣功學에서처럼 氣를 이해하고자 하는 과학적 접근방법의 바탕이 되고 있다.

9.3. 淸代의 물질주의적 氣 개념들

중국황실이 붕괴하고 만주족들이 군림한 것에 대한 저항으로 나타난 淸代의 훈고학 이외에도 신유교학파의 합리주의파와 이상주의파의 견해들도 새로이 포장되어 다시금 나타났다. 이러한 접근방법은 고대 중국문명으로 회귀하려는 민족주의적 사상에 동의하지도 않고, 만주족 황실에 공개적으로 대항하는 것에 동조하지도 않는 독자적인 사상가들에 의해 주로 추진되었다. 이런 학자들의 사고 속에서 理氣 개념이 변형된 형태로 살아남았는데, 즉 이들은 理(구조)와 氣 사이에 근본적인 상반관계를 인정하지 않고, 하나의 동일한 것의 두 측면으로 보았다.[880]

이 이론을 대표하는 최초의 淸代 학자는 王夫之(서기 1619~1692)이며, 그도 역시 宋應星과 같이 明朝와 淸朝의 변혁기를 경험하였으며, 게다가 침입자 만주족에 대해 적은 군사를 이끌고 저항도 한 바 있다. 만주족에게 전멸하다시피 대패하고 그는 고향의 산속으로 들어가 은둔하면서 저술 활동에만 전념하였다. 그의 철학적 견해는 宋代 張載의 견해에 매우 치우쳐 있었으므로 그 역시 單子論 체계로 돌아갔다. 王夫之는 구조(理)와 氣는 동일한 것으로 다만 구조(理)가 氣의 집적에 선행한다는 입장에서 출발했다. 이런 연결 속에서 두 요소는 하나가 되어 하나의 물체가 생성되는데, 그는 이것을 器(구체적 사물)라고 표현하고 있다. 이와 관련하여 그는 아래와 같은 문장으로 세계의 존재에 대해 설명했다.

> 세계는 오직 器(구체적 사물)로만 구성되어 있다. 道는 器(구체적 사물)의 道이며, 그러나 器를 道의 器라고 말할 수는 없다.[881]

---

880) Fung Yulan 1954:641 ff.

881) 船山全書 1988: Vol. I :1027-1028 & Wing Tsit Chan 1973:694.

王夫之는 이런 견해와 더불어 세계를 사물 그 자체들로 상대화하기 시작하였다. 즉 사물들은 다른 아무것도 아닌 그 자체로 구성되어 있기 때문에, 다른 사물들 내에서는 똑같은 방식으로 반복되지 않는 자기 자신만의 道를 가지고 있다는 것이다. 그는 道教나 불교를 똑같이 부정하였기 때문에 이러한 입장에서 두 사상들을 다음과 같이 비판하였는데, 이것은 그의 氣에 대한 관점을 이해하는 데 매우 중요한 요소이다. 氣와 관련한 기존의 견해에 대한 그의 생각 가운데 흥미로운 패러다임의 변화가 일어났다. 氣는 漢代의 철학 전반에서 그랬듯이 항상 虛의 元素 또는 虛해지려는 속성을 갖고 있는 걸로 간주되었거나, 아니면 宋代 張載와 같이 虛에 반목하는 관계에 있는 것이었다. 그러나 지금은 虛가 형체를 갖춘 세계로 변하였는데, 즉 세계가 虛를 단단한 모습의 형체로 만들어 낼 수가 있다.

> 老子는 꽤나 눈이 멀었었는지 道가 虛에 존재한다고 말했다. 그러나 虛는 器(구체적 사물)의 虛이다. 부처도 꽤나 눈이 멀었었는지 道가 조용함에 있다고 말했다. 그러나 조용함은 器(구체적 사물)의 조용함이다. 사람은 비정상적인 말 속에 끝없이 빠져들어 갈 수가 있으나, 그러나 구체적 사물(器)에서 벗어날 수는 없다.[882]

각각의 사물이 고유한 형태로 구체적 사물로 각인되는 것은 구조(理)와 氣의 연결에 의해 이루어진다. 理와 氣는 두 개인 것 같지만 실제로는 같은 것이다. 이 두 개의 본체 사이에서는 불가피하게 복잡한 상호 관계가 일어나는데, 그 이유는 구조(理)가 氣에 선행하면서도 또한 氣에 의존하는 관계이기 때문이며, 그래서 구체적

---

882) 船山全書 1988: Vol. I : 1028 & Wing Tsit Chan 1973:695-696.

형체의 세계는 스스로 자족할 만큼 완벽하고 다른 어떤 것도 더 이상 필요로 하지 않는다는 것이다. 그래서 王夫之는 다음과 같이 적고 있다.

> 구조(理)는 氣에 의존한다. 氣가 강하면 구조(理)가 실현된다. 하늘이 강하고 힘센 氣를 모으면 질서가 잡히고, 변화들은 정밀하여져서 매일매일 정미해진다. 이런 이유에서 황제는 축제일에 황소를 제물로 바쳐 그 氣가 우주를 채우고 올바름이 모든 것에 배어들게 한다. 세계의 모든 피조물들은 정미한 氣의 결과물들이다. 사람은 자신의 생명을 부지하기 위해 그중의 최선의 것을 취하는데, 그러나 모든 것은 하늘에서 온다. 氣가 스스로 강해지면 올바름도 스스로 강해진다. 올바름이 스스로 강해지면 구조(理)가 스스로 자족하는 상태가 된다.[883]

여기에서 말하는 理氣二元論 중에서는 생명의 진정한 충동은 氣에서 나온다. 이것은 만물이 氣로 구성되어 있다는 사실에 근거하는 것이며 구체적 형태의 세계는 氣로부터 분리될 수 없고 구조(理)도 氣에서 나온다.

> 강이나 산, 초목이나 짐승, 지성이 있는 것이든 없는 것이든, 또는 꽃이나 열매를 맺든지 안 맺든지 간에, 세상의 모든 사물들이 (서로 간에) 도움을 주는 것은 오로지 氣의 움직이는 힘과 자연적 영향력의 작용이다. 氣가 우주를 가득 채우고 있다. 氣가 사물의 변화와 번창을 위해 스스로를 제공하고 있기 때문에, 공간적으로 제한되어 있지 않다. 공간적으로 제한되어 있지 않기 때문에 시간에 따라 작용하고 시간에 따라 진전된다. 아침부터 저녁까지, 봄에서 여름까지, 현재에서부터 지난 과거까지 氣가 작용하지 않았거나 작용하지 않을 시간은 없는 것이다.[884]

---

883) 船山全書 1988: Vol.　& Wing Tsit Chan 1973:697.

884) 船山全書 1988: Vol. Ⅰ & Wing Tsit Chan 1973:698.

氣는 王夫之의 견해에 따르면 사전과 사후에 모두 절대적으로 존재하므로 결코 소멸될 수가 없다. 반면에 구체적 사물(器)들은 제한적이며 소멸되고, '구조화된 氣'의 일시적 형태에 불과하다. 즉 밀집되었다가 다시 소산되는 理와 氣의 합성인 것이다. 이 과정에서 형성된 구체적 세계가 추상적 세계의 실제적 표현이며, 이 세계는 구체적 사물(器)들로 나타난다.

> 근본적으로 구조(理)는 사람이 만져 볼 수 있도록 완성된 상태가 전혀 아니다. 그것은 비가시적이다. 氣의 정미함과 질서가 바로 가시화된 구조(理)이다.[885)]

이런 방식으로 王夫之는 氣와 理가 근본적으로 왜 동일한 것인가 하는가를 설명할 수가 있게 되었는데, 그 이유는 사물은 氣에 의해 가시화된 구조(理)이며, 그 품질은 완전히 氣의 강도에 달려 있기 때문이다.

王夫之의 생각들은 18세기에 들어 戴震(1723～1777)에 의해 다시 제기된다. 이 사람은 淸朝의 권력이 최고조에 달해 다시금 중국 황족에 의한 권력 재탈환의 가능성이 완전히 사라졌을 시기에 살았던 사람이다. 戴震은 사물에 대한 연구는 증명에 기초를 두어야 함을 주장하였기 때문에 그는 극도로 계몽된 합리주의 사고방식의 소유자로 잘 알려져 있다. 그는 다방면에 걸친 전문가로 알려져 있고, 매우 비판적이고 귀납적이며 비교 분석적인 인식론을 개발하였는데, 구체적으로 측정 가능한 결과를 추구하되 추측과 사변을 추

---

885) 船山全書 1988: Vol.Ⅵ & Wing Tsit Chan 1973:698.

구하지 않았다. 그래서 그는 宋代 신유교학파가 말하는 의미로서의 구조(理)와 같은 추상적 개념을 받아들이지 못하고, 그는 구조(理)를 사물들 속에서 조사해 봐야 하는 단위나 질서라고 보는 등 새로운 개념을 정립하려고 노력했다. 구조(理)는 측정 가능한 것이 된 반면, 氣는 여전히 설명이 되지 않은 우주적 요소로서 구조(理)를 가득 채우고 사물들이 사물이 되게 하는 요소로 머물렀다.

> 인간과 사물들은 氣의 변화에 의해 만들어졌다.[886]

그는 반면에 본질에 있어서의 차이를 사물들에 내재하는 氣의 고유한 구조라고 표현하였으며, 더 나아가서 그는 근육의 다발 속에서도 구조(理)를 보았는데, 이는 중국에서는 전례가 없는 것들이었다. 그는 陰陽과 五行에서도 구조(理)의 형태를 찾았다. 형체화한 세계의 이런 틀들 속에서 세상과 인간이 만들어진다. 즉 모든 것이 이것들의 혼합 비율인 것이다. 그는 천부의 품성(性)에 대해 다음과 같이 언급했다.

> 천부의 품성(性)은 陰과 陽과 五行으로 나뉘어서 血, 氣, 心(의식)과 지성이 되고, 이것에 의해 만물이 구분된다.[887]

사물과 인간의 육체 속에서의 氣의 역할에 대해 그는 이렇게 서술하고 있는데, 이것은 찰스 다윈보다도 이전에 피조물의 진화에 대한 견해를 표명한 것이다.

---

886) 孟子字義疎證 29.장 & Wing Tsit Chan 1973:719.

887) 孟子字義疎證 20.장 & Wing Tsit Chan 1973:717.

> 氣의 변화를 통해 인간과 사람이 형성되기까지는 오랜 시간이 걸렸다. 이들 각각은 같은 종류들끼리 번성하고 있고, 종류의 차이는 수천 년 이래 동일하게 유지되어 온다. 이것들은 과거의 법칙을 그대로 따르고 있으며, 氣의 변화는 陰陽과 五行의 개념 속에 들어 있다. 이것들의 변화와 완성은 굉장히 복잡하며 한없이 많은 다양성을 가지고 있다. 그래서 만물은 그 구성에 있어서만 구분되는 것이 아니라 같은 범주의 사물이라도 같은 것이 없다. 사람이 부모로부터 氣와 형태를 받고 태어나는 것은 음양과 오행의 조합을 받고 태어나는 것과 같다.[888]

戴震에게 있어서 氣 개념은 매우 구조주의적 성격으로 이해된다. 그는 구조(理)와 氣의 합성 형태로서의 사물의 통일성에서 멀리 벗어나지 않았으며, 단지 세분화만 시켰을 뿐이다. 戴震은 설명하기를 구조(理)와 心은 서로 동일한 것인데, 그 이유는 理와 氣 사이에 생성의 관계가 존재하고 그의 결과로 氣와 神 사이에도 생성의 관계가 형성되기 때문이다. 이로써 氣를 다루는 것이 정신적인 문제로 되었는데, 이것은 구조(理)가 순수이성의 표현 그 자체이기 때문이다.

> 구조(理)는 氣의 지배자이며, 마찬가지로 神은 氣의 지배자이다. 구조(理)가 氣를 생성하고, 마찬가지로 神이 氣를 생성한다.[889]

그의 개념이 전통적 사고 체계에서 점점 거리를 두고 있음을 알 수가 있다. 그가 인간의 욕망을 정의하는 데 있어서 욕망은 인간 육체 속에 있는 血氣의 산물이라고 함으로써 유일하게 이 부분만큼은 기존의 견해를 버리지 않았다. 氣 개념과 관련하여 우리는 戴

888) 孟子字義疎證 20.장 & Wing Tsit Chan 1973:718.

889) 孟子字義疎證 20.장 in 2. Kap.:5b.

震을 氣를 전통적 의미에서 보고자 했던 마지막 학자라고 말할 수 가 있다. 그 이후는 외세의 침투가 증가함에 따라 중국의 멸망이 계속 진전되었던 시기이다. 이와 더불어 황실뿐만이 아니라 문화 제공자로서의 중화사상 전체가 곤란에 처하게 되었다. 서양의 사상들이 중국적 세계관에 대한 영향력을 점점 증가하게 되었고, 마찬가지로 서양의 전함들이 중국의 하천을 수시로 순찰하였다. 서양의 영향력은 氣의 생명력 개념에도 파급됨으로써, 19세기 말경에는 중국인 철학자들의 대부분이 더 이상 전통적 의미로서의 氣를 언급하지 않고 電氣와 같이 실제로 증명할 수 있고 중국의 전통학문에 적용할 수 있는 서양적 개념으로 설명하였다.

이 견해를 대변하고 나선 사람으로는 19세기 정치개혁가인 康有爲(1858～1927)와 譚嗣同(1865～1898)을 대표적으로 들 수 있다. 康有爲는 중국적 전통 개념들을 電氣라고 하는 서양의 개념과 혼합시켰다. 그도 역시 宋代 程顥가 氣에 접근하기 위한 기초 조건으로 묘사했던 仁(동정심, 인간성)의 현상에 대해서도 언급하였다. 仁(동정심)은 그에게 있어서 인간의 도덕세계와 또한 물리적 법칙에까지도 영향을 미치는 요소로까지 발전하였다. 이렇게 하여 仁은 모든 사람을 통일시켜 주는 인력과도 같은 것이 되었고, 모든 것에 침투하는 원천의 힘이 되었다. 그것은 또한 氣이자 電氣를 의미하였고, 다시 말해서 피조물의 생성과 재생성을 의미하였으며, 결국 大同[890](평등)의 시대로 이끄는 하나의 우주적 사랑과 같은 것이었다. 康有爲는 仁(동정심)의 이러한 이상주의 개념의 바탕 위에서

890) 大同은 『莊子』, 『列子』에서는 창조의 단일성을 표현하는 개념이다. 대동은 太平과도 연관되며, 사람의 평온한 감정 또는 모든 사람이 함께하는 연대의식을 표현한다.

氣 개념과 서양의 현대 물리학적 현실들과의 관계를 설명하였다. 여기에서 그는 자연과 인간의 육체 그리고 현대 물리학의 지식들을 다양하게 비교 분석하였는데, 이때 氣는 모든 피조물들의 기능에 영향을 미치는 고차원적인 실제로 나타난다.

> 康 선생이 물었다. 내가 혹시 육체를 가지고 있지 못하는가? 만약 그렇다면 내가 어떻게 지식과 인식력을 가질 수 있을까? 내가 육체를 가지고 있으면, 그렇다면 나는 天氣와 같이 나의 몸을 침투하는 것, 땅에 있는 모든 물질을 침투하는 것, 그리고 인간의 호흡을 스며드는 것들을 차단할 수가 있을까? 그것은 중지할 수가 없다. 그것을 중지할 수가 있다면, 사람은 아마도 칼로 물을 벨 수도 있을 것이다. 그것이 중지하지 않으면, 그렇다면 그것은 빈 공간에 집적하여 모든 사물에 존재하는 氣와 같은 것이다. 그것은 즉 氣를 매개로 하여 작용하고 모든 것에 침투하는 電氣와 같은 것이다. 그것은 또한 땅을 둘러싸고 돌면서 모든 것에 침투하는 물과도 같은 것이다. 그렇다면 이것은 또한 육체를 순환하면서 모든 부분에 침투하는 혈맥과도 같은 것이다. 만약 사람이 山의 氣를 중단시킨다면, 산이 붕괴될 것이다. 육체의 혈맥을 중단시킨다면 그는 죽을 것이다. 땅의 氣를 중단시키면 땅이 흩어질 것이다.[891]

康有爲에게 있어서 물리력으로서의 전기 에너지는 氣와 동일한 것이 아니고, 오히려 전기의 기본조건이다. 게다가 그는 동정심(仁)의 속성과 電氣와의 관계를 氣에 대한 접근성을 열어 주고 세상의 모든 사물을 조용히 상호 연결시켜 주는 점에서 찾고자 했다.

> 동정심(仁)은 개인으로서의 의미와 많은 사람으로서의 의미로 구성되어 있다. 그것은 사람들이 같이 살아가는 방식을 의미한다. 그것은 또한 사랑의 힘을 의미한다. 그것은 진정한 電氣 에너지이다.[892]

891) Wing Tsit Chan 1973:729.

康有爲의 견해는 대부분이 불운의 개혁가 譚嗣同의 논리로 이어지는데, 그에게 있어서는 氣와 電氣의 구분이 거의 없어졌는데, 심지어는 電氣에 대해 氣와 동일한 속성을 부여함으로써 그는 電氣와 氣를 동일한 것이라고 보기까지 했다. 氣와 電氣 모두에 대해 다음의 설명 내용이 공히 적용된다.

> 세상에는 아주 정밀하고 미세한 무엇이 있는데, 이것은 모든 사물에 침투하여 붙어 있으며, 모든 것을 상호 연결하여 줌으로써 모든 것이 이것으로부터 발생한다. 눈은 색깔을 볼 수가 없고, 귀는 들을 수가 없으며 입과 코는 맛과 향기를 느낄 수가 없다.[893)]

譚嗣同은 氣와 電氣의 또 다른 공통점으로서, 電氣가 도처에 산재하므로 동정심(仁)의 기초가 되고 육체적 실체와 형태를 만들고 있다고 언급하고 있다. 電氣와 마찬가지로 氣는 파괴되지 않고, 동시에 도처에 존재하므로 만능이다. 결국 자연 자체는 氣의 기능이며, 氣는 體用 이론상의 體로서 물질적 소재이기도 하다. 康有爲와 譚嗣同의 견해는 20세기 대부분의 중국인 저술가들이 전통적 견해를 멀리하게 되는 氣 개념 재해석의 전조이었던 것이며, 1950년대 이후부터는 氣 개념을 서양과학의 테두리 안에서 물리학적 요소로 끌어올리려고 노력하였다.

892) Wing Tsit Chan 1973:735.

893) Wing Tsit Chan 1973:735.

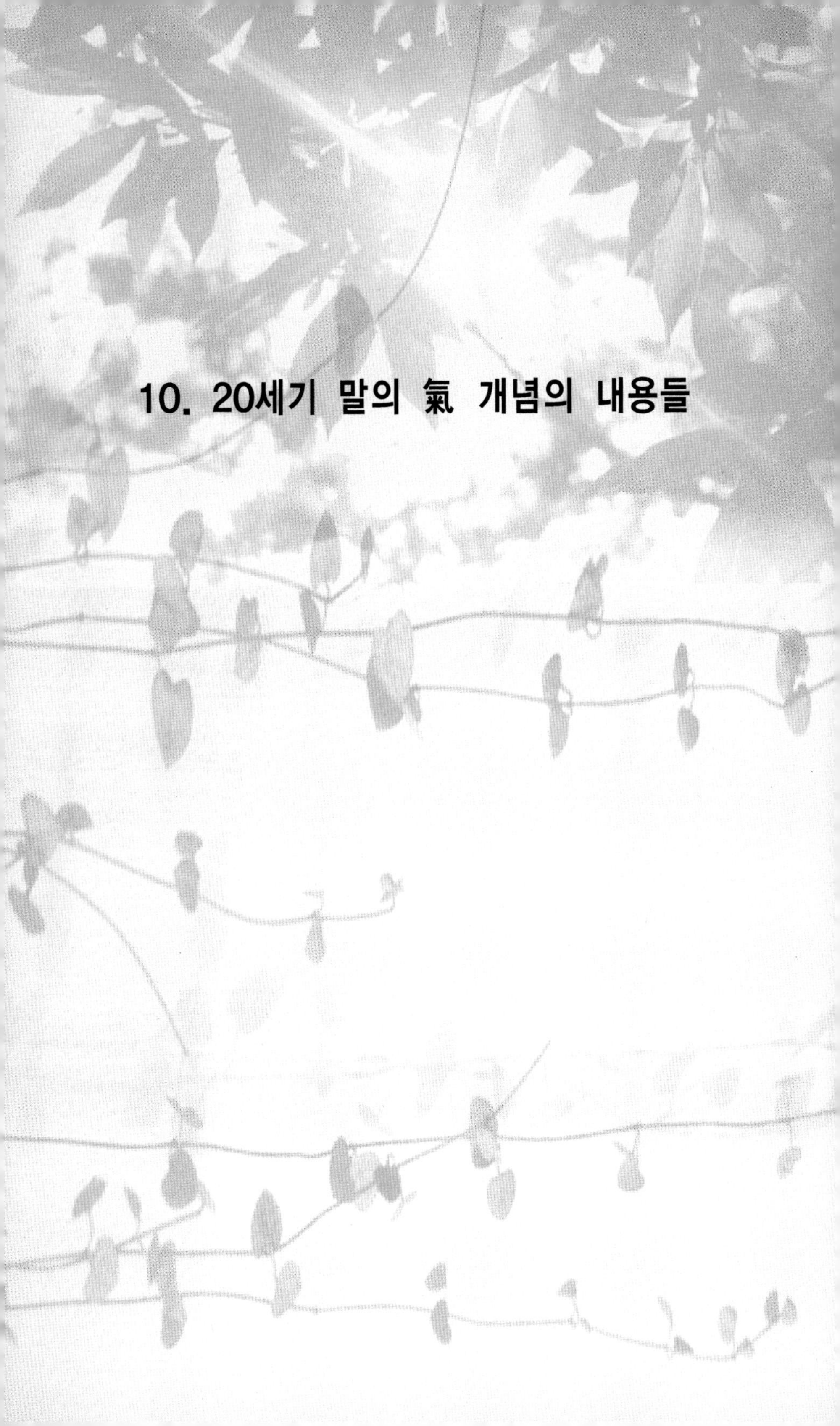

10. 20세기 말의 氣 개념의 내용들

중국전통의학의 기초 위에서 氣를 연구하고자 하는 현금의 중국 자연과학은 중국전통의학과 道學的 양생기술 속에 내재되어 있는 다양한 氣의 기본 개념에 근거하여, 이것들을 연구의 역사적 이론의 기초로 삼고 있다. 그들은 또한 이 개념들을 빌려 자신들의 학문적 중요성을 역설하고 있다. 중국의 전통적 생명연장 기술에 관한 지식과 그 속에서 작용하는 이론들을 보존하고 이것을 현대 자연과학에 적용하여 재현 가능한 검증 방법으로 증명할 수 있도록 하는 데 그들의 최우선 목적이 있다. 역사적 관점과 현대 과학적 인식 간에 불일치가 있고, 중국적 세계관과 서양의 세계관 사이에 광범위한 불일치가 있음에도 불구하고 두 가지 사안을 중국 방식으로 통합하여 하나의 공통적 체계를 만들어 보려고 노력하고 있다. 그렇지만 그 과정은 현재 매우 불투명하며, 이 과정을 포괄하는 세계관이 비록 중국식 물질주의(그 핵심은 서양의 것임)라 하더라도, 이 두 가지 사안은 너무나 동떨어져 있기 때문에 변증법적 도약이 일어날 수가 없으며, 본래의 치유학적 체계를 왜곡하지 않고는 그 이론의 기본 개념이나 요소들을 서로 연결시킬 수 없다. 이런 과정에서 氣에 대한 새로운 개념들이 창조되었는데, 그 개념은 중국-인도, 중국-서양, 더 나아가서는 중국-인도-서양 개념들을 혼합하는 형태이다. 그 氣가 어떤 종류이든지 간에 氣 치료를 위주로 하는 새로운 치유학적 설명모델의 이론적 기초자료는 오로지 氣에 대한 중국의 전통적 이론에서만 발굴을 하고 있다. 이번

장에서는 현대 중국 氣功 서적에서 사용하고 있는 바와 같은 개념들을 소개하고, 본 연구에서 밝혀낸 氣 개념의 주요 특징들을 서술하고자 한다.

10.1. 중국의 현대 氣功 서적에 나타난 氣를 도구로 하는 생리학적 개념들

중국과학서적에서 표현하고 있는 氣에 대한 전반적 개념들은 주로 인체 내에서 작용하는 氣에 관한 것들이다. 이 개념은 중국전통의학에 나오는 다양한 기초개념들로 구성되어 있다. 비록 중국의 저자들과 연구소에서 氣를 물리적 사실로 정착시키려는 노력을 하고 있지만, 氣功 서적에 나타나는 氣의 개념들은 유동적이고 그리 명확하지가 않다. 그래서 거의 모든 저자들이 제각각 그가 어떤 계기로 발견하여 개인적으로 느끼고 있는 특별히 중요한 속성들을 氣에서 찾아내고 있다. 중국학자들 사이에서의 다양한 의견 차이 때문에 氣에 대한 통일된 하나의 견해를 논한다는 것은 불가능하고, 또한 현존하는 氣 개념을 하나의 도표로 만드는 것조차도 어렵다. 서양학문의 도움으로 氣를 물리적 사실로 증명해 보이려는 중국학문의 공식적 견해 말고도 지난 80년대 출간된 氣功書 속에 주로 중국전통의학에 기초하고, 중국공산당의 물질주의적 세계관에 투사되어 나타난 다양한 학설들이 등장하였다.[894] 근년에는 불교적 내지 사이비 불교적 세계관을 그리면서 도덕적으로 결함이 없는

894) 예를 들어 氣功的科學基礎와 같은 책.

행동 속에서 氣를 체험한다고 하는 그런 종류의 서적들이 난무하고 있다.[895] 이들 서적에서 공통적인 것은 그것들 모두가 최소한 일부분이나마 중국전통의학에 기초를 두면서, 증명하기가 매우 어려운 그런 설명방식들을 취하고 있다는 점이다.

가장 중대한 오해 중의 하나는 『黃帝內經 素問』, 『靈樞』와 연관되어 있다. 즉 이 유명한 중국의 고전의서 속에 氣醫學의 기초가 이론적으로 설명되어 있다고 흔히들 말하고 있다. 그러나 그와는 달리 『黃帝內經』은 氣를 물질 또는 '에너지', '생명력' 등으로는 거의 표현하고 있지 않고, 주로 氣의 도움으로 작용하는 장부기관의 기능에 대해 언급하고 있다. 『黃帝內經』이 장부의 氣가 정체하거나 경맥 내에서의 氣가 적체되는 것을 설명할 때에도, 하나의 기초요소로서 氣의 특성에 대한 언급은 거의 하고 있지 않다. 氣라는 요소는 반면에 자연과의 관계에서 상세히 서술되어 있는데, 이에 따라 우리는 특정한 기후나 온도의 현상과 상응하는, 따라서 매우 물리적이라고 말할 수 있는 6가지의 氣가 있음을 알 수가 있게 된다. 氣를 다양한 상황적 특징을 가지고 있는 중립적 인자로서 취급하는 방법에 대해서는 宋代의 運氣醫學에 깊이 연구되어 있으며, 기후의 조건과 이에 대한 장부기능의 반응 간의 상관관계에 대해 서술하고 있다. 그래서 의학서적 내에서는 氣는 하나의 규정할 수 없는 요소로서, 볼 수 없거나 기껏해야 증상으로 인식하거나 추측할 수밖에 없는 무엇을 말하고자 할 때 그것을 지칭하는 보조도구와 같은 것으로 나타날 뿐이다. 고전적 양생기술서로서의 『黃帝內經』의 가치는 그것이 氣 개념을 상세히 기술하고 있어서가 아니라,

---

895) 예를 들어 Fengtong Dantian 氣功 Ji Qi Yaogan 治病原理와 같은 책.

단지 그것이 氣功術에 대해 인체의 구조와 해부 지식을 제공했다는 점에 치우쳐 있다. '생명력' 개념으로서의 氣理論 발전에 대한 기여 여부와 관련한 『黃帝內經』의 다양한 현대적 해석 중에는 인체의 생리학적 구조 외에도 특히 다음과 같은 내용을 열거할 수 있다.

1. 평형의 필요성

『黃帝內經』의 저자들은 氣가 생명의 근본이라는 전제에서 출발하고 있다. 이 氣는 天氣와 地氣의 결합체이며, 가장 이상적인 복합체로 발전한 생명체가 인간이다. 이 결합은 하늘은 계절의 기후변화에 따라 배열되는 5가지 氣로, 땅은 5味(내지 5穀)로 사람을 자양하는 모양으로 구체화하였다. 인체에 있는 두 가지 영향인자들의 작용이 평형을 이루는 한 인체는 병으로부터 자유롭다.[896)]

2. 자연의 시간적 제약을 준수해야 할 필요성

『黃帝內經』의 저자들은 육체가 氣의 자연적 질서와 보조를 맞추지 못하는 것을 모면하려면, 사람은 자연의 다양한 순환과정에 적응해야만 되는 것으로 보고 있다. 이런 순환들의 근본은 인체의 변화와 상응하는 氣의 변화이다. 이것은 24節氣로 구분되는 한 해의 순환일 수도 있고, 하루의 순환이나 달이 차고 기우는 순환이 될 수도 있다.[897)]

896) ZGQGS 1988:59.

897) ZGQGS 1988:60 & ZGQGX 1989:87-89.

3. 器官으로서뿐만 아니라 인체의 기능을 지배하는 상위적 실체로서의 心의 우월성

心의 우월적 위치는 인체의 신체뿐만이 아니라 심리적 작용에도 적용된다. 신체적 차원에서는 그것이 국가수반의 기능에 해당하는 인체의 기능적 중심을 점유하는 것이다. 심리적 차원에서는 그것은 육체의 기능을 증진시키는 의식 상태를 추구할 수 있는 가능성을 열어 주고 있다. 이때 심리적 기능들은 신체의 구조적 상태의 표현으로 보고 있는데, 그 이유는 신체적 음양평형만이 사람으로부터 기대할 수 있는 정신작용의 평형을 가능하게 하기 때문이다. 사람됨이란 정신의 맑음에서 나오는 것인데, 왜냐하면 그 지능은 氣 혼합의 균형상태의 정도를 의미할 수가 있기 때문이다.[898]

4. 氣의 통로로서의 경맥과 낙맥의 지형도

『黃帝內經』에 나오는 인체의 經絡 지형도는 일부의 자아성찰기술(養生術)들의 그것과 다르므로 그 의미가 흔들리고 있다. 양생기술에서 가장 의미가 있는 것은 소위 小周天이라고 하는 것으로서, 독맥과 임맥으로만 구성되어 있으며, 宋代 이후부터 의미가 부각되었다. 『黃帝內經』에 따르면, 氣가 인체를 운행하는 정상적인 순환과정은 다음과 같은 장부와 연관된 경맥을 차례로 통과한다.

폐 ⇒ 대장 ⇒ 위 ⇒ 비장 ⇒ 심장 ⇒ 소장 ⇒
방광 ⇒ 신장 ⇒ 심포 ⇒삼초 ⇒ 담 ⇒ 간 ⇒ 폐

898) ZGQGS 1988:62 & ZGQGX 1989:84-87.

그 순환은 氣의 뿌리(氣之根本)라고 하는 폐에서 시작하여 폐에서 끝난다.[899] 물론 이 체계와 다른 氣의 인체순환 체계들도 있다.

5. 신체 약화요소로서의 7가지 氣 손상과 생명유지 요소로서의 8가지 氣 촉진

氣를 부양하거나 파괴하는 여러 가지 행동 조치들로서, 그에 따라 신체적 내지 정신적 동반 현상들이 발생한다. 8가지 촉진행동방법은 다음과 같다. '氣의 조절', '체액의 축적', '시의적절성', '氣의 육성과 보존', '체액의 조화', '氣의 축적', '장기간의 수도원 은둔', '순간의 정지.' 7가지 손상의 원인이 되는 행동은 다음과 같다. '정체', '탈수', '입이 삐뚤어짐(마비)', '무기력', '흥분', '침체', '낭비(방종).'[900]

6. 빈 마음, 心虛를 얻기 위한 不動心과 생각조절 훈련에 대한 요구

'비어 있는 마음'이란 육체의 기능에 영향을 줄 수 있는 방해 요소들에 대해 초연해짐을 상징한다. 완전한 내적 안정을 통해 비로소 天과 地가 하나가 된 것이라 말할 수 있는 상태가 된다. 이 견해는 인체에 있어서의 생각을 '氣의 움직임'으로 보고 있다. 움직이지 않는 氣는 결국 '움직임이 없는 心'으로 이어지며, 이것은 살아 있는 육체에 최적의 심리, 신경, 면역학적 조건에 해당한다. 육체적 내지 심리적 정숙 상태에서 생각을 통제하는 것은 생명력으로서의 氣에 직접 접근하는 것을 의미한다.[901]

---

899) ZGQGS 1988:63.

900) ZGQGX 1989:91.

7. '氣를 변화시키기 위해 정미물질(精)을 움직인다'는 원칙의 표현으로서, 氣를 생성하기 위한 육체 기능의 조작 기술

이것은 전기 6번의 제반 조건에 기초하고 있다. 신체적 상태를 효율적으로 증진시키는 것은 인간 의식의 인식능력과 매우 관련이 깊다. 육체 내에서의 정신적 움직임은 氣의 움직임이며, 육체적 기능에 직접 영향을 미칠 수 있는 것인데, 이 움직임은 외부 영향의 방해를 전혀 받지 않는 상태에서 일어날 수가 있다.[902]

『黃帝內經』의 육체적 지형도, 육체의 기능과, 또한 그 속에서 생성되어 모든 것을 조정하는 의식에 대한 이론적 조건들 이외에 여타 氣功의 학문들도 陰陽의 구분과 五行의 원칙에 기반을 두고 있다. 이 두 가지 원칙을 연결하는 것이 의학에서의 상응체계의 기초가 되고 있다. 체계적 상응 논리의 기본 구조는 다음과 같다.

a) 우주와 인체 내부의 陰陽 분류
b) 五行에 따른 인체 내부기관은 분류
c) 陰陽의 6 발전단계에 따른 분류와 그에 의한 경맥의 배열, 그리고 음양의 대치관계에서 반복 순환하는 발전단계
d) 우주의 모든 현상이 상호 연관되어 상응하므로 인체의 현상과 기능이 자연과 우주에서의 현상들과 연관되어 있다는 기본적 견해

위의 설명에 따라, 氣 역시도 陰과 陽의 성질을 내보일 수가 있고 따라서 五行이론에 기초하여 이에 상응하는 체계로 배열할 수가 있다.

901) ZGQGX 1989:83-84.
902) ZGQGX 1989:91.

물(水), 나무(木), 불(火), 흙(土), 쇠(金)는 이것들과 연관된 인체 장부들이 가지고 있는 氣의 일시적인 생성상태로 간주된다. 여기에서 氣는 정지되어 있는 것이 아니라 끊임없이 변화한다. 이에 의해 인체 내부를 배열하는 방법은 체계적이고 전형적이다. 그 자리에는 이런 추상체계 내에서의 상호간의 생성, 극복, 확산의 원칙들, 즉 五行의 질서가 모델로서 존재한다.

1. 두 개의 변화과정 사이에 있는 氣의 양자 간의 작용

a) 5개의 생성작용(상생)

수 생 목, 목 생 화, 화 생 토, 토 생 금, 금 생 수

b) 5개의 극복작용(상극)

수 극 화, 목 극 토, 화 극 금, 토 극 수, 금 극 목

2. 세 개의 변화과정에 사이에 있는 氣의 상호 작용

세 개의 변화과정 사이에서는 5개의 상호 작용이 일어날 수가 있다.

도표 11 五行의 하위범주에서 氣가 상호 교통하는 다양한 형태

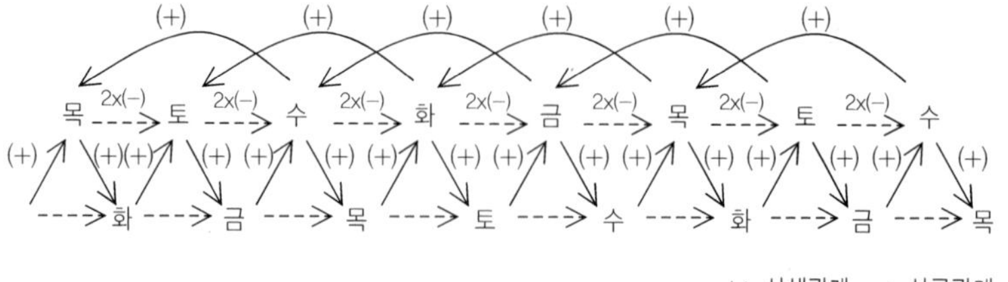

인체 내부의 상호 작용에 관한 이 도표는 연관된 인체 기관들 상

호간의 교환 체계를 보여주고 있다. 이런 추상적 인체생리학 속에는 다양한 氣의 개념이 나오는데, 크게 두 가지로 분류할 수가 있다.

a) 인체 내 상호 작용을 가능하게 하는 생리적 기본요소로서의 氣 개념
b) 상호 작용의 효과로 나타나는 氣 개념

10.1.1. 인체 내 상호 작용을 가능하게 하는 생리적 기본요소로서의 氣 개념

이와 관련된 개념으로는 아래의 다섯 가지를 들 수 있다.

a) 血과 氣의 개념
b) 精과 氣의 개념
c) 精, 氣, 神의 개념
d) 氣의 중심으로서의 3丹田에 대한 개념
e) 氣海[903]의 개념

10.1.2. 상호 작용의 효과로 나타나는 氣 개념

a) 장부와 경맥의 氣 기념 및 이와 연관된 육체의 기능
b) 신체의 丹田에 관한 개념
  – 內丹: 육체와 정신 차원에서의 절대적 상반체들의 결합으로

---

903) ZGYX 1984:2127: "氣海는 사람이 조상으로부터 받고 태어난 氣가 모이는 것이다……. 복부에 존재하며, …… 氣海가 넘치면 氣가 상승하여 가슴을 채운다……. 氣海가 부족하면 숨이 짧아진다."

서의 內丹. 신장(水 또는 육신)의 氣와 심장(火 또는 심리)의 氣에 의해 생성됨.
- 外丹: 육체적 차원에서의 상대적 상반체들의 결합으로서의 外丹: 폐(金)의 氣와 肝(木)의 氣에 의해 생성됨

c) 육체적 氣의 상태 및 움직임의 직접적 표현으로서의 7情의 개념
d) 氣의 기능으로서의 생명

지금까지의 氣에 대한 설명에서 알 수 있는 것은 육체적 형태의 모든 것은 氣가 밀집한 것이며, 살아 있는 형태의 모든 氣는 陰氣와 陽氣가 융합되어 하나로 조직화된 것으로서 동물의 종류에 따라 순도와 편재성이 서로 다르다. 음기(地)와 양기(天)가 최고로 조화롭게 연결되어 인간의 정신을 만들어 낸다.

인체의 氣가 다양한 생리적 형태를 보이는 것은 인체 내에서 五行의 과정 사이에 상호 작용으로 나타나는 것들이다. 인체 내부의 현상은 장부의 氣가 특수한 변화를 일으켜 나타나는 다양한 요소에 의해 결정된다. 필자는 단일형의 생리적 氣와 이중형의 생리적 氣로 구분하고자 하는데, 전자는 육체의 성질 내지 그에 관련된 정보를 나타내 주고 있으며, 후자는 건강하다거나 또는 아프다거나 하는 식의 상반된 성격을 가지고 있다.

10.1.3. 단일형의 생리적 氣

1. 장부의 氣(臟氣)

경맥 내에서 작용하는 장부에서 생성되는 氣이다.

2. 경맥의 氣(經氣 또는 脈氣)[904]

경맥 내에 있는 모든 종류의 氣를 말하는 것으로, 육체 내에 있는 모든 氣的 요소들의 합성체이며, 脈動으로 보충할 수가 있는 것이다. 이것은 육체 전반의 축적된 정보를 함유하는 축적된 기이기 때문에 眞氣 또는 正氣[905]라고 불린다. 이 氣는 호흡과도 연관되어 있다. 이것은 경맥 내에서는 영양섭취와 관련된 氣와 혼합되지만 경맥 밖에서는 분리되어 폐로 돌아간다.[906] 때때로는 수곡지기로 몸에 흡수되어 경맥 내를 흐르는 정미물질의 氣(精氣)로도 표현되기도 한다.[907]

3. 조직구성에 필요한 기(營氣)

營氣는 혈액이 작용하는 기능이 되기도 하고, 혈액을 구성하는 요소가 되기도 한다. 영기는 체액(진액)으로 흘러들어 경맥 내로 들어가 혈액으로 변하여서 혈액을 따라 사지 말단까지 도달한다. - 영기는 몸의 한 중앙에서 모이고 표면으로 확산된다. 정미한 물질이 되어 경맥의 선상에서 이동하며 끊임없이 조직을 구성한다. 한 번 끝에 도달하면 돌아오지 않는다.[908]

4. 방어하는 氣(衛氣)

衛氣는 인체 표면에서 흐르면서 경맥 내로 순환할 수 없는 氣이

904) ZGYX 1984:3565:(2).
905) ZGYX 1984:3565:(1).
906) ZGYX 1984:3565:(3).
907) ZGYX 1984:2311.
908) ZGYX 1984:4260.

다.[909] 衛氣는 근골을 덥히고, 피부와 지방을 채워 주며, 모공을 개폐한다.

10.1.4. 이중형의 인체 생리적 氣(質的인 것으로서 질적 相反關係로 표현됨)

1. 상승하는 기(上氣)와 하강하는 기(下氣)

이 두 가지는 움직임의 방향을 서술하고 있는데, 한쪽으로 치우치면 병적 상태를 나타낸다.

2. 관통하는 기(通氣)[910]와 뭉쳐서 방해받고 있는 기(留氣)[911]

통기는 근본적으로 건강한 것이고 留氣는 병적인 것이다.

3. 정상적으로 흐르는 기(順氣)와 비정상적으로 흐르는 기(逆氣)

순기는 건강한 것이고 역기는 반대방향으로 흘러 병적인 것이다.

4. 올바른 기(正氣)[912]와 나쁜 / 병적인 / 이질적인 기(邪氣)[913]

이것들은 독립적인 요소들이며, 육체의 균형 잡힌 상태나 병을 유

909) ZGYX 1984:4164.
910) ZGYX 1984:2764.
911) ZGYX 1984:4689.
912) ZGYX 1984:779:(2) 인체의 元氣.
913) ZGYX 1984:1423.

발하는 성향을 나타낸다. 正氣는 육체에 의해서만 생성될 수 있는 반면, 邪氣는 육체 내에서도 생성될 뿐만 아니라 외부에서 체내로 침투해 들어와 병을 일으키는 작용을 할 수가 있다. 正氣와 사기는 매우 광범위한 의미를 가지고 있기 때문에, 그 단어가 쓰이는 것과의 연관하에서만 이해할 수가 있다. 邪氣는 다양한 영향력의 원인 요소가 될 수 있는 반면, 正氣는 한 부분으로 국한시킬 수가 있다. 즉 正氣는 육체적 건강의 표현을 표현하는 정선된 기로서, 정신적 활력뿐만 아니라 인체의 복부에 있는 元氣 내지 인체 전반에 축적된 기를 의미할 수가 있다.[914]

5. 맑은 기(淸氣)[915]와 흐린 기(濁氣)[916]

이 개념은 호흡하는 공기의 질을 나타내는[917] 한편, 성인의 지능이나 도덕적 행동과 관련되어 천부적으로 타고난 氣를 의미할 수도 있다.

이상의 여러 가지 독립적 형태의 인체의 氣 말고도 다양한 생물학적, 생리적 개념들이 여러 도서에 등장하는데, 그 속에서 氣가 그 존재의 기능을 수행하고 있는데, 그 존재들을 아래와 같이 분류할 수 있다.

a) 體液과 氣의 관계를 서술하는 육신적 개념의 氣
b) 정신적 차원과 氣와의 관계를 서술하는 身－心－身的 개념의 氣
c) 인체 내부와 인체 외부가 열린 계통으로 교통하는 전체개념으로서의 인체의 氣

914) ZGQGCD 1991:146.
915) ZGYX 1984:2573.
916) ZGYX 1984:4115.
917) QGZTCD 1988:276.

10.1.5. 體液과 氣의 관계를 서술하는 육신적 개념의 氣

10.1.5.1. 血氣의 개념

'血과 氣' 내지 '血氣'의 개념은 생명체의 身-心的 상태를 표현하는 것으로서 周代까지 거슬러 올라가며 현대 氣功 서적에서는 二重概念으로서 중요한 생리적 역할을 하고 있다. 이것은 육체적 활력의 근본요소들로서 본질적으로는 서로 분리되지만 실제에 있어서는 떨어질 수 없게 연결되어 있다.[918] 血과 氣의 관계는 이중적이다.

a) 氣는 혈을 생성하고 움직이고 포괄하기 때문에 血을 지배한다.
b) 血은 氣를 자양하므로 氣의 어머니이다.
c) 血은 다양한 質의 氣에 의해 생성된다.
조직구성에 필요한 氣(營氣)는 脾胃에서 정미물질(精)을 얻어 폐로 올라간다. 이 혼합물질은 거기서 다시금 폐의 氣와 혼합됨으로써 血이 생성될 수 있는 조건이 갖추어진다.
d) 일반적으로 혈과 氣의 관계는, 氣는 살아 있게 하고 혈은 자양한다.[919]
e) 氣는 따뜻한 흐름으로 육체를 덥히고, 血은 육체를 촉촉하게 한다. 여기서 氣(衛氣)는 陽의 범주이며 血(營氣)은 陰의 범주에 속한다.[920]
f) 血과 氣가 조화롭지 못하면 병이 발생한다. 대부분의 학자들은 병이 氣로부터 血로 이전된다고 말한다.[921]

---

918) FOCM 1986:28.

919) FOCM 1986:28.

920) Unschuld 1986:280.

921) Unschuld 1986:278-284.

도표 12 血, 氣의 상관관계

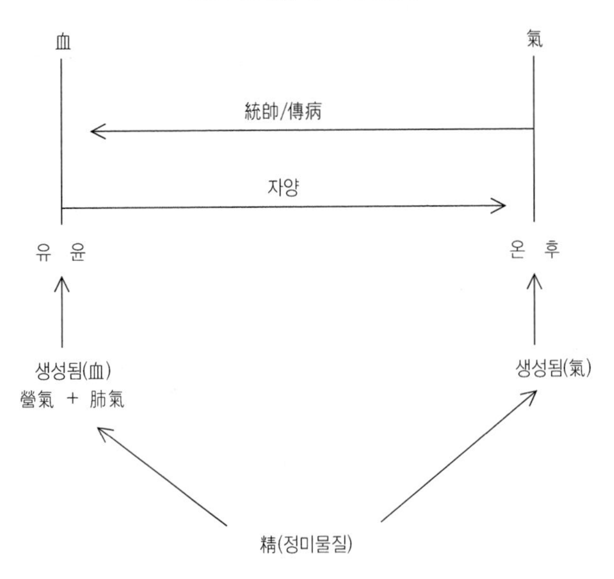

g) 血氣의 身－心的 해석은 陽에 속하는 魂(호흡의 영혼)으로서, 陰의 범주에 속한 血 속에 깃들어 있기 때문에 陰中陽이다.[922]

10.1.5.2. 體液과 氣의 개념

타액은 養生도서에서는 氣의 직접적인 형태로 간주되고 있다. 그것은 내부의 단(內丹)이 형성되었다는 증상이다. 그 이유는 타액은 腎氣가 心氣와 만나 서로 연결되어 형성된 것으로 보기 때문이다. 이 현상을 설명하는 학설은 다음과 같다.

> 腎氣가 心에 도달하여 이 두 종류의 氣가 서로 연결되면, 태극이 체액을 생성한다. 체액을 생산하고 있다는 것은 腎氣가 신장에서 나온다는 사실이다. 腎氣는 물을 함유하고 있으므로 체액이 생기는 것

922) Porkert 1973:184－185.

이다……. 만약 心의 체액이 腎氣를 만나면, 체액은 다시 氣로 환원된다. 그것이 다시 氣로 환원되는 이유는 心의 체액이 眞氣를 함유하고 있고 이 진기는 비가시적인 것이기 때문이다.[923]

일부 저자들은 氣의 순수한 집합만으로도 이미 체액을 만들어 내고, 거꾸로 체액의 집합이 氣를 만들어 낸다고 말하고 있다. 두 가지 요소가 서로가 서로를 포함하고 있기 때문에 타액을 관리하는 것은 養生 기술의 불가결한 전제조건이다.

10.1.5.3. 정미물질과 氣(精氣)의 개념

精氣의 개념도 그 내용이 매우 다양한데, 精과 氣를 따로따로 보면 그 의미가 매우 광범위하다. 정미물질(精)은 인체의 생리와 관련하여 두 가지 의미로 번역되고 있다.

a) 남자와 여자가 따로 가지고 있는 가장 원초적이고 순수한 형태의 인체의 실체.[924] 따라서 정자나 난자라고 말할 수가 있다.
b) 인체의 장부에 저장된 정미한 기초물질[925]

이 기초물질은 매우 정미하기 때문에 실체와 氣 사이에 존재하는 것으로 보이며, 또한 가장 정교한 유기체적 기능 형태이기도 하다. 따라서 精(정미물질)은 눈이라는 실체와 연관될 수도 있다.[926] 精과 氣가 복합되어 있는 차원에서의 精氣는 인체 내부의 가장 순

923) ZGOGCD 1991:111.
924) ZGYX 1984:3804:(1).
925) ZGYX 1984:3804:(2).
926) ZGYX 1984:3804.

수한 실체로 간주된다. 精氣는 營氣(조직 구성에 필요한 氣)와 衛氣(방어하는 氣)라는 두 가지 氣 개념을 포괄하는데, 실제로 영기와 위기는 精氣로도 표현되고 있으며, 체액도 역시 여기에 매우 가깝다. 그래서 땀도 精氣에 속한다. 중국의 氣功 사전에 精氣를 다음과 같이 정의하고 있다.

> 精氣는 극도로 정미하게 정제되고 신령한 실체이다. 과거의 선인들은 그것이 생명의 원천이고 원인이며, 인간의 인식 능력이라고 생각했다.[927]

여타의 철학서에 나오는 내용은 다음과 같다.

> 사람이 (몸의 어떤 것을) 상상하면서 (생각으로) 그것에 미치지 못하면, 사람의 神(정신)이 (몸을 통과해) 그것에 도달하게 된다. 이것은 정신의 힘 때문이 아니라, 精氣가 극도로 (확산되어 있기) 때문이다.[928]

> 또는 『論衡』과 『死論』에는 사람이 살아 있는 것은 精氣 때문이다.[929]라 말하고 있고,

> 『雲笈七籤』에는 "모든 사물에는 예외 없이 精氣가 있기 때문에 두 가지 도구(陰, 陽)와 세 가지 실체(三寶: 精, 氣, 神)가 精氣로 인해 균형을 이룬다. 만물이 精氣를 가지고 있으므로 精氣는 그 속에서 작용하며 따라서 인체의 臟과 腑에 精氣가 존재한다."[930]

---

927) ZGDJ 1991:504.

928) ZGDJ 1991:508.

929) ZGDJ 1991:508.

930) ZGDJ 1991:508.

도표 13 精, 氣의 상관관계

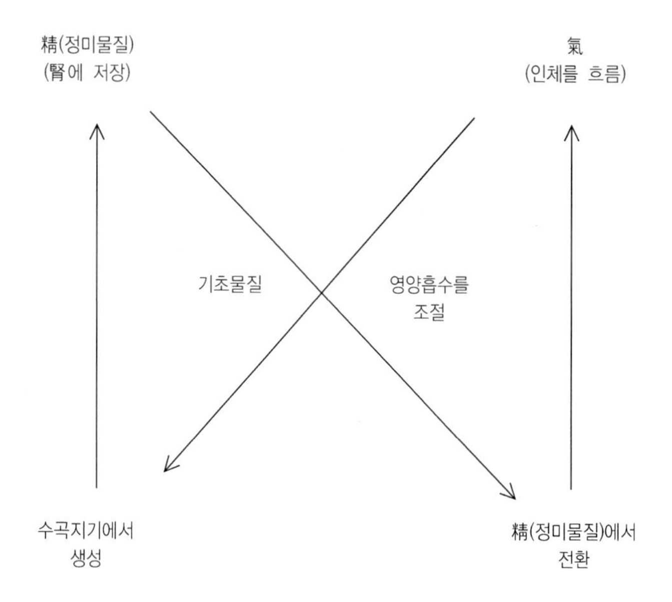

『黃帝內經』을 검토해 보더라도 精氣는 영양섭취와 직접 관련이 있고 인간의 정신 형성으로 직접 이어진다.

> 정상적인 사람은 이렇다. 胃가 채워지면 腸이 비워지고, 장이 채워지면 위가 비워진다. 채움과 비움이 서로 교체하므로 氣가 상승과 하강할 수 있고, 五臟이 안정하며, 혈과 맥동이 조용히 흐르고, 神이 자리를 잡는다. 따라서 神은 水穀之精氣이다.[931]

氣功에 관한 현대 전문서적에서도 精과 氣의 관계를 두 요소 간의 상호 제약관계로 묘사하고 있다. 그 핵심은 다음과 같다.

> 精과 氣는 상호 제약한다.(精氣相因)[932]

931) HDNJSW 1987:362.

이 학설은 道家 서적에 주로 등장하는 精－氣－神 개념을 주장하는 체계에서도 작용한다. 여기에서 精－氣의 개념은 육체의 물질적 요소로 인식되며 사람의 정신과 쌍벽을 이루고 있다.

10.1.6. 정신적 차원과 氣와의 관계를 서술하는 身－心－身的 개념의 氣

10.1.6.1. 精, 氣, 神의 개념

精과 氣의 개념을 설명한 다음에는 이와 관련한 정신(神)을 관찰할 필요가 있다.

"神은 인체의 생각이란 차원으로서의 精神 외에도 神性 또는 心靈 내지 精靈의 힘이란 뜻이 있다. 이것은 인체 영혼[933]의 심령성의 표현이다. 여러 문장 속에서 생명의 숙명적 과정은 神의 선천적 분포에 달려 있다고 지적하고 있다."[934] 精氣 개념과 아주 중대한 차이점은 다음과 같다.

> 형태를 인식할 수 있는 것은 정미물질(精)이고 형태를 인식할 수 없는 것은 神(정신)이다.[935]

『易經』은 神의 개념을 아래와 같이 정의한다.

---

932) ZGDJ 1991:509.

933) ZGYX 1984:2255:(1).

934) ZGYX 1984:2255:(2).

935) ZGYX 1984:2255:(3).

陰과 陽으로 측량할 수 없는 것, 그것이 神이다.[936]

현대 기공 서적에서는 精, 氣, 神 개념을 생체의 세 가지 측면으로 본 다양한 해석을 내놓고 있다.[937]

a) 이것은 전통적으로 생명의 세 가지 실체로 보고 있는 三寶(보물, 귀중품)라고 널리 알려져 있다.
b) 三寶의 개념은 인체 전체와 관련된 표현이다. 이 세 가지 구성요소들은 상호 제약한다. 이것들의 연관체계가 육체적 형태의 실체로 나타나는데, 구조적인 면에서는 心이라고 하고, 기능 면에서는 丹이라고 하는 상층 구조의 실체하에 있는 육체적 형태의 존재로 나타난다. 여기에서 精, 氣, 神은 응당 내재하는 변화의 능력 외에 다음과 같은 속성을 가지고 있다.
  - 精은 인체 내에서 성장하며,
  - 氣는 인체를 순환하고,
  - 神은 인체에 거주한다.
c) 또한 같은 의미에서 이 개념은 상호 의존적으로 육체를 채워 주는 기능을 갖고 있다.

인간의 육체가 精으로 가득 차면 氣가 가득 차게 된다. 氣가 가득 차면 神이 빛난다. 이런 相因關係가 생명을 영원하게 한다. 精이 고갈되면 氣가 정체되고, 氣가 고갈되면 神이 끊어진다. 이런 相因關係가 죽게 한다.

d) 精, 氣, 神의 개념 중에는 心身的 접근법도 엿보이는데, 이는 神을 고정하면 三寶가 빛난다고 하는 내용이다.

936) 易經, Kap. Xici in YJLZ 1984:429.
937) QGZTCD 1988:488.

e) 精, 氣, 神은 오로지 공동체로서만이 존재의 가치가 있기 때문에 三寶가 빛나는 것은 삼보 전체의 통합효과이다.[938] 이런 관점에서 인체의 설명모델로는 身－心－身的 접근법이 보다 우선적이다.

精이 완전하게 가득 차면 사람은 추구하려는 것이 없다. 氣가 가득 차면 사람은 먹으려 하지 않는다. 神이 가득 차면 사람은 잠을 원하지 않는다. 이 셋 중에 神이 가장 변화가 적은 것이다. 神이 가득 차면 精과 氣가 역시 가득하다.[939]

이 인용문에서는 氣와 神으로 변화하거나 승화하는 물질적 기초의 필요성이 있음을 알 수가 있다. 즉 우선 氣로 변화하거나 승화한 다음 氣의 도움으로 神으로 변화하거나 승화하는 기초물질이 필요한 것이다. 반면에 神은 자체의 조정기능을 통해 육체의 행동과 관련한 신체적 기능을 통제함으로써 하나의 고리가 형성되는데, 이것들은 반대편에서 서로 영향을 미치고 있다(육체적 성장 기능 대 정신, 심리 및 지능의 대칭관계). 이 연결고리는 현대 중국 氣功의 저명한 저자의 수련 지침서에도 나타난다.

There is a variety of methods of training the triad [精, 氣, 神]. They have some common features, which include concentrating the mind to train Qi, training the Qi to produce essence, training essence to become Qi, training the Qi to feed mind.[940]

이 견해에서도 氣는 우선적으로 정신과 육체의 작용 사이에서

938) QGZTCD 1988:488(5)(이 사전에서는 이 통합효과를 爍全後的效應으로 표현).
939) QGZTCD 1988:488(5).
940) Jiao Guorui 1990:74.

매개체로서의 역할을 하고 있는데, 精, 氣, 神 사이의 작용의 고리는 다음과 같이 요약해 볼 수가 있다.

a) 신체에서의 생각을 조작하는 과정:
神 ⇒ 氣 ⇒ 精 ⇒ 氣 ⇒ 神

b) 神으로 향하는 육체의 생성 기능은 도표에 나타난 바와 같이 작용한다.[941)]
- 육체가 인체조직의 기능으로 의식을 생성한다.
- 氣功 수련자는 자신의 의지로 이 기능에 영향을 미친다.
- 육체는 새로운 유기체적 상태가 되어 神을 생성한다. 이것은 身-心-身 개념으로서 氣功의 자기감응효과가 나타난다.

도표 14 精, 氣, 神 개념 체계도

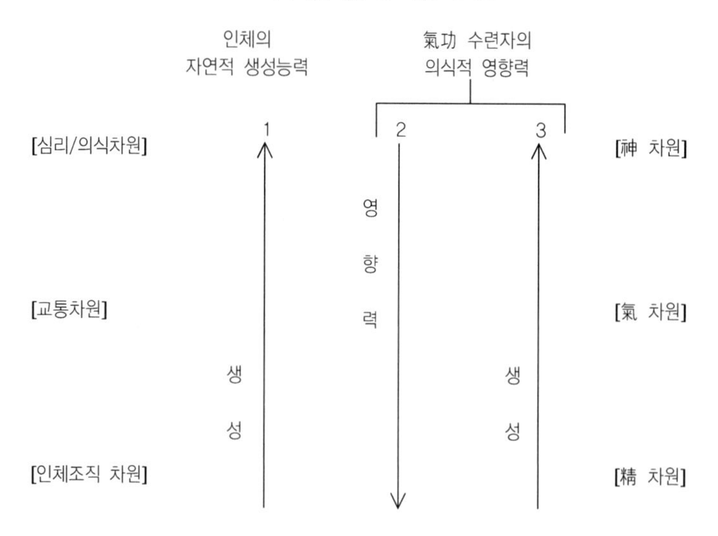

941) 변화 방향은 다음과 같이 나타난다.
[인체조직 차원] [심리/정신 차원] [인체조직 차원]
精 ⇒ 氣 ⇒ 神 ⇒ 氣 ⇒ 精

10.1.6.2. 三丹田

三丹田은 현대 氣功의 핵심개념으로, 여러 분파의 기공학설들을 종합한 개념이다. 三丹田은 전통적 양생서에서는 三焦와 동일시되고 있다. 이 이론은 본래 육체를 앞에서 거론한 三寶가 하나로 융합된 容器로 보는 개념에서부터 출발하였다. 여기에서 精과 氣는 '藥'으로 받아들였으며, 그것들이 함께 육체에서 혼합되어 神의 기능으로 융합된다. 그 기초물질을 內丹이라 표현하고 있는데, 이것은 精과 氣가 융합하고 거기에서 생성된 神과 함께 융합되어 생겨난다.

> 三(精, 氣, 神의 三寶)의 합으로 氣와 神이 생긴다. (그 다음) 二(氣, 神의 二寶)의 합으로 一(神)이 생긴다.[942]

중국의 다른 현대 氣功士들은 氣功에서의 융합은 자연에서의 발전과정과는 반대로 진행되는 것이라고 강조하고 있다. 자연적 진화과정에서 道는 원초적 氣와 동일시되며, 생성의 순서는 다음과 같다.[943]

> 道 ⇒ 元氣 ⇒ 陰陽 ⇒ 三寶 ⇒ 萬物

이 진행과정은 나뉘어져서 번창하는 작용이다. 이와는 반대로 丹田에서의 융합과정은 삼 요소, 즉 精, 氣, 神이 두 요소, 즉 氣, 神으로 줄어드는 과정이다. 이 두 개의 존재가 또다시 하나의 존재, 즉 神으로 줄어든다. 이 과정은 氣를 태워 神으로 변화하면서 이루

942) ZGDD 1990:144.
943) ZGDJ 1991:144.

어진다. 생명의 자연적인 진행과정과 氣功에서의 변화와 융합과정이 반대로 진행된다고 하는 주장은 다음의 인용문에서도 알아볼 수가 있는데, 이것은 육체적인 것이 아니라 정신적인 것이다.

정상적인 진행으로 만물이 생겨나고, 비정상적인 진행으로 賢者와 '부다'가 생겨난다.[944]

丹田에서의 비정상적인(逆) 융합은 다음과 같이 진행된다.[945]

도표 15 三丹田에서의 비정상적 생명유지과정

合三爲二	合二爲一
(精氣神) → (氣神)	爍氣化神(氣를 태워 神이 된다)

전체적으로 丹田에 대한 이론은 통일되어 있지 않지만, 전통 도서에 나오는 지배적인 의견은 다음과 같이 정리된다.

a) 하나의 학설에서는 배꼽 아래의 丹田에서 氣와 神이 연결/융합하여 육체적 형태를 만들어 낼 수 있다고 말하고 있다.
b) 다른 학설에서는 丹田을 소위 內氣의 집합장소라고 하는데, 그곳에서 호흡하는 공기로 표현할 수 있는 外氣와의 융합과정이 이루어진다. 그 內氣는 아랫배에서 생성되고 축적된다.
c) 제삼의 학설은 이것을 단순히 부모의 精에서 생성되어 천부적으로 타고 내어나는 생명력의 순수한 氣로 보고 있다.

『修眞辨難參眞』에는 三丹田을 다음과 같이 구분하고 있다.

944) ZGDJ 1991:144.
945) ZGDJ 1991:144.

전체적으로 하나의 단일한 丹田이 있지만 서로 달리 불리고 있다. 下丹田은 精을 氣로 바꾸고, 中丹田은 氣를 녹여서 神으로 만든다. 上丹田은 神을 녹여서 無로 돌아가게 한다.[946]

전체적으로 丹田은 세 가지 형태로 구분되며 三宮이라고도 말한다. 각종 氣功 사전에 서술되어 있는 내용을 종합해 보면, 역사적으로 증명할 수 있는 문화 내재적 양생기술 전통이론에 기초한 三丹田에 대한 과학적 공식 견해는 다음과 같다.[947]

a) 下丹田

이것은 배꼽 아래에 있으나, 그 정확한 위치는 약간씩 다르다. 현대 氣功에서는 배꼽 아래 1촌 3푼이라 하고 일부 저자들은 배꼽 안으로 1촌 3푼이라고 한다.[948] 아무튼 下丹田은 아랫배에 있으며, 이 부분에 氣海가 있어서 眞氣가 끊임없이 생산되는 장소로 알려져 있다. 下丹田은 '생명의 샘', '陰陽이 만나는 지점', '호흡의 문', '臟腑의 뿌리' 등으로 표현되고 있다. 下丹田 개념에 대해 30가지 이상의 언어적 표현이 있다.

b) 中丹田

이것은 가슴의 심장 부근에 있다. 일부 저자들은 육체의 한 중앙이라고도 말한다. 이것의 주변에서 男과 女의 原則이 연결된다. 그 속에는 火와 水의 정미물질(精)이 깃들어 있다. 中丹田은 모든 생명체에 있는 것이 아니라 인간에게만 있다고 한다.[949] 이 지점은 인간에게는 祖上의 氣(祖氣)가 저장되어 있는 것으로 추측되기 때문에 일부 저자들은 中丹田을 經穴點 zuxue로 보기도 한다.[950]

---

946) ZGDJ 1991:49.

947) 역사적이고 문화 내재적이란 의미는 일부 저자들은 인도의 아유르베다 의학, 서양의 현대의학, 서양의 심령술을 합쳐서 만든 복합개념을 기반으로 하고 있으며, 현대 氣功은 중국의 전통 개념에서 탈피하여 다양한 문화권에 포함되어 있는 요소들을 합친 복합개념을 만들어 내려는 경향이 있음을 말하려는 것이다.

948) ZGYX1984:369 & ZGDJ 1991:72.

949) QGZTCD 1988:366:(9).

c) 上丹田

대부분의 저자들은 上丹田이 양 눈썹 사이 머리 안에 있다고 보고 있다. 일부 의학 논문에서는 '진리의 원천'으로 불리기도 한다. 정신의 영성이 산포되는 곳이다.[951]

고전적 출처에 있는 三丹田의 기능을 좀 더 자세히 설명할 필요가 있다. 대체적으로 丹田에 대한 설명은 저자마다의 세계관에 따라 심하게 차이가 있다. 특히 특정 종교에 속해 있거나 자신만의 養生術을 개발한 저자들의 경우가 더욱 그렇다. 게다가 금세기에 들어 三丹田의 개념이 많이 확장되었다. 그중 하나가 前丹田과 後丹田이란 개념의 창조인데, 이것들은 전통도서에서는 찾아볼 수가 없고 그 용어 자체도 사용된 바가 없다. 三丹田에서 五丹田으로 확대됨으로써 丹田의 개념도 달라졌다. 고전에는 三丹田이 머리, 가슴, 하복부의 腎臟 사이에 있는 것으로 되어 있으나, 오늘날의 중국 저자들은 上丹田을 가슴으로 보고 中丹田을 하복부로 보며, 下丹田을 꼬리뼈로 보고 있기도 한다.[952]

950) ZGDJ 1991:141.

951) ZGQGCD 1991:44, ZGDJ 1991:82, ZGZTQ 1989:74.

952) 焦國瑞 1984:84.

그림 31[953] 內氣周天運行節律示意圖

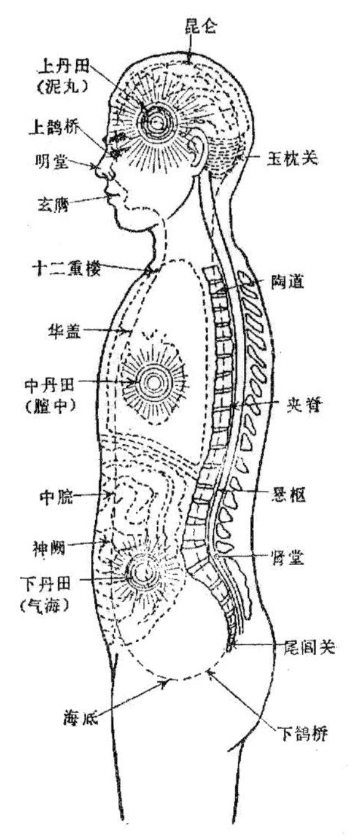

이 그림은 〈內氣周天運行節律示意圖〉이다. 이 인체 측면도는 『性命圭旨』에서 서술하고 있는 바와 같이 하루 동안의 內氣의 운행을 보여주고 있다. 이에 따르면 內氣는 23:00~01:00 사이에 尾骨 부분에 있고, 11:00까지 등골을 타고 머리로 올라가며, 오후에는 23:00까지 소위 氣海가 있는 아랫부분까지 내려온다. 복부와 가슴과 머리에 三丹田이 확실히 표시되어 있다. 인체의 전면과 등 부위에 6개씩의 주요 경혈점이 표시되어 있는데, 이곳들은 운행 중에 있는 內氣가 각각 두 시간씩 머무르는 곳이다.

10.1.7. 인체 내부와 인체 외부가 열린 계통으로 교통하는 전체 개념으로서의 인체의 氣

氣의 개념을 각각 별개로 구분하여 해석하는 방법 외에 사람의 생명과 연관되어 있는 의미로서 해석하려는 노력들도 있다.

953) 實用中醫氣功學 1991:133.

10.1.7.1. 先天之氣와 後天之氣

이 개념은 전체적인 구조 면에서 서양적인 맥락에서의 心－身的 의미로 해석해 볼 수가 있다. 先天之氣와 後天之氣는 先日之氣와 後日之氣로도 말할 수 있다.

先天之氣에 대한 현대 氣功에서의 정의는 다음과 같다.

1. 조상으로부터 받고 태어난 氣이므로 가족 역사의 중심을 이룬다. 이것은 항상 하나의 통일된 氣로 간주되고 있다. 일부 저자들은 구조를 갖추지 않은 元氣로 보고 있으며, 그 원천을 腎臟이라 생각한다. 이것은 후천지기를 받아들이는 바탕이 된다.[954]
2. 이것은 陰의 가장 정숙한 상태에서 얻어지는 氣이므로 움직임으로 향한 氣, 즉 陽의 범주에 속하는 氣이다.[955]
3. 어린아이의 몸에 있는 氣이다.[956]
4. 형태를 갖추지 않은 氣이다.[957]

後天之氣는 선천지기에 대칭되는 개념이다.

이 後天之氣는 본래는 호흡하는 공기와 동일시하였으나, 후에 영양분의 섭취로까지 확대되었다.[958] 內功을 쌓는 기술과 관련하여서는 先天之氣의 기능으로도 보고 있다.[959] 또 다른 견해는 인생 전반에 걸쳐 호흡과 함께 육체를 순환하는 氣로 서술하고 있다.[960]

954) ZGDJ 1991:267.
955) ZGQGCD 1991:194.
956) ZGQGCD 1991:194.
957) ZGQGCD 1991:194.
958) ZGQGCD 1991:194.
959) ZGDJ 1991:276.
960) ZGDJ 1991:276.

일부 저자들은 명상을 통해 이 두 개의 氣에 대해 생각 차원에서 접근을 할 수 있다고 보고 있는데, 그 현상은 다음과 같이 나타난다.

> 先天之氣와 後天之氣를 접하는 것은 황홀해지는 기분이다.[961]

先天之氣와 後天之氣는 현대 氣功에서 자주 도표의 형태로 설명되고 있는데, 이것들은 두 개의 서로 다른 秩序를 가지고 있다. 先天의 질서는 소위 형태가 없는 미완성이지만 생명을 창조하는 것이고, 後天의 질서는 형태가 있고 가시적이며 완성된 것이지만 불안정한 결점을 가지고 있어서 최종 목적지까지 내리막으로 끊임없이 향하고 있다. 先天의 질서와 後天의 질서의 차이는 우선 先天의 질서 상태에서는 통합이 이루어지는 반면 後天의 질서에서는 불안정해지고 다시 해체되려는 성향을 강하게 보이고 있다는 점이다. 이 해체는 생명체의 통일성이 해체되는 시점과 같다. 이와 같은 전통적 견해와는 달리 20세기의 개념은 서양의 자연과학적 견해를 가미한 새로운 의견들이 다양하게 나타났다. 중국의 저자가 작성한 先天之氣와 後天之氣에 대한 아래의 대비표에서 그와 같은 내용을 엿볼 수가 있다.

---

961) ZGDJ 1991:276.

도표 16 先天之氣와 後天之氣에 대한 현대 중국적 개념

인체의 氣

後天之氣
폐로 호흡한 공기에서 天氣를 얻는다.
수곡지기에서 地氣가 나온다.
두 개의 氣가 생명의 물질적 원천으로 생성된다.

先天之氣
精氣는 생명의 에센스이며 태아를 형성하는 생명의 최초 움직임이다.
元氣는 태아가 형성되는 조건이고 후천적 발달의 기초이다.
능동적 생명력으로 생성된다.

이 두 개의 氣가 서로 화합하여
육체적 精氣를 형성하고 능동적 생명력을 생성한다.

1980년 이후부터는 일부 저자들이 모든 종류의 사회적 또는 심리적 작용과 같은 외부 영향까지도 先天 내지 後天의 개념에 포함시킴으로써, 氣 개념에 서양 방식에 따른 心-身적 의미까지도 부여하고 있음이 드러나고 있다. 이 설명들은 전통적 이론을 완전히 벗어나 있는데, 그 이유는 이 설명들이 객관적으로 측정 가능한 사실들만 다루고 있음으로 해서, 이 구상에 결정적 영향을 준 것은 물질주의적 전형이라는 결론을 내리게 하고 있기 때문이다. 위 도표에서는 이 이론의 고전적 변수들이 전혀 활용되지 않은 점 외에도, 先天의 질서가 사물을 거꾸로 되돌려 놓는다는 내용도 완전히 사라졌다. 예를 들어 태아는 호흡할 필요가 없더라도, 後天의 질서에서는 호흡을 거부하는 것은 죽음으로 통할 수밖에 없기 때문이다. 과거의 체계를 새로이 재해석하는 자체가 정당하다 하더라도, 그와 같은 방식으로 접근함으로 해서 본래의 중국문화 내재적 요소들이 사라지고 서양의 독자들에게 서양의 자연과학적 지식들을 중국식으로 포장하여 선보이는 것은 아닌가 하는 의문이 생기게 한다.

10.1.7.2. 사람의 기(人氣)

이 개념은 『黃帝內經』으로 거슬러 올라간다. 『黃帝內經』에 따르면 인체의 氣는 새벽 시간에 가장 평온하며 강하다고 한다. 그러나 현대 氣功 서적에서는 인체의 氣를 육체와 심리 상태의 現在合으로 받아들이고 있다. 따라서 인체의 氣는 先天의 氣와 後天의 氣의 合이라고 말할 수가 있다.

도표 17 인체의 氣에 대한 현대 중국식 개념체계[962]

인체의 氣	
내부의 營氣	외부의 衛氣
육체가 흡수하여 만들어 낸 요소이며 혈액순환과 호흡과정에 함유되어 있음 의식작용을 불러일으키고 五臟에 五精(魂神意魄志)이 깃들게 함	모발 땀구멍 장간막 근육 피부에 포함되어 있고
營氣는	衛氣의 작용은
간기(목) 심기(화) 비기(토) 폐기(금) 신기(수)로 전변되고	피부의 탄력 모공의 개폐
五臟의 氣로 화합됨.	
두 요소가 합하여 신체가 외부세계에 대해 정상적 반응토록 함.	

다음의 도표는 현대 氣功의 관점에서 인체의 氣를 분류해 놓았다. 이 도표에는 외부와 내부란 개념으로 구분하여 놓고 거기에다 營氣와 衛氣의 개념을 덮어씌웠다. 이것은 해부학적으로 營氣는

962) Wei Xuanshe S.5.

내부의 장부에 있고, 衛氣는 피부와 머리카락 같은 인체의 표면에 있음을 나타내며, 두 종류의 氣가 활동하는 방식에서도 외부의 영향에 대해 내부의 반응으로 평형을 이룬다는 의미를 내포하고 있다. 앞에 도시된 先天之氣와 後天之氣의 도표와는 달리 여기에서는 서양과학에서는 볼 수 없는 중국문화 고유의 개념들을 사용하였다. 營氣를 내부에 귀속시키고 衛氣를 외부에 귀속시키는 이러한 형태가 얼마나 새로운 것인지는 간단히 평가할 수는 없다.

인체의 기능에 대한 이러한 견해 외에도 현대 氣功 서적에는 중국의 '八字算命'에 따르는 占術的 요소가 점점 많이 등장하고 있는데, 이 '八字算命'은 일 년의 기후 및 사시 변화의 순환에 따라 하루, 한 달, 일 년 또는 전 일생에 걸친 육신의 변화를 점치는 것이다. 생체리듬을 계산하는 전통적인 방식이 매우 복잡하고 세부적이기 때문에 본서에서는 다룰 수가 없을 정도이다.

10.1.7.3. 氣에 관련된 모든 기초개념을 포함한 중국적 氣의 총체적 개념

氣 과학이 주장하는 총체적 개념의 바탕 위에서 중국의 여러 저자들이 인간의 생체 관점에서 본 氣 개념을 그래픽으로 그려 내고 있다. 그중에서도 가장 인상적인 것은 焦國瑞의 도안인데, 그는 氣의 모든 개념들과 상호 연관된 기능들을 하나의 그림으로 표현하고자 했다. 그러나 이것은 道家 양생서적의 전통적인 설명에 따른 것도 아니고 중국전통의학 서적에 따른 것도 아니라, 현대 중국 氣功에서 중국 저자들이 중요하다고 보고 있는 氣 개념들을 현대적

으로 재구성한 것, 즉 다양한 역사적 개념들을 모아 하나의 총체적 개념으로 종합한 것이다.

이것은 다음 도표에 나타나 있는 바와 같이 인체의 氣 개념에 관한 것으로서 물질적 개념의 생명력이 주를 이루고 있는데, 그 이유는 생명의 원천을 육체 속의 영혼보다는 물질의 精髓라는 측면에서 보고 있기 때문이다. 그래서 여기에는 고전적 養生書에 나오는 魂이나 魄과 같은 개념은 전혀 등장하지 않는다. 여기에서 神은 인간 생명의 어떤 위대성이라기보다는 인체 기능과 같은 것으로 나타나 있다. 정확히 말해서 神은 氣의 기능으로 정의되어 있고, 따라서 물질적인 육체의 부수 기능인 것처럼 보인다. 반면에 氣는 물질적 육체의 원초적 기능인 것처럼 나타나 있거나, 예를 들어 중단전에 있는 元氣와 같은 경우에는 그 자체가 기능이 되고 있다. 이 도표 내에서는 氣는 매개적 기능을 가지고 있는데, 그 이유는 氣가 정신과 육체의 중간에 서 있고 양자 간의 상호 작용은 오로지 氣의 매개를 통해 이루어지고 있기 때문이다. 이 도표는 氣에 대해 물질적, 기능적 속성은 물론 게다가 추동하는 속성도 부여하고 있지만 氣를 직접 정의하고 있지는 않고, 단지 생리적 형태의 다양한 속성들을 가지고 있는 중립적인 作用因子로 보고 있다. 이 도표는 그 당시 별개의 개념으로 따로따로 사용되었었던 모든 古典에 나오는 氣에 대한 개념들을 모두 모아 혼합하여 만든 것이다. 수직으로 나열된 三丹田 개념이 바로 그런 것들이며, 前丹田과 後丹田이란 개념들은 주요 고전 양생서 辭典에는 나오지 않는 말들이다. 先天之氣와 後天之氣의 개념을 前丹田과 後丹田의 범주에 배열하였는데, 이것은 살아 있는 생체의 유기체적 요소로 이해하기가 어려운 것들이다. 왜냐하면 육체는 하나의 전체로서 先天의 상태에 있거나 아니면 後天의 상태에 있는 것이기 때문이다. 이상 간단히 살펴본 바와 같이 인체의 氣에 대한 이 도표는 몇 가지 문제점을 내포하고 있는데, 그 이유는 이것이 적지 않은 부분에서 전통 자료와는 다르고, 현대 저자들의 개인적 의견을 표시하고 있는 것처럼 보이고 있기 때문이다.

도표 18[963] 모든 氣 개념을 망라한 중국의 현대식 총개념

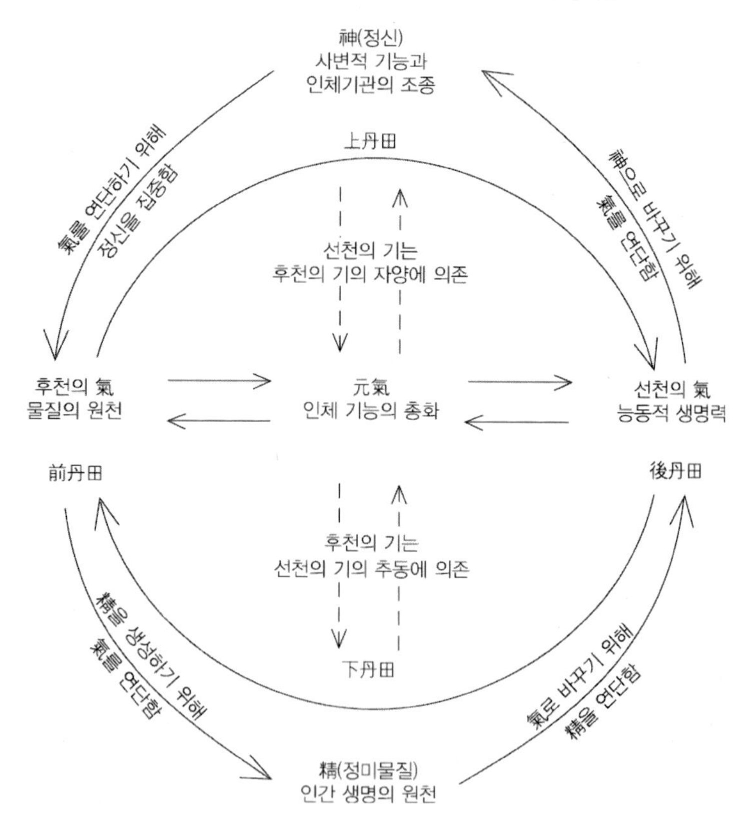

963) 焦國瑞 1983:84.

위의 도표는 현대 氣功書에서 한편으로는 氣의 기존의 용어들을 그대로 받아들이고, 다른 한편으로는 인체 생리학에 대한 서양의 생각에 맞추기 위해 기존의 개념에서 탈피하고 있음을 보여주고 있다. 필자에게 흥미롭게 다가오는 것은 육체의 영적인 요소들이 모두 제거되었다는 점으로, 이것은 Marx/Engels에 따른 중국식 유물주의를 표방하는 중화인민공화국의 사회적, 과학적 이념 속에서도 찾을 수 없는 것들이다. 중국 氣 과학에서의 현대적 氣 개념들은 고전적 전통을 따르고는 있지만 상당히 조심스레 바라보아야 하는데, 그 이유는 서양의 세계관들을 중국식 용어로 포장해서 고전적 중국사상으로 제시하는 것을 주저하지 않기 때문이다. 이런 이유로 인해 오늘날의 중국적 氣 개념은 전통적 개념들과는 부분적으로만 일치할 뿐이다. 제3장 2절의 '氣功的概念'을 번역한 것에서 보았듯이, 이러한 추세는 현대 서양의 과학과 중국전통의 세계관을 합성하여 21세기 과학의 혁명을 일으키기 위해 의도적으로 추진하고 있는 것이다. 이런 맥락에서 일부 중국인 저자들은 서로 다른 문화의 다양한 생명력 개념으로부터 중국전통의학에 바탕을 둔 생명력에 대한 통일된 이론을 창조해 내려고 노력하고 있다. 아래 그림은 그와 같은 시도를 시각적으로 잘 보여주고 있다.

그림 32[964]) 超文化的 三一 技術

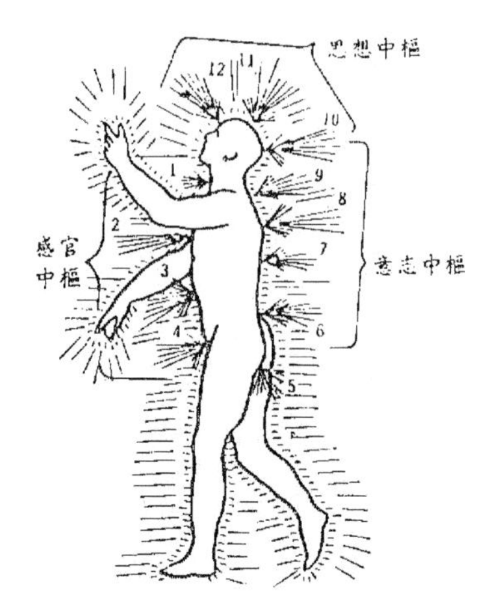

(主要 査克瑞 及 相關的 心理功能)
(주요 차크라와 심리능력의 연결지점들)

이 그림에는 되도록 많은 개념들을 중국 氣功과학의 이론 속에 담아내려는 경향이 나타나고 있는데, 그리하여 훗날에 21세기의 새로운 과학혁명을 알리는 학문적 상층구조로 만들기 위한 것이다. 이 그림 속에는 서양의학의 생리학 지식과 심리학 지식, 중국과 인도의 의학 지식이 총체적으로 합성되어 있다. 그림에 나타나 있는 12개 지점에 대한 설명은 다음과 같다.

964) 謝煥章 1991:284(이 그림에서는 크게 세 가지의 생명력을 하나의 통일된 개념 속에 담고 있음을 볼 수가 있다. 인체는 임맥과 독맥의 순환으로 둘러싸여 있다. 두 개의 맥은 하나로 연결되어 있고 목(1)에서 시작하여 밑으로 돌아 눈썹 사이에서 끝난다. 순환경로상에는 12개의 센터가 있는데, 중요 경혈점이기도 하고 인도의 차크라이기도 한 점들이다. 이 그림이 보여주고 있는 것은 중국전통의학, 도가, 아유르베다 의학을 합쳐서 만든 합성체계이다. 게다가 인체가 2중의 방사선에 둘러싸여 있는데, 이것은 서양 心靈術士들의 생명에너지 개념을 연상시킨다).

도표 19 그림 설명

중심의 이름	연관된 기능
(感官中樞 1-5)	
1. 후두중심	음식섭취, 호흡
2. 心臟중심	다른 사람에 대한 애정, 긍정적 삶의 태도
3. 極陽의 집합점	최대의 즐거움과 편안함, 정신적 지성, 삶의 일반적 상태
4. 치골중심	이성으로 끌리는 욕망, 사람과 사람 간에 주고받는 정신적이고 내적이며 육체적인 즐거움
5. 미골중심	육체적 능력, 삶에의 의지
(意志中樞 6-9)	
6. 천골중심	천부의 性的 능력
7. 횡격막중심	건강 회복능력, 무의식적 능력
8. 어깨뼈 사이	대외, 대내적 의도
9. 목의 심층부	자신의 가치평가, 자신의 존재감
(思想中樞 10-12)	
10. 생각 수행부위	생각을 현실과 연관시켜 수행하는 능력
11. 정수리중심	삶과 인격의 전체적 변화, 안면에 의식을 반영
12. 이마중심	의식의 형상화 변화, 이해와 인식하는 능력

위에 기술된 바와 같이 다양한 학파와 세계관으로부터 다양한 요소들을 추려서 함께 엮어 만듦으로 해서 지난 50년 동안에 氣功의 새로운 학파가 계속 생겨났는데, 이것들은 대체로 여러 방법들을 동시에 사용하고 있다. 이 방법들은 그것이 다른 과학적 학설에서 나온 것이든, 아니면 다른 문화권의 다른 세계관에서 나온 것이든 간에 각각의 氣功學派에 병합되어, 중국의 뿌리에 적합하도록 재해석되었다. 이에 따라 서양 사람들은 중국의 氣功術과 養生術의 범람 앞에서 어떤 기술이 자신의 훈련에 알맞은 것인지를 몰라 갈피를 잡지 못하고 있는 실정이다. 적지 않은 경우에 이런 새로운 학파들에 대해 고전적 전통성이나 역사성을 부여할 수 있을까 하

는 의문이 있다. 수백 년의 전통을 자랑하고 있는 엉터리 조작된 새 학파들이 있다는 점으로 이런 혼란이 더욱 증폭되고 있다. 이와 비슷한 문제점들을 元代의 上陽子가 이미 보았던 것 같다. 그는 양생 기술의 다양한 형태에 대한 혼란을 적시하는 그림을 남겨놓았다.

그림 33[965] 학파의 혼란

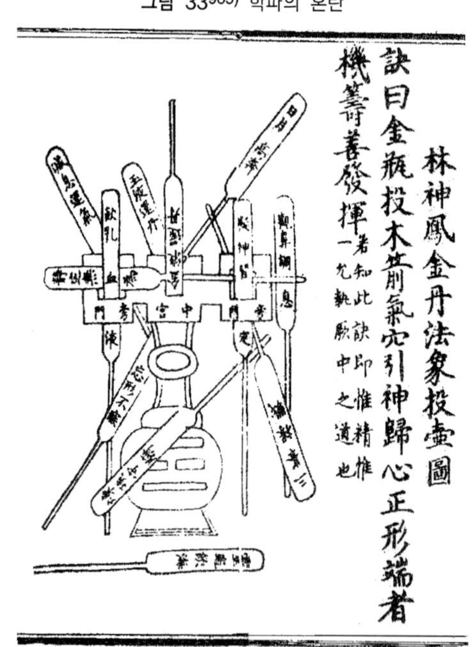

이 그림에 있는 12개의 판때기는 각각 하나의 養生學派를 의미

965) 上陽子 金丹大要圖 1.Kap.:11a－12b in DZ 736:1068(제목: 林神鳳金丹法象投壺圖: 신령하고 불사조 같은 金丹의 방법과 형상들을 병 속에 던져 넣는 그림): 설명: (訣曰金瓶投木箭 氣穴 引神 歸心 正形 端者機籌善發揮; 금 항아리에 던져진 '氣를 비움', '神을 끌어들임', '心으로 돌아감', '형체를 바르게 함'과 같은 학파들의 목판은 변종의 표상들이다. 若知此訣卽 惟精惟一允執厥中之道也; 이 설명을 아는 사람은 그 학설들로부터 정미함(精)과 하나 됨(一)만 이해하면 되는 것이다).

하는데 그중 11개는 효과가 없다는 의미로 항아리 주변에 혼란스럽게 널려 있다. 內丹의 한 학파의 기술인 金液還丹이라고 쓰여 있는 한 개의 판때기가 유일하게 항아리에 정확히 들어맞는데, 아마도 이것이 진짜 기술이라 함을 의미하고 있는 것 같다. 上陽子는 모든 학파의 약간씩 변형된 형태에서 꼭 지켜할 점은 몇 가지밖에 없다고 설명하고 있다. 즉 이 학파들의 이론에서 精만 준수하면 되고, 또한 효과적인 양생법을 수행하기 위해 이들 학파들을 하나로 연결시켜 주는 요소만 준수하면 된다는 것인데, 그는 이것들을 바로 그가 선호하는 金液還丹법에서 실천하고 있다는 것이다.[966]

이상에서 예시한 현대 氣功 서적에 나오는 인용문이나 그림을 통해 드러나는 것은 다양한 학파의 고전적 정통성이나 현대 과학적 주장 측면에서 진실을 찾기란 매우 어렵다는 것이다. 게다가 중국의 氣에 대한 과학적 개념이 서로 너무 많이 차이가 나기 때문에 氣 과학에 있어서 하나의 통일된 진리가 있다고 말할 수도 없다. 그럼에도 불구하고 중국과학계 내에서의 氣 과학의 발달수준이 매우 혁신적인 것이라고 말할 수밖에 없으므로, 인체와 그 기능에 관한 氣 과학이 어떤 결과를 가져다줄 것인가는 한번 신중히 기다려 볼 필요가 있다. 그렇지만 결론적으로 건강과 안녕의 문제는 '총체적' 과학적 개념 차원으로 합리적이고 객관적인 규정을 할 수가 거의 없는 매우 개인적이고 주관적인 경험임이 틀림이 없다는 것이다.

---

966) 13세기경에 존재했던 나머지 11개의 養生術 명칭은 다음과 같다.
1. 日月高奔 2. 觀鼻調息 3 凝神習定 4. 三峯採戰 5. 靈龜飮海 6. 練頂守臍
7. 忘形不寐 8. 飮乳血液 9. 精定無爲 10. 滅息運氣 11. 玉液還丹

10.2. 氣의 典型的 속성: 중국 '생명력' 개념으로서의 氣 의미의 분석

필자가 살펴본 중국의 철학과 의학의 원전에 나타난 내용들에 의하면 氣는 다음과 같은 원초적 속성들을 가지고 있다. 이는 氣가 인간에게 삶에 있어서의 어떤 典型的 속성을 가지고 있으므로 장수를 하려면 그 전형에 따라 그 삶을 영위하여야 한다는 의미에서이다. '생명력'이란 의미를 가지고 있다고 할 수 있는 氣 개념과 연관된 典型的 속성이란 것의 의미는, 생명이 창조되고 생성되는 그 순간에 적용되는 氣의 기능 내지 속성을 의미한다. 氣의 典型的 속성은 모든 생물에만 적용되는 것이 아니라 전 세계에 적용된다. 그 이유는 세계의 생성과 기능이 삶의 틀을 만들어 내는 표본이기 때문이다. 그 속에서 氣에 할당된 역할과 거기에서 발전된 속성들을 필자는 氣의 典型的 屬性이라 칭하고 있으며, 이 속성은 有形의 세계에 內在하는 것이다. 그 속성들은 다음과 같다.

1. 氣는 하나의 氣밖에 없다는 의미에서 單一性 그 자체이다. 따라서 氣는 단일성 내지 통일성의 속성을 가진다.

2. 氣는 무형의 본래상태에서는 비어 있고, 사람에게 가시적인 유형의 형태로서는 물질적 속성을 지닌다. 따라서 氣는 虛空의 속성을 지닌다.

3. 氣는 움직임과 정지함의 가능성을 갖고 있다. 따라서 氣는 動과 靜의 속성을 갖는다.

4. 氣는 움직임이 순환적으로 반복되는 경향이 있고 動과 靜을 교체하는데, 예를 들면 계절이나 하루의 진행 또는 별들의 움직임에서 그 현상을 볼 수가 있다.

5. 氣는 끊임없는 변화(또는 轉變)에 노출되어 있어서, 삶이 생성하고 유지되기 위해서는 순환을 계속 반복하여야 한다.

6. 氣는 침투성 내지 超越性이 있다.

7. 氣는 자체 운동과 현상의 총체로서 균형을 추구하고 있다. 특히 생명체에서 보는 바와 같이 닫힌 체계 내에서는 더욱 그렇다.

8. 氣는 可視 세계에서는 상반된 현상(예를 들어 물과 불)들로 나타나고 있으므로 그 자체가 상반적이다. 상반성의 절대적 範疇는 陰과 陽의 개념 속에 존재하며, 太極으로 표현된다.

1. 單一性(統一性)의 전형적 속성

氣의 單一性의 속성은 몸 안에서 여러 차원으로 나타난다. 그 하나는 생체 안에서 다양한 생체기관들의 기능을 통합하여 육체를 하나의 통일체로 만드는 것이고, 다른 하나는 身-心-身的 차원에서 정신의 통일과 육체의 움직임이 하나의 유기체로서의 동시적 표현으로 통일체를 만드는 것이다. 게다가 인간은 개체발생학적으로 天과 地의 두 실체가 생물계에서 가장 균형 잡힌 상태로 연결된 통일체로 표현된다. 이 통일성이 손상되는 것은 거꾸로 氣가 흩어져 생체로서의 제3의 실체가 해체됨을 의미하며, 이는 곧 죽음으로 이끈다. 氣의 單一性은 道家 養生書에서 자기 수련과정의 모델로 되어 있다. 內丹 기술에서는 사람이 늙어 가는 자신의 육체를 본래의 통일된 상태로 거꾸로 되돌려 놓는다는 의미로 작용하고 있다.

2. 비어 있음(虛)의 전형적 속성

虛의 속성은 사람에게 있어서는 정신적 차원이 본보기가 된다. 여기에서는 다양한 심리 위생적 원칙들이 연관되어 있다. "虛는 心이 精華된 것이다."라는 원칙이 지배한다. 虛는 모든 감정을 배제하는 不動心의 정신적 차원으로 표현된다. 그 이유는 감정은 육체 내에서 氣의 움직임이기 때문이다. 따라서 虛는 육체의 기능에 접근하기 위한 인간 의식의 최선의 상태이며, 모든 형태의 심리적 긴장 상태를 배제한다. 그 이유는 虛가 지배하는 곳에는 아무것도 움직일 수 없기 때문이다. 虛는 따라서 단순히 욕심이 없음, 두려움이 없음, 조용함만을 상징하는 것이 아니라, 비어 있는 육체, 즉 영양분을 통해 유입되는 독소들이 없는 상태를 나타내기도 한다. 정신적 虛와 대비되는 육체적 虛는 물질적 차원에서 금식을 통한 육체의 비움이다. '비워진 意識'만이 氣에 접근할 수가 있는데, 그 이유는 虛의 상태에서 意識과 氣가 동일한 것이 되기 때문이다. 그것은 인간의 의식은 '氣의 깨끗함' 그 자체이기 때문이며, 氣의 어원학적 차원에서도 虛의 상태는 구름 한 점 없이 고요한 하늘과 비교할 수 있기 때문이다. 宋代의 주자학적 용어로 표현하자면 정신적 虛는 理(세계의 구조를 연결하는 구조의 원리, 합리성)가 가장 확실하게 실현되는 상태이다.

3. 생명 발생에 있어서 氣의 상반된 조건으로서의 움직임과 정지함의 전형적 속성

虛의 개념은 심리적 안정을 동시에 포함하고 있다. 철학자 孟子는 이러한 상태를 不動心이라고 말하였으며, 감정이 없음과 공정

함으로 표현하였다. 不動心과 관련하여서는 두려움 없음에 대한 요구가 더욱 두드러지는데, 그 이유는 孟子가 예를 들어 설명한 黝宮과 孟施舍는 일반적으로 극도의 긴장 상태를 보여야 할 상황에서 두려움이 없는 평온함을 보였기 때문이다. 더 나아가서 不動은 精神을 강화하거나 고정시키는 속성으로 이해되기도 한다. 이와는 반대로 腎臟 사이의 움직이는 氣(腎間動氣)는 육체적 생명력의 표현이다. '움직임 대 정지함'의 상반된 두 개념의 兩面性은 動的인 陽에 속하는 것, 즉 정신적 차원의 것은 養生法에서 수행을 하는 동안 정지되어 있어야 하는 반면, 靜的인 陰에 속하는 것, 즉 인체의 형체를 만드는 차원의 것으로 腎臟의 사이에 있는 것은 움직임을 유지하여야 한다는 식으로까지 나아가고 있다. 특히나 動과 靜의 배열의 상반성은 고전적 양생법 이론에서 자연의 질서를 거꾸로 돌리려는 체계의 복합성으로도 나타나고 있다.

4.와 5. 변화와 반복 순환의 전형적 속성

생명은 氣의 변화와 직접 연관된다. 이 변화는 그 자체 속에 모순을 내포하고 있다. 한 면으로는 그 변화가 생체의 근본이 되고, 그 기능은 精, 氣, 神이 끊임없이 생성되고 이것들이 합성되는 바탕 위에서 이루어진다. 다른 면으로는 노화의 과정은 죽음으로 직결되는 氣 변화의 상징이다. 이러한 생명의 고뇌에서 벗어나기 위해 道家의 著者들은 생명력의 개념 속에서 先天之氣의 질서와 後天之氣의 질서 모델을 실용에 적용하였다. 생명의 과정을 계속 유지하기 위해 수련자는 자신의 몸속에 있는 先天의 질서를 계속 반복 추구하여 생명을 소진시키는 정상적(자연적) 과정에 빠져들지 않아야 한다. 이 질서는 한편으로는 聯想法으로 추구하는데, 대자연의 자연적 순환에 맞추어 생각 속에서 그것을 모방하든지, 아니면 그것에 거스르는 방식이다. 다른 한편으로는 사람이 자신 속에서 乳兒의 상태를 찾고, 乳兒의 상태에서 胎兒를 추구하는 방식으로 '자연을 역행'하는 것이다. 인체의 생명과정을 대자연에 역행하는 변화로 이끈다는 것은 氣의 선천적 單一性(통일성)을 목표로 하는 것, 즉 氣가 계속적인 변화 속에서 계속 이질화되고, 계속되는 이질화로 인해 결국에는 單一性을 잃어버리고 계속 분산하기 이전의 상태를 목표로 하는 것이다. 육체의 노화과정에서 氣가 모든 것을 포함하는 대순환 속에서 無로 돌아가는 하나의 자연적 대순환 경로를 따라간다고 하는데, 이것은 養生 수련자의 관점에서는 생명을 잃어버리는 것이므로 매우 애석한 일이다. 이런 이유에서 그들은 氣의 자연적 대순환에 맞서 그 순환을 돌리려고 노력한다.

또한 살아 있는 생체 내에서의 氣의 변화과정, 즉 인간 생명의 진행과정 중에는 '직선적 진전'이 '순환적 반복'과 경쟁을 벌이고 있다. 그 이유는, 생체에서의 氣 변화의 실체는 되돌릴 수 없게 앞으로 진전되어 죽음으로 끝나게 되는 직선적 과정인 반면에, 순환적 변화의 법칙은 계속 반복된다는 점에 있다.

6. 침투성 내지 超越性의 전형적 속성

생명의 기초로서의 氣 속성은 생명체에 침투하여 그것에 생명을 불어넣는 氣의 능력에 있다. 이 개념은 침투할 수 있는 육체적 소재의 속성으로서의 부드러움을 연상시키는데, 이 부드러움은 생명의 초기에 서 있는 乳兒로 상징되며, 乳兒의 육체적 상태나 움직임은 부드러움으로 표현된다. 부드러움의 반대, 딱딱함은 불침투성을 연상시키며 따라서 氣의 접근이 상실됨을 연상시킨다. 氣에 접근하는 수련은 內와 外의 범주를 제거함을 추구함으로써 침투성에 도달하고자 한다.[967] 이 침투성은 육체적 형체의 바깥에 있고, 氣 수련 가운데에 있다. 그 이유는 氣 훈련이 육체적 형체를 無定形으로 해체하려는 데 있지 않고, 오히려 정반대로 형체를 유지하고 더 나아가서는 구조를 더욱 강화하여 가능한 한 지속적으로 보전하기 위한 것이기 때문이다. 따라서 內와 外의 해체는 생각차원에서만 일어날 수밖에 없고, 어떤 면에서는 兩者의 연결과도 같아 보인다. 內와 外를 생각 속에서 單一性으로 통일한다는 것은 다양하게 해석할 수가 있다. 그 하나로 내적인 기분의 상태를 외적인 상황에 일체시키는 것은, 비록 그것이 외부의 행복함 또는 슬픔에 대해 상응하는 반응일지라도, 內外의 대립이 해제되는 것으로 볼 수가 있다. 다른 하나로는 양생법에 있어서는 외부에서도 기분을 자

967) 중국에서의 內와 外의 분류법은 다양하다. Bauer(1971):465에 있는 분류표는 다음과 같다.

內	外
천부의 성품	후천적 속성
자연	문화
자발성	질서
생명	법칙
단순	정밀
즉흥적 이해	점진적 이해: 학습
정, 침잠	동, 활력
개인, 자아	사회
지식	행동
이상, 유토피아	현실
구조	기
생각, 말	현실
작용력, 덕목	힘, 재능
충성	적응
필수적 몸체	행동방식, 실용

극함이 없고, 또한 기분 자체도 완전히 靜的이어서, 외부에서도 아무것도 사람 안으로 침투하지 않고 사람으로부터도 행동, 목적, 감정을 포함한 아무것이 나가지 않는 상태일 때 내외의 대립관계가 이상적인 차원에서 해제된다는 것이다. 전통적 養生技術은 밖으로도 안으로도 향하고 있지 않는 진정으로 비어 있는 상태, 바로 이 점에 달려 있는데, 그 이유는 여기에는 이미 상반된 한 쌍이 더 이상 존재할 수 없기 때문이다. 이런 관점에서 볼 때, 중국이나 서양의 저자들이 '內外의 대립을 해제'하는 것을 '精神的 內面化'로 받아들이려는 현대적 해석은 잘못된 것이라고 말할 수 있는데, 그 이유는 '內面化'란 실제에 있어서는 內外의 대립이 강화됨을 의미하기 때문이다.[968] 만약 양생법에서 '內面化'를 이야기한다면, 그것은 단지 육체적인 차원에서 유기체적 경험을 얻고자 자신을 들여다보는 것이다. 또한 만족할 만한 '內的 調和'라고 하는 견해도 內外의 대립을 해제하는 것의 주요 내용이 될 수 없다. 왜냐하면 그것이 추구하는 것은 전적으로 無 자체이기 때문이다. 따라서 內外의 대립을 해제한다는 것은 이질화되고 멀어져 가면서 종국적으로 객체가 고립되어 버리는, 세계에 대한 인식을 방해하는 생각의 울타리를 제거하는 것이다. 氣 역시도 內外의 대립을 해소하는 하나의 모델이 된다는 것이 宋代 張載의 설명에서도 확인되고 있는데, 그는 "氣는 外도 없고 內도 없다."라고 주장했다.[969]

---

968) Ots 1991:72(대부분의 저자들은 내외의 대립을 해제하는 것을 외부로부터 자신을 차단하고 자신 속으로 빠져드는 것으로 말하고 있다. 예를 들어 '인격의 아름다움'이란 외부 세계의 혼란스런 자극을 극복하는 것이며 생명을 연장하는 기술이라고 하는 것과 같은 견해는 어떤 종류의 인격도 다 초월하는 것을 목표로 하는 道家 養生書에서는 찾아볼 수가 없는 논리인데, 그 이유는 道家에서는 아름다움 자체 내지는 그것을 추구하는 것을 양생기술을 방해하는 하나의 자극으로 보고 있을 뿐이기 때문이다).

969) 張載, Zheng Meng, 6.Kap in 張載集 1978:23.

內外의 대립을 해제하는 것에 대한 보완적 개념은 소위 모든 것은 같은 하나의 氣에서 나온 것이므로 서로서로 연결되어 있다고 하는, 모든 것을 포괄하는 仁(同感, 同精)의 개념이다. 仁(同感)의 等級은 內外의 대립이 융합되는 과정의 단계나 상태를 말해 주는 척도가 된다. 이것은 사람을 다른 사람 심지어 모든 피조물들과 연결시켜 주고 있다. 왜냐하면 同感(仁)은 氣와 마찬가지로 일원론적이어서, 그것이 개인에 따라 탁하게 나타나거나 맑게 나타나든지간에 항상 하나의 동일한 것으로 느껴지기 때문이다. 각 개체는 氣와 마찬가지로 同感(仁)을 도구로 하여 온 세상에 침투하고 자신의 몸속으로도 침투할 수가 있다. 後者, 즉 자신의 몸속으로 침투하는 능력은 동감력이 둔해지고, 인간의 의식으로 자신의 육체를 접근할 수 없을 때 붕괴되기 시작한다.

7. 균형의 전형적 속성

氣가 균형을 추구하는 성향은 근본적으로 氣가 하고 있는 모든 운동과 氣가 처해 있는 모든 상태들을 융합한다는 기능 자체이다. 균형의 최고의 형태는 이상적 균형이라고 말할 수 있는 氣의 單一性이라는 전형적 속성 안에 존재한다. 인체 기능의 상호 작용의 통일성이 곧 균형이다. 균형 잡힌 氣의 사회적인 例는 『太平經』 속에 太平之氣로 표현되어 있다. 이와 똑같은 상황을 인체에도 적용할 수 있는데, 인체는 국가의 單一性 및 기능들과 자주 비교되고 있다. 균형의 개념은 육체적 상태의 표현인 정신적 상태와 깊이 연관된다. 균형은 道家 양생 이론에서는 '행동하지 않음'과 '감정을 비움'이라는 차원으로 상통한다. 虛 자체는 절대적 균형 상태로 설명될 수 있는 유일한 것이고, 虛는 無를 전체적으로 균등하게 내포하고 있다.

8. 相反된 것을 불가피하게 서로 연결하는 矛盾의 전형적 속성

氣는 陰과 陽의 범주로 나뉘며, 대각선으로 맞서고 있는 인체의 기관들로 대변되는 자연적 현상들의 협동으로 인체의 모든 형체들을 만들어 낸다. 이런 상반된 것들의 합성으로 인해 생명을 얻고 유지하는 것을 가능하게 하는 기관의 素材와 형태가 생성된다. 이것의 유무가 생체와 사체를 구별하는 것이다. 양생법에서는 이 합성을 內丹이라고 한다. 內丹은 상반되는 짝인 外丹이란 합성과 교통한다. 外丹은 五行의 金과 木에서 생성된다. 內丹과 外丹은 더 높은 차원으로 다시 한 번 더 합성하는데, 이것이 생명의 실제 요소이다. 다음의 도표는 상반된 것들의 연결 형태를 보여주고 있는데, 이것은 五行의 원칙으로 배열되어 있고 생명이라고 하는 것을 향해 계층 구조로 합성된다.

도표 20

a) 절대적 상반 개념들의 본체론적 연결형태

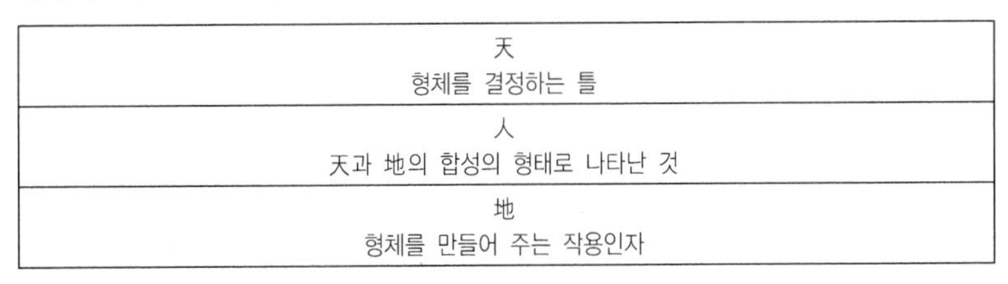

b) 인체 내부의 상반요소들의 個體發生的 연결 형태

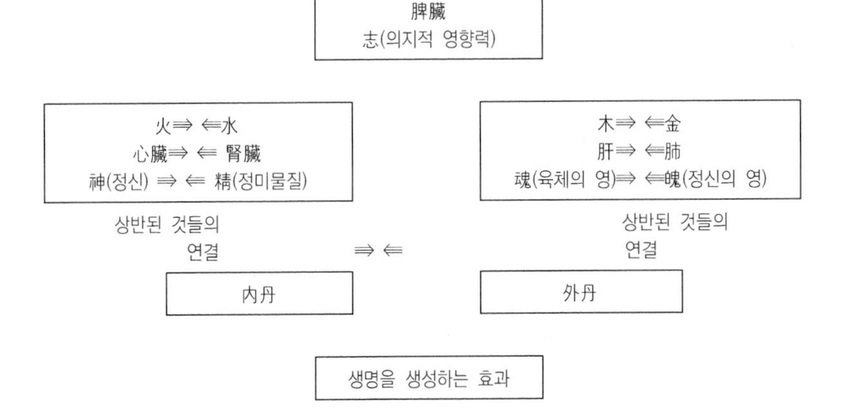

생체 내에서는 氣의 다양한 면을 나타내는 상반된 것들이 서로 모여 하나가 되어야 한다. 大宇宙에서는 天과 地이며 소우주에서는 火와 水, 木과 金이다. 이것들은 3요소의 융합형태로 함께 모이는데, 이때 제삼의 요소는 앞의 두 가지 요소가 합성된 것에서 비롯된다. 따라서 氣는 살아 있는 생물세계에서는 항상 3측면을 가지고 있다. 첫째는 靜的인 물질로서의 인체를 상징하는 陰의 측면, 둘째는 인체의 움직임과 정신을 상징하는 陽의 측면, 셋째는 이 두 개가 氣의 상징으로서의 하나의 단일체로 연결되는 측면이다. 氣의 다면성과 氣가 사실상의 모든 것이라는 점에 근거하여 현대 중국인 저자들은 氣에 情報의 속성을 부여하고 있다. 정보는 추상적 형태로서 無에 속한다는 장점이 있고, 또한 형체를 가지고 있는 모든 것이 대자연의 구조 속에 어떤 형태로든 상호 작용의 관계에 처함으로써 정보를 교환한다는 의미에서 세계의 모든 현상적 존재에 내재한다는 장점을 가지고 있다.

그렇지만 정보의 교환이란, 이것을 氣 설명을 위한 은유적 도구로 사용하고자 할 때, 差別 내지 相異함을 내포하고 있다. 왜냐하면 한때 하나로 통합되었던 것이 분리되었다가 그것이 다시 결속하려면 정보가 교환되어야 하기 때문이다. 살아 있는 육체를 바라보는 관점에서는 통일성은 개별적으로는 전혀 작용을 할 수 없는 여러 기능들의 합으로부터 나온다. 그래서 양생법에서는 이 기능들의 통합을 계속 유지하고 자극하여 향상시키려고 노력한다. 세계는 생성과정에서 사물을 분리하여 다양화하는 방식으로 계획되어 있고, 인체에 있어서도 마찬가지이기 때문에 養生法 수련자들은 이 다양화 생성과정을 거꾸로 돌려 單一性(하나)으로 돌아가야 한다고 생각한다. 이런 이유에서 그들은 자신 속에서 乳兒를 찾아 인간 생명의 최초의 형태이자 單一性(하나)이 가득 찬 胎兒로 만들어 내려고 노력한다.

인체 생리와 관련된 道家 서적에는 수련의 다양한 등급으로 표현되는 單一性(一)의 여러 형태 외에, 인간의 생명동안 노력이나 수련을 하지 않아도 존재하며, 인체기관들의 기능적인 불가피한 작용의 효과로 생성되는 單一性에 대한 견해도 있다. 그것이 바로 心의 개념인데, 心은 氣 이론 및 氣와 관련된 수련법 내에서 아주 다양한 의미를 갖고 있는 單一性의 상징이다. 중국전통의학에서는 心을 인체의 기관으로 보고, 그 작용은 五行으로 배열된 인체의 기능 가운데 心氣라는 의학적 용어로 표현하고 있는데, 이것 말고도 心이란 용어는 일종의 意識이나 의지를 의미하고 있고, 또한 육체의 기능들을 초월하는 차원에서 인체에 내재하는 생명을 살아 있게 하는 과정에 억매인 육체의 고유한 것이란 의미도 가지고 있다. 우리는 이러한 차원의 것을 유기체적 總括調節 또는 總括評價라고 표현할 수도 있고, 육체적 의식의 기능적 單一性(통합성)이라 표현할 수도 있다. 心 概念의 다양성으로 인하여 이 개념 속에는 육체적 조건들이 정신적 측면과 논리적으로 연결되어 있다고 볼 수 있으며, 따라서 그 心 속에서 의식능력으로 이해되는 정신적 활동성과 육체적 활동성의 통합이 일어난다. 이런 방식으로 도덕적 문제들을 육체의 건강상태나 수명과도 연결시킬 수가 있다.

본 연구서의 핵심 가설은 氣는 自己感應이나 依他感應의 방법으로 정신적 차원에서만 접근할 수가 있다는 것이었다. 이상에서 검토한 바와 같이 그러한 감응은 인간세계의 모든 부분에 널리 적용되고 작용하는 氣의 전형적 속성들을 유의하고 준수하고 실현시키는 가운데에서 이루어진다. 따라서 이 감응은 정신적인 것이고 또한 육체적인 것이며 사회적인 것이기도 하다.

이 연구서를 통해 氣 개념은 중국의 정신 과학사에 있어서 언제나 동일한 것은 아니었음이 드러났다. 20세기까지 氣 개념의 차이는 크게 나누어 1) 後漢까지, 2) 後漢末에서 宋代初까지, 3) 隋~唐代, 4) 宋代初에서 明末까지, 5) 靑代, 6) 20세기로 구분할 수가 있다. 氣 개념은 항상 이중적 의미를 담고 있어서, 11./12. 세기의 宋代에서는 氣는 확실하게 물질적 의미를 가지고 있었으며, 明代에는 仁과 心의 개념과 혼합되어 氣의 정신적 측면이 선호되는 등 육체적-물질적 의미와 정신적 의미를 오락가락하였다. 道家 양생서에서의 견해는 합리적-물질론적 해석과 관념적-애니미즘적 해석 사이를 왔다 갔다 하는 특별한 경우로서, 氣는 연관된 것에 따라 정신은 물론 물질적 측면을 가질 수 있고, 이것들은 인체에서 神과 精이라는 두 가지 측면으로 발현됨으로써 氣는 언제나 물질적 측면과 정신적 측면을 왕래하며 변화할 수 있는 것이다. 흥미롭게도 氣는 다른 곳도 아닌 道家 개념에서 하층 구조의 부수적 요소로 전락하는데, 氣는 氣의 陰과 陽의 측면으로서의 精과 神이란 요소와 함께 생명을 생성할 수 있게 된다. 氣가 물체로 형성될 수 있다는 법칙성의 이론적 기초가 만들어진 漢代의 氣 개념과 비교하면 氣 개념은 시간이 지나면서 매우 복잡하여졌다. 漢代에는 생명을 생성하는 것은 氣의 단순한 집합이었는데, 漢代 이후의 氣 개념은 後天의 질서에 처해 있는 세계의 통일성이 분산되는 것과 같은 양상으로 점점 더 복잡한 구조가 되었다. 만물 형성에서의 氣의 전능성이 계속 이어지지 않고 그 맥이 끊어지는 현상은 唐代에서 宋代로 넘어가는 시기에서 확인할 수가 있는데, 朱熹의 이론에서 氣는 구조(理)와의 二元論에서 이해될 뿐이었다. 이 이원론은 氣의 이해를 수월하게 해 주었고, 어느 정도 인식이 가능한 것으로 만들어 주었다. 결국 氣 개념은 이 시기에 애니미즘적 속성을 잃어버리고 인간의 영혼을 구조(理)를 통해 흐리게 하거나 더럽힐 수 있는 作用因子로 전락하였으며, 이로써 결국 氣를 순수하게 하자고 하는 요구가 새로이 등장하게 되었다.

애니미즘적 - 물질적 이중개념으로서의 전통적 氣 개념에서 이탈하기 시작한 것은 17세기 자연과학자 宋應星의 논문에서부터 비롯하였다. 그는 氣를 명확히 규정된 물리적 법칙 아래에서 일어나고 있는 자연현상이라고 주장하는 정도로까지 氣 개념을 발전시켰다. 그는 자신의 氣 개념을 二元論으로 전재하였는데, 그 二元論은 무형의 비가시적 세계와 유형의 가시적 세계로 나뉘어 있고, 그중에서 보이지 않는 것은 모두 氣에 배속된다. 그는 가시세계의 현상들을 氣와의 친소관계에 따른 계층구조로 구분하고, 가시세계의 현상인 불과 물을 氣와 가장 가까운 존재로 생각하였다. 氣에 의해 세계가 변화한다는 그의 이론과 빈 공간에서의 氣의 파동으로 소리가 발생한다는 그의 이론은 중국 자연과학에 있어서의 정점으로 보아야 한다. 宋應星은 그의 氣 이론 속에서 세계와 인간에 대해 기계적인 개념을 더욱 발전시킴으로써, 宋代 이전의 애니미즘적 氣 개념과는 점점 더 멀어져 갔다. 清代末 康有爲와 譚嗣同과 같은 두 명의 개혁적 사상가들은 氣의 전통적 견해에서 이탈하는 결정적 발걸음 내딛었다. 이들은 氣에서 電氣의 이동원리를 인식하게 되었고, 심지어 氣를 電氣 자체로 인식하였으며, '素材 중의 素材'라고 표현하였다. 이런 견해로부터 20세기 후반에 氣의 속성에 대한 중국의 현대적 氣 개념이 발전하였다. 이런 변화와 더불어 '素材 중의 素材'로서의 氣를 검증되고 재현 가능한 과학적 실험 방법으로 물리적으로 증명해 보려는 노력이 수반되고 있다. 이러한 발전의 추세 위에서 전통적 양생 기술들은 새로운 의미를 갖게 되었고, 중국 자연과학자들의 눈에는 氣가 '素材 중의 素材'라는 점 뿐만이 아니라, 중국의 氣 과학이 '과학 중의 과학'임을 양생법이 증명하고 있는 것이라고 보고 있다.

氣 개념이 물리적-물질적으로 계속 변해 가는 와중에서 중국의 傳統養生 기술들은 한때 정신적 수행 방법이었던 것에서부터 점점 기계적 수행법으로 발전되어 갔다. 중화인민공화국의 저명한 저자들의 일부 신간 서적에는 新데카르트주의식 세계관이라 말할 수 있는 그런 성향이 두드러지게 나타나는데, 즉 그들은 사람을 연결 통로들로 구성된 하나의 총체적 기계로 인식하고 있으며, 그 최종 산물은 이 기계 안에 거하는 精神의 품격이라고 보고 있다. 물론 이 견해가 인체의 기능 면에서는 어느 정도 타당성이 있기는 하지만, 이 견해 속에는 인간됨의 본질적인 측면(예를 들어 심리, 의식 또는 인간의 내재적 속성인 영혼의 문제 등)들이 엄격한 물질주의적 견해에 밀려 상당부분 누락되어 있다. 여기에 있어서의 문제점은 현대 氣功의 수련 효과의 원인에 대한 질문에서 확실하게 나타난다. 인체 내에서 작용을 하고 있는 것이 실제로 인체 기능의 기계적 개선 때문인가, 아니면 개체가 어떤 형태로든 자신의 육체에 관여하여 자기 자신에 대해 仁(同感)을 개발하려고 노력하고 있다는 사실 때문인가? 사람이 마치 자기 자신에게 있는 단추를 누르듯이 실제로 경혈점을 생각으로 작동시켜 육체적 심리적 안녕과 건강회복을 가져다주는 것인가? 또는 12경맥과 奇經 8맥, 그리고 그 선상에 있는 경혈점들로 구성된 인체의 지형이 개체들에게 자신에 대한 仁을 얻고, 수련하고 형성시키는 것을 수월하게 해 주는 구조란 말인가? 氣功 수련 대신에 다른 문화권의 수련을 하여도 비슷

한 효과를 얻을 수 있을까? 氣功 수련에서 얻어지는 최상의 효과는 적절한 육체적 수련과 한의학 이론과 개인의 능동적 노력들이 잘 배합됨으로써 서양의 정신, 신경, 내분비학적 의미에서의 건강 효과를 불러일으키고 있는 그런 시너지 효과가 아닐까? 1980년대 이후 중국 氣 과학이 주장하고 있는 절대성과 연관하여 이런 질문들을 던져 보는 것은 의미가 있는 일이다.

다른 한편으로는 비서양적 안목에서 인간을 정통적이 아닌 방법으로 연구해 보는 것도 환영할 만하다. 특히 중국의 養生技法이나 전통의학과 같이 고도로 발달된 체계의 관점에서 이것을 연구한다는 것은 인간에 대한 현재의 지식수준을 놀랠 만큼 확장시킬 수도 있기에 더욱 그렇다. 그렇지만 氣를 물리적 증명이 가능한 현상으로 무작정 고정시켜 보려고 하는 가운데, 오히려 氣가 인간들이 죽음에 대한 거부감을 승화시키는 방편으로 사용하는 불완전한 고전적 전형에 불과한 것으로 밝혀질 우려도 있다. 결국은 죽음에 대한 공포, 그리고 그것을 보상하고자 말초적이고 외적인 욕구들을 마구 만족시키려는 행동들이 道家 養生技法에서 말하는 생명을 완전하게 하고 장수를 누리게 하는 것을 방해하는 바로 그런 것이었다.

참고문헌

1912년까지의 中國原典

古今醫統達全: (16세기)[Taiwan 간행본] [Zhongguo Yiyao Xueyuan, Taichung] 발간연도 없음.

關尹子: Taipei [Shangwu Yinshuguan] 1936.

管子: in Irick, Robert L.[Ed.] Chinese Materials and Research Aids Service Center Research Aids Series, No.9: A Concordance to the Kuan Tzu. Taipei 1970.

記纂淵海: [Taiwan 간행본] [Zhongyang Tushuguan in Taipei]에 소장. 발간연도 없음.

難經集註: [王九思] in 守山閣叢書.

老子: in 老子解說[張松如 著: 略: LZSJ][Wenlu Shushe] Shandong 1987.

論語: in Legge, James: The Chinese Classic: Vol.Ⅳ [Southern Materials Center] Taipei 1983.

論衡 [王充(서기 27～91)]: in 論衡注釋[略: LHZS] Beijing [Zhonghua Shuju] 1979.

道藏[略:DZ]: [Shangwu Yinshuguan]1923 [Taiwan版]Taipei 1962.

東坡之林[蘇軾(서기 1037～1101)]: in 宋人筆記小說 [Huadong Shifan Daxue Chubanshe] Shanghai 1983.

孟子字義疏證: [戴震(서기 1723～1777)] Shanghai [Shangwu Yinshuguany] 1937.

明儒學案[黃宗羲(서기 1610～1695)]: Beijing [Zhonghua Shuju] 1985.

文獻通考: Taipei[Geda Shuju] 1985.

騈字類編: Shanghai [Zhongguo Shutian] 1988.

分類醫學菁華: [Xinwenfeng Shuju] Taipei 1985.
史記: [Sima Qian: 略 SJ]. Beijing [Zhonghua Shuju] 1973.
船山全書[王夫之 編]: Changsa[Yu Luan Shu She] 1988[12券].
說文解字詁林[丁福保(1874～1952)]: (in) Cheng Lükun(編): 說文解字詁林正補合編 Taipei [Dingwen Shuju] 1983.
性命圭旨[17세기 原本]: Staatsbibliothek München.
宋應星 失著四種: Shanghai [Shanghai Renmin Chubanshe] 1976.
修眞十書: in 道藏 122～131:263.
荀子: in 荀子引得[略: XZYD] Shanghai [Shanghai Guji Chubanshe] 1986.
陽明先生集要: 四部叢刊. Taipei 1965/1967.
養生延命錄[陶弘景: 서기 456～536]: in Dao Zang 582:837.
侶山唐 類辯: (17세기) Taipei [Xinwenfeng Shuju] 1977.
呂氏春秋: in 呂氏春秋校釋[略: LSCQJS] Shanghai [Xuelin Chunbanshe] 1985.
易經: in 易經來注圖解[來知德 著: 略: YJLZ] Tainan [Daqian Shijie Chunbanshe] 1984.
易象圖說內篇, 外篇: in 道藏 71－72:161.
列子: The Chinese Clasic. Taipei 1983: Vol.Ⅱ[Taiwan Nachdruck].
永樂大典: Beijing [Zhonghua Shuju] 1986.
禮記 [鄭玄(서기 127～200)]: Sibu Beiyao. Shanghai 1936.
玉海(王應麟: 1223～1296): Taipei [Taiwan Huanen Shuju] 1964.
雲笈七籤(宋代 운급칠첨): in 道藏要籍選刊. Shanghai 1989.
元氣論: in 雲笈七籤, [唐代] in 諸家氣法, [宋代] in 道藏要籍選刊, Shanghai 1989: Vol.Ⅰ:56. Juan.
喩林[1337]: [Taiwan 간행본] [Zhongyang Tushuguan, Taipei] 발간연도 없음.
類說: [Zeng Zao: 1131경] Beijing [Guxue Guji Kanxingshe] 1955.
二十五史: [Shanghai Guji Chubanshe] Shanghai 1986.
仁學:[Renxue]: 譚嗣同(1865～1898) eijing [Zhonghua Shuju] 1962.
壯子[略; SISS]: in Harvard－Yenching Institute Sinological Index Series, Supplement No.20: A Concordance to Chuang Tzu. Cambridge

[Mass.] 1956.
張載集(서기 1020～1077): Beijing[Zhonghua Shuju] 1978.
傳習錄[王陽明(서기 1472～1528)]: (in 王文成公全書)(in 國學本叢書) Shanghai 1934.
諸病源候論 [巢元方(서기 605～661)]: Beijing [Renmin Weisheng Chubanshe] 1984.
朱子語類: Taipei[Zhengzhong Shuju] 1962.
朱子全書 in Sibu Beiyao.
證治純繩: [王肯堂: 1549～1613] (in) 四庫全書. Taipei 1969/70:767.120 －767.146.
抱樸子 內篇 [葛洪 서기 284～364]: (in 王明: 抱樸子 內篇校釋) [Zhonghua Shuju] Beijing 1985.
千金要方[孫思邈(서기 647～735)]: Taipei [Hongye Shuju] 1982.
春秋繁露 [董仲舒(서기전 179～104)]: in 春秋繁露今注今釋[略: CQFL] [Taiwan Shangqu Yinshuguan] Taipei 1984.
春秋左傳: in Legge, James: The Chinese Classic: Vol.Ⅴ [Southern Material Center] Taipei 1983.
太平御覽: [李昉편저] (in) [Gaixue Jiben Zongshu] [Xinxing Shuju] Taipei 1958.
通志: Beijing[Zhonghua Shuju] 1987.
黃帝內經 素問: in 黃帝內經章句所引[略: HDNJSY] Taipei [Chiye Shuju] 1987.
黃帝內經 靈樞: in 黃帝內經章句所引[略: HDNJSY] Taipei [Chiye Shuju] 1987.
弘明集 [僧佑(서기 445～518)]: in Sibu Congkan. Shanghai [Shanghai Shanwu Yinshuguan] 1919～1936[Taiwan版].
皇極經世緒言 [邵雍(서기 1011～1077)]: Taipei [Jiwen Shuju] 1984.
欽定古今圖書集成: Changsha [Yuelei Shushe] 1988.
淮南子: in 淮南子逐字索引[略: HNZSY](D. C. Lau 편저) Hongkong [Commercial Press] 1992.

도서목록

Alitto, Guy: The Conservatives as a Sage:Liang Shu－ming. (in) Furth, Charlotte[ed.]: The Limits of Change. Cambridge[Mass.] 1976, 213－241.

Aschoff, Diepgen u. Goerke: Kurze Übersichtstabelle zur Geschichte der Medizin. Heidelberg 1960.

Bauer, Wolfgang: The Encyclopedia in China. Cashiers d'histoire mondiale 9, 3(1966)665－691.

Berner, Urlich: Der Begriff "Synkretismus"－ein Instrument historischer Erkenntnis? Göttingen 1979.

Bodde, Derk(역): Fung Yulan: History of Chinese Medicine. [Excerpt from Monograph on Measures and Calenders;: Quotation from Treatise Hexagrams by Yi－xing] [T'ung－wen edition, 1903] Princeton(1952) Vol.Ⅱ, 110－111 & 114－117.

Bodde, Derk: Chinese Law of Nature: A Reconsideration. Harvard J. Asiad Stud 29, 1(June 1979), 139－155.

Bossy, J.: The History of Acupuncture in the West. (in) Teizo, Ogawa(pub.): History of Traditional Medicine. Proceedings of the 1st and 2nd International Symposia on the Comparative History of Medicine－East and West. Osaka, Tokyo 1986: 363－400.

Briére, O: Fifty years of Chinese Philosophy 1898－1945, New York 1965.

Callisen, Adolph Carl Peter: Medizinisches Schriftsteller－Lexikon der jetzt lebenden Ärzte, Wundärzte, Geburtshelfer, Apotheker und Naturforscher aller gebildeten Völker. Copenhagen 1830.

Capra, Fritjof: The Tao of Physics. London 1979.

Chan, Wing－tsit(陣榮捷): The Neo Confucian Solution of the Problem of Evil. CYYY 18(1957)(1) 773－791.

Chen Lifu: The Philosophy of Life. New York 1948.

Creel, Herrlee: Shen Pu－hai: A Chinese Political Philosopher of the Fourth Century. Chicago 1974.

Doré, Henri: Recherches sur le superstitions en Chine. Shanghai 1911.

Eisenberg, David: Encounters with Qi. New York 1985.

Engelhardt, 1986.

Forke, Alfred: The World Conception of the Chinese. London 1925.

Forke, Alfred: Geschichte der mittelalterlichen chinesischen Philosophie. Hamburg 1934.

Forster, George: Traditional Culture and the Impact of Technological Change. New York 1964.

Fung Yulan(馮友蘭)/ Bodde, Derk(譯): A History of Chinese Philosophy. Princeton 1952.

Furth, Charlotte[ed]: The Limits of Change [Mass.] 1976.

Granet, Marcel: La religion des chinois. Paris [Gauthier－Villar & Co.] 1922.

Groot, Jan Jacob Maria de: Introduction Systems of China, its Ancient Forms, Evolution, History and Present Aspect. Manners, customs and Social Institutions connected therewith. Published with a Subvention from the Dutch Colonial Government. Leyden[E. J. Brill] 1892－1901.

Groot, Jan Jacob Maria de: Universismus, die Grundlage der Relegion und Ethik des Staatswesens und der Wissenschaften in China. Berlin [Reimer] 1918.

Groot, Jan Jacob Maria de: The Religion of the Chinese. New York [Macmillan] 1910[repr.(Paragon)1964].

Guttmann, Walter: Medizinische Technologie: Ableitung und Erklärung der gebräulichsten Fachausdrücke aller Zweige der Medizin und ihrer Hilfswissenschaften. Berlin 1923.

Hakeda, Joshito S.(역): The Awakening of Faith. New York, London 1967.

Hidemi Ishida(石田秀實): Ki: Nagareru Shintai<氣: 흐르는 身體>. 東京 1987.

Huang, Siu Chi: The Concept of Tai－chi in Sung Neo－Confucian Phiolosiphy. Journal of Chinese Philosophy 1(1974) 275－294.

Hübotter, Franz: Die chinesische Medizin zu Beginn des 20. Jahrhunderts

und ihr historischer Entwicklungsgang. Leipzig (Asia Major 1929).
Hulsewé, A. F. P. Watch the Vapours: An Ancient Chinese Technique of Prognostication. Nachrichten 125(1979)40 – 49.
Hummel, Siegbert: Eminent Chinese ofthe Ch'ing – Period. Washington 1943.
Iyengar, B. K. S.: Light on Yoga. London 1989.
Jiao Guorui: Chinese Qigong. Beijing 1990.
Keightley, David: Legitimation in Shang China. (in) Contribution to the Conference on Legitimation of Chinese Imperial Regimes. Monterey [California] June 1975(15 – 24).
Krack, Niels: Chi' – Energie im Menschen. (in) Monographien zur Akupunktur. Uelzen(1978) Bd. 2.
Kunio Miura: The Revival of Qi: Qigong in Contemporary China. (in) Kohn, Livia(Hrsg.) Taoist Meditation and Longevity Techniques. Michigan 1989 [Michigan Monographs in Chinese Studies No.61].
Kwok, D. W. Y.: Scientism in china and its Modern Fate. Berkeley 1958 – 1964.
Legge, James(1815 – 1897): The Religions of China: Confucianism and Taoism described and compared with Christianity. New York: (Scribner) 1881 [repr. New York (Paragon) 9172].
Legge, James: The Chinese Classics Vol. Ⅰ – Ⅴ. Taipei[Southern Material Center] 1983.
Librecht, U.: Prana = Pneuma_Chi. (in) Idema, W. L. & Zurcher, E[편] Thought and Law in Qin and Han China. Leiden 1990.
Lowen, Alexander und Leslie: Bioenergetik. Therapie der Seele durchArbeit mit dem Körper. Hamburg 1989.
Maspero, Henri: Taoism and Chinese Religion. [Frank A. Kiresman, Jr. 영역] Taipei 1984.
Mou, Tsung – san(역): Liu, Shu – hsin: Hsin – t'i hsing – t'i(mind and nature). Philosophy East and West (Honolulu) 20, 4(1970) 419 – 422.

Moore, Walter J.: Physikalische Chemie. Berlin, New York 1973.
Needham, N. J. T. M. & Lu Gwei Djen: Medicine and Chinese Culture. (in) Needham, N. J. T. M.: Clerks and Craftsmen in China and the West. Cambridge 1970.
Needham, N. J. T. M. & Needham, Dorothy (eds.): Science Outpost: Papers of the Sino-British Science Cooperation Office 1942-1944. London [Pilot Press] 1948.
Needham, N. J. T. M. & Wang Ling, Derek J. Price: Heavenly Clockwork. London 1960.
Needham, N. J. T. M.: Science and Society in East and West. Centaurus 10, 3(1964) 174-197 [repr. (in) Goldsmith, Maurice and Mackay, Alan (eds.): Society and Science. New York 1964] [repr.(in) Needham, N. J. T. M.: The Grand Titration: Science and Society in East and West. Toronto (1969) 190-217].
Needham, N. J. T. M.: Poverties and Triumphs of the Chinese Scientific Tradition. [with comments by Hartner, Willy a. Huard, Pierre a. Wong Chu-ming] (in) Crombie, Alistair Cameron (ed.): Scientific Change. New York.(Basic Book, 1963) 117-153 [repr. (in) Needham, N. J. T. M. (ed.)The Grand Titration: Science and Society in East and West. Toronto(1969) 14-54].
Needham, N. J. T. M.: Science and Civilization in China. Vol.1. Cambridge 19xx.
Ots, Thomas: Stiller Körper-Lauter Leib. Aufstieg und Untergang der jungen chinesischen Heilbewegung Kranich-Qigong[박사학위논문, Hamburg] 1991.
Porkert, Manfred: Die energetische Terminologie in den chinesischen Medizinklassikern. Sinologica 8, 4(1965) 184-210.
Porkert, Manfred: The Theoretical Foundation of Chinese Medicine: Systems of Correspondence, Massachusetts 1978.
Porkert, Manfred: Untersuchungen einiger philosophisch-wissenschaftlicher Grundbegriffe und Beziehungen im Chinesischen. Zeitschrift der

deutschen morgenländischen Gesellschaft 110, 2(1961 [1]) 422-452.
Porkert, Manfred: Wissenschaftliches Denken im alten China: Das System der energetischen Beziehung. Antaios 2, 6(1961[Ⅱ] 532-551).
Rall, Jutta: Wissenschaftliche Grundlage der Akupunktur entdeckt. Deutsche Ärzteblatt 50(1964) 2688-2689.
Reich, Wilhelm: Charakteranalyse. Köln 1983.
Sabetti, S.: Lebensenergie. Scherz Verlag. Bern, Muenchen, Wien 1985.
Salandière, Chevalier: Mémoire sur l'electro-punctureconsidéréé comme moyen nouveau de traiter efficacement la goutte, les rhumatismes et les affections nerveuses, et sur l'emploi du moxa japonais en france; suivi d'un traité de l'acupuncture et du moxa, principaux moyens curatifs chez les peuples de la Chine, de la Corée et du Japon; ornés de fugures japonaises. Paris(Delaunay) 1825.
Scheler, Max: Versuche einer Soziologie des Wissens. München. 1924.
Schmolz, R. & Beckenbach, R.: Robert Mayer: Sein Leben und Werk in Dokumenten (in) Veröffentlichungen des Archives der Stadt Heilbronn. Heilbronn 1964.
Schwartz, Benjamin: The World of Thought in Ancient China. Cambridge (Mass.) 1985.
Singer, Charles & Underwood, E. Ashworth: A Short History of Medicin, New York/Oxford 1962.
Sivin, Nathan: Chinese Alchemy: Preliminary Study. Cambridge[Mass.] 1968.
Sivin, Nathan: Chinese Conception of Time. Earlham Review 1 (1966) 82-92.
Siu, Ralph Gun Hoy: Ch'i: A Neo-Taoist Approach to Life, Cambridge (Mass.)(MIT Press) 1974.
Stux, Gabriel: Akupunktur und Art. Therapeutikon 6, 1-2 1992.
Unschuld, Paul U. (ed.): Approaches to Traditional Chinese Medical Literature. Dordrecht 1989.
Unschuld, Paul U.: Medicine in China: A History of Ideas, Berkeley 1985.

Unschuld, Paul U.: Gedanken zur kognitiven Aesthetik Europas und Ostasiens. (in) Jahrbuch der Akademie der Wissenschaften zu Berlin 1988, 352-367.

Unschuld, Paul U.(ed.): Approaches to Traditional Chinese Medical Literature. Dordrecht 1989.

Unschuld, Paul U.: Medicine in China: A History of Pharmaceutics. Berkeley 1986(Ⅰ).

Unschuld, Paul U.: Nan-Ching. The Classic of Difficult Issues. Berkeley 1986(Ⅱ).

Wilhelm, Richard: Geschichte der chinesischen Philosophie. Breslau [Ferdinand Hirt] 1929.

Wing, Tsit-chan: A Source Book on Chinese Philosophy. Princeton. Princeton U. Press 1969.

Wiseman, Nigel & Ellis, Andrew: Fundamentals of Chinese Medicine(略: FOCM) Taipei 1986.

Wong, K. Chimin & Wu, Lien-teh(1879-1960): History of Chinese Medicine: Being a Chronicle of Medical Happening in Chine from ancient times to the present period. 2nd ed. Shanghai 1936[repr. New York(AMS Press) 1972].

Zhang Junmai: Science v. Phylosophy of Life.[Thesenpapier zu dem gleichnamingen Symposium von 1923 (in) China Institute Bulletin 1938, 3. Artikel. 1938].

중국어 도서

郭林(Guo Lin): 郭林新氣功:癌症與慢性病患者自學教材. [Jindun Chubanshe] Beijing 1988.

毛澤東(Mao Zedong): [Reden und Schriften von 1949-1955] (in) Martin Helmut [Hrsg.] München [Carl Hand Verlag] 1979.

毛澤東(Mao Zedong): 體育之研究. 1971. 4. 1. (in) 新體育 8(1979).

謝煥章(Xie Huanzhang)(ed.): 氣功的 科學基礎 Beijing 1987(대만판) Taipei 1991.
呂光榮(Lü Gongrong): 中國氣功辭典(略: ZGQGCD)[Renmin Weisheng Chubanshe] Beijing 1988.
寧遠(Ning Yuan): 中國當代氣功精論(略: ZGDD 1990)[Zhongguo Tiedao Chubanshe] Peking 1990.
王卜雄(Wang Buxiong), 周世榮: 中國氣功學術發展史(略: ZGQGX 1989; Zhongguo Qigong Xueshu Fazhanshi)[Hunan Kexue Jishu Chubanshe] Changsha. 1989.
王辛命(外): 中國本位的文化建設宣言 (in) Mo Faying [外編] Quanpan Xihua Yanlunji. Lingnan[Guandong] 1936.
李遠國(Li Yuanguo) (ed.): 氣功精華集(Qigong Jinghuaji)[Badu Chubanshe] Chengdu 1987.
李還國(Li Huangguo)(ed.): 中國道教氣功養生大全(Zhongguo Daojiao Qigong Yangsheng Daquan). {Sizhou Cishu Chubanshe} Sichuan 1991.
李志庸(Li Zhiyong): 中國氣功史(略: ZGQGS 1988) [Henan Kexue Jishu Chubanshe] Beijing 1988.
張文江(Zhang Wenjiang): 中國傳統 氣功學 詞典(略: ZGZTQ1989) [Shanxi Renmin Chubanshe] Xicheng 1989.
張玉磊(Zhang Yulei) 慧通丹田氣功及其遙感治病原理(Huitong Dantian Qigong Ji Qi Yaogan Zhibing Yuanli) Beijing 1989.
朱榮智(Zhu Rongzhi): 文氣與文章創作關係研究.[Shida Fanshu] Taipei 1988.
朱榮智(Zhu Rongzhi): 文氣論研究(Wenqilun Yanjiu).[Xuesheng Shuju] Taipei 1986.
陳錦川(Chen Jinchuan) 編: 氣功傳統術語辭典(略: QGZTCD 1988). Sichuan 1988.
陳炳元(Chen Bing yuan) 易鑰 [Tianlong Chubanshe] Taipei 1985.
焦國瑞(Jiao Guorui): Qigong Yangsheng Xue Gai Yao(氣功養生學 概要) Beijing 1984.

사전

中言大辭典: Zhongwen Dacidian[略: ZW] [Zhongguo Wenhua Daxue Chubanshe] Taipei 1982.

中國醫學大辭典: Zhongguo Yixue Dacidian[略: ZGYX1984]. Taipei 1984.

古漢字典: [張永言 編]. Sichuan Renmin Chubanshe 1986.

中華百科全書: Zhonghua Baike Quanshu. Yaipei [Zhongguo Wenhua Daxue Shubanshe] 1971.

中國大百科全書: Zhonghua Dabaike Quanshu. Shanghai [Zhongguo Dabaike Quanshu Shubanshe] 1987.

中國思想玉匱: Zhongguo Sixiang Yukui. Zhilin [Zhilin Renmin Chubanshe] 1990.

약자

CQFL: 春秋繁露今注今釋 [Taiwan Shangqu Yinshuguan] Taipei 1984.

DOTIC: Hucker: Dictionary of Official Titles in China, Taipei 1988.

DZ: 道藏: [Shangwu Yinshuguan]1923 [Taiwan版]Taipei 1962.

FOCM: Wiseman, Nigel & Ellis, Andrew. Fundamentals of Chinese Medicine. Taipei FXDCD 1990: Foxue Dacidian 1990.

HDNJSY: 黃帝內經章句所引 Taipei [Chiye Shuju] 1987.

HNZSY: 淮南子逐字索引(D. C. Lau 편저) Hongkong [Commercial Press] 1992.

HWP: Ritter, Joachim[Hrsg.]: Historisches Worterbuch der Philosophie. Darmstadt 1971.

LHZS: 論衡注釋 Beijing [Zhonghua Shuju] 1979.

LSCQJS: 呂氏春秋校釋 Shanghai [Xuelin Chunbanshe] 1985.

LZSJ: 老子解說[張鬆如 著][Wenlu Shushe] Shandong 1987.

MEL: Mayers Enzyklopädisches Lexikon.
NP: New Practical Dictionary
QGZTCD 1988: 陳錦川 編. 氣功傳統術語辭典 Sichuan 1988.
RAC: Theodor Klauser [Hrsg]: Reallexikon für Antike und Christentum: Sachwörterbuch zur Auseinandersetzung des Christentums mit der Antiken Welt. Stuttgart 1950.
SISS: Harvard-Yenching Institute Sinological Index Series, Supplement Cambridge[Mass.] 1956.
SJ: 史記 [Sima Qian]. Beijing [Zhonghua Shuju] 1973.
SOCT: Bary, W. Theodor de: Source of Chinese Tradition New York 1986[Taiwan Edition].
SWJZ: 說文解字詁林正補合編(Shuowen Jiezi Gulin Zhengbu Hebian [Dingwen Shuju] Taipei 1983.
XHDCD: Xin Han De Dacidian [Shangwu Yinshuguan] Beijing 1988.
XZYD: 荀子引得 Shanghai [Shanghai Guji Chubanshe] 1986.
YJLZ: 易經來注圖解[來知德 著] Tainan [Daqian Shijie Chunbanshe] 1984.
ZGDD 1990: 寧遠. 中國當代氣功精論 [Zhongguo Tiedao Chubanshe] Peking 1990.
ZGDJ 1991: 李還國.(ed.). 中國道教氣功養生大全 [Sizhou Cishu Chubanshe] Sichuan.
ZGQGCD: 呂光榮. 中國氣功辭典 [Renmin Weisheng Chubanshe] Beijing 1988.
ZGQGS 1988: 李志庸. 中國氣功史 [Henan Kexue Jishu Chubanshe] Beijing 1988.
ZGQGX 1989: 王卜雄, 周世榮. 中國氣功學術發展史(Zhongguo Qigong Xueshu Fazhanshi)[Hunan Kexue Jishu Chubanshe] Changsha. 1989.
ZGZTQ 1989: 張文江. 中國傳統 氣功學 詞典 [Shanxi Renmin Chubanshe] Xicheng.

김유성

▮약 력

국가안전기획부 국제정보업무 관장
주독일 한국대사관 참사관
주베를린 한국총영사관 부총영사
국제문제조사연구소 연구위원
에스이텍(주) 대표이사
경기대학교 대체의학대학원 졸업

▮주요 논문

경락의 해부학적 구조 및 기혈의 인체 순환 방식

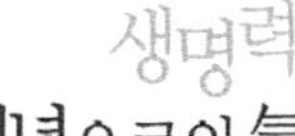

초판인쇄 | 2010년 1월 29일
초판발행 | 2010년 1월 29일

지 은 이 | Manfred Kubny
옮 긴 이 | 김유성
펴 낸 이 | 채종준
펴 낸 곳 | 한국학술정보㈜
주　　소 | 경기도 파주시 교하읍 문발리 파주출판문화정보산업단지 513-5
전　　화 | 031) 908-3181(대표)
팩　　스 | 031) 908-3189
홈페이지 | http://www.kstudy.com
E-mail | 출판사업부 publish@kstudy.com
등　　록 | 제일산-115호(2000. 6. 19)

ISBN 978-89-268-0786-6 93510 (Paper Book)
978-89-268-0787-3 98510 (e-Book)

어담 Books 는 한국학술정보(주)의 지식실용서 브랜드입니다.

책에 대한 더 나은 생각, 끊임없는 고민, 독자를 생각하는 마음으로 보다 좋은 책을 만들어갑니다.